陈 诚 主编

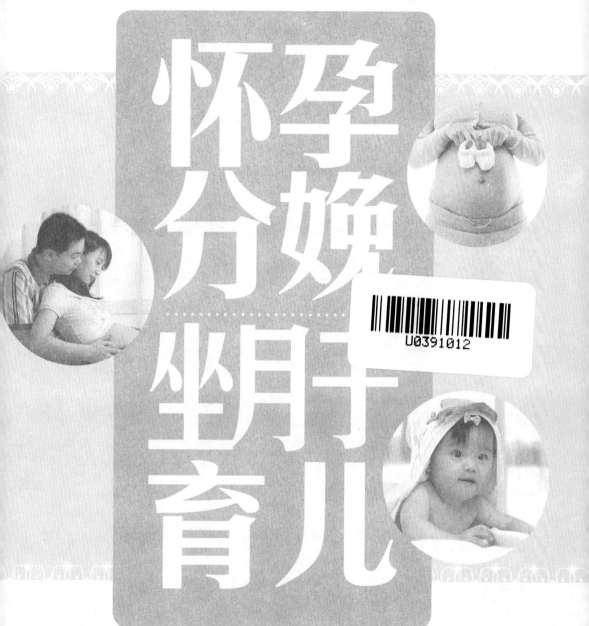

怀孕 分娩 坐月子 育儿

U0391012

中国人口出版社
China Population Publishing House
全国百佳出版单位

图书在版编目（CIP）数据

怀孕分娩坐月子育儿/陈诚主编. –– 北京：中国
人口出版社, 2016.6
ISBN 978-7-5101-3691-7

Ⅰ.①怀… Ⅱ.①陈… Ⅲ.①妊娠期 – 妇幼保健 – 基
本知识②分娩 – 基本知识③产褥期 – 妇幼保健 – 基本知识
④婴幼儿 – 哺育 – 基本知识 Ⅳ.①R715.3②R714
③TS976.31

中国版本图书馆CIP数据核字(2015)第231108号

怀孕分娩坐月子育儿

陈诚　主编

出版发行：中国人口出版社
印　　刷：北京柏玉景印刷制品有限公司
开　　本：710毫米×1000毫米　1 / 16
印　　张：30.5
字　　数：450千字
版　　次：2016年6月第1版
印　　次：2016年6月第1次印刷
书　　号：ISBN 978-7-5101-3691-7
定　　价：39.80元

社　　长：张晓林
网　　址：www.rkcbs.net
电 子 信 箱：rkcbs@126.com
总编室电话：(010)83519392
发行部电话：(010)83514662
传　　真：(010)83515922
地　　址：北京市西城区广安门南街80号中加大厦
邮　　编：100054

前言

宝宝是夫妻爱情的结晶和未来的希望，而生育一个健康聪慧的宝宝，无疑是天下所有父母的心愿。

虽说生儿育女是一个从古到今看来似乎都很自然的事，但在这个"自然"之中却隐藏着太多的变数。从十月怀胎到一朝分娩，再到将宝宝一天天抚养长大，其中浸透着每对父母无私的爱和无穷的付出。但并非付出了就定会有满意的回报。因为在这个相对漫长的过程中，尤其是怀孕期间，有很多事是我们无法预料的。而这些事情，很多夫妻并不了解。因此，才有了我们这本《怀孕分娩坐月子育儿》的问世。

在这个快节奏的时代，大多数夫妻都不是营养学家、医生或教育家，恐怕也没有充足的时间奔波于各类婚育或胎教一类的学习班。那么，如何迅速地弥补这方面知识的不足呢？当然是看书。而我们这本书正好满足您这方面的需求。

本书分怀孕和育儿两大部分，而怀孕知识所占的分量稍大一点。在每一部分中，又根据怀孕和育儿所处的不同时期，细分出多个章节，比如怀孕部分分为孕前准备、孕早期、孕中期、孕晚期、临产及分娩期，育儿部分按宝宝的月龄依次划分为十二章。在每一章中，我们又根据这一阶段的特点，细分出相应的小节，如孕早期分为孕妈妈的变化、胚胎的变化、营养、胎教、日常保健、异常情况，出生到满月则分为婴儿状况、养育方法、新妈妈的产后保健、异常情况。在每一节中，我们有针对性地将这一阶段所具有的特点，将可能出现的各种情况进行全面而简要地讲解，以便于读者朋友阅读和查询。

需要注意的是，您在阅读本书时，不必一次性地把全部内容通通读完，因为即使一次性读完，随着时间的推移，很多内容也会被不经意地遗忘。因此，建议您按照自己所处的时间阶段来读。比如，当您准备要宝宝时，您可阅读"孕前准备"部分；当您即将与宝宝见面时，则可阅读"临产及分娩期"部分；而当宝宝已经出生，则按宝宝所处的月龄来读相关的部分。另外，每一部分中的"异常情况"一节中，都列出了这一阶段可能出现的异常情况。但有些在我们认为是"异常"的情况，对孕妈妈或宝宝而言，可能是正常的，您不妨到"日常保健"或"养育方法"中去查阅。而对于本书中提到的一些常见疾病，您一定要在看过医生并确定疾病名称之后再读，以补充医生因时间不足而无法与您详谈病情之缺憾，但千万不要自己在家看着书本当大夫。

本书集营养学、遗传学、妇产科学、儿科学、围产医学等生物学科，并将胎教和早教知识融入其中，内容科学、条理清晰、语言生动，绝对是一本孕期和育儿期朋友们的"干货"。我们真诚地希望，本书能成为无数即将或刚刚为人父母的朋友们的好帮手和枕边书。

编者
2015 年 10 月

目录

chapter 3

第三章 孕中期（4 到 7 个月）

chapter 4
第四章 孕晚期（8到10个月）

chapter 5
第五章 临产及分娩期

chapter 8
第八章 2到3个月的宝宝

chapter 9
第九章 3到4个月的宝宝

chapter 10
第十章 4到5个月的宝宝

chapter 11
第十一章 5到6个月的宝宝

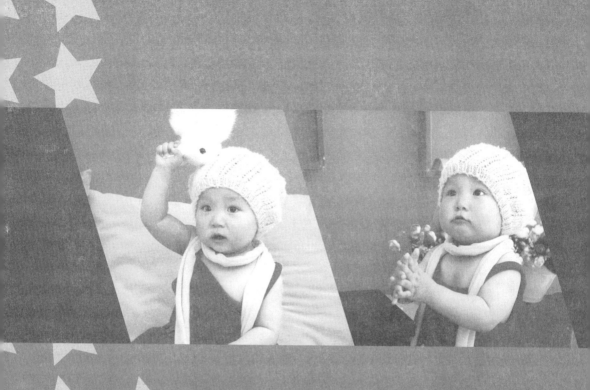

chapter

第一章
孕前准备

1

Part 1 心理与生理准备

01 为什么要宝宝

以前，我们的祖辈或父辈人信奉"养儿防老"的观念，再加上当时的事实情况的确如此，夫妻婚后生一个或几个孩子，就成了理所当然的事。至今，在一些偏远地区，还有不少人认为孩子越多越好，其实也是养儿防老观念的一种延续。

而从上世纪80年代至今，"倒金字塔式"的家庭结构成为一种普遍的形式，养儿防老显然已经过时。而与时俱进的人们也都明白了，单凭两个独生子女，是根本无法很好地赡养双方四个甚至更多老人的，更何况，他们还要再养一个孩子！

于是乎，一个很现实的问题就摆在了年轻夫妻们面前：为什么要生宝宝呢？

有人算过一笔账，如果夫妻俩把养育一个孩子的所有费用用来为自己买养老保险，余下的钱还足够他们环游世界之用。反之，有了一个孩子，不仅夫妻二人的美好生活被打破了，还要一年年紧巴巴地算计着过日子，一不小心，就会出现财政赤字。于是有人感叹："养儿既然不能防老，那我们还要孩子干什么呀！瞧瞧人家国外的丁克家庭，多自在！"

而现实情况是，有的夫妻本不想要孩子，怎奈家中老人不答应，软硬兼施要他们生一个，还承诺"你们只管生，孩子生下来由我们负责照顾"；有的夫妻是最初不要孩子，等过了几年二人生活之后，发现生活中似乎少了点什么，想想才明白，我们似乎应该要一个宝宝了，让宝宝来延续我们的生命和继承我们的事业；有的夫妻是随大流思想——人家都有宝宝，我们没有，会被别人小看；更有意思的是意外之喜，本能使然，在不知不觉时就有了宝宝，或者月份大了才发觉，又不愿意去做掉，只好把宝宝生下来；当然，也有有计划而孕的，夫妻俩想清楚了方方面面的事情，做好了充足的准备，要个宝宝，一是为了使爱情有个结晶，二是为了延续两个人的生命，三是为了——这个说法虽有些堂皇，但的确如此——为了使家庭更和谐，同时为社会培养优秀人才，以便更好地奉献社会，并担负起振兴国家和民族的历史使命。

世界上的职业有多种多样，待遇高低也不尽相同，甚至相差悬殊，但唯有为人父母是一项最特殊的职业——一旦做了，不能辞职、不能换岗、而且还要终身"保修"，另外就是——抱歉，没有工资，或者说，即使有，这工资"拖欠"的时间也比较长，从十几年到几十年不等，而且您还不能讨价还价。因此，当听到有人说"养孩子纯粹是赔钱买卖"时，你千万别发火，从成本投资及回报率来看，的确如此。

这样看来，养育孩子的确是件十分耗费时间、财力和心血的事。然而，凡事都有两面。看着一个小生命从最初的孕育到呱呱落地再一天天长大，在这个过程中，父母既体会到了艰辛也体味到了无限的快乐，自己的身心也逐渐变得成熟，从而成长为一个真正的成年人。而很多老人之所以喜欢孙辈，是因为含饴弄孙乐享天伦的确是人生一大乐事，任什么都无法替代，相比之下，绵延子嗣之说充其量只能算是附加品。

因此，亲爱的朋友们，在决定要宝宝之前，请一定要想清楚"为什么要宝宝"这个问题，记住，这可是不能"返工"的哟。如果没想明白，那么，请不要轻易把一个小生命带到这个世界上，否则，就是对这个宝宝、同时也是对你们自己的不负责任。

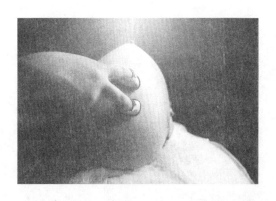

02 打消不必要的疑虑

在决定是否要宝宝的问题解决之后，接下来要解决的，还有心理问题。既然想要宝宝，肯定会遇到一些麻烦，比如养孩子对自己的工作、事业有多大影响？生孩子会影响两人的感情吗？妻子会不会"有了孩子，忘了爱人"？诸如此类的顾虑，都需要夫妻双方进行深入地探讨。

其实，夫妻有这类疑虑是很正常的，毕竟养育孩子是一项长期而艰苦的任务，不过，只要双方共同努力，做好调节也就没事了。

通常情况下，夫妻双方的疑虑是不同的。作为丈夫，最担心的问题往往是，自己这时正处于事业的黄金期，会不会因要宝宝而影响事业？自己是否有能力供养好宝宝？妻子会不会有了宝宝就"移情"于孩子而忽视了自己？从前二人世界的优雅闲适被奶粉尿布剥夺了怎么办？而作为妻子，最担心的问题往往是，自己会不会因生宝宝而变老变丑？丈夫会不会因此而嫌弃自己，或趁机在外面沾花惹草？怀孕期的种种不适和生宝宝时的疼痛自己能否承受？宝宝的到来，会不会破坏二人世界的和谐，让家里变得一团糟？

其实，这类问题完全不用担心。夫妻间最基本的是信任和支持，有了这个大前提，一切问题都好解决。

丈夫的疑虑偏重于理性，而妻子的疑虑则偏重于感性。但无论哪类问题，只要夫妻双方能够很好地进行沟通和详细地讨论，把可能出现的问题想得更周到一些，就能彻底打消各自的顾虑。

作为丈夫，应该明白，虽然自己的事业正处于黄金期，但若将扑在事业上的那一腔热血分出一小部分来与妻儿共享，岂不是一件乐事？而且，两者兼顾也并不难。这样一来，你的家庭也会变得更加稳定、温馨。另外，丈夫也应该多体谅妻子，即使妻子"移情"于宝宝而一时忽略了自己，或以前二人世界的闲适因宝宝的到来而被打破，丈夫也该明白，妻子那样做是对你们这个家庭负责，在努力减少丈夫的后顾之忧，让你全身心扑在事业上，因此，丈夫应该以这样的妻子为荣。

作为妻子，应该知道，做母亲是女性的天职，虽然在孕产期间，自己的身体会发生很大的变化，但这种变化只是暂时的，只要孕期注意保健，产后积极锻炼，女性的美丽就会很快得到恢复，而且会比孕前更有魅力。另外，科学研究证明，没有生育经历的女性，会比有过生育经历的女性"老"得更快，确切地说，是会提前进入更年期，这是一点。第二点，上面我们说过，夫妻间要有基本的信任和扶持，既然你当初选择了这个人做丈夫，就应该相信他对你的爱。作为一个有责任、敢担当的男人，绝不会因为妻子怀孕生子这一特殊阶段而对妻子有丝毫的嫌弃，相反，他只会因此更深爱甘愿为自己付出了青春和美貌的妻子。第三，虽然怀孕期间会出现种种不适，生宝宝时也会经历一些痛苦，但这些都是暂时的，而且，你要相信现代的医学技术和家人的关怀，很多问题，医生和家人是完全可以帮你解决的。因此，妻子要做的，只是调整好自己的心态，用乐观平和的健康心理，来迎接一个新生命的到来。第四，宝宝的到来固然打破了以前二人世界的平静，但作为一个家庭，三人世界肯定比二人世界更稳定，"三点确定一个平面"是数学上早就有的定理，这一理论同样适用于家庭。三口之家，常会有享受不尽的"天伦之乐"，更会有"同舟共济"的充实感。而宝宝的到来，更可以拉近夫妻俩与双方父母之间的距离，使上一辈人和小家庭的关系更加融洽。

可见，与其前怕狼后怕虎，或极力回避生育儿女可能带来的负担和矛盾，不如像当年两个人恋爱时所憧憬的共同生活一样，将养育孩子以后可能出现的矛盾和困难全都列举出来，然后仔细讨论，共同商定出相应的解决方法。而一旦真正把这个话题说透了，夫妻俩就会变得信心十足。有了充分的心理准备，在今后漫长的共同抚育孩子成长的岁月中，即使遇到再大的难题，相信你们也能够应付自如。

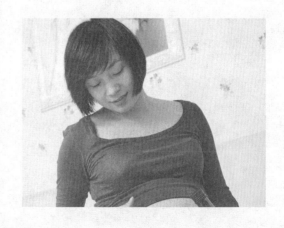

03 应当熟悉的生理知识

一，卵子和精子

卵子是女性特有的生殖细胞，呈球形。早在胎儿时期，卵子就已经储存在卵巢中了。比如5个月的胎儿，卵巢内大约有700万个卵子，然而，其中的大多数将在她出生前消亡。当女婴出生时，体内约有200万个卵子。随着宝宝的成长，卵子的数量一直在递减，直到青春期才会缓和下来。青春期女性的卵巢内约有20万到50万个卵子，但其中的成熟卵子只有400～500个。在随后几十年的育龄期内，女性的卵巢会定期排出成熟的卵子，平均每月一个。

精子是男性特有的生殖细胞，呈蝌蚪形。男性在进入青春期后体内开始产生精子，而正常男性，每次射精都会排出数千万甚至上亿个精子。精子的质量直接决定未来宝宝的健康状况。而精子质量的高低又受多种因素的影响，如吸烟、酗酒、环境污染、心情抑郁等。

二，女性的生理周期

女性每月一次的月经称为生理周期，也叫月经周期。每个人的生理周期不尽相同，一般来说在26～35天。月经周期可以分为两个阶段。第一阶段称为滤泡期，是从月经来潮的第一天算起，到排卵日为止，这段期间大约是12～22天，因个人体质的不同而有所差异。第二阶段称为黄体期，是从排卵日算到下一次月经来潮的前一天为止。通常在排卵后的两周，即14天，就是月经来潮日。

生理周期稳定的女性，一般在下次月经来潮前14天左右时排卵。而生理周期超过或不足28天者，排卵与受精期也会相应延长或提前。随着生理周期的循环，育龄女性体内的激素也会发生周期性的变化，从而为受孕做好准备。

三，女性的排卵期

排卵期又称为易受孕期或危险期，是育龄女性特有的生理现象，其中包括排卵日，以及之前的5天和之后的4天。

前面我们讲，正常育龄女性的卵巢，每月排出一枚成熟卵子。卵子被排出后进入输卵管，一般可以在那里存活1到2天，以等待受精；而成熟男性的精子在女性的生殖道内可维持2到3天的受精能力，所以，在卵子排出的前后几天里，如果夫妻双方未采取任何避孕措施而同房，则很容易受孕。相反，如果双方避开排卵期而同房，则可以避孕。

那么，女性怎样知道自己的排卵期在什么时候呢？其实，这里面是有规律可循的，排卵期的推算，一般有下列几种方法：

①宫颈黏液观察法，需要到医院进行检查。

②基础体温测定法，即在人体经较长时间睡眠后醒来（一般在清晨），尚未进行任何活动及说话前所测得的体温，为基

础体温。正常情况下，育龄女性的基础体温，于月经前半期较低，排卵期更低，排卵后24小时到几天内可突然或缓慢上升0.3~0.6℃。因此，测量基础体温最好从月经来潮第一天开始，坚持每天测量，并用坐标纸记录，以便观察分析。

③行经日期推算法，即认为每次排卵日都应在月经来潮前14天左右，然而这种方法不太可靠，因为大多数女性的月经周期不十分准确。相比之下，前两种方法比较可靠。

④公式计算法。对于月经不太规则的女性，排卵期当然不好确定，但以下公式可帮助计算：

排卵期第一天＝最短一次月经周期天数减去18天，排卵期最后一天＝最长一次月经周期天数减去11天。

在采用这个公式计算之前，要求本人连续8次观察、记录自己的月经周期，得出本人月经周期的最长天数和最短天数，代入以上公式得出的数字，则分别表示该女性排卵期的开始和结束的时间。

当然，这个公式同样适用于月经周期比较规律的女性。

04 爱护好子宫

子宫位于盆腔中央，膀胱与直肠之间，呈倒置的扁梨形。子宫是女性特有的脏器，是产生月经和孕育胎儿的场所，被称为人类生命的第一站。

子宫前面扁平，后面稍突出，总体可分为底、体与颈三个部分。成年女性的子宫长7~8厘米，宽4~5厘米，厚2~3厘米，子宫腔的容量约5毫升。子宫上部较宽，称子宫体，上端隆起突出的部分，称为子宫底，子宫底两侧称为子宫角，与输卵管相通。子宫的下部较窄，呈圆柱状，称为子宫颈。子宫颈与阴道相连。

专家研究发现，子宫的主要功能是孕育胎儿和调节内分泌功能。比如，在最初的孕育生命阶段，子宫为受精卵准备适于着床的空间；在胚胎、胎儿发育成熟前，可提供保护与营养；在分娩之际能够使胎儿与胎盘娩出；通过子宫肌层的肌肉收缩可使胎盘脱落部位不致出血过多。

可见，要想生育一个健康的宝宝，首先要为其准备好舒适的生长环境，这就要求女性必须爱护好自己的子宫。然而，有关统计数据显示，在所有妇科疾病中，与子宫有关的竟然占到五成。可见，无论是为了宝宝的健康，还是为了自身的健康，女性朋友们都应该爱护好子宫。

那么，爱护子宫应该注意些什么呢？

养成良好的个人卫生习惯

良好的个人卫生习惯是身体健康的前提，作为女性，更应该注意这一点。比如，在日常生活中要做到勤洗、勤换内衣裤；使用合格的卫生巾；便后用纸一定要由前向后擦；每天清洗会阴；勤洗澡，且最好采用淋浴形式，以免异物进入阴道，防止致病菌繁衍并上行进入子宫，引起感染。

洁身自爱，不可纵欲

女性必须明确，不洁的性生活及纵欲过度，将会对自己的身心健康造成巨大的损害，也是造成未婚先孕、早孕，或宫内感染、宫颈糜烂以及子宫癌等疾病的直接原因。而处于妊娠期的女性，在最初的三个月和临产前的两个月，最好避免性生活，否则很可能会引起流产或早产，对子宫造成极大的损害。

用"三不"原则保养子宫

分娩方式的不当，往往是损害子宫的直接杀手，因此，有孕女性保养子宫一定要做到三不：不私自堕胎、不滥用催产药、不用老方法接生。

坚持避孕，避免多次妊娠或流产

如今，虽然避孕方式多种多样，但仍有不少人抱着侥幸的心理，在性生活中不采取任何避孕措施。他们往往认为，即使意外怀孕也没什么，反正还有药流或人流来补救。其实，这种想法极其危险。其一，多次流产容易造成宫腔感染、宫颈或宫腔粘连，导致不孕，更有甚者会造成子宫穿孔。其二，妊娠次数越多，子宫患病的风险就越大。如果反复进行人工流产，特别是在短期内重复进行，对子宫的损害极大。因此，如果夫妻二人不打算要孩子，一定要坚持采取科学的避孕措施。

定期进行妇科检查

孕期女性为了宝宝的健康，要定期进行孕检，而正常女性，也应该每半年或一年进行一次全面的妇科检查，尤其是注意生殖器官的检查。一旦发现异常情况，要及时进行系统的治疗，千万不可疏忽大意。

健康饮食

饮食的合理与否，是健康的直接保障，对于女性来说更是如此。要爱护好子宫，尤其要注意多暖少寒。子宫忌寒，平时凉性食物吃多了，子宫就会遭殃。水果中，除了苹果、荔枝、龙眼外，大部分水果都属于寒凉食物，因此我们在日常食用时应注意，不要一次吃得太多。另外，大家平时要注意膳食营养的合理搭配，少荤多素，坚持低脂肪饮食，多喝水，忌食辛辣、酒类、冰冻等食品。

05 乳房的保健

乳房不仅是女性的第二性特征，更是女性整体形象的重要组成部分，当代女性普遍把乳房看得越来越重要，用心呵护保养。此外，乳房还是新生宝宝的天然"粮仓"，为宝宝提供健康的食品——乳汁。

然而，不少年轻的妈妈，在经历了十月怀胎的艰辛后生下了宝宝，却因为没有足够的奶水，而不得不放弃母乳喂养。可以说，

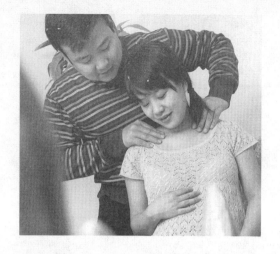

这是一件让人遗憾的事情。殊不知，奶水不足是有原因的。为了让未来的宝宝能吃到充足的母乳，您不妨从现在开始就做一些这方面的准备，了解乳房，懂得相应保健措施，这不仅有利于自身的健康和健美，同时也能为未来的宝宝准备好充足的"口粮"。

乳房的内部结构很像一棵倒着生长的小树，主要由乳房腺体、乳腺导管、脂肪组织和纤维组织等构成的。乳房腺体由 15 ~ 20 个腺叶组成，每一腺叶又分成若干个腺小叶，每一腺小叶又由 10 ~ 100 个腺泡组成。乳腺导管开口处为复层鳞状上皮细胞，狭窄处为移形上皮，壶腹以下各级导管为双层柱状上皮或单层柱状上皮、终末导管近腺泡处是立方上皮，腺泡内衬立方上皮。乳房内的脂肪组织呈囊状包于乳腺周围，形成一个半球形的整体，这层囊状的脂肪组织称为脂肪囊。脂肪囊的厚薄会因年龄、生育等原因，导致个体差异很大。另外，乳房内还有丰富的血管、淋巴管和神经。

乳房的外部中央，是由致密的结缔组织及平滑肌组成的乳头，乳头周围有一圈色素较多的皮肤区，称为乳晕。乳晕表面有许多小隆起，其深面为乳晕腺，可分泌脂性物质，用于保护皮肤、滑润乳头及婴儿口唇。

乳腺位于皮下浅筋膜的浅层和深层之间。浅筋膜伸向乳腺组织内形成小叶间隔，一端连于胸肌筋膜。另一端连于皮肤，将乳腺腺体固定在胸部的皮下组织之中。这些起支持作用和固定乳房位置的纤维结缔组织被称为乳房悬韧带。浅筋膜深层位于乳腺的深面，与胸大肌筋膜浅层之间有疏松组织相连，它能使乳房既相对固定，又能在胸壁上有一定的移动性。

在日常生活中，女性要注意乳房的保健，比如晚上睡觉前，要取下胸罩。睡觉时不要趴着睡，因为此举会严重压迫乳房，阻碍血液循环，而仰卧并稍微偏向右侧，才是最佳睡姿；平时要注意调整坐立行走的姿势，不要含胸、驼背，而应挺胸、抬头，做到肩平、背直；不要经常性地将双手环抱于胸前，因为这会加剧胸部的负担，正确的做法是，将手放松地自然垂放于身体两侧，或伸伸懒腰，才有助于乳房血液循环更畅通；平时最好选用棉织品的胸罩，切勿将胸罩与其他衣服放进洗衣机内混洗，每次换用胸罩前要将其内侧的灰尘、纤维掸干净。另外，怀孕前要做乳房检查，确定一切正常后再怀孕。孕期注意不要带过紧的胸罩。

女性孕期的乳房随着胎儿的增长而不断增大，分泌乳汁的乳腺管增多，脂肪也相应增多，同时发育也会更成熟，这是在为以后的哺乳做准备。因为母乳是婴儿最理想的食品。分娩后，母亲的乳汁便是婴儿最好的食粮。为了这个目标顺利实现，及自身的健康，女性朋友们在孕前及日常生活中都应多注意乳房的保养。

06　布置好居室环境

不少夫妻在决定要宝宝之后，往往会沉醉于美好的憧憬之中。但梦想再美，终究不是现实，事情还要一步步做才有可能实现。眼前，最需要解决的问题，恐怕就是为自己和未来的宝宝提前备好一个舒适温馨的生活环境了。

首先，居室无论大小，都应做到整齐清洁

光照充足、安静舒适、不拥挤、通风透气，当然是最理想的居家环境。即使达不到这些条件，至少也要做到整齐清洁。室内杂物过多或脏乱不堪，既不方便日常居住，也会影响室内的空气质量，更会影响主人的好心情。因此，如果您感觉对居室环境不满意，应该及早着手进行清理，为自己和未来的宝宝布置一个舒适、满意的家。

其次，注意准妈妈日常起居的安全

根据需要，调整一下家中物品的摆放。如经常使用的物品一定要放在准妈妈站立时就能方便取放的地方，清理一下床下与衣柜里的东西，调整一下厨房用品的位置，都以方便取用为宜。另外，在准备怀孕之前，居室最好不要进行装修，因为一些装修材料中含有大量的有害物质，很容易引起流产或胎儿畸形。如已装修，则最好在装修 3 ～ 6 个月后再入住，且期间注意室内的通风。

再次，注意居室的光照、通风和室内温度、湿度

没有阳光的居室，阴暗潮湿，无疑会对准妈妈及未来的宝宝产生很大危害。这种环境增加了准妈妈患产后病的概率，更会引起风湿性关节炎等疾病。对宝宝而言则会影响孩子的骨骼发育，还容易使宝宝患感冒等疾病。另外，居室中最好保持一定的温度，一般以 20℃ ～ 22℃为宜。温度过高，容易使人精神不振或烦躁不安；温度太低，又会使人感觉太冷，容易感冒。因此，必要的通风降温和保温措施必须到位。如夏天，我们既可以通风降温，也可使用空调或电扇，但空调或电扇都不宜正对准妈妈吹，更不能长时间直吹。而冬天，我们可以使用暖气升温，也可使用电热风、电暖气等设备取暖，但在使用这类设备时一定要注意安全，以防烫伤或漏电。室内要保持适当的湿度。通常而言，50% 的空气湿度是最适合准妈妈和胎儿的。湿度太低，使人口干舌燥，免疫力下降；湿度太高，又会使室内过潮，增加了患关节病的几率。

第四，注意居室中的色彩搭配

科学家研究发现，色彩会对人的心理产生明显的暗示作用。准妈妈在妊娠期的不同阶段，对不同色彩的感受会有所不同，因此，家人可以选择准妈妈所喜爱的颜色来装饰居室，以使准妈妈心情舒畅。

第五，保持居室中良好的声音刺激

太安静的居室会使人感到孤独、寂寞，也会使胎儿失去听觉的刺激；而太大的声音无疑成为噪音，也不利于准妈妈的健康和胎儿的正常发育。可见，两者都不可取。最好的方法就是折中——避免太嘈杂和太安静。

第六，室内养花草有讲究

很多人喜欢在室内养花种草，一来可以美化环境、净化空气，二来可以愉悦身心。但应注意的是，并非所有的花草都适合在室内摆放。比如，有些花草会散发出一些对人体有害的物质，或产生乱飞的小虫，影响人的健康。而花草摆放过多，夜间还会产生植物与人争氧气的现象，同样会影响人的健康。在孕期，不宜在室内摆放的花草有：水仙、玫瑰、月季、兰花、百合花、夜来香、曼陀罗、断肠草、紫荆花、含羞草、夹竹桃、洋转球花等，因它们会散发有毒物质，可能导致人过敏或中毒。而一品红、郁金香、万年青、虞美人、水仙花、南天竹、黄花、杜鹃等如果误服，也容易中毒，因此不建议在室内摆放。

07 改变不良生活习惯

有些老人经常说，自己小时候，感冒拉肚子是常见病，可现在，为什么各种稀奇古怪的疾病越来越多呢？其实，除去环境因素外，很多疾病是源于人们不良的生活习惯。而这一点，也早已得到了世界各国专家的证实。

比如人们常说的"三高"及发病率日渐上升的心脑血管疾病，其根源就在于不良的生活习惯，像暴饮暴食、嗜酒、缺乏运动、熬夜等，都是健康的隐形杀手，时间一长，疾病上身也就不足为怪了。而这类不良生活习惯，在年轻人当中更是普遍存在。

因此，年轻夫妻在决定怀孕之前，就要做好优生优育的准备，而这个准备，首先要从改变自身一些不良的生活方式入手。

一要戒烟

因为烟草中含有多种有毒物质，其中以尼古丁、氰化物和一氧化碳等对胎儿影响较大，会造成流产、畸形或死胎。即使能够顺利出生，宝宝也会出现记忆力差或记忆障碍，影响宝宝的正常发育和将来的智力。另外，吸烟还会影响精子质量，甚至导致精子异常。因此，在准备怀孕前，如果准爸爸或准妈妈有吸烟的习惯，最好戒掉。而且，也要远离吸烟者，避免在烟雾弥漫的环境中生

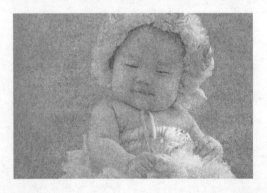

活，因为被动吸烟的危害同样严重。

二要禁酒

经常或大量饮酒，会影响人们的身体健康。而婚后丈夫如果经常酗酒，不仅影响精子的正常发育，还会影响受精卵的顺利着床和胚胎的正常发育，出现流产或使胎儿出现酒精中毒综合征。而女性饮酒则会使生殖细胞受到损害，所生的婴儿不仅体力、智力会比正常婴儿差，还会有小头、小眼眦等面部畸形，或内脏畸形。因此，如果夫妻双方或一方有经常大量饮酒的嗜好，最好在计划怀孕前半年甚至一年开始禁酒。

三要避免经常熬夜

经常熬夜会造成人体正常的生物钟出现紊乱，这样的人会出现精神萎靡、头昏脑涨、或四肢乏力等问题。如果在这种状态下受孕，可想而知，未来宝宝的健康一定会受到严重影响，甚至导致流产。所以，夫妻双方在孕前都应早睡早起，调整好作息规律，并加强锻炼，保持饱满的精神状态。

四要调整不良的饮食习惯

很多年轻夫妻，尤其是女性多有偏食、挑食的坏习惯，这会使体内营养缺乏，身体素质下降，所以，孕前要做到饮食搭配合理，不挑食、偏食，多吃水果、蔬菜，增加维生素摄入量，并注意尽量不饮咖啡、浓茶等刺激性饮料。

五要少洗或不洗桑拿浴

现在，桑拿浴已经被认为是一种既时尚又能保健的休闲方式，洗完之后也的确让人感觉很舒适。然而，医学专家警告说，频繁出入桑拿房可能成为男性不育症的元凶。因为精子必须在略低于体温的条件下才能正常发育，睾丸的温度一般要比机体温度低3℃～4℃，而桑拿浴的温度却要比人的体温高出许多，因此，桑拿浴不利于精子生长，或造成精子活力下降，从而导致不育。

六要避免盲目减肥

爱美是女性的天性，而现代人以瘦为美，因此减肥几乎成为现代女性追求美丽的一致理由，很多人无论身体胖瘦，天天都在喊着减肥。殊不知，盲目减肥可能是与生育宝宝无缘。因为成年女性的月经需要消耗一定的脂肪量，只有把月经周期维持在一个正常水平，女性才可能具备生育能力，如果成年女性的脂肪过度减少，会影响生育。胎儿在母亲体内是非常需要营养的，可任何减肥方法都可能使母体营养丧失，影响胎儿的正常生长。若丈夫在减肥过程中此时也不适宜让妻子受孕，因为在减肥过程中，体内储备的脂肪中会产生一些有害物质，对精子造成一定的危害，直接影响胎儿的健康。当然，如果夫妻双方或一方的确太过肥胖，需要减肥，那就等减肥成功后，再考虑要宝宝吧。

七要告别久坐

在一天24小时中，除了睡觉外，人们的大部分时间都是坐着的，而长期久坐的人容易造成血液循环不顺畅，女性还会引发一些妇科疾病，甚至可能导致不孕。

八要甩掉高跟鞋

不可否认，高跟鞋在张扬女性魅力方

面功不可没，使女性在职场上更多地给人以美的感觉，因而成为职业女性必不可少的修饰。然而，从健康角度看，长期穿高跟鞋，尤其是鞋跟过高的高跟鞋，使女士们的足部、腿部、膝部、腰部受累不少，可说是弊大于利。研究显示，高跟鞋会使人的重心过度前移，从而造成各种健康隐患。常见的如关节炎、腰痛、颈椎病、拇外翻和小趾内翻、鸡眼、嵌甲和甲沟炎等。这样看来，这种美丽的代价真的很高。

九要少用电脑

如今，电脑已经成为人们日常生活中的必需品之一，但电脑所产生的电离辐射对人体有一定的危害，特别是对于早期的胚胎有比较敏感的生物效应，这就是孕期一般不能进行X线检查的原因。所以，对于特别

喜欢玩电脑的女性来说，孕前及计划怀孕后应该适当收敛自己对电脑的热情，尽量远离电脑。职业女性如果已经怀孕且又必须使用电脑，也不必过于担心，只要保持乐观的情绪，注意劳逸结合，按时进行产检，有问题及时解决即可。

十要远离宠物

有不少家庭喜欢养猫和狗一类的宠物。养宠物固然可以使人放松身心，但宠物身上大都寄生有弓形虫。弓形虫又称刚地弓形虫、弓形体，是一种人畜共患的寄生虫病的病因。如果怀孕之前的3个月内感染了弓形体，胎儿就有感染弓形虫病的危险。该病可引起先天性心脏病、小头、脑积水、脊柱裂等多种胎儿畸形，甚至造成胚胎死亡而发生流产。

08 白领女性需要注意的事

如今，"白领"这个舶来词已经被越来越多的人所认可，尤其是白领女性，她们所代表的独立、时尚、精致、新潮，是每位追求时尚的爱美女性的典范，更是很多人心目中高能力、高收入者的代名词。

现在，有许多女性终年在写字楼中工作，不仅工作环境幽雅、舒适，而且远离风吹日晒，令很多人羡慕不已。然而，必需提醒的是，对于准备要宝宝的白领女性来说，这舒适的环境中隐藏着很多无形的"杀手"，需要你时时注意。原来，在设备先进的现代化写字楼中，往往存在着各种污染源，会时

刻影响着人们的健康，被人们形象地称为"办公室杀手"。下面，我们列出这些"杀手"的"黑名单"，计划怀孕的女性和准妈妈们一定要对它们多加留意。

一是电脑

作为现代单位及家庭办公的必备品，电脑对人体的危害不容小视。电脑在开启时，显示器会散发出电磁辐射，而这种辐射对胎儿的细胞分裂具有破坏作用，在怀孕早期会损伤胚胎的微细结构。最新的研究报告显示，怀孕早期的女性，每周上机20小时以

上，流产率会增加80%，畸形儿的出生概率也会大大增加。因此，白领女性在怀孕3个月以前，最好减少使用电脑的频率，即使是别人操作的电脑，也要与它保持距离。虽然在很多时候这一点很难做到，不过要做到尽量少接触电脑还是可以的。另外，如果必须使用电脑的话，要注意与屏幕保持一臂远的距离。

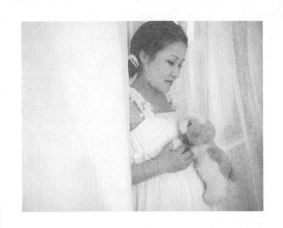

二是电话

电话的普及率比电脑要早得多，现在早已成为人们生活中必不可少的物品。但在写字楼里，电话却是一件最容易传播疾病的办公用品。有研究显示，电话听筒上2/3的细菌，可以传给下一个拿电话的人，因此，办公电话是办公室里传播感冒和腹泻的主要途径。如果办公室里有人患了感冒，或是如厕后没有把双手洗干净，疾病就会很快在办公室里蔓延开来，这样，很可能殃及自己。所以，白领女性最好拥有一部独立的电话机。如果条件不允许，必须和其他同事共用一部电话，那么最好能够做到减少自己使用电话的次数。或者自己手脚勤快一些，经常用酒精擦拭一下电话的听筒和键盘，这样既方便了自己，也方便了别人。

三是空调

写字楼里的环境之所以让人感觉清凉舒适，很大程度上在于安装了中央空调。在炎热的夏季，人们刚从户外进入写字楼，会感觉很凉爽舒适。而寒冷的冬天，人们从外面进入写字楼，同样感觉温暖宜人。然而，一旦在里面待的时间较长，许多人就会出现头昏、疲倦、心情烦躁的症状。原来，温度的突然变化，对

很多人来说都是引起身体疾病的原因。国外一项研究显示，长期在空调环境里工作的人，有50%以上患有头痛和血液循环方面的问题，而且特别容易感冒。为保证室内空气新鲜，白领女性要注意经常开窗透气，尤其当冬季有暖气时，千万不能因为怕冷而不愿开窗，一定要经常开窗换气，从而减少室内的一氧化碳含量。另外，无论冬夏，房间内的温度要注意经常调节，使其保持在正常范围之内，既不能过热，也不要过冷。怀孕后的女性如果长期在空调环境中工作，无论是在夏季还是冬季，身边最好能常备一两件衣物，以便随时随地为自己调整衣着。

四是打印机和复印机

由于打印机和复印机都会产生静电和粉尘，使周围的空气中产生过量的臭氧，使人感觉头痛和晕眩。打印机和复印机在启动时，还会释放出一些有毒的气体，有些过敏体质的人会因此发生咳嗽、哮喘。如果办公室里有一台打印机或复印机，你可以与同事协商一下，尽量将其改放在一个空气流通比较好且能避免日光直接照射的地方。即使如此，你还要注意尽量少与它们打交道。

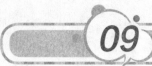

09 孕前妇产科的检查项目概要

每对夫妻都希望自己的宝宝健康聪明，但有关统计数据显示，我国每年新增的有先天残疾的患儿高达 80 到 120 万，这个数字十分惊人。对于任何一个家庭来说，生出一个有先天残疾的宝宝，都意味着一场灾难。甚至同样增加了社会负担。

其实，这类孩子的出生是完全可以控制的，而控制的手段之一，就是夫妻双方要做好孕前检查。

孕前检查是指夫妻双方在准备生育之前，共同到医院进行身体检查，以保证生育出健康的婴儿，从而实现优生的目标。

有人片面地以为，进行孕前检查是女性的事。这种想法十分荒谬，因为健康的宝宝首先必须是由健康的精子和卵子结合而成的。所以，孕前检查对于男性与女性一样重要。另外，孕前检查不同于常规的体检，它主要是针对夫妻双方的生殖系统和遗传因素所做的检查。做孕前检查的最佳时间是在怀孕前 3 到 6 个月。

孕前检查的问诊项目主要有以下几项：

① 年龄、职业、孕次、产次。

② 月经情况、末次月经日期。

③ 结婚日期、配偶的健康情况、是否近亲结婚。

④ 双方直系亲属中有无患遗传病、高血压或糖尿病的人。

⑤ 是否生过畸胎。

⑥ 有没有过药物过敏史。

⑦ 有没有过难产史或流产史。

⑧ 上次妊娠的经过、有没有妊娠反应，反应程度。

⑨ 是否患过病毒性流感或出过风疹，曾经服用了什么药物。

⑩ 是否接触过有毒有害气。

⑪ 有没有阴道出血、头昏、心悸、下肢水肿等情况；

⑫ 是否曾经患过心脏病、高血压、肝肾病等。

对于医生询问的任何情况，都应一一如实、详细地回答。因为医生会根据这些情况对胎儿及母体在妊娠期的健康做出必要的卫生指导。

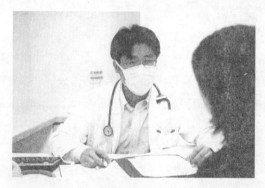

孕前检查的常规项目如下表：

女性检查项目	优生优育检查	包括弓形虫 IGM、风疹病毒 IGM、巨细胞病毒 IGM、单纯疱疹病毒 I 型和 II 型检查。目的在于诊断是否患有弓形虫、风疹病毒、单纯疱疹 I 型病毒、单纯疱疹 II 病毒、巨细胞病毒引起的疾病。
	乳腺彩超检查	包括检查是否有乳腺增生、纤维瘤等。目的在于为哺乳提前做好准备。
	生殖系统检查	包括通过白带常规筛查滴虫、霉菌、支原体衣原体感染、阴道炎症，以及淋病、梅毒等性传播性疾病。目的在于判断是否有妇科疾病，如患有性传播疾病，先彻底治疗，然后再怀孕。
	子宫颈刮片检查	即从子宫颈部取少量的细胞样品，放在玻璃片上，然后在显微镜下研究是否异常。目的在于筛查宫颈癌，该检查可使子宫颈癌的死亡率至少降低 70%，同时避免影响受孕。
	妇科内分泌检查	包括促卵泡成熟激素（FSH）、促黄体生成素（LH）、催乳素（PRI）、雌二醇（E2）、孕酮（P）、睾酮（T）。目的在于诊断是否患有月经不调等卵巢疾病。
男性检查项目	精液检查	包括检查精液颜色、精液量、精子密度、精液液化时间、精子活力、畸形精子百分比、精液中白细胞数。目的在于诊断是否患有弱精症、少精症、死精症等情况或可能。
	泌尿生殖系统检查	包括 B 超（前列腺、精囊腺、双肾）、前列腺指检、前列腺液常规检查、直肠指诊、衣原体／支原体检查。目的在于诊断是否患有生殖系统感染性疾病，如尿道炎、前列腺炎等。
	优生优育检查	包括弓形虫 IGM、风疹病毒 IGM、巨细胞病毒 IGM、单纯疱疹病毒 I 型和 II 型检查。目的在于诊断是否患有弓形虫、风疹病毒、单纯疱疹 I 型病毒、单纯疱疹 II 病毒、巨细胞病毒引起的疾病。

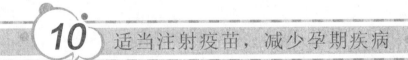

10　适当注射疫苗，减少孕期疾病

　　整个孕期有十个月之久，在这段时间里，孕妈妈随时面临某些疾病的困扰。而在孕期这个特殊时段，用药又不能像平时那样随意，甚至很多药是不能使用的。因此，为了尽可能减少疾病，尤其是某些传染病对孕妈妈及胎儿的威胁，最好是在孕前做好防疫保健，而最有效的办法就是注射疫苗。

　　那么，怀孕前需要注射哪些疫苗呢？

　　通常而言，建议孕妈妈在孕前主要注射风疹、乙肝、甲肝、水痘、流感几种传染病疫苗。

一、风疹疫苗

　　风疹病毒是一种通过呼吸道传染的病毒，它对孕前的女性没有太大影响，然而，一旦孕妇在孕早期受到这种病毒的感染，有可能会出现流产、死胎等现象，即使宝宝能够顺利出生，也可能会出现先天畸形。

因此，备孕阶段的女性最好在孕前3个月注射风疹疫苗。这是因为，该疫苗注射后，人体需要3个月的时间才会产生抗体，从而保证孕期的平安。风疹疫苗的有效率在98%左右，注射后可以终身免疫。

二、乙肝疫苗

现在，乙肝已经成为威胁人们健康的一大传染病。有统计数据显示，目前我国被乙肝病毒感染的人群高达10%，而母婴垂直传播是乙肝的重要传播途径之一。如果孕妈妈感染乙肝，很容易会传染给孩子，他们中有85%~90%会发展成慢性乙肝病毒携带者，而其中有25%在成年后会转化成肝硬化或肝癌。因此，孕妈妈还是要及早预防，最好在孕前9个月注射乙肝疫苗，从而在体内产生抗体，以保证宝宝免受乙肝病毒的侵害。

乙肝疫苗为什么要提前9个月注射呢？原来，乙肝疫苗注射的时间是按照0、1、6的顺序进行的，即在打过第一针后的1个月注射第二针，而在第6个月注射第三针，另外，还要留出3个月的时间使体内产生抗体。另外，因个人的体质不同，有些人在打完第3针后还是不能产生抗体，或者产生的抗体数量较少，因此还需进行加强注射。为此，最好把注射乙肝疫苗的时间提前到孕前11个月。

乙肝疫苗的免疫率可达95%以上，免疫有效期在7年以上。如果有必要，患者可在注射疫苗后5、6年时再注射一次加强针。

三、甲肝疫苗

甲肝病毒是通过饮食、水源的途径进行传播的，人们很容易被感染。而孕妈妈因抵抗病毒的能力减弱，更容易受到感染。所以，建议在孕前3个月注射甲肝疫苗，以保证母胎平安。该疫苗的免疫时效可达20~30年。

四、水痘疫苗

水痘是由带状疱疹病毒引起的一种传染病，若孕妈妈在孕早期感染水痘，很可能导致宝宝畸形，或使宝宝患上先天性水痘。而在孕晚期感染水痘，则可能导致孕妈妈患严重肺炎，甚至会威胁到孕妈妈的生命。所以，备孕女性最好在孕前3个月注射水痘疫苗，以保无虞。该疫苗免疫时效可达10年以上。

五、流感疫苗

流感是传染性极强的疾病，主要通过呼吸道传播。如果孕妈妈感染了流感病毒，可能使宝宝发生畸形，或者导致流产、早产。因此，建议备孕女性在孕前3个月注射流感疫苗。该疫苗的免疫时效为1年左右。

需要注意的是，疫苗的注射一定要在医生的指导下进行，不要自己鲁莽行事，否则，乱打疫苗可能得不偿失。另外，并非疫苗打得越多就越保险，坚持锻炼、增强体质才是防病、抗病的关键。

11 围生期保健是怎么回事

围生期，又称为围产期，是指妊娠满28周到产后1周的这段时间。在此期间，医生需对孕产妇、胎儿、新生儿进行一系列的保健工作，如孕产妇并发症的防治，胎儿的生长发育、健康状况的预测和监护，以及制定防治措施、指导优生等工作，统称为围生期保健。胎儿进入围生期后，医学上称为围产儿或围生儿。

围生医学是研究分娩前后一定时期内孕产妇及胎婴儿生理、病理变化和疾病防治的一门新兴科学，也是衡量一个国家或地区社会经济发展水平的重要标志，受到世界各国政府的普遍重视，近20年来发展迅速。国际上对围产期的划分方法，一般有以下4种：

围生期Ⅰ：孕期满28周（胎儿体重≥1000g，或身长≥35cm）至出生后7天。

围生期Ⅱ：孕期满20周（胎儿体重≥500g，或身长≥25cm）至出生后28天。

围生期Ⅲ：孕期满28周（胎儿体重≥1000g，或身长≥35cm）至新生儿出生后28天内。

围生期Ⅳ：从胚胎形成至新生儿出生后7天之内。

世界卫生组织（WHO）和国际妇产科协会（FIGO）均采用围生期Ⅰ的划分方法。我国采用的是世界卫生组织规定的分类中的第一种——围生期Ⅰ，即指怀孕第28周至分娩后7天这一时间段。

女性从怀孕、分娩至产后恢复到正常状态，前后要经历近一年的时间，是需要医学监测和保护的最长的生理过程。而在围生期内，孕产妇及胎儿、新生儿会发生一系列的生理变化，因此，如何做好预防、保健、疾病的治疗等各个方面的问题，就显得极为重要。

可见，围生保健是指为保证母亲、胎儿、新生儿的安全、健康和优生，因此，从女性确诊妊娠起，就应当积极进行监护和研究，从而针对可能出现的问题，进行预防和治疗。

围生期保健的内容主要包括：

① **高危妊娠的监护**：在妊娠期，母胎有某种并发症或有某种致病因素，足以危害母胎或导致难产者，称为高危妊娠。"高危"的提法，旨在引起医生的重视和孕妈妈的警惕。为了母胎健康而加强监护，一方面积极预防及治疗妊娠并发症与并发症，另一方面严密监视胎儿情况并妥善处理。

② **加强分娩监护**：分娩过程中随时可能出现异常情况，如果不能及时发现，及时处理，就可能发生难产，危及母婴。加强分娩监护可以观察产程的进展，内容包括观察宫缩、胎心、子宫口的开张，胎头先露体位下降，母体的血压、脉搏、呼吸等全身状况，配合电子监护仪，观察子宫收缩、胎心音变化及反应，能早期发现胎儿宫内窘迫，从而及时处理。

③ **新生儿保健**：出生后一周内的新生儿的保健最为重要，与新生儿的存活率及健康状况有着直接的关系。保健内容包括新生儿窒息的抢救、新生儿的喂养、护理及预防新生儿常见病等。

12 孕期需要做的检查

整个孕期的十个月，母胎的健康是最重要的问题。无论是否存在健康问题，为了母胎的健康平安，孕妈妈都必须按时到医院进行检查。那么，孕期的检查都有什么呢？

通常来说，整个孕期的产前检查有9～13次。在妊娠6个月内应每月一次；妊娠28周后改为每2周一次；而妊娠36周后则为每周一次。如果检查发现异情况，应当随时就诊。

一般情况下，第一次产前检查应当从月经停止及发生早孕反应时开始。在妊娠3个月时，要做第一次比较全面的检查并详细记录。这时，最好能固定在一家医院建立健康档案，即《孕产妇保健手册》，以便于以后进行系统而全面地检查。而初诊正常后，医生一般会预约1～2个月后复诊。

有时，因为时间安排不及等各种情况，孕期检查可能会出现延误或推迟，这是正常现象，但至少也应检查8次以上。尤其在妊娠第28周以后，要加强产前检查，一旦发现有妊娠并发症或并发症，如妊娠高血压疾病、妊娠期糖尿病、妊娠合并心脏病等，应该服从医生的安排，酌情增加检查的次数。

那么，怀孕各阶段的产前检查都有什么内容呢？

孕早期的检查，通常包括问诊和检查两方面。问诊内容有记录既往病史、药物过敏史、家族病史、月经史、妊娠史等，了解有没有影响妊娠的疾病或什么异常情况。检查包括全身检查、妇科检查和化验。全身检查有血压、体重、身高、心、肺、肝、脾、甲状腺、乳房等，了解孕妇健康及营养状态；妇科检查有子宫位置、大小，确定与妊娠月份是否相当，并注意有无生殖器炎症、畸形和肿瘤等；化验包括检查血常规、尿常规、乙肝表面抗原、肝功、梅毒筛查等及心电图检查。

孕中期的检查内容包括：每次体格检查测量血压、体重、宫高、腹围、胎心率，并注意有无下肢浮肿；复查血常规，及时发现妊娠合并贫血，复查尿常规及时筛查妊娠高血压综合征；怀孕15～20周，建议做唐氏综合征和神经管缺陷筛查；怀孕20～24周，建议做B超筛查胎儿是否有体表畸形；怀孕24～28周，建议做妊娠合并糖尿病筛查（查试验）。

孕晚期检查内容包括：继续孕中期体格检查，一旦检查发现异常情况，要及时纠正；计数胎动次数并做记录；建议定期做胎心监护；产前复查B超，观察胎儿生长发育情况、胎盘位置及成熟度、羊水情况等。

需要注意的是，每次产前检查的记录，孕妈妈都要妥善保存，作为分娩时医生诊断和了解妊娠史及健康状况的依据，更是有利于母子围产期保健、产后康复和婴儿保健的需要。

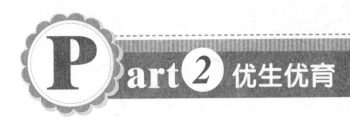 **Part② 优生优育**

 01 怎样做到优生优育

我们国家一直提倡优生优育，而且，这一提法也受到了人们的高度认同，可问题是，怎样才能做到优生优育呢？

要想做到优生优育并不难，只要注意以下几点就行了：

一是坚持进行婚前检查

虽然婚前检查早已经属于自愿行为，但这是优生的重要措施。婚前检查的内容包括询问病史和体格检查两大部分。如发现遗传方面的问题，应尽早阻断其延续。另外，婚前检查中的重要一项是避免近亲结婚，以防止后代出现隐性遗传病患者。同时，禁止患有某些严重遗传性疾病的患者结婚，比如精神分裂症等。

二是要进行孕前检查和定期进行产前检查

孕前检查可以确定夫妻双方是否患有不适合生育的疾病。而定期进行产前检查，则可对胎位不正等常见病进行及早矫治，避免意外的发生。尤其是曾分娩过不正常胎儿或年过35岁的高龄初产妇，以及有遗传病家史的孕妇，更应做好产前检查。

三是注意防病，孕期谨慎用药

不要乱用抗生素、镇静剂和激素类药物，这是避免胎儿器官畸形的重要方面。

四是注意膳食的均衡，以保证孕妇有充足的营养

关于这一点，后面还将有专门的章节论述。

五是孕期保持心情愉快，学会适时为自己减压

长期心情抑郁的孕妇，会使肾上腺皮质激素增高，造成胎儿畸形或出生后智力发育迟缓、行为异常。

六是坚持运动锻炼

运动不仅包括室内运动，还包括室外的有氧运动。运动对人的益处良多，并且已经得到了人们的普遍认同，运动锻炼不仅可以增强体质，能使人精力充沛，更有助于受孕率的提高。

七是注意生活细节的调整

如男女双方都要保持个人卫生、戒除烟酒等不良嗜好、有规律地进行性生活，女性少穿高跟鞋和紧身裤，也不要染发、烫发，避开高温环境，不要居住在刚装修的房间内，等等。

虽然做到优生优育并不是什么难事，但还需避开一些常见的误区。

误区一，孕期营养多多益善

在孕期营养问题上有一些人存在某种偏见，认为怀孕以后鸡、鱼、肉、蛋、奶吃得越多越好，忽视了蔬菜、水果等一些必需食物的摄入，从而造成微量元素的缺失。据调查，现在80%以上的农村家庭是有条件每天给孕妇补充一些营养食物的。但缺乏营养知识，而造成孕妇营养失衡的情况甚多，这就要求改变偏见，保证孕妇的营养均衡。

误区二，自己身体健康，没必要进行婚检

半数以上的育龄青年认为自己身体健康，认为自己没必要进行婚前检查。但事实上，一些看起来身体非常健康的育龄青年，往往也是某种致病基因的携带者。假如男女双方恰巧都是这种致病基因的携带者，那么，下一代发病的概率就会大大增加。因为隔代遗传或散发的遗传病，往往因为男女双方仅仅就是致病基因的携带者。这种情况只有依靠专业医生，通过家族病史调查及系谱分析来确定。因此，建议所有谈婚论嫁的年轻人，为保障下一代的身体健康尽好自己的一份责任，要主动进行婚前检查。

误区三，生孩子无须择时，有了就要

调查发现，半数以上的青年夫妇结婚后不采取避孕措施，往往在不知不觉中怀孕。由于事先毫无计划和准备，结果发生意外的概率大大提升，比如有的出现了自然流产，有的感染了流感、风疹等病毒性疾病，有的使用了孕期禁用的药物……可见，婚后注意避孕、实行有计划地怀孕很有必要。

02 进行一次遗传咨询

遗传病是指完全或部分由遗传因素决定的疾病，常为先天性的，也可后天发病，如先天愚型、多指（趾）、先天性聋哑、血友病、白化病、心脏病、哮喘、糖尿病、高血压、抑郁症、老年痴呆等等。有的遗传病在婴儿出生时即可表现出来，而有的潜伏期会长达几十年之久。遗传病具有先天性、家族性、终身性、遗传性的特点。

目前，医学界对大多数遗传病还没有有效的治疗方法，所以，遗传病的预防有极其重要的意义。而夫妻双方在孕前进行遗传咨询，可以说是把住了未来宝宝患遗传病的第

一道关。因此，在怀孕前做一次遗传咨询非常有必要。

遗传咨询又称遗传询问、遗传指导，是指有关专家通过对病人进行家庭调查、实验室检查并结合临床表现，对病人的疾病做出正确诊断，并分析解答遗传病患者提出的有关疾病的病因、遗传方式、诊断、预防或预后等问题，以及对同胞、子女发病风险进行估计，提出建议和指导，供咨询者和亲属参考。

人体内有5万到10万个基因，这些基因都是从父母那里遗传下来的，它在人们未来的健康中起着关键作用，一旦基因在数目和结构上发生异常，就会导致胎儿先天畸形。这就是人们常说的遗传疾病。

遗传疾病可能由基因（显性遗传、隐性遗传）、染色体异常及多因素遗传三种原因之一而形成。因此，当直系亲属中有人患有某种疾病时，应当向医生进行咨询，避免胎儿患遗传性疾病，给家庭造成巨大的负担和痛苦。

遗传咨询通常可以让咨询者了解到，什么是遗传病，遗传方式是什么，如果有遗传病族史是否会连累到子女或咨询者本人，如果属于近亲结婚，子女中出现遗传病的概率有多大，以及以往曾生育过患儿，现在再怀孕，能否测出胎儿有无异常状况，对患儿的出生与发病的预防治疗措施是什么等问题。

遗传咨询专家通常会根据咨询者的具体情况，利用临床检查、实验室检测并运用专业知识做出正确诊断，确认是否有遗传病，再进一步推算出可能的发病风险，并向咨询者提出对策或方法，供咨询者决定如何处理。

遗传咨询的过程，是通过调查病史、家族史而绘制系谱图，根据患者体征、实验室结果，确定遗传方式，然后再分析发病风险，并提出指导性意见。遗传咨询分为婚前咨询、生育咨询和一般遗传咨询等。

婚前咨询：男女双方或一方亲属中有遗传病患者的，担心婚后是否会生出患有同样遗传病的患儿；男女双方存在一定亲缘关系，咨询他们能否结婚，结婚后是否会对健康生育产生影响；双方中一方患有某种疾病，但不知是否会遗传给后代。医生一般会对此做出明确诊断，评估风险，并且告知产前诊断的可能性。

生育咨询：是指已婚男女在孕前或孕期进行的咨询。夫妻或亲属中有某种遗传病，生育该病患儿的概率有多大，能否预防；曾经生育过智能低下或残疾儿，或患儿因病早亡，再生育是否会出现同样的情况；女方是习惯性流产者，是否可以再生育，如何预防；女性在孕期患过病、服过某些药物、接触过某些化学毒物或在有放射线污染的岗位上工作过，是否会影响胎儿等。

一般咨询：只针对遗传学中的一般问题进行咨询，如双方或一方亲属所患的疾病是否为遗传病，能否结婚，是否影响生育等。

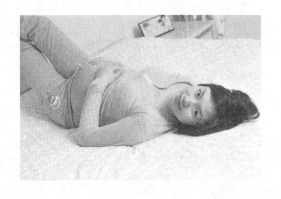

03 孕前丈夫需要注意的事

要想孕育一个健康、聪明的宝宝，不仅妻子要有诸多需要注意的地方，丈夫也是如此。

有人可能会说，生孩子是女人的事，男人还有什么要注意的呢？别忘了，单纯的卵子，是不会有宝宝的，如果精子出现任何异常，都会直接影响未来宝宝的健康。可见，精子与卵子同为优生之本。因此，除了与妻子共同制定一个完整的优生优育计划，并提前学习必要的知识之外，丈夫还应与妻子一起到有关医疗服务机构进行遗传咨询，看夫妻双方是否适合怀孕。这一切准备措施都得到落实以后，还要和妻子做好充分的生理准备和心理准备。

另外，因为精子成熟需要两个多月的时间，所以丈夫本身的准备工作至少也应在3个月之前开始，需要注意的问题主要有以下几方面：

一是要戒烟戒酒

研究表明，香烟中所含的尼古丁具有强烈的致畸性；一氧化碳容易造成胎儿在宫内发育迟缓、体重减轻；烟焦油会使染色体突变，引起流产、胎儿畸形及先天性心脏病。而饮酒与吸烟一样有害，长期或大量饮酒，会形成慢性或急性酒精中毒，造成70%的精子发育不良或丧失活动能力。可见，吸烟和饮酒都是不利于下一代健康的不良生活习惯，有此嗜好的人，必须提前戒除。

二是要治疗生殖系统疾病

在男性生殖器官中，睾丸是制造精子的"工厂"，附睾是储存精子的"仓库"，输精管是"交通枢纽"，精索动、静脉是后勤供应的"运输线"，前列腺液是运送精子必需的"润滑剂"。如果在其中某一个环节出现问题，都会影响精子的产生和运输。例如，梅毒、淋病等性病会影响精子的生成、发育和活动能力，前列腺炎、精索静脉曲张、结核等疾病可造成不育，因此，一旦发现生殖系统有任何疾病，都要及早进行彻底治疗。

三是防止过热

精子对温度的要求比较严格，必须在低于体温的条件下才能正常发育，温度过高可能杀死精子，或不利于精子的生长，甚至会使精子活力下降过多而导致不育。而研究表明，男性睾丸的温度，应当低于身体其他部位的温度，才能生产出正常的精子，其最适宜温度是35.5～36℃，比正常体温要低1～1.5℃。相关统计资料显示，在男性不育症患者中，有相当一部分人是由于睾丸温度高于正常温度所致。因此，男性要尽量避免导致睾丸温度升高的因素，如长时间骑车、久坐不动、穿紧身牛仔裤、洗桑拿、用过热的水洗澡等。

四是性生活要适度

很多人都认为，夫妻性生活越频繁越容

易受孕，而事实却不是这样。有研究数据显示，一天一次性生活的夫妇比三五天一次的受孕率要低。因此，想要怀孕，夫妻二人一定要注意保持适度的性生活，否则，频繁的性生活必然会使精液稀少，精子的数量和质量也会相应减少和降低。

那么，性生活的频率究竟怎样才算合适呢？有人认为，两三天一次比较合适。但从实际看来，性生活的频率还应考虑每个人的身体状况、工作强度及作息时间等诸多方面的因素。另外，为提高受孕的可能，夫妻性生活的时间最好与女方的排卵时间配合好。

五是避免接触有害物质

许多物理、化学、生物因素会使精子畸形或染色体异常，如铅、二甲苯、汽油、氯乙烯、X线及其他放射性物质、农药、除草剂、麻醉药等均会导致胎儿畸形。如果长期接触这类有害物质，体内残留的有害物质一般会在停止接触后6～12个月才能基本消除，在这段时间内不宜受孕。

六是避免穿紧身裤

有些男性喜欢穿紧身裤，如紧身的三角裤或牛仔裤等，似乎这才够"潮"。殊不知，这类衣物会使阴囊和睾丸紧贴身体，从而增加了睾丸的局部温度，妨碍健康精子的产生。

七是注意饮食，保持营养均衡

科学研究发现，人类精子的产生与饮食成分有关，比如食物中一旦缺乏钙、磷、维生素A、维生素E等物质，精子的产生就会受到影响。

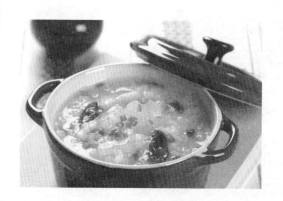

04　计划怀孕应注意的问题

作为夫妻爱情的结晶，孩子是夫妻双方生命的共同延续，同时也使人类得以繁衍生息。

当卵子与精子结合的那一刻，就意味着一个新生命的开始。这样看来，生孩子似乎是件很简单的事，然而事实却不是这样。

每个孩子身上都有着父母双方所给予的遗传物质，而孩子是否健康聪明，就取决于这些遗传物质的优劣。为了生一个健康聪明的宝宝，就需要夫妻双方共同做好孕育计划，从各个方面做好准备，以便迎接宝宝的到来。在这一系列的准备措施中，首先要做好的是两件事，即停止避孕和做好健康调整。

一、停止避孕

采用口服药物避孕的夫妻，在停止服用长期口服避孕药后，最好不要试图立即怀孕。因为这时候，还不容易估算准确的怀孕日期。最好在一段时间内再配合使用避孕套、杀精剂、子宫帽等器具避孕方式，等到月经周期恢复正常几个月以后，再考虑怀孕。这样就很容易估算正确的怀孕日期和预产期，对怀孕后期的一系列保养十分有利。

而采用节育器具避孕的夫妻，应先去医院取出宫内节育器，最佳时间是在月经干净后3～8天。如果有妇科炎症，一定要先治疗痊愈后再怀孕。

采用皮下植入缓释避孕药物方式避孕的夫妻，在取出药物后，也要经过几个月的调整，才能恢复正常的月经周期。在此期间，不宜受孕。

总之，无论是采用哪种避孕措施，不要急于求成，最好都在停止避孕措施3个月到半年以后再考虑受孕。

二、做好健康调整

首先是做好健康检查。准妈妈应该在身心健康良好的状态下受孕，但身体健康状况好不好不能只凭自我感觉，而应该去医院做一次系统的健康检查。

其次是给双方留出足够的时间来调整健康。这个时间段以3个月到一年为宜。在这期间，双方都要用心调理身体，以确保本身的健康状况处于最佳状态，同时也为未来宝宝的健康打下良好的基础。

健康调整说来简单，但实际操作起来，却十分琐碎繁杂，需要考虑方方面面的问题。大体可从以下几方面入手：

①管理好体重。准备怀孕前，夫妻双方都要注意自己的体重，因为体重过重和过轻都可能会导致不孕。如果体重过轻，应适当增加饮食，贮备足够营养，为将来胎儿的生长发育打下良好基础。相反，如果体重过重，最好在孕前适度进行减肥，尤其是女性，更要注意这一点，当体重控制在标准体重范围内后再考虑怀孕。因为孕期，体重还要增加约十多千克，如果过于肥胖，很容易发生高血压、糖尿病、巨大儿、难产等症状。

②养成运动锻炼的好习惯。养成规律的运动习惯，是保证孕育的前提之一。只要把生活形态稍加调整，加上有规律的运动习惯，对怀孕期间控制体重也会有帮助。当然，锻炼身体不必过度，可以选择一种自己喜欢，能持续进行，并适合于任何季节的运动，最好能同时锻炼和强化背部、腹部肌肉，这对怀孕会有很大的帮助。

③注意客观因素的影响。影响受孕的客观因素包括两个方面：一是如果从事的工作与有害、高温、射线及电离辐射物质密切关联，就应当调换工作岗位以保障卵子的质量；二是应该对受孕时间、地点有所选择。一般来说，受孕最好能避开10～11月份或3～4月份，避免宝宝在酷暑或严冬时出生。

④了解一些孕产知识。作为未来的妈妈，在怀孕前有必要了解一些孕产方面的知识，比如，适宜受孕的情况，怎样受孕有利于优生，受孕后怎样才能早发现、早确诊，以及如何做好孕期保健，怎样才能保护好自身健康，才有利于胎儿的生长发育，如何配合助产人员顺利分娩等。掌握了这些，对增强信心、平安顺利度过整个孕期会有很大帮助。

⑤做好生理、心理和经济准备。有关内容在前面已有叙述，这里不再赘述。

05 选择最佳受孕年龄

虽然现在科学种植技术得到普遍推广，人们一年四季都能吃到新鲜的水果蔬菜，但是细心人不难发现，反季节水果蔬菜即使看上去再新鲜，吃起来总觉得不是那个味道。果蔬如此，人也是这样。要想生育一个健康聪明的宝宝，必须要注意应时——选择好最佳受孕年龄。

传统医学在生育最佳年龄上，讲究"合男子必当其年"、"男虽十六而精通，必三十而娶。女虽十四而天癸至，必二十而嫁"之说，是有一定的优生学道理的。其实，这一说法讲的也就是到了一定成熟年龄，才能拥有健康合格的精子和卵子，以减少后代患先天性疾病或"禀赋不足"、健康欠佳。而在适当的年龄生育，就可以"孕而育，育而子坚壮强寿"，保证受孕成功，胎儿发育正常，出生后健康聪明，生命强盛。

那么，男女双方的最佳受孕年龄在什么时间呢？

一般说来，女性怀孕的高峰期在 24 到 25 岁。但优生学家认为，女性的最佳受孕年龄在 25 到 29 岁。因为这个年龄段的女性，身体已经发育成熟，体质最为健壮，精力最旺盛，卵巢功能最活跃，排出的卵子质量最高。如果在这期间受孕做母亲，会获得最佳胚胎。而且，妊娠并发症少，胎儿发育好，早产、畸形胎、痴呆儿的发生率最低，分娩也最顺利。此外，这个年龄段的夫妻精力充沛，生活经验积累较为丰富成熟，有利于抚养好宝宝。

如果女性年龄过小就怀孕，胎儿会与正在发育中的母亲争夺营养，对母子身体健康都不利。即使这样的女性可以适应怀孕带来的生理变化，但从经济或心理角度讲，过早怀孕的女性经济大多尚未独立，而心智也未完全成熟，对很多事情还懵懂无知，根本不足以承担家长的角色。换句话说，她们本身还是一个大孩子，又怎么能养育好一个更小的孩子呢？而女性过晚怀孕，特别是在 35 岁以后才怀孕，则患妊娠高血压综合征、妊娠期糖尿病、巨大儿、流产、难产、手术产的概率都会增加。而且，新生儿发生窒息、损伤和死亡的概率也会加大。另外，由于孕妈妈年龄偏大，卵巢功能开始衰退，卵子出现老化现象，产生畸形儿、痴呆儿的发病率会增加。

而男性的最佳生育年龄是 25 到 35 岁。研究表明，男性在 25~35 岁这一年龄阶段，身体、心理和智慧都趋于完善，性欲也比较旺盛，此时产生的精子质量最高，拥有最强的生命力，可以给下一代遗传最好的基因，其中包括智力和体格。因此，男性在这一年龄阶段，所生育的宝宝最聪明，体格也最强壮。胎儿及新生儿发生意外的概率最低。另外，这一年龄段的男性不仅身体素质好，各方面条件大都非常成熟，事业稳定，经济状况良好，为养育宝宝提供了相对优越的条件。

生殖学研究证明，男性越是年轻，产生的精子质量越差。而如果男性生育年龄过大，所生的孩子先天性畸形和遗传病的发病率也相应增高。另外，由于与孩子的年龄差距较大，"代沟"问题会表现得比较严重，这无异于在孩子未来的成长道路上设下一块绊脚石。

可见，从优生优育的角度看，男性比女性大几岁，而且在双方最佳生育年龄生育的宝宝，将来会优秀得多。

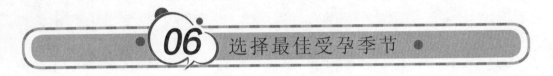

06 选择最佳受孕季节

孕育宝宝，除了要注意年龄的大小，还要注意受孕季节的选择。

有人可能会说，动物一般会选择在春秋季节繁殖后代，人又不是动物，想什么时候要孩子都可以，没必要选择季节。

从理论上看，这种说法并没有什么不妥。但从实际情况来看，四季的变化对人类受孕、怀孕和生育有着明显的影响。而选择受孕的理想季节，对母亲的健康和胎儿的生长发育都有很重要的意义。

有很多女性，尤其是我们的上一辈人，常有因为生孩子时没有调养好身体，落下"月子病"的，如脚跟痛、肌肉关节麻木或酸痛、视物模糊等。其实，这大多因为产后受寒或过劳所致。如果将宝宝出生的时间选在气温相对适宜的季节，如五月到九月间，那么，无论是母体的保健还是婴儿的养育，都要简单得多。而由宝宝出生时间向前推十个月，就是受孕时间。可见，受孕时间的选择，同样是优生优育的重要一环。

有关专家研究的结果显示，受孕的最佳季节，应当在春夏之交或夏秋之交时，即四五月份和八九月份。为什么呢？原来，这两个时期都是正逢新鲜的蔬菜、水果上市旺季，鸡、鸭、鱼、肉、蛋类副食品的供应也

相当丰富，不仅鲜活可口，而且质量较高。如果选择在这个时间受孕，那么，孕妈妈就能够摄入足量的营养物质，饮食起居也更容易调理，这样使胎儿在最初阶段有一个安定的发育环境，显然很有利于胎儿生长发育。而且，这个时段的气温冷暖适度，各类病毒较少流行，有利于保健。

比如夫妻双方选择在八九月份受孕，那么经过十月怀胎，宝宝将在第二年的四五月份出生。而这时，正值春末夏初，风和日丽，气候适宜，新鲜的水果蔬菜也陆续上市，且品种比较丰富，这样既有利于产妇的身体恢复，也有利于新生儿的护理。另外，这个季节，人们衣着单薄，婴儿洗澡也不易受凉，母子都可以到户外进行活动，多晒太阳和呼吸新鲜空气，既锻炼了身体，还能预防母体缺钙和孩子因缺钙而发生佝偻病。而当盛夏来临时，经过了几个月的调理，母子二人的抵抗力都已经得到了加强，从而很容易顺利地度过酷暑。而当等到隆冬时节，妈妈的健康状况已经完全恢复，孩子也已经长到半岁，更易于护理，过冬也就比新生儿容易得多了。

即使夫妻双方没能在四五月份或八九月份受孕，那么最好不要选择在十月或十一

月份受孕。因为此时正值秋末冬初，气候逐渐变得寒冷干燥，病毒感染性疾病开始增多，容易使孕妈妈患病而导致胎儿畸形。到了孕育期的关键时又逢隆冬，蔬菜水果品种较少，营养供给较差。同时，孩子出生时间正好赶在第二年的六七月份，大热天"坐月子"，既不利于新妈妈的身体健康，也不利于婴儿的喂养，甚至于会使母子并发其他疾病。因此，十或十一月份怀孕，正好赶上一年中冬寒暑热两个季节的不利因素，既不利于孕妈妈保健，胎儿也会跟着母亲受罪，还

不利于孩子出生后的成长。由此可见，受孕月份的选择，对于孕妈妈健康和胎儿发育、婴儿成长都十分必要，有利于优生和健康。

当然，我们这里所说的最佳受孕月份选择并不是绝对的，只是建议备孕夫妻需要注意大的原则而已。其实，在现代社会的物质生活条件和医疗技术的保障下，无论在哪个月份受孕，只要科学护理，合理调养，正确掌握和使用科学孕育知识，都能够孕育出健康聪明的宝宝。

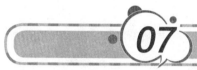

07 选择适当的受孕时机

从宏观上选择了生育年龄和受孕季节或月份，那么，具体在什么时候受孕最好呢？

有人说，你这不是宣传迷信吗？非也。我们这里所说的时机，并不是迷信所称的"黄道吉日"或"吉时"一类，而是指要选择受孕的最佳日期和最佳时刻。

在每个月中，人体的生理状态并不是统一的，而是不断变化的。当人体处于生理节律的低潮期，或高潮与低潮期的临界日时，身体易疲倦，情绪不稳，做事效率低下，注意力难以集中，健忘失察，判断能力下降。同时，身体抵抗力下降，容易受到病菌侵扰，感染疾病的概率增加。而这种时候，人体本身是有明显感觉的，很多人称之为"不在状态"。

那么，为什么人们会经常"不在状态"呢？原来，人体是一个充满电磁场的导体，自然环境的剧烈变化，如太阳磁暴、雷电交

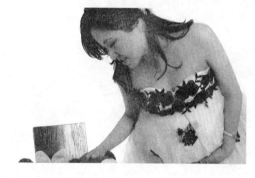

加、山崩地震、日食月食等都会影响人体的生殖细胞正常发育，甚至会引起畸变。所以，在这些时间里都不适宜受孕，否则，很可能对宝宝产生不良影响。另外，农历每个月的十四到十六日，即月圆时，月球对地球的引力最大，而这种引力也容易引起人体生物周期的波动，影响到精子和卵子的活力和质量。因此，这个时候也不宜受孕。

从生理角度来说，女性排卵日的前两天及当天都是适宜受孕的日期。因为精子一般

会在女性体内存活 3 ~ 4 天，而它们在前48 小时里的生命力是最为旺盛的，之后就开始老化。因此，最好让精子在最具生命活力的时候与卵子相遇，从而揭开一个健康生命的序幕。

有了受孕的最佳日期，还要注意最佳受孕时刻。科学家对人体生物钟的研究表明，人体的生理机能状态在一天 24 小时中处于不断变化中。通常而言，在早上 7 ~ 12 点，人的身体机能状态呈上升趋势；下午 14 时左右，是人体在白天机能最低的时刻；下午 17 时再度上升；晚上 23 时后又急剧下降，因此，综合各方面因素考虑，夫妻在晚上 21 ~ 22 时同房是受孕的最佳时刻。因为在这段时间内，男女双方处于身心放松、情绪愉快的状态，这会使内分泌系统分泌出大量有益于健康的酶、激素及乙酸胆碱等物质，使得男女双方的体力、智能处于最良好的状态。此时，双方的性功能最为和谐，也非常容易进入性高潮，如果在此时受孕，则很容易形成优良的受精卵。反之，如果男女双方或一方身体疲惫或者心情欠佳，都会影响到精子或卵子的活力，不利于形成优良的受精卵，并且会影响到受精卵的着床和生长，导致流产，甚至影响到胎儿脑神经的发育。

在准备受孕的前几天，男女双方一定要充分注意身体，好好休息，放松心情。同时，要注意保持性生活的规律性，不能过于频繁或疏落，因为过于频繁会造成精液稀薄、精子数量减少，过于疏落则会使精子老化、活力不佳。这两种状态都不利于受孕。

另外，夫妻双方选择受孕时机时，还要注意环境及心理因素的影响。古人就十分重视受孕时双方的情绪和所处的环境，指出在天气阴冷、风雨交加、电闪雷鸣、荒凉野地，或者是男女心情不佳、悲伤凄惨、惊恐痛苦之时，均不利于受孕。而夜深人静、居室清洁、心境恬和、恩爱缠绵之时，则被认为是最好的受孕时机。因为良好的心境和外界条件，能对人产生积极的心理暗示，而这种微妙的反应同样会为受孕带来良好的状态。

值得注意的是，和谐的性生活是夫妻感情生活和优生优育的前提。

专家指出：强烈的性高潮，不但容易受孕，还有助于实现优生。这是因为，男性在性和谐的性生活中射精，精液激素充足，精子活力旺盛，有利于及早抵达与卵子会合，减少在运行过程中受到外界因素的伤害。而女方在性高潮时，子宫颈碱性分泌液的增多，不仅有利于精子的游动和营养供应，还可以中和阴道的酸性环境，对精子有保护作用；这是因为，正常情况下，女性的阴道都呈酸性，pH 值为 4 ~ 5，不利于精子生存活动；而性兴奋时，阴道液增多，pH 值升高，更适合精子活动。研究还发现，性高潮时子宫颈稍张开，这种状态可保持 30 分钟之久，为精子大开方便之门，此时的子宫位置几乎与阴道形成直线，避免精子走"弯路"。

所以，专家建议夫妻双方都要学习一些性心理与性生理知识，尽量提高性生活的质量，在性高潮中受孕，以达到优生优育。

总之，只要夫妻身体健康，并且是在思维、语言、行为、情感等方面都达到高度协调一致时同房受孕，生出的宝宝就会集中父母双方的优点。而事实也证明，那些智力活跃、身心健康的婴儿，大多是出生于夫妻双方情投意合、彼此关心、举止文明的家庭。

Part3 营养储备

01 养成良好的饮食习惯，注意营养均衡

　　生育一个健康聪明的宝宝，是每对备孕夫妇的梦想。为此，夫妻二人需要从各个方面做好准备，其中，营养储备应当说是最重要的。因为准备孕育宝宝的夫妻所需要的营养，与普通人有所不同，如蛋白质、脂肪、糖类（碳水化合物）、维生素与矿物质的需要量，都要比非怀孕的夫妻多，为此，备孕夫妇最好能在专业人员的指导下，掌握好自身所需各类营养的量。

首先要明确孕前合理饮食的重要性

　　夫妻孕前的饮食调理，尤其是女性的饮食，主要是为孕早期的3个月提前储备营养物质。因为孕早期的3个月是胎儿发育的重要时期——成型期。在这一阶段，胎儿身体的各个重要器官如心、肝、肠、肾等全都分化完毕，大脑也开始发育。因此，胎儿必须从母体获得足够的营养，一旦营养缺乏，胎儿的正常发育就会受到影响。而胎儿所需的所有营养，并不能随用随摄入，其中的一部分必须依赖母体的储存。

　　可见，孕早期的3个月对胎儿的发育有着至关重要的影响，但这一阶段，也正是多数女性出现妊娠反应的时期，孕妈们经常出现恶心、呕吐、食欲不振甚至根本不思饮食，这种状况会严重影响营养的摄取。因此，这一时期胎儿的营养来源，很大程度上只能依靠母体的孕前储备。而且，科学研究发现，人体所需的很多营养素如脂肪、维生素、铁、钙等，都能在体内储存较长的一段时间，因此，完全可以提前储备。

第二要养成良好的饮食习惯

　　当今女性的营养不良，多数并不属于吃不饱、吃不好的饥饿型，绝大多数出自饮食搭配不当、挑食、偏食、不良饮食习惯，或为减肥而有意识地不当节食等原因引起的。因此，一定要养成良好的饮食习惯。因为不同食物中含有不同的营养成分，而且，各类营养成分的含量也不同。所以，备孕夫妇应当养成良好的饮食习惯，做到不挑食、不偏食、不忌嘴，吃的杂一些，最好各类食物都吃一些。这样才可以为孕期的母婴健康提前储存好所需的营养素，以保证他们的营养均衡。

第三是要注意加强营养，特别是蛋白质、矿物质和维生素类营养素的摄入

各种豆类、蛋、瘦肉、鱼类等含有丰富的蛋白质；海带、紫菜、海蜇等食品含碘较多；动物性食物含锌、铜等元素较多；芝麻酱、猪肝、黄豆、豆腐乳中含有较多的铁；瓜果、蔬菜中含有丰富的维生素。

第四是防止营养过剩

虽然我们强调备孕夫妻要注意加强营养，但同时，还要防止过犹不及，走入另一个极端——营养过剩。因为加强营养并不代表着吃得越多越好，打个比方，如果一个瓶子只能装500克水，你非要装进800克或1000克，结果会怎样？同理，吃得过多，

会造成妊娠期母体体重增加过多，给产后恢复带来巨大麻烦。另外，胎儿也可能因此生长过大，给分娩带来困难。生活中，更有不少产妇因妊娠期饮食过度造成肥胖，产后数年仍不能恢复，从而影响到自身的健康。另外，营养过剩造成的不仅仅是肥胖，它常与糖尿病、高血压、心脑血管等疾病密切相关。

因此，夫妻双方在加强营养的同时，一定要把握好适合的尺度，做到科学、合理地安排孕前及妊娠期的饮食，使之既能满足孕产期这一特殊阶段的实际需要，又不会过量，从而保证母婴的健康平安。有人可能会觉得，要做到这一点实在是太难了，我又不是营养师，怎么知道怎样才是最合适的？其实这个问题并不难解决，如果自己不明白，找个内行帮忙就行了，而这个内行，当然就是专业的医生。

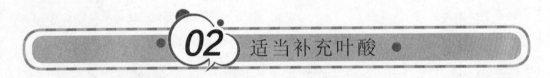

02 适当补充叶酸

叶酸是一种水溶性B族维生素，也是人体DNA合成的重要载体。众所周知，DNA又称脱氧核糖核酸，是染色体的主要组成部分，因此也被称为"遗传微粒"。

叶酸是人体细胞生长和分裂所必需的物质之一，主要参与核酸合成和促进氨基酸合成蛋白质，还参与血红蛋白及肾上腺素、胆碱、肌酸等重要化合物的合成。可以说，叶酸是细胞分裂、生长不可缺少的维生素，所有生长发育或新陈代谢旺盛的组织均需要有

足够的叶酸供应。

而孕妇对叶酸的需求量比正常人高4倍。比如，在怀孕的第一个月中，孕妇体内的胚胎细胞以惊人的速度分裂，胚胎的体积增加了7000倍之多。而细胞快速分裂的过程需要大量的携带有父母遗传基因的脱氧核糖核酸，而脱氧核糖核酸的生成则需要大量的叶酸参与。一旦孕妇体内叶酸缺乏，就会导致胚胎细胞分裂异常，从而影响胎儿组织和器官的发育生成，引起很多先天畸形情况

的发生，如神经管发育畸形、"无脑儿"或"脊柱裂"等。因此，对于准备怀孕的女性来说，叶酸的补充很重要。

人体自身并不能产生叶酸，但叶酸在食物中含量相当丰富。比如豆类、番茄、胡萝卜、动物肝脏、肾脏、鱼、蛋、豆制品、坚果、绿色蔬菜及樱桃、桃、李、杏、杨梅、海棠、酸枣、山楂、石榴、葡萄、橘子、猕猴桃、草莓、梨、菠萝、柑橘、核桃等食物中，叶酸含量均较高。吃这些食物尤其是水果，既可以补充足够的叶酸，同时还可以增进食欲。另外，现在早已有了人工合成的叶酸制剂。

虽然含有叶酸的食物有很多种，但由于叶酸遇光、遇热就会变得不稳定，很容易失去活性，加之烹调方法不当或吸收不良，所以人体真正能从食物中获得的叶酸并不多，很容易导致叶酸缺乏。而胎儿在母体内不断生长发育，母体叶酸通过胎盘转运给胎儿，也使孕妈妈体内叶酸的需要量增加。另外，在怀孕后，由于母体肾功能的改变，使叶酸排出量增加，几种因素叠加，都会造成母体叶酸的缺乏。因此，孕期女性体内的叶酸水平会明显低于没有怀孕的时期。

为了防患于未然，计划怀孕的女性，最好从孕前3个月起，就开始注意补充叶酸。而最简便的方法就是每天服用0.4毫克叶酸制剂，直至怀孕以后3个月。而且，对于准爸爸来说，补充叶酸与准妈妈同样重要。研究显示，男性体内叶酸水平过低，会导致精液浓度降低，精子活力减弱。此外，叶酸在人体内能与其他物质合成叶酸盐，如果男性体内缺乏叶酸盐，还会加大婴儿出现染色体缺陷的概率，使婴儿长大后患癌症的危险性增加。因此，男性精子含量低时要考虑补充叶酸含量高的食物。所以，有专家建议，对于想做父母的夫妻来说，不仅女性需要补充叶酸，男性也需要补充。

需要注意的一点是，孕期补充叶酸也不是多多益善的。长期过量服用叶酸，会干扰孕妈妈体内锌的正常代谢，而锌元素一旦摄入不足，同样会影响胎儿的正常发育。

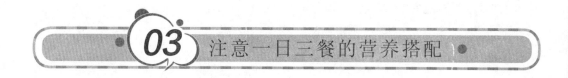

03 注意一日三餐的营养搭配

人体所需要的营养，来源于饮食，这自然要涉及到一日三餐的营养搭配。

一说到营养搭配，有些人马上想到的是，讲究营养就是要多吃大鱼大肉，或昂贵的滋补品等，这样才会有益于身体健康。其实，这种想法可以说与讲究营养不沾边。说到底，讲究营养的根本就是要做到膳食均衡，这就要求人们要学会合理地安排一日三餐。

关于一日三餐量的安排，古人早就有"早吃好，午吃饱，晚吃少"的说法，且这种说法至今受到人们的认可。古人这样讲，是有一定科学根据的。一般情况下，人一天需要的营养，应该均摊在三餐之中。有研究显示，人们每餐所摄取的热量应该占全天总热量的1/3左右，但午餐既要补充上午消耗的热量，又要为下午的工作、学习提供热量，可以多吃一些。所以，一日三餐的热量比例，应该是早餐占30%，午餐占40%，晚餐占30%。而这恰好与"早吃好，午吃饱，晚吃少"的说法不谋而合。

关于三餐的营养搭配，更要多加注意，在控制好数量的同时，也要讲究质量。当你走进农贸市场，面对品种繁多且所含营养素各不相同的食物，一定要提前做好购买计划，这样才能做到既营养又健康。

早餐

有人认为，早餐可有可无，因为一觉醒来，根本不觉得饿，所以可以不吃或象征性地吃一点儿。正是基于这种想法，生活中有不少人不注意吃早餐，要么根本不吃，要么匆匆吃一点，而边走路边塞几口早餐的上班族更是常见。其实，这种想法和做法都是错误的。

早餐过后，人们面临的是一个上午的工作和学习，需要耗费大量的精力，而这种精力很大程度上来源于早餐的营养供应。可见，吃好早餐非常重要。一顿高质量的早餐，可以供给人体和大脑所需的能量和营养素，使人整个上午都精力充沛、思维活跃、记忆力增强，从而大大提高工作和学习效率。而不吃早餐或早餐吃得太少的人，则会出现没精神、思维迟钝、记忆力下降，甚至会产生低血糖，严重地影响工作和学习。所以，人们应该重视吃早餐。

那么，早餐吃什么好呢？

通常来说，早餐要适当地增加一些含蛋白质丰富的食物，如牛奶、豆浆、鸡蛋等，使人体内的血糖迅速升高到正常或超过正常标准，从而使人精神振奋，可以精力充沛地工作和学习。即使因为时间关系，不能在家吃早餐的人，也可以在公司附近的商店买一份三明治，其中有蔬菜、有主食，是比较理想的早餐。喜欢吃中式早餐的人，建议在稀粥、酱菜中，加一盘烫青菜，以补充纤维素。喜欢吃西式早餐的人，建议少吃夹馅面包，因为其中所含的热量、油脂量都偏高，最好不要常吃，可以尝试以全麦面包片代替。如果觉得全麦面包口感不好，也可以选择吐司抹一小匙果酱，但要注意经常变换酱料，避免每天涂奶油（积累反式脂肪酸）、花生酱（积累黄曲霉素）或果酱（积累糖分），而且要少涂一点。从摄入量来讲，两片吐司抹花生酱、奶油或夹一片低脂奶酪，再喝一瓶低脂牛奶或酸奶，是比较适当的选择。如果有时间，可准备一些生菜、番茄、小黄瓜夹着吃，这样，营养就会更均衡。另外，油炸食品，如油饼、油条之类，虽有很多人喜欢吃，但不建议经常食用。

午餐

午餐是一天当中的正餐，人们一天中的工作、学习等各种活动很多，需要消耗大量的能量。从早餐到午餐，一般间隔四五个小时。经过了一个上午的忙碌，早餐所提供的能量早已消耗殆尽，而从午餐到晚餐的时间间隔大约有五六个小时甚至更长。所以，午餐要供给人们充足的能量和营养素，因此，午餐不仅质量要高，而且还应多吃一些。

午餐应做到主食副食、粗粮细粮、荤菜素菜的合理搭配。主食多为谷类食品，如米饭、馒头、玉米面发糕、豆包等，副食要增加些富含蛋白质和脂肪的食物，如鱼类、肉类、蛋类、豆制品等，以及各色的新鲜蔬菜，使体内血糖继续维持在高水平，以保证人体有充足的精力进行下午的工作和学习。下午如加点心可吃水果及酸奶。

晚餐

晚餐不宜吃的过多，而且以清淡、容易消化为原则，因为人们在晚餐后一般活动较少，吃得太多宜加重肠胃负担。另外，如果晚餐吃了大量含蛋白质和脂肪的食物，因其不易消化，会影响到睡眠。长期如此，还会造成肥胖。

另外，为了保证纤维素的摄取，晚餐可以将白米饭换成五谷杂粮饭。如果不习惯，或觉得不好吃，也不要马上放弃。杂粮种类很多，如黄豆、红豆、薏苡仁、麦片等，可以掉换其他种类，总能找到自己喜欢吃的。或者也可以逐步增加杂粮的比例，如先放三分之一，习惯了再增加比例。

一日三餐对于普通人都如此重要，对于计划怀孕的夫妇来讲，更是如此。因此，备孕期的夫妇一定要注意一日三餐的营养搭配，以免孕前营养不足而影响孕早期胎儿的正常发育。

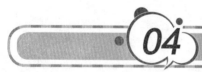

04 孕前要多补充的营养素

体质一般的夫妻，在孕前3个月至半年，就要开始注意饮食调理，以补充自身的营养素，尤其注意每天要摄入足够量的优质蛋白、维生素和矿物元素，因为这些营养物质都是胎儿生长发育的物质基础。

第一，蛋白质

蛋白质是一种复杂的有机化合物，也是生命的物质基础。人体内蛋白质的种类很多，性质、功能各异，当然，它们的来源也有所不同。而优质蛋白则是指容易被人体消化吸收的蛋白质。研究发现，鱼、瘦肉、牛奶、蛋类、豆类及豆制品中，所含的优质蛋白数量较高。其中，动物蛋白质中以鱼类的蛋白质为最好，而植物蛋白质中以大豆类的蛋白质为最好。

蛋白质是胎儿细胞分化、器官形成的最基本的物质，也是孕妇在孕期需要量最大、最重要的营养成分。因此，摄入充足的优质蛋白质，对于母体来说，是至关重要的。另外，优质蛋白质还是形成精液的主要原材料。因此，在怀孕前，夫妻双方中任何一方的蛋白质摄入不足，都会影响精子与卵子的质量，从而导致胚胎形成出现障碍。研究显示，正常女性在备孕阶段，每天约需补充蛋白质46克。而在孕期，每天的需要量应比怀孕前多2到3倍，即达到92到138克。

第二，维生素

维生素又名维生素，是维持生命活动不可或缺的一类有机物质，也是保持人体健康的重要活性物质。维生素在人体内的含量也很少，但却是人体必需的主要营养素之一。

维生素的种类很多，其中又以维生素A、B、C、D、E、K最受人们重视。维生素A是维持机体抵抗力、防止夜盲症、促进生长的重要物质，孕妇一旦缺乏，将会导致胎儿早产和死胎，并增加产后感染机会；B族维生素主要参与糖、蛋白质、脂类代谢，预防神经炎和维持正常的组织功能，也是孕妇不可或缺的；维生素C主要增加孕妇对疾病的抵抗力，同时辅助治疗一些过敏性、中毒性、传染性疾病；维生素D一直被人们认为是孕妇应当大量补充的一种物质。然而，最新的医学研究发现，孕妇并不需要过多地补充维生素D和钙，补充过量反而会造成胎儿心脏瓣膜综合征，使出生后的婴儿肺动脉及主动脉狭窄，影响智商；维生素E对孕妇的帮助极大，国外的产科医生通常会对孕妇进行系统补充维生素E。因为孕妇一旦缺乏维生素E，会导致胎儿死亡或流产；维生素K能够促进肝合成凝血酶原，以及凝血因子Ⅶ、Ⅸ、Ⅹ。孕期如果缺乏维生素K，会造成新生儿患严重的出血性疾病。

有研究发现，在曾服用多种维生素丸的女性中，卵子四周的液体中均含有丰富的维生素C和维生素E，这些液体负责给予卵子养分，而其中的维生素则对卵子的受精机会起重要作用。有研究报告显示，每天服用维生素丸的女性，怀孕的机会较没有服用的高40%。这是由于维生素C和维生素E均有抗氧化的作用，能有效清除体内的毒素，同时它们也能催生胶原蛋白，加速健康组织的生长。女性在怀孕期间，对维生素的需求量比一般人要多，另外，维生素类有为精子提供原料、促进精子生成、保持性器官不受侵害等作用。其中维生素E与生殖系统关系最为密切，具有防止性器官老化，使空虚的输精小管再生的作用。可见，维生素对夫妇双方均不可或缺。

维生素广泛存在于人们日常食用的各类食物中，因此，只要注意饮食均衡，人体就可以获得所需的维生素。另外，孕妈妈也可在医生指导下，通过适量服用维生素补充剂来获取身体所需的维生素。

第三，矿物元素

在构成人体的主要元素中，碳、氢、氧、氮约占96%，它们形成了碳水化合物、蛋白质、脂肪和维生素，其余的4%则由矿物元素构成。

矿物元素的种类很多，功能也各不相同。其中，钙、磷、镁是骨骼的主要组成成分，钠和钾可以控制体液的平衡，这五种元素和硫、氯统称为常量元素，在人体内的需求量相对较大。其余元素的需求量则很小，统称为微量元素，主要起调节和平衡人体化学组成的作用。

虽然微量元素的需求量小，但同样不可或缺，否则会引起各种异常状况。如铁有助于人体的造血功能，锌、碘与胎儿的智力发育和预防畸形都有直接关系。

矿物元素主要从饮食中摄取。新鲜蔬菜、水果、蛋、奶、动物性食品中，都含有丰富的矿物元素。只要注意饮食均衡，就能保证孕前体内的矿物元素储备充足。

05　备孕阶段丈夫的饮食

众所周知，优生优育首先要从胎儿期抓起，备孕阶段的夫妻，尤其注意科学饮食，为胎儿发育提供足够的营养素。而人们在过度关注女性的同时，往往忽略了丈夫的身体调理。其实，丈夫的饮食习惯和生活方式，对生育健康宝宝同样起着至关重要的作用，需要多加留意。

男性在孕育下一代过程的作用是提供精子，相对来说，男性孕前的营养更为重要。那么，为了给丈夫积蓄"精气"，家人该从哪些方面注意他的生活调理呢？

一是纠正不良生活习惯

比如少喝咖啡、饮料，因其可以直接杀伤精子，一旦受伤的精子与卵子结合，很可能导致胎儿畸形，或先天性不足。另外，纠正不喜蔬果的习惯。男性普遍不喜欢吃水果和新鲜蔬菜，然而，蔬菜水果中的营养物质是男性生殖生理活动所必需的，其作用不可小觑。一旦长期缺乏，会妨碍性腺的正常发育和精子的生成，严重的有可能导致不孕。再者，要注意少吃大鱼大肉。很多男性喜欢吃大鱼大肉，殊不知，这种习惯增加了自身患心脑血管疾病的风险，当然会对未来的宝宝产生不良影响。

二是注意补充锌

锌是人体新陈代谢不可缺少的酶的重要组成部分，锌缺乏会影响胎儿的正常生长发育，使未来的宝宝身体矮小，并影响生殖系统，导致男性无精或少精。所以，备孕阶段的丈夫也应多吃含锌的食物，如鱼类、小米、大白菜、羊肉、鸡肉、牡蛎等。

三是补充优质蛋白

前面我们说过，蛋白质是组成生命的基本物质，含有人体活动所需的多种氨基酸，有助于生成精子，及提高生育功能和消除疲劳的作用。因此，准爸爸们应该多食用含有优质蛋白的食物，如禽、蛋、鱼、肉类等动物类蛋白及豆类蛋白，以更好地积蓄自身的精气。

四是注意酶类的补充

酶是一种在体内具有催化作用的特殊蛋白质，能促进人体的新陈代谢，对健康非常有益。如果体内缺乏酶类，可出现功能减退包括性功能减退，甚至丧失生育能力。酶存在于各类食物中，在烹调食物时应注意温度不宜过高，时间不宜过长，少用炸、烤、煎等烹调法，以免使酶受到破坏。

五是保证适量的脂肪

随着人们健康意识的增强，很多成年男性担心摄入脂肪和胆固醇会导致肥胖症、心脏病等，因此坚持少吃或不吃。但从维护生育功能角度看，还是应当每天适当摄入一定量的脂肪。因为人体内的性激素主要是由脂肪中的胆固醇转化而来的，长期食素者，会影响性激素的分泌，不利于生育功能的维持。另外，脂肪中含有一些精子生成所需的必需脂肪酸，一旦缺乏，不仅会影响精子的生成，还可能引起性欲下降。另外，适量食用脂肪，还有助于维生素A、维生素E等脂溶性维生素的吸收。肉类、鱼类、禽蛋中含有较多的胆固醇，适量摄入有利于性激素的合成，尤其是动物内脏本身就含有一定的性激素，因此，应适量选择食用。

六是注意补充维生素和微量元素

关于这一点，我们在前面一节中已经有所涉及，此处不再赘述。值得一提的是，动物内脏、瘦肉、牡蛎、牛奶、豆类、马铃薯、红糖中含锌丰富。维生素A和维生素E都有延缓衰老和延缓生育功能衰退的作用，且对精子的生成和提高精子的活动均具有良好的效能。禽蛋、乳制品、鱼、蟹、贝类、韭菜、芹菜、胡萝卜、南瓜、甜薯、干辣椒、番茄中含有维生素A，谷胚、蛋黄、豆类、芝麻、花生、植物油、麦胚、麦片中含有维生素E。维生素C对生育功能的维持也有积极的作用。鲜枣、山楂、猕猴桃及各种蔬菜、水果等都蕴含丰富维生素C。

另外，鲍鱼、章鱼、文蛤、牡蛎、魁蛤、海螺、海扇等贝类含丰富的氨基酸，是有效的强精食品，外形滑溜的水产品如鳗鱼、鳝鱼、泥鳅等，也具有强精效果，可根据自己的口味有选择性地食用。

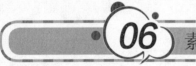

06 素食者应如何加强营养

素食者一般的定义是指不食用肉类、鱼类、禽类及其副产品的人。

纵观古今中外，素食者历来皆有，如今，因为宗教信仰、生活习惯、环保意识、健康等众多的理由，有更多的人加入到素食者的大军中，崇尚吃素。

素食者根据避免动物制品的程度的不同，又可细分为几种不同的类型。如蛋奶素（吃植物来源食物、蛋及奶制品）、蛋素（吃植物来源食物及蛋）、奶素（吃植物来源食物及奶制品）、全素（只吃植物来源食物）、去红肉素（吃植物来源食物、蛋、奶制品、鸡、鱼等，惟独不吃红肉动物食物）。

由于饮食结构的关系，素食者摄取的胆固醇及饱和脂肪酸较肉食者少，因此能降低患心血管疾病及高血压、糖尿病、胆囊疾病的概率。而素食者大量食用蔬菜，摄取了较多的钾、抗氧化营养素、维生素、植物醇、植物性化合物、纤维质、低热量等，所以也可减少罹患癌症的概率。另外，素食者一般拥有健康的生活形态，较少抽烟、喝酒，并长期坚持的运动锻炼，从而减少了新陈代谢类疾病的发病率。

然而，素食者因为食材的限制，容易在营养素摄取上有所偏颇。比如全素食者如果没有摄取大量且足够的蔬果、谷类、豆类，会造成营养不良甚至失衡。又如蛋奶素者虽营养佳，但若选大量全脂奶制品，或大量油脂及高热量食品（如棕榈油、氢化油、椰子油等酥炸食品），仍易导致心血管疾病。蛋素者因不喝牛奶，钙质及维生素 D 容易缺乏，需从其他食物及晒太阳来获取。

另外，由于素食者不吃肉，仅从植物性来源食物所含铁质吸收较少，因此餐食中必须配搭大量维生素 C，以提高铁质吸收率。长期吃全素会发生维生素 B_{12} 缺乏症而导致巨球性贫血；而维生素 B_{12} 存在动物性肉类、鸡蛋及乳制品中，因此蛋奶素者一般不会缺乏。

看来，素食孕妈在营养储备方面显然比普通孕妈要复杂一些。那么，素食者应该如何加强自身的营养呢？

首先要注意提高素食的质。要提高蛋白质生理价值，特别注意餐点中各式蛋白质的搭配。一般而言，动物性肉类含有的蛋白质很容易被人体吸收利用，而植物性来源的蛋白质（如黄豆制品、毛豆、五谷根茎类、蔬菜）不易被身体吸收利用，但如果能将不同食物中的氨基酸用取长补短方式进行组合，就可以大大提高蛋白质的吸收利用率。举个例子，豆类富含赖氨酸，而硫氨酸的含量较少；五谷类、玉米、坚果类及种子则富含硫氨酸，赖氨酸的含量少；如果在食物中注意将二者有意识地进行搭配，比如青豆炒三丁（青豆仁、玉米粒、胡萝卜），那么，蛋白质的吸收利用率就可以在这类组合中得到提升。

其次要注意提高素食的量。按照中国营养学会膳食营养建议中对于孕期营养健康的建议，素食孕妈在怀孕中期以后，每天需要增加 20 克蛋白质。而要达到这个量，可以按本人的素食类型，检视每天的食物：

蛋奶素者：1 个蛋、2 ~ 3 杯奶、坚果及种子 1 ~ 2 汤匙、水果 2 ~ 3 份、叶菜

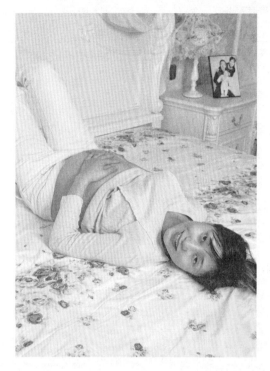

3 ~ 4 盘、豆类 1 ~ 2 碗、五谷杂粮饭 2 ~ 3 碗、豆制品 2 ~ 3 份（4 ~ 6 满汤匙）。

全素者：坚果及种子 1 ~ 2 汤匙、水果 2 ~ 3 份、叶菜 4 ~ 5 盘、豆类 2 ~ 3 碗、豆制品 5 ~ 6 份（10 ~ 12 满汤匙）、五谷杂粮饭 3 ~ 4 碗。

而为了尽可能地保存食物中所含的维生素，在烹调蔬菜时应以大火快炒为主，不宜加水烹煮。

另外，素食限制越严格，营养素摄取的局限性就越大。为达到足够的营养，素食者的食物搭配相当重要。准备怀孕或已怀孕的素食女性，可以试着在自己能够放宽的范围内，尽量放宽限制，如果可以吃奶素或蛋素，就尽量不要选择全素食；能蛋奶素就不要选择蛋素或奶素。总之，饮食越均衡，对胎儿成长的益处就越多。素食孕妈们，可要慎重选择哦。

07 孕前食物大盘点

饮食与健康息息相关，作为备孕阶段的夫妻，更应当注意自己的饮食，改变一些不良生活习惯，争取在最短的时间内，将身体的健康状况调整到最佳状态，为孕育一个健康聪明的宝宝创造良好的条件。

虽然明白这个道理，但毕竟大多数人不是美食家和营养专家，对于食物的了解程度并不深。因此，我们有必要盘点一下日常食用的各类食品，使读者朋友们对适合和不适合孕前吃的食物有一个大概的了解。

其一，孕前不宜吃的食物

含咖啡因的饮料或食品：咖啡、浓茶、可可、巧克力和可乐型饮料中均含有咖啡因。计划怀孕的女性大量饮用这些饮料会使人的神经系统兴奋，长时间食用会影响营养物质的吸收，造成胎儿生长发育迟缓，胎儿出生后体重较轻，甚至出现畸形。因此，建议计划怀孕的女性应尽量少吃此类食品。

辛辣食物：辣椒、胡椒、花椒等调味品刺激性较大，过量食用这一类食物会引起正常人体消化功能紊乱，出现胃部不适、消化不良、便秘，甚至发生痔疮。由于怀孕后胎儿的长大，本身就可以影响消化功能与排便，加之本人有进食辛辣食物的习惯，结果会加重孕期的消化不良与便秘或痔疮的症状；另一方面，影响对胎儿营养的供给，甚至增加分娩的困难。因此，建议尽可能避免摄入此类食品。

高糖类食物：怀孕前，夫妻双方尤其女性，若经常食用高糖食物，常常可能引起糖代谢紊乱。怀孕后，由于胎儿的需要，孕妇摄入量增加或继续维持怀孕前的饮食结构，则极易出现孕期糖尿病。孕期糖尿病不仅危害本人的健康，更重要的是危及体内胎儿的生长和发育，并极易出现早产、流产或死胎。

味精：味精的成分是谷氨酸钠，进食过多会影响锌的吸收，不利于胎儿神经系统的发育。因此，夫妻双方在怀孕之前都宜少吃为佳。

人参、桂圆：虽然它们都是滋补佳品，但并不适合准备怀孕或已经怀孕的女性食用。中医认为，孕妇多数阴血偏虚，食用人参会引起气盛阴耗，加重早孕反应、水肿、高血压等。桂圆辛温助阳，孕妇食用后易动血动胎。因此，食用前需谨慎考虑。

避开"杀精"食品：豆腐、猪腰、奶茶、酒、炸鸡及烧烤类食物，是一些男士的最爱。但专家提醒，准备要宝宝的夫妇要注意，这些食物应尽量少吃，因为它们当中，有的会影响精子的质量，有的会影响精子的活跃性，还有的含有有毒金属物质，而这些都可能引起胎儿畸形或智力低下，甚至导致不孕不育。

避免各种食品污染：食物在从原料生产、加工、包装、储存、销售直至食用前的整个过程中，都有可能不同程度受到农药、金属、真菌毒素和放射性核素等有害物质的污染，对人的健康产生严重危害。因此，人

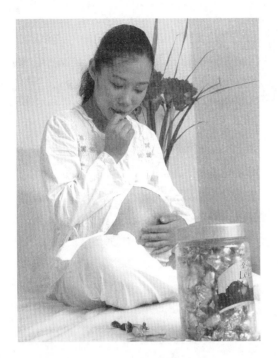

们在日常生活中尤其应当重视饮食卫生，防止食物污染。应当尽量选用新鲜的天然食品，避免食用含有食品添加剂、色素、防腐剂物质的食物；蔬菜要充分清洗干净，必要时可以浸泡一下；水果宜去皮后再食用，以避免农药污染；尽量饮用白开水，避免饮用各种咖啡、饮料、果汁饮品。另外，家庭炊具尽量使用铁锅或不锈钢炊具，避免使用铝制品及彩色搪瓷制品，防止铝元素、铅元素对人体的伤害。

少吃罐头、膨化食品和速冻食品：在孕前还要注意尽量少吃罐头、膨化食品和速冻食品，因为这些食品中都含有添加剂和防腐剂，是导致胎儿畸形和流产的危险因素。

其二，适合孕前吃的食物

水果：多吃水果，对胎儿的大脑发育有很大的好处。胎儿在生长发育过程中，细胞不断生长和分裂，需要大量的热量和蛋白质，但合成细胞的每一个步骤都需要大量天然的有机化合物来促成，这种具有催化作用的特殊物质就是维生素。所以，经常食用水果的人，体内是不会缺乏维生素的。

小米、玉米：营养学家指出，小米和玉米是健脑、补脑的有益主食。因为小米和玉米中所含的蛋白质、脂肪、钙、胡萝卜素以及维生素 B_1、B_2 的含量均是大米、面粉所不及的。

海产品：海产品可为人体提供易被吸收利用的钙、碘、磷、铁等无机盐和微量元素，对于胎儿大脑的发育和健康生长，防治神经衰弱有着极高的效用。

芝麻：黑芝麻含有丰富的钙、磷、铁，同时含有 19.7% 的优质蛋白质和近 10 种重要的氨基酸，这些氨基酸均为构成脑神经细胞的主要成分。

核桃：核桃的营养丰富，据测定，每 100 克核桃中，含脂肪 20～64 克，核桃中的脂肪 71% 为亚油酸，12% 为亚麻酸，蛋白质为 15～20 克，蛋白质亦为优质蛋白，核桃中脂肪和蛋白是大脑最好的营养物质。另外，核桃还含有钙、磷、铁、胡萝卜素、核黄素等营养物质。

花生：花生具有极易被人体吸收利用的优质蛋白。花生米产生的热量高于肉类，是牛奶、鸡蛋无法与之媲美的。花生中还富含各种维生素、糖类、卵磷脂、氨基酸、胆碱等。此外，花生红衣能治疗贫血，因此食用时不可抛弃。

Part④ 异常情况

01 人工受孕

当代医学和生殖科学技术研究已经取得了重大突破，通过人工技术受孕，可以通过好几种方法来实现。其中的输卵管内移植法，就是把精子和卵子取出来，通过专门实验室方法在体外结合，然后再放回到母体输卵管中去。

另一种常用的是试管受精，即把卵子取出并使之受精，产生出多则10个，少则3个胚胎（受精卵），再把这些受精卵放置于母体子宫内。

还有一种叫做细胞质精子注射技术，是把精子直接注射到卵子内，从而给男性不育的治疗带来革命性的变革。

现代常用的人工生育技术：

① **人工显微生殖技术**：所谓人工显微生殖技术，是通过显微镜下观察的技术，将单个或多个精子直接输注进女性的卵子里面，让它受精成为早期胚胎。此类技术难度高，尚处于起步阶段，适用于精子不活动，严重少精症，精子穿透卵子能力很差，以及多因素生育力低的病人。

② **人工授精**：指将精液人工地输注进女性的生殖器，多数采用的是将精液低压缓缓推注进子宫颈外口及其周围的方式。

③ **人工授精又可分为两种**：非配偶间人工授精和配偶间人工授精。前者适用于男性不育患者，特别是精液质量不佳或存在严重遗传性疾病，自己的精液无法利用，只能采用别的志愿男性的精液。后者适用于丈夫精液正常，但有难以矫治的性质障碍，如重度勃起障碍。

④ **配子腹腔内移植术**：适用于各种不明原因的不育症，精子过少，重度不育等情况，但需要至少有一条输卵管畅通无阻。把称为配子的精子与卵子，分别同时采用特殊技术，注入女性腹腔的最佳部位，即子宫直肠凹陷内。如果输卵管通畅和卵巢功能良好，配子之间在腹腔内受精后成为的受精卵，会被输卵管伞端捕捉进输卵管再受精，然后再转入子宫里成长为胎儿。

此外，先进的生殖技术还有体外受精和胚胎子宫内移植术，这种方法适用于女性双侧输卵管闭塞或缺失及女性宫颈性不孕或免疫性不孕。

⑤ **试管婴儿**：试管婴儿是指经体外授精和胚胎移植，在母体子宫内着床，发育成胎儿而出生的婴儿。试管婴儿的成功是生殖生理、胚胎医学等多学科发展的结果，为不孕症的治疗开辟了一条崭新的途径。

世界上第一例"试管婴儿"1978 年 7 月在英国诞生。十年后，我国首例"试管婴儿"也于 1988 年 3 月在北京诞生。试管婴儿并非是在试管内发育成熟而出生的婴儿，而是因为体外授精和早期胚泡的发育是在试管内进行和完成的，所以得名试管婴儿。到目前为止，世界上已有数百万试管婴儿。

体外授精和胚泡移植技术，主要适用于输卵管性不孕，用其他方法治疗无效的患者，其成功率只在 30% 左右。一般要求女性年龄在 40 岁以下，卵巢具有正常排卵功能，子宫正常能接受胚胎着床及胎儿发育成长；男性精子正常能与卵子结合。

培养试管婴儿的几个主要步骤：

① 促进与监测排卵；

② 采取卵子；

③ 体外授精；

④ 胚泡移植；

⑤ 移植后处理。

试管婴儿主要适用不孕症患者，主要适用于以下原因造成的不孕症患者：

① 输卵管因素造成的不孕：如输卵管闭塞、积水、粘连等；

② 原因不明的不孕症：包括部分免疫性不孕，女性体内存在抗精子抗体及异常宫颈因素等；

③ 男性因素导致的不孕：如精液异常、少精、弱精或无精子等造成不孕；

④ 子宫内膜异位症，经药物或手术治疗后仍不能受孕；

⑤ 夫妻双方有一方生殖细胞缺如或有某种遗传病；

⑥ 多次用丈夫精液人工授精或用供精者精液人工授精失败者；

⑦ 卵巢发育不良、早衰，使用提供者的卵子受精。

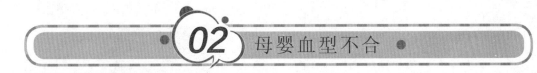

02　母婴血型不合

每一个人的血型，在妈妈的怀孕的时候就已经决定，是父母基因遗传的结果，而且终身不变，代代相传。

人类血型体系有两种，ABO 体系和 Rh 体系两种。

ABO 体系中包括四种血型，即我们常说的 A、B、AB 与 O 型。血型的形成，决定于细胞膜上的抗原类型。如红细胞膜上是

A 抗原，其血型就是 A 型血；如红细胞膜上是 B 抗原，血型就是 B 型；如果既有 A 抗原又有 B 抗原，那么血型即为 AB 型。如果红细胞上既无 A 抗原，也无 B 抗原，血型即为 O 型。

Rh 体系包括两种类型，即 Rh 阳性和 Rh 阴性，该体系是根据红细胞膜上有无 Rh 抗原来分的。有 Rh 抗原即为 Rh 阳性，相

反，没有 Rh 抗原的就是 Rh 阴性。Rh 系产生溶血的道理与 ABO 体系一样，只是这种血型在中国分布较少，中国人多见于 ABO 类型。

医院在救治病人时经常会输血，但人们应当了解的是，不同血型之间的人是不能进行输血的。另外，即使是相同血型的人，在输血前也要进行血液凝集反应试验。如果无反应才能进行，否则，就有血液凝固的可能，会危及到患者的生命。

了解血型体系知识，是为了了解女性怀孕后可能出现的母婴血型不合。一般来说，血型不合分为 ABO 血型不合与 Rh 血型不合，它们都可导致胎儿或新生儿发生溶血病。

ABO 血型不合是指胎儿与母体的血型不合。如 O 型血型的女性与非 O 型血型的男性结合后，怀孕时，胎儿有可能出现 ABO 血型的不合症。ABO 血型不合与 Rh 血型不合比起来，患重症黄疸的新生儿的黄疸量要少，而且程度也轻。就目前医学科学的进展情况看，已经完全可以防治此病造成的危害性。

Rh 血型不合，是 Rh 阴性血型的母亲怀孕而胎儿是 Rh 阳性所致。这种情况下，母亲的 Rh 阴性血遇上胎儿的 Rh 阳性血，就像遇到异物一样，使母体内产生对抗胎儿血液的抗体，它对胎儿的影响，取决于抗体量的多少。

初次怀孕时，这种反应出现较晚，对胎儿影响也小，一般胎儿都能顺利通过。如果再次怀孕，胎儿还是 Rh 阳性，就会对胎儿有较大影响。从一开始母体内就存在对抗胎儿血抗体，胎儿的红细胞会受到逐步破坏，

出现重症黄疸，导致胎儿脑神经细胞受损，造成智力开发障碍，后果会很严重。

研究显示，约有 50% 的 ABO 血型不合发生在第一胎，而 Rh 血型不合则多发生在第二胎及以上。

为防止这类情况发生，女性怀孕前最好了解自己的血型情况。如果男女双方有 Rh 血型不合的可能，可以对孕妈妈早、中、晚期进行血液抗体数值的监测。如果有必要，婴儿出生后尽早给予换血，以防止核黄疸的发生，效果还能很好。

对于第二次怀孕引起的 Rh 血型不合，也有预防方法。可在第一次分娩后，做血液抗体测定，如果有抗体产生，最好在产后 72 小时内给母体注射抗 D 球蛋白，以防母体产生抗体，为第二次怀孕的宝宝健康做准备。

此外，出现 Rh 血型不合还有早孕的自然流产、人工流产，以及疏忽而输入了 Rh 阳性的血液，造成母体产生抗体，因而对再次怀孕造成影响，都有可能发生，不得不防。

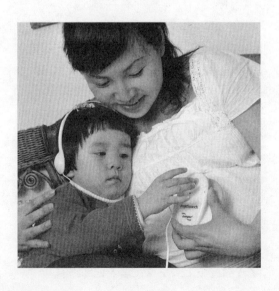

03 遗传疾病

遗传性疾病是由遗传物质（包括染色体和基因）发生异常改变而引起的疾病，常见的有：

常染色体显性遗传病：是指由位于常染色体上的显性致病基因引起的疾病，在单基因遗传病中最常见。

常染色体显性遗传病表现为：多指（趾）、并指（趾），多发性家族性结肠息肉，黑素斑——胃肠息肉病，膀胱外翻，软骨发育不全，先天性成骨发育不全，进行性肌营养不良（面肩肱型），先天性肌强直、强直性肌萎缩，家族性周期性四肢瘫痪，先天非溶血性黄疸，阵发性心动过速，心脏神经官能症，家族性心肌病，直立性低血压，肢端动脉痉挛症，遗传性出血性毛细血管扩张症，海洋性贫血，遗传性球形红细胞增多症，血管性假血友病A及B型，血小板无力症，结节性脑硬化症，遗传性小脑运动失调，遗传性舞蹈病，遗传性震颤症，多发性神经纤维瘤，原发性家族性高脂蛋白血症，嘌呤病，先天性耳前瘘管，先天性外耳道闭锁，遗传性神经性耳聋，过敏性鼻炎，先天性眼睑下垂，先天性虹膜缺损，晶状体异位，视网膜母细胞瘤，先天性黄斑变性，遗传性掌跖角化症，汗管角化症及毛囊角化症及无汗症，牛皮癣，瘢痕疙瘩，多发性神经纤维瘤，牙齿缺如，牙齿排列不整，多胎妊娠，多卵受精。

常染色体隐性遗传病表现为：进行性肌营养不良（肢带型），先天性肌弛缓，婴儿型进行性肌萎缩，先天性非溶血性脑核黄素脑病，胰腺囊性纤维变，镰状细胞贫血，先天性再生低下性贫血，低凝血酶原血症，先天性肾病综合征，多发性肾近曲小管功能不全，直立性蛋白尿，变形性肌张力障碍，家族性痉挛性下肢瘫痪，肝豆状核变性，小头畸形，特发性低血糖症，原发性甲状旁腺功能亢进，甲状腺功能低下，垂体性侏儒症，先天性肾上腺性异常综合征，半乳糖血症，丙酮酸激酶缺乏症，糖原累积病，黏多糖病Ⅰ及Ⅳ型，先天性免疫球蛋白异位症及无β脂蛋白血症，苯丙酮尿症，白化症，黑尿症，原发性糖尿病，遗传性粗皮病，同型胱氨酸尿症，甘氨酸尿症，黑蒙性痴呆，先天性聋哑，先天性白内障，肥胖性生殖无能，着色性干皮病。

伴性遗传病：是指由性染色体上的致病基因所引起的遗传病。致病基因大都在X染色体上，男性患者远多于女性患者。如红绿色盲，患者对红绿色的辨别力缺乏或降低。抗维生素D佝偻病，患者身材矮小，用维生素D治疗无效。

多基因遗传病：是指有多对致病基因控制的遗传病，发病率较低。常见的有：先天性髋关节脱位，脊柱裂，唇裂或腭裂（俗称兔唇）和无脑儿等。

染色体病：因先天性染色体数目异常或结构畸变而引起的疾病。如21-三体性先天愚型（唐氏综合征），是因有三条21号染色体而引起，主要表现为智力发育不全，眼距宽，眼裂外眦上斜，张口伸舌、流涎等。

随着科学技术的发展，人们逐渐认识到，为了保护和提高人口质量，阻断某些对民族素质影响较大的遗传病，控制性别是一种必须采取的有效措施。

因为有的遗传病种与性别有着相当密切的关系，称为伴性遗传病。如血友病，患者多是男性，女性带有致病基因，可以把致病基因传给她的子女，使她的儿子发病。女儿成为又一代致病基因的携带者，如果胎儿是男性，最好做人工流产，女性则可保留，女儿长大结婚后，也只能生女孩。因为女性只是致病基因的携带者，不会发病。

还有一种叫进行性肌营养不良症，几乎全是男性发病，一般只能活到20多岁，属于伴性、隐性遗传病，家族中会有兄弟几人同病，但姐妹却无人患这种病，这就是强调

结婚前一定要进行体检的重要性。有些人可以结婚，但应知道婚后生育时应注意什么问题。家族中有某些遗传病的未婚男女，一定要在医生指导监护下，采取必要的措施，以免遗传病一代一代传下去，给孩子和家庭带来不必要的痛苦。

目前，人们已发现4000多种遗传病，其中大约有250种只在男性中发病，女性却没有或很少患病，除了上面提到的两种之外，常见的还有：蚕豆病、红绿色盲、脆性X染色体、先天性无丙种球蛋白症、遗传性耳聋、遗传性视神经萎缩等都是X-连锁隐性遗传病。

而另外一些遗传疾病则大多在女性中发病，男性没有或很少患病。如肺癌、糖尿病（2型）、肥胖、心脏病、骨质疏松症、抑郁症等。

04 高龄初产妇

所谓高龄初产妇，指的是年满35周岁以上，并第一次生育者。一般女性25岁时半年内受孕率达60%，30岁后则降至30%以下，如果说35岁以后再要孩子，除了容易不孕不育外，往往还会有其他不利因素影响。

但是，计划怀孕的高龄初产女性，也不必过于紧张，只要做好孕前检查，消除疾病，辅以生活调理，也能怀上聪明健康的宝宝。

高龄女性在怀孕过程中需要注意的问题有：

充足睡眠，加强营养：保证充足睡眠，是提高免疫力的最关键的因素之一。饮食同样很重要，应该多补充一些新鲜的蔬菜、水果、优质蛋白质，如鸡蛋、牛奶、瘦肉等。由于高龄初产女性容易发生妊娠高血压综合征，所以，一定要控制食盐的摄入。烟和酒精饮料都是应该绝对避免的，而保持心情舒畅也是极为关键的因素。

孕期保健：孕期要尽可能地避免环境中有害因素，以免损及胎儿。怀孕期间外伤及其他物理因素也会使得低能和畸形的发生率增加。妊娠前3个月，应当避免放射线照

射，防止腹部外伤。还要注意避免比较常见的电磁辐射，如电脑、手机、微波炉等日常用品的辐射损害。

预防感染：孕期接触化学药物、感染病毒等也很有可能导致胎儿先天畸形或异常。特别是孕期前 3 个月内，一定要注意避免和防止风疹、腮腺炎、流感、单纯疱疹等病毒感染。羊水感染也会引起胎儿的智力低下及畸形，所以要尽量避免感染的发生。

定期检查：是高龄产妇在妊娠期间必不可少的。孕期一定要注意一些身体上的细小变化，及时到医院检查；分娩时，要尽量选择设备完善、医疗条件好的医院。

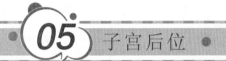

05 子宫后位

子宫后位，也称子宫后倾，是指子宫的纵轴不变，整个子宫向后方倾倒的一种情形。子宫后位容易使子宫颈呈上翘状态，致使子宫颈不易浸泡在精液池中而可能影响受孕。

子宫后位在临床上比较常见，子宫向后倒与子宫颈交界处形成一个锐角者，叫做"子宫后倾后曲"，这种情形在临床上比较少见。

根据子宫后倒的程度不同，子宫后位可分为Ⅰ、Ⅱ、Ⅲ度。

轻度子宫后位（Ⅰ－Ⅱ度）一般没有什么不适症状，无需治疗。而重度子宫后位常表现为腰酸，轻者仅为腰部酸胀不适，重者会出现整个腰部、骶尾部及两侧髂部均感酸胀难忍，个别患者的酸胀会延伸到下背部和两侧腹股沟。同时，患者往往会伴有小腹部酸胀和肛门坠胀感，且症状在劳累和月经期间会加重。如果不能得到及时矫正，还可继发为痛经、月经不调、白带增多、性感不快、流产、不孕等。

子宫后位的女性在受孕三个月后，如果子宫位置仍未自动纠正，则膀胱颈部及尿道的变位和宫颈上翘，会压迫后尿道，引发急性尿潴留。

那么，子宫后位是怎样形成的呢？

子宫后位的形成有先天性与后天性的不同，但大多数的子宫后位都可通过一定的生育指导顺利怀孕，只有少数较严重的患者需要接受外科治疗子宫后位。通常而言，子宫后位的病因为以下几种：

①多次施行人工流产，或人工流产后未能很好地保养，致使子宫向后方倾倒。

②由于子宫先天发育不良，造成子宫韧带松弛，使子宫底部向后方或向左右两侧倾倒。

③子宫、输卵管或卵巢发生炎症，导致子宫体和后方的直肠之间组织粘连，使子宫在牵引作用下脱离原来的位置并向后倾倒。

子宫后位可能会影响受孕，那么，子宫后位患者应该如何受孕呢？

①夫妻同房时改变姿态，如采取男后位女方跪趴式的姿态进行，也有利于射入阴

道的精液在穹隆处的潴留。

②房事完毕后半小时内，女方不要小便，以免精液外流，这样使宫颈口与精液充分接触，以增加精子进入子宫腔的概率。

③用体操锻炼的方式纠正子宫后倾，除月经期间，其余时间可坚持每天做侧卧、仰卧、跪起的体操2到3次，每次半小时，

从而使子宫有一次前倾前屈的机会。

④夫妻同房时，女方可在臀下垫一厚度适当的软垫或小枕头，以使臀部抬高，并保持这种姿势20到30分钟，让射入的精液向阴道后穹隆处集中，让精子很容易进入宫腔，从而提高受孕的概率。

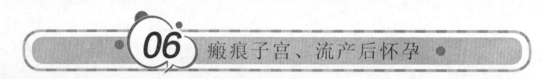

06 瘢痕子宫、流产后怀孕

瘢痕子宫是指子宫上有大的瘢痕。有过剖宫产史、做过子宫肌瘤摘除手术，或因子宫畸形做过矫正手术的女性，子宫上均会留下瘢痕，医学上称之为瘢痕子宫。

瘢痕子宫不易受孕。一旦怀孕，也容易造成子宫破裂，或者宫外孕。因此，瘢痕子宫受孕应当谨慎。

经历过剖宫产手术生育的女性，原则上不要急于再生育，要给自己的机体和器官保证有充足的康复时间。

剖宫产手术一般分为子宫体和子宫下段剖宫产两种情况，无论哪一种剖宫产，再怀孕时都容易发生子宫破裂，因此，不宜急于再次怀孕。

剖宫产手术施行时，由于子宫体部肌肉较厚，缝合时不易对合，产后子宫复旧时肌肉收缩明显，切口愈合会比较差，如果没有完全愈合好，再次妊娠分娩时，宫体部瘢痕处在主动收缩部位，极容易发生破裂。下段剖宫产手术虽说肌肉薄、缝合好，愈后较好，再次妊娠发生子宫破裂的可能性较小

些，但出自安全考虑，也不宜在短时间内妊娠。

接受过剖宫产手术的女性，如果想要再次生育，最好要过两年以后再怀孕，给子宫一段充分愈合的时间。尽管如此，在分娩时也会有子宫破裂现象发生。因此，瘢痕子宫的女性妊娠均要小心谨慎行事。到分娩时，如果需要，医生会对孕妈妈实施再次剖宫产。第二次剖宫产一般不用再在腹部另切一个切口，而会在原手术瘢痕部位为中心，切除腹部手术瘢痕，因此术后腹部仍然只留下一条瘢痕。

不仅有瘢痕子宫的女性受孕应当谨慎，做过人工流产的女性，再孕时也应当小心。

因做过人工流产后，不仅女性自身的体力要有一个恢复过程，子宫和卵巢等生殖器官更需要有一个休整阶段。

由于受精卵是种植在子宫内膜内，一般做人工流产时，多需要做刮宫手术，因而会造成母体子宫内膜一定程度的损伤。要恢复到正常，需要有一定的时间。如果在子宫内

膜还没有恢复完整的情况下再次怀孕，受精卵在贫瘠的子宫内膜上难以立足，当然会出现营养不良的状况，很容易造成再次流产，而反复怀孕则会造成习惯性流产。

做过人工流产手术的女性，子宫内膜因器械在宫腔内吸引、抓刮，会受到一定程度的损伤，要使内膜恢复正常，需要一个较长期的调整过程。人工流产后的女性，头几次月经往往不正常，也说明子宫内膜处在修复中。虽说人工流产一般不会影响以后的怀孕，但也会带来其他意外，如感染、出血、

宫腔粘连、宫颈内口松弛等，需要及时治疗。因此，人工流产后切不可过早怀孕，以免体力不足、人体内分泌功能没有很好恢复、子宫内膜发育不好等原因，造成胚胎发育不良，导致自然流产发生。

可见，要想生育一个健康的宝宝，孕妈就要耐心等到体力恢复，内分泌系统调整平衡，子宫内膜长得良好后再怀孕。一般而言，做过人工流产后至少半年或一年后再孕最好。如果是反复流产，应当尽可能查清原因并彻底治疗后再考虑受孕。

07　妇科炎症

想要顺利地生育一个健康聪明的孩子，女性自身身体状况必须是健康的。

女性怀孕以后，除了生殖器官有明显改变外，身体其他器官的代谢活动也会大大增加，以适应妊娠期间胎儿生长发育的需要。如果在某一方面患有疾病，不仅会影响胎儿的形成和健康发育，而且还会造成流产、早产或胎儿畸形。此外，怀孕也会影响母体疾病的痊愈，甚至会加重病情。

妇科炎症是女性的常见病，女性的多种器官都可以发生急性和慢性炎症。在现代人们的生活环境中，最常见的妇科炎症主要是阴道炎、宫颈炎和盆腔炎。

各种妇科炎症，或多或少地都会影响到怀孕及正常分娩，因此，如果要顺利完成生育，最好到医院检查和诊治有无妇科炎症，治疗痊愈之后再怀孕。

一、阴道炎

阴道炎有好几种，常见的有滴虫性、真菌性、细菌性3种，患病的原因是感染了滴虫、真菌和细菌。最明显的症状是阴道外瘙痒，白带（阴道分泌物）增多。

感染上述几种阴道炎后都需要阴道上药治疗，辅助口服药物或其他治疗，3种阴道炎的治疗药物不同。

阴道炎患者的白带内有病原体（滴虫、真菌、细菌），常常会使精子的活动能力和成活率降低，难以怀孕。所以，如果发现有白带多、外阴阴道瘙痒的症状，应该到医院进行正规治疗，通常需要治疗1～3个月。

二、宫颈炎

宫颈炎也称为宫颈糜烂。病因通常是宫

颈的慢性细菌感染，使原本光滑的宫颈变得毛糙易出血。常见的症状是白带多，下腰部痛，性爱后有少量出血。

宫颈是精子进入子宫的唯一通道，所以患有宫颈炎后，宫颈内的黏液黏度发生变化，精子就难以进入子宫，所以和阴道炎一样，患有宫颈炎（宫颈糜烂）后不容易怀孕。

宫颈炎的治疗有很多种方法，主要是局部治疗，常用的有上药、激光、冷冻、热烫等。口服药物基本无效。如果还没怀孕，使用局部上药的治疗方法，一般治疗要1~3个月。

如果原来有宫颈糜烂，怀孕后由于激素的变化，糜烂程度常常加重。宫颈糜烂对胎儿基本没有什么影响，而且孕期不宜治疗。所以，如果怀孕后发现宫颈糜烂，不必在意。

三、盆腔炎

人们常常说的附件炎、输卵管炎、输卵管积水、输卵管不通，都可以统称为盆腔炎。该病是因为盆腔的慢性细菌感染造成的。

女性的盆腔通过输卵管、子宫、宫颈、阴道和体外相通，所以，盆腔容易被外界的细菌感染。盆腔炎得不到及时的治疗，随着病情的加重，会使输卵管发生闭锁或黏膜粘连，从而影响生育。为了不影响未来宝宝的健康，患有盆腔炎的女性，一定要等炎症彻底治愈后，再考虑受孕。

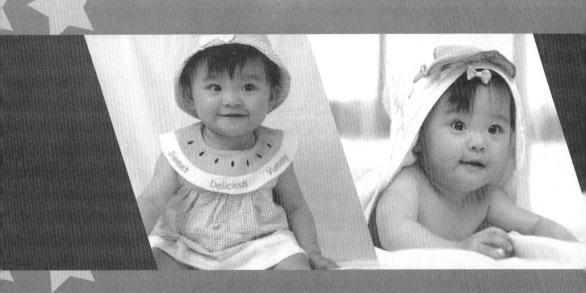

chapter
第二章

2

孕早期（1到3个月）

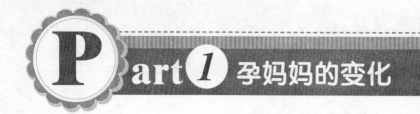

Part 1 孕妈妈的变化

01 怎样知道自己"有喜"了

自从精子与卵子相结合的那一刻起，一个新生命的孕育便悄然开始。在母亲腹中这个小小的世界里，新生命静静地生长，每一天都会有奇妙的变化。

越早确定怀孕，越能及早做好怀孕的准备工作，这对母子双方的健康都有好处。一般来说，怀孕后 1～12 周这一阶段称为妊娠早期。在此期间，怀孕女性的身体将发生一系列的生理变化。下面这些生理现象，是早孕的信号：

月经没按时来：停经是怀孕早期最早、最重要的"信号"。平时每月的月经周期都较正常的女性，如果月经一旦超过 7 天以上不来，应首先想到可能已经怀孕，如停经超过 2 周就需要到医院检查原因。

反胃恶心：停经后逐渐出现一些胃肠道反应如恶心、呕吐、厌食、挑食或食欲增加等，称为早孕反应，多在怀孕 12 周左右自行消失。呕吐多在早晨出现，因此也称为晨吐。严重时还会出现头晕、乏力等。有一些孕妇特别喜好吃酸味和生冷食物。

为减轻不适，可以采取少量多餐的饮食方法，且应避免情绪紧张而加重不适。如果其间发生了妊娠性剧吐造成脱水，致使体内电解质与酸碱度不平衡，就必须住院治疗。

排尿次数增多：怀孕 8 周以后，由于子宫增大，压迫膀胱而出现小便次数增多，多在夜间出现。怀孕 12 周以后，子宫超出盆腔，膀胱不再受压迫和刺激，尿频症状自行缓解。

乳房变大：怀孕后，在雌激素和孕激素的共同刺激下，从第 8 周起，孕妈妈的乳房逐渐增大，有发胀感，乳头可有刺痛感，乳晕颜色变深，皮肤下出现一些结节等变化。12 周以后，还会有少许清水样的乳汁分泌。

基础体温变化：如每天测基础体温的女性可以在早期知道自己怀孕了。女性正常的基础体温呈双向曲线，即排卵前较低，排卵后升高，如月经到期未来潮，体温升高后不再下降，并持续 3 周以上，表示已经怀孕。

贪睡慵懒：怀孕后因为激素分泌增加，所以，体温会稍稍增高，全身新陈代谢也较旺盛，因此便容易变得贪睡、易昏睡、慵懒，此阶段应当有适量的休息时间。

皮肤变化：孕妇的皮肤在怀孕期间也会发生很大变化。在妊娠初期，有的人以前长有痤疮，现在反而没有了，脸变干净了，有的人由于激素的原因，皮肤色素沉淀明显。

有的人在孕初期会长出痤疮。

以上是怀孕后出现的一些症状，为进一步明确，最好到医院做一下检查，既能明确诊断，又能知道胚胎发育是否正常。

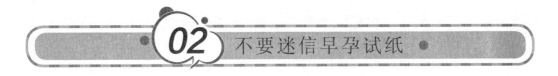

02 不要迷信早孕试纸

早孕试纸是人们设计出来的一种方便女性检测自己是否怀孕的产品，通用名称为人绒毛膜促性腺激素（HCG）检测试纸（胶体金免疫层析法）。

一般情况下，早孕试纸检测结果有两种：将尿液滴在试纸上的检测孔中，如果在试纸的对照区出现一条有色带（有的试纸显红色，有的试纸显蓝色），表示未受孕，反之，如果在检测区出现明显的色带，则表示阳性，说明发生了妊娠。

虽然使用早孕试纸检测具有快速、方便、灵敏、特异性高的优点，可避免与HCG有类似结构的其他糖蛋白激素引起交叉反应。但是，自测早孕的女性必须记住：早孕试纸只能作为一种初筛检查的手段，千万不可过分信赖它。

虽然早孕试纸号称有99%准确率，但万不可轻信自测结果。据妇科专家统计，早孕试纸的正确测试率差异很大，从50%～98%不等。

一般来说，女性在家里做怀孕自我测试，如果没有任何外界的指导，一般测试结果只能达到50%～75%的精确率。如果在化验室中当着医生做这种测试，医生能确保试纸工作正常。如果女性能够不折不扣地根

据说明正确使用试纸，测试准确率就有可能接近100%。但是，说与做之间总有很大的差距，在实际操作过程中，按照说明正确使用却绝非易事。比如对一位因为害怕怀孕而紧张惊慌的女性来讲，由于不能镇静耐心地照说明去做，错误也就在所难免。而且，测试结果也很迷惑人，不论是颜色反应，还是线条反应，都不好准确地解释。

除此以外，虽然许多种早孕试纸上都标明，女性在错过正常经期一天之后，便可以做怀孕自测，但实际情况却要因人而异。所以，最好在月经期迟来两周后再做怀孕自测，这样结果会可信一些。如果在晚间做怀孕自测，准确率也会或多或少地受到影响。一般来说，用早起第一次排出的尿液，会测出最准确的结果。同时，有不少非怀孕因素会导致测试结果呈阳性：如尿中带血，近期有过怀孕（在小产、人工流产或生育8周后等），卵巢肿瘤等。

因此，育龄女性出现停经，不要仅仅依靠一次早孕纸自测来判断自己是否受孕。为了保险起见，女性朋友们可以在3天后再测一次。当然，最可靠的办法，还是及时到医院进行全面检查，尤其是自己检测呈现弱阳性者，以便采取措施。

03 过好初孕心理关

对大多数女人来说，怀孕期间是一生中最感觉幸福的时期之一，然而事实上也有将近 10% 的女性，在孕期会感觉到程度不同的抑郁。正因为人们都相信，怀孕对女人来说是一种幸福，所以以至于很多妇科医生都忽视了对孕期抑郁症的诊断和治疗，而简单地把孕妇的沮丧抑郁，归结为一时的情绪失调。其实，如果没有得到充分重视和及时治疗，孕期抑郁症也具有相当的危险性，这种症状会使孕妇照料自己和胎儿的能力受到影响，并给母婴带来不良后果。

当女人证实自己确实怀孕后，一定会惊喜不已。在度过了短暂的兴奋期后，会有各种压力，既有心理方面的压力，也有身体方面的压力，如何从压力的包围中突围呢？准妈妈有必要学习一些新的技巧，从容地应对一些必然会出现的难题。

有些准妈妈常常担心胎儿的健康，老是怀疑自己的怀孕症状有没有问题、看到相关的医学介绍就会莫名的紧张和害怕、夜晚睡觉时常常有失眠且多梦等。这些症状的产生主要是因为准妈妈压力过大，还有一些准妈妈会出现较严重的产前抑郁症，如情绪低落、食欲不振、极度缺乏安全感。

当准妈妈心理不适时，体内的小宝宝也会受到影响，因为母子紧密相连，宝宝的个性更会受到妈妈心情的牵引。

为了减轻准妈妈心理和生理上的压力，准爸爸及家人可以为其布置一个温馨的环境。在房间的布置上，有必要做一些小小的调整。如可以在房间适当添一些宝宝用的物品，让那些可爱的小物件随时提醒自己，一个生命即将来到身边。同时，准妈妈还可以在一些醒目的位置贴一些美丽动人的画片，如把自己喜欢的漂亮宝宝的照片贴在卧室里。

通常男性面对妻子怀孕时，都很喜悦，从妻子刚怀孕直到生产，大多数准爸爸都期待孩子早一天降生。但也有少数准爸爸会出现一些心理问题。

首先，受中国传统观念的影响，一些准爸爸认为只有男孩才能光宗耀祖，准爸爸

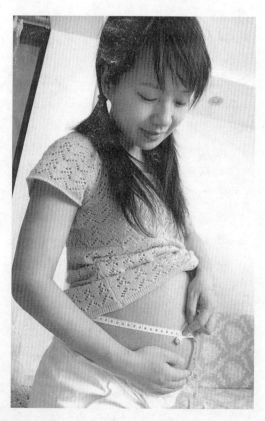

对宝宝性别的过分关注，只会增加孕妇的压力。

其次，妻子的妊娠反应及一些急躁情绪和坏脾气的出现，也会给准爸爸们造成一定的心理压力。特别是一些夫妻感情不太融洽、工作压力较大和脾气比较暴躁的准爸爸，很容易在准妈妈妊娠反应期出现烦躁不安、厌倦的情绪。随着临产期的到来，担心孕妇是否可以顺利生产、孩子是否健康成了准爸爸普遍存在的心理问题。

因此，妻子怀孕过程，准爸爸应尽量多地参与进来。与妻子一起学习孕产知识，陪妻子产检，接送妻子上下班，给妻子按摩，一起购买婴儿用品，以及享受胎动的喜悦，并与胎儿互动，如摸摸他，与他讲话等。

分娩是一件考验人神经的事情，这令每一个男人都感到紧张。尤其是在生孩子之前的一小段时间内，似乎充满了危险，此时丈夫可能会感到极度的恐惧和不安。如果丈夫真的不忍看到妻子流血，可以暂时走出产房。这时，一定不要有恐惧心理，不妨多和其他准爸爸们交谈，谈谈工作，聊聊足球，放松一下。这些都会给丈夫带来信心。

孩子的降生对夫妻双方来说，责任都是同等的，在面对生活的考验时，做爸爸的必须要表现得更坚强一些，不仅要在经济方面给孩子和家庭提供保障，而且在感情上也要有较大的付出。这时，需要看到准爸爸镇定、乐观的表现。丈夫应该给予妻子更多的理解和帮助，给予精神支持和动力。

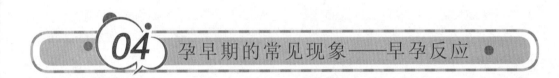

04　孕早期的常见现象——早孕反应

在怀孕初期，胎儿对于母体来说是一种异物，母体会对它产生应答反应，这种反应就是早孕反应，也称妊娠反应。

多数女性在怀孕第 6 周左右开始出现妊娠反应，如常常会出现恶心、呕吐，且这种反应特别容易在清早和晚上出现。早孕反应因人而异，有轻有重，有人可能一点反应也没有，也有人可能一直持续到 20 周以后甚至直到分娩。还有一些人，会在怀孕第 8 个月的孕晚期出现类似的症状，称作"第二次妊娠反应"。

因此，早孕反应的一系列症状，叫做妊娠反应比较合理一些。而这种现象的产生，主要由于增多的雌性激素对胃肠内平滑肌的刺激作用所致。轻度恶心呕吐可以不必治疗，更不要禁食或少吃，而是可以采取少食多餐的方式，否则会因为进食少发生营养不良，对母子均不利。

妊娠反应并不仅仅是孕吐，还有以下一些常见的生理不适感：

疲倦嗜睡：怀孕初期，孕妈妈容易感到疲倦，常常会想睡觉。许多人会出现浑身乏力、疲倦，或没有兴趣做事情，整天昏昏欲睡，提不起精神。其实，这是孕早期的正常反应之一，无需太担心，这种现象在怀孕 3 个月后会自然好转。

足够的睡眠对孕妇来说是十分重要的，如果嗜睡情形影响了正常生活，建议孕妇可以通过改变饮食习惯的方法，改变嗜睡现象，可以少量多餐，维持血糖一定浓度。如果孕妇感觉疲倦时，可以小睡片刻，但最好不要超过一小时，以免夜里失眠。而丈夫在心理上的支持与行动上的关怀则是更大的帮助。

腹痛：怀孕期间的腹痛是很正常的生理现象，腹痛的原因很多，有些是正常的怀孕现象，有些则是严重的疾病的征兆，怀孕初期的腹痛最常见的原因，是由于怀孕后子宫变大，子宫韧带受牵扯而引起。通常这种疼痛并不会很严重，可能会造成一些不适，但不会影响日常生活。疼痛的位置并不是固定的，有时在左下腹，有时则在右下腹，疼痛时间持续很短。

尿频、尿不尽：许多孕妈妈在刚怀孕时出现尿频现象，老想上厕所，还总觉得尿不净。这是因为怀孕前3个月，子宫在骨盆腔中渐渐长大，压迫到膀胱，从而使孕妈妈会一直产生尿意。到了怀孕中期，子宫会往上抬到腹腔，尿频的现象就会得到改善。但到了怀孕末期，尿频现象会再度出现。孕妈妈感觉到尿频时，不妨多上几次厕所，这没有关系，尽量不要憋尿。如果在小便时出现疼痛或烧灼感等异常现象时，要立即到医院寻求帮助。此外，临睡前1～2小时内不要喝水，可以减少起夜次数。

乳房不适感：刚刚怀孕后，乳房可能会出现刺痛、膨胀和瘙痒感，这也是怀孕早期的正常生理现象。孕妈妈会觉得乳房肿胀，甚至有些疼痛，偶尔压挤乳头还会有黏稠淡黄的初乳产生。并且，随着乳腺的肥大，乳房会长出类似肿块的东西。其实，这些都是做母亲的必然经历。原来，自从受精卵着床后，伴随着体内激素的改变，乳房也会作出相应反应，为以后的哺乳做好准备。孕妈妈可以采用热敷、按摩等方式来缓解乳房的不适感。每天要用手轻柔地按摩乳房，促进乳腺发育，还要经常清洗乳头。

饥饿感：多数孕妈妈从怀孕开始，总感觉饥饿，这种饥饿感和以前空腹的感觉有所不同。怀孕后，孕妈妈的口味和胃口多少会起一些变化。在孕初期，许多人会变得"爱吃"起来，这没多大关系，想吃就吃，在怀孕初期时没必要压抑自己的食欲。当然，食物最好以清淡、易消化的为主。平时随身带一些食物，感觉饿的时候方便拿出来吃。一下子不要吃太多，本着"少食多餐"的原则。

胃灼热：有一些怀孕女性从第二个月开始直至分娩，经常感到胃部不适，有烧灼感，出现"心口窝"痛，并在胸骨后向上放射，有时烧灼感加重，变成烧灼样，病痛的部位在剑突下方，医学上称为妊娠期胃灼热症。如果胃烧灼加重，可以在医生指导下用药。

为预防胃灼热症，孕妈妈在生活中应注意少吃多餐，禁烟戒酒，避免肥胖，营养适度，适当活动，谨慎服药。

阴道分泌物增多：有些女性在怀孕初期发现自己的阴道分泌物较往常多。怀孕初期，受激素急剧增加的影响，阴道分泌物增多是正常的现象。如果外阴不发痒，白带也无臭味，就不用担心。但如果出现外阴瘙痒、疼痛，白带呈黄色，有怪味、臭味等症状时，就需要去医院就诊，这可能是因为外阴或阴道疾病所致。如果听之任之，会影响胎儿的生长发育。出现类似问题，应当注意清洁卫生，勤换内裤，保持内裤及会阴部清洁。

出现妊娠反应以后，会令孕妈妈感到疲惫、慵懒和很不舒服，因此，在这个特殊阶段应当注意以下三点：

一是消除精神紧张

一般女性怀孕后，或轻或重都会发生恶心、呕吐、嗜睡、乏力等早孕反应，会在第12周左右自行消失。保持心情舒畅、精神轻松愉快，消除不必要的顾虑，更不要把孕育看做是沉重负担和痛苦。坚定信心，相信自己能够顺利度过妊娠反应期。

二是注意休息，加强营养

对待早孕反应，要注意休息，饮食上多吃一些清淡可口、易于消化的饭菜，不要吃油腻食物。少吃多餐，每餐不要吃太饱，同时多吃蔬菜、水果以补充维生素和矿物质。口服维生素 B_6 有止吐作用，每次 1~2 片。

三是反应严重者及时做全面检查

对反复呕吐、不能进食等重症患者，应当到医院由医生做全面检查，必要时住院治疗，以防意外发生。

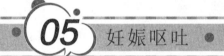

05 妊娠呕吐

妊娠呕吐，简称孕吐，是早孕反应的一种常见现象。初次怀孕的女性，孕吐会比较严重，随着怀孕次数的增加会逐渐减轻；敏感型、神经质女性的早孕反应，相对而言会比一般人更重。

孕吐多数发生在肚子饥饿的时候，特别在清晨起床时更加强烈。此外，味道强烈和有异味的食物，饮水过多、饭量太多也会引起恶心、呕吐。如果是在夏天怀孕，由于人体消耗大量水分，呕吐会使身体严重脱水，要注意充分补充水分。

一、孕吐的表现

起初，孕妈妈大多只是表现对食物的味道感到刺鼻，伴有一些恶心、反胃。不久后在早餐前或其他空腹时段，变得容易嗳气即

干呕，也会有想吐的感觉。

呕吐现象严重时，会吐出黏液或黄色的胆汁，有时甚至会随吃随吐，更严重时不仅早上，一天之内会数次出现呕吐现象。

孕吐与疾病导致的呕吐根本不同的特征，是吐过之后会感觉到舒服，而且会想吃东西；虽然呕吐，却不会引起消瘦，也正是孕吐的一个特征。还会有唾液增加、对食物喜好的变化、嗜酸等现象，也会有食欲大增的时候，吃不到想吃的东西就会情绪变坏，会因此发脾气或者委屈地哭哭啼啼。孕吐还特别容易受到心理因素的影响，特别是不希望怀孕者，吐得会比较严重。

虽然早孕反应会令人很不舒服，为了孩子要打起精神，尽量使自己愉快地度过这段难耐的困难时期。吃一些流质和半流质的

食物有利于控制呕吐，萝卜汁、绿豆汤、乳汁、粳米粥等食物简便易做，可以备下来随时饮服。发生呕吐后可以吃一点蛋羹、莲子红枣汤、鲤鱼汤、大米饭等。

二、对付孕吐的方法

孕吐虽说不是病，而且在旧时被称作"害喜"，但身受其扰的孕妈妈，多数人饱尝到受"害"的滋味而"喜"不起来，强烈的生理反应折腾人还无药可治、无医可求。

孕吐，原则上是不能靠吃药来减缓症状的，介绍一些简单的应对方法，来减轻孕吐症状。

1. 远离疱厨

如果感觉到食物的味道刺鼻时，最好不要下厨，要做也只做一些简单、清淡的食物，不要有对家人、丈夫的愧疚感——毕竟是特殊时期，需要得到家人的支持。实在不能不下厨的时候，不妨戴上口罩，打开抽油烟机和厨房窗户，使空气流通，减少食物气味对自己的刺激。

2. 想吃就吃

这个阶段不要因为害怕影响胎儿发育，而吃不了太多的食物，在孕吐特殊时期，即使摄取食物不够充分，也不必担心会营养不均衡，只要这个特殊阶段一过，食欲就会恢复，能补充上失调的营养。

不要勉强自己按照平常的进食量吃，改为少量多餐的方式，让胃部消化吸收得更容易些。

清早醒来后，稍微先吃一点东西垫一垫，能预防减少起床后的不适感。

千万不能想着"反正吃了也要吐掉"，就不吃任何东西。耐住性子不断地试着吃一点很重要，因为不管怎么吐，胃里都会保留一些。

3. 防止便秘

通常情况下，女性比男性容易便秘，妊娠期会更加严重。便秘会加重孕吐的症状，甚至会因为呕吐的反射作用，引起流产。因此，如果便秘持续两天以上，就必须特别小心注意，及时找医生。

4. 慎用药物

孕吐的确很不舒服，但要尽可能避免依赖药物，忍耐暂时的不适感，对母体和胎儿都有好处。因为怀孕初期是胎儿成形、各器官长成的重要时期，也最容易造成胎儿畸形，要特别小心，决不可以随便用药。

安眠药有镇静作用，能当做治疗孕吐用剂，但致畸作用也很严重。此外，能有效治疗晕车、晕船或孕吐的抗组氨剂也有致畸作用。

怀孕期间尽量避免服用药物，哪怕一般的家庭常备药物，也必须和医生商讨后，遵医嘱才能服用。

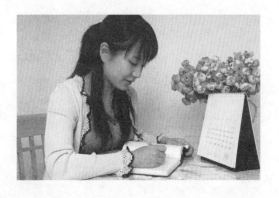

06　孕妈妈口味的变化——嗜酸

在怀孕初期的一段时间里，很多孕妈妈会发现，自己的口味发生了变化，以前不喜欢吃的食物现在忽然特别想吃，比如喜欢酸味或辣味的食物，其中又以嗜酸最为多见。

那么，为什么怀孕后的女性口味会发生变化，尤其是嗜酸呢？

原来，怀孕后的女性，体内胎盘会分泌出一种物质，称为绒毛促性腺激素，有抑制胃酸分泌的作用，使孕妇胃酸分泌量显著减少，各种消化酶的活性也大为降低，从而影响到孕妇的正常消化功能，伴随产生恶心、呕吐和食欲不振。此时，吃一些酸味食品，这些症状会得到明显的改善。因为酸味能刺激胃的分泌腺，使胃液分泌增加，还能提高消化酶的活力，促进胃肠蠕动，增加食欲，有利于食物的消化吸收。因此，怀孕后的女性适当吃一些酸味的鲜水果，如柑橘、杨梅等，对身体颇有好处。

实际上，在妊娠期喜欢吃酸味食物，是孕妈妈机体自我调节的一种方式。怀孕后爱吃酸味食物，有利于胎儿和母体健康。

很多新鲜的瓜果含酸味，这类食物含有丰富的维生素C。维生素C可以增强母体的抵抗力，促进胎儿正常生长发育。因此喜吃酸味食物的孕妈妈最好选用一些带酸味的新鲜瓜果，如番茄、青苹果、橘子、草莓、葡萄、酸枣、话梅等，也可以在食物中放少量的醋或者番茄酱，增加一些酸味。

整个孕期，孕妈妈的体重要增加9~14千克，因此，怀孕后的食物摄入量要比平时增加10%~20%。在妊娠初期，针对早孕反应引起的恶心、呕吐症状，可以多餐少食，饮食宜清淡，不宜吃腌菜之类。

怀孕期间需要丰富的营养食物，不需要忌口。因为这段时间不仅要保证维持自己的生理需要，还要保证胎儿生长发育所需的全部营养物质，还要为分娩和哺乳期的高度消耗做准备，保证这时的营养直接关系到优生优育。

虽说孕妈妈不忌口，但也应当注意调味品的食用。如果吃得太咸，随后喝水太多，易出现水肿。每天食盐摄入量应当控制在10克左右。如果酸甜食物进食太多，也会影响食欲，对牙齿不利。有痔疮的孕妈妈不可多吃芥末、姜、胡椒、辣椒等，以免加重痛苦。

最好不要经常吃咸菜和醋渍类腌制品，因为这一类食物中的维生素、蛋白质等营养成分都受到了破坏，而且可能存在致癌物质亚硝酸盐，对胎儿和母体有害无益。

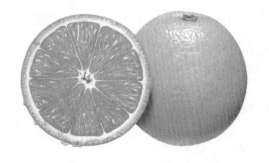

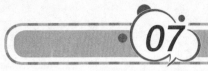

07 孕初期要注意的事

怀孕 1 个月，腹中的胎儿还十分脆弱，所以需要格外照顾呵护。这个时期，孕妈妈做好保健护胎，十分重要。需要特别注意以下几点：

1. 加强营养

妊娠 1 个月，胎儿只有 1 ~ 2 厘米长，但他生长很快，需要从母体中吸收更多的养分，所以，孕妈妈就要开始补充营养啦。

本月饮食上要多吃开胃同时富含蛋白质、维生素和矿物质的食品，不能吃得太腥荤了，以清淡可口、容易消化的食物为宜，也可吃一些带酸味的水果和零食。不要吃辛辣刺激的食物和糖果，禁烟酒，咖啡、浓茶、可乐等；也不要偏食，注意营养均衡。

2. 适当运动

怀孕初期，胎儿脆弱，所以孕妈妈的运动要以不危及胎儿、不感觉疲倦为原则，所以运动要适量，强度不能太大。不能为保胎就窝在家里，不运动，也不能过度运动，对胎儿形成威胁。可选择一些简单易行的运动，如散步、打太极拳、做孕妇操等，不要剧烈运动，或者远游，因为过度运动会导致阴道出血，甚至流产。最好是散步，促进血液循环，增加呼吸量，提高神经系统和心肺功能，增进新陈代谢，加强肌肉弹性。可每天走半小时到一小时。

3. 洗温水澡

怀孕初期，胎儿太小，还处于中枢神经的发育时期，怕热水的伤害。所以，孕妈妈洗澡时，水不要太热，以温水为宜，更不要洗桑拿，因为热水澡和桑拿都会伤及胎大脑细胞的健康成长。洗澡水不要超过 40 摄氏度。另外，洗澡时，不要用力搓腹部，因为用力过度会造成流产。注意外阴的洁净，不要用化学成分的洗浴用品，要用就用温和无刺激的浴液。

4. 保证充足的睡眠

睡眠不要低于 8 小时，每天最好午睡 1 小时，不要过长，以防影响晚上的睡眠。睡姿上可以自由些，以舒服为准，因为妊娠早期，体形变化不大。

5. 减少性交或者最好不要性交

妊娠早期，尤其是前三个月内，胎儿脆弱，还没固定，性交用力容易造成流产，所以，建议夫妻最好不要性交。如果确实想要，那么也要注意性交的体位，以丈夫伸开胳膊撑住身体，以不压迫孕妇腹部为原则，而且动作要轻柔，阴茎不能插入太深。有习惯性流产史的人，要禁止在孕早期性交。

6. 衣着要宽松

孕妇衣着要宽松舒适，保持清洁，冷暖适宜。款式可以 A 字形为宜，不要穿紧身衣服，不要系紧身腰带，胸罩也不要束得太紧，以免影响血液循环和胎儿的活动。鞋子以鞋底松软的坡跟或厚底鞋子为宜，不要穿高跟鞋，也不要穿太薄的平底鞋子。

7. 用药要谨慎

孕早期是胎儿各个器官发育的关键时期，十分脆弱，容易受到伤害和干扰，所以，这个时期用药要十分谨慎，否则，就有可能造成胎儿畸形，或者引发流产。如果病情需要必须用药，那一定要遵医嘱。以下是禁用的药物：

氨基糖苷类药：可引起胎儿先天性耳聋、肾脏损害。

氯霉素：可引起严重的灰婴综合征。

四环素、土霉素、强力霉素：可引起胎儿乳牙和恒牙的发育，并能造成短肢畸形。

扑尔敏、苯海拉明等类药：可引起缺肢、唇裂等畸形。

奎宁、乙胺嘧啶等类药：可引起脑积水、唇裂、耳聋、尿路畸形等。

雌激素和雄激素：可引起外生殖器畸形。

8. 要服用叶酸

以防止胎儿神经管畸形。从怀孕第 1 个月起，一直到妊娠即将结束，每天口服 0.4 毫克叶酸。

9. 建议开始写宝宝日记

记录下每天的身体感受，自己所做的事情等。

总之，怀孕初期，孕妈妈由于得知自己怀孕，身心开始发生巨大的变化，有惊喜，也有焦虑，有不适应感，面对这些变化，一定要保持心情愉快，避免情绪波动，保持良好心态，这样，才可能孕育一个健康的宝宝。

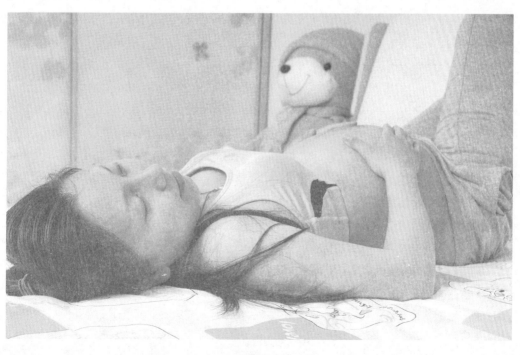

Part 2 胚胎的变化

01 新生命从这里开始——了解受孕的过程

前面我们说过，女性一生中虽然拥有几万个卵泡，但能够成熟、并且排出的卵子会因人而异，大约有400~500个。从12~14岁女性卵巢发育成熟后开始排卵。一般情况下，每月排出一个成熟卵子，如果这个卵子与精子结合，就成为受精卵。受精卵如果在子宫内着床，新生命随之开始，并逐渐发育成胎儿。如果卵子没有受精，则会随月经排出体外。到下一个月经周期，卵巢会又排出一个成熟的卵子。

那么，受孕的过程是怎样的呢？它包括四个部分。

射　精

男女双方经过性爱活动，引起男性射精，男性每次射精约能射出2.5毫升左右的精液，其中包含着约有1亿～2亿个精子。

精液被射入女性阴道后，数以亿计的精子靠着尾部的摆动，在女性生殖器内快速前进，争先恐后地竞争着去与卵子相会。射入女性生殖器的精子，要通过整个阴道、穿过子宫颈、越过子宫腔后，最后进入输卵管壶腹部与卵子结合。经历过与精子长度相比来说，过于漫长的里程，数以亿万计的精子会在中途夭折掉，只有数千个质量较强的能达到输卵管部位，淘汰率极高。质量较差的精子，会因为不能尽快抵达子宫腔失去活力，较大数量的精子会被子宫颈阻碍在外而夭折掉。

一般说来，精子在女性阴道内的寿命不超过8小时，进入女性生殖器内后，最长寿命在1~3天之内。

排　卵

在女性的排卵期，体内雌性激素分泌水平增高，子宫黏液会变得很薄很稀，清澈透明得像蛋清一般，分泌量也会增多，且富含糖类、维生素和有机盐等营养物质，能为进入宫腔的精子提供所需的营养和能量，维持精子继续活动能力，有利于精子继续前进。

实际上，进入女性体内的精子，要进入子宫颈口原本就是一道关口。而精子进入宫颈口后，只有在女性排卵期内，才能够得到营养和能量补充，容易通过子宫颈。非排卵

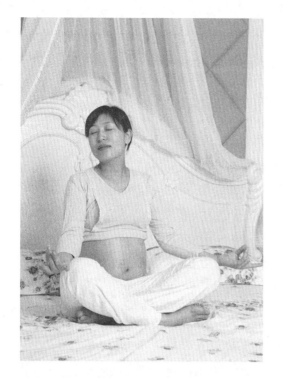

期内，女性子宫黏液会变得少而黏稠，营养物质也极少，而且内有大量的白细胞，精子不仅很难穿透这层黏液的防护层，还会被白细胞杀死。

通过子宫颈后，进入子宫腔的精子，由于宫腔内液体的帮助，得到营养物质和能量的"接济"，能够继续前进。经过子宫达到输卵管后，输卵管内的上皮细胞含有纤毛，并且会不停摆动以阻止精子前进。然而精子却具有奇异的逆行能力，克服阻力逆行而上，最终到达输卵管壶腹部与卵子相遇。最后，只有一个最具活力、上行速度最快的精子战胜上亿个竞争对手脱颖而出，淘汰掉所有"同伴"，成功与卵子结合。

受 精

位于输卵管壶腹部等待受精的卵子，卵细胞外层有相对于精子来说显得厚厚的一层透明带，外面还有放射状排列的冠状细胞。进入输卵管后、约占总量1%的精子，已经经过一次又一次的汰选，被证明活力比较强。

来到输卵管壶腹部，遇上卵子后，众多的精子会迅速包围起卵子来，利用自己顶部分泌的特殊蛋白质群起而攻之，溶解卵子的外层保护，打开一道裂隙。

在众多精子分泌的酶类物质的作用下，会有一只精子率先进入卵子内，于是，卵细胞的外围组织立即会形成一层膜，把其余围攻的精子全部拒之门外。而进入卵子内的精子，会迅速与卵子微妙结合、融为一体，这个过程即是新生命开始，称为受精。受精后的卵子称为受精卵。

着 床

受精卵种植入子宫内膜后，形成胚胎，这个过程即着床。

受精后的卵子，立即开始细胞分裂，并会由输卵管向子宫腔移动。大约在受精后的四、五天内到达子宫腔。

到达子宫腔后，受精卵会分泌出一种能分解蛋白质的酶类物质，侵蚀子宫内膜，并且把自己埋进子宫内膜的功能层中，接着，子宫内膜迅速被修复，这个过程称作受精卵的植入或者着床。

受精卵种植入子宫内膜后，就是胚胎。而植入胚胎以后，子宫内膜就不再脱落，女性的月经也会相应停止。

受精卵埋入子宫内膜后，开始得到子宫的滋养，不断得到生长发育所需的营养，同时也开始不断地生长和发育，成为胚胎，最终长成胎儿。

02 第一个月的胎儿

前面我们说过，所谓的孕1月，并非实指已经怀孕了4周之久，而是人们为了计算整个妊娠期、预产期的方便而人为界定的28天，属于医学概念。作为4个孕周或称第一个妊娠月份，孕1月通常以大多数女性比较规律的生理周期28天——月经天数作为计算依据。而这个月份的特殊之处在于，它的前一半属于怀孕前——即尚未怀孕，后一半属于受精后——即真正地怀孕。

第一个月的胎儿状况是这样的：

第1周

这时的胎儿，仍以精子和卵子的状态分别存在于爸爸和妈妈的体内。精子每一批都是数量巨大但身材渺小的游泳健将，它们的行动快速又灵敏。而卵子每月只有一个，相比于精子而言，卵子显得巨大珍贵且行动缓慢稳重。孕1周时，正是准妈妈末次月经进行的时候，这说明，准妈妈的卵巢内上个月排出的卵子没有受精，所以自行衰退了，从而引起子宫内膜的脱落流血。随着子宫内膜脱落，在激素作用下，准妈妈的卵巢又开始准备释放另一个卵子。

在这个阶段，夫妻双方最好放松心情，用平和的心态去面对生活，另外还要注意远离烟酒及其他有毒或有害物质，如麻醉剂、农药、灭害灵、铅、汞、镉等，居室环境的布置也要做到温馨舒适，从而使自己在一个良好的状态中孕育新生命。

从这个时候开始，准妈妈可以开始测量基础体温，即每天早晨醒来后身体不做任何运动，用体温表测出体温并记录下来，坚持做一个月后，就可以制成一个曲线的基础体温表。通常情况下，排卵期的体温会升高0.3～0.5℃，根据这个基础体温表，你就可以在排卵期做好迎接新生命的准备了。

第2周

大约在月经周期的第5到13天，准妈妈体内的卵泡变得成熟，子宫内膜增生，排卵后大约在月经周期的第14到23天时，是准妈妈体内的黄体成熟阶段，而子宫内膜继续增厚，如果没有受精，子宫内膜就会脱落，成为月经。正常的月经持续2到7天。所以，第13到20天时是最佳受孕期，夫妻双方可以在这个时段内共同调整好身体，从而完成孕育后代的使命。

如果不确定排卵期，可以根据基础体温的测定，比较准确地发现自己的排卵期。而这个时间，大约在第2周的后期。

第3周

夫妻同房后，受孕通常会发生在性交后的24小时内。卵子与排出后，可能在输卵管壶腹部受精。最初的受精卵只有0.2毫米左右，但却是一个新生命的开始。由于输卵管中纤毛及肌肉的运动，会令受精卵渐渐向子宫方向移动，受精卵经过3到5天的运动到达子宫腔。在这个过程中，受精卵逐渐由一个细胞分裂成多个细胞，并成为一个总体积不变的实心细胞团，称为桑胚体。这个时期，准妈妈自身可能并没有什么感觉，殊不知，在她的身体内，却在进行着一场变革，而这场变革意味着，以前夫妻的二人世界将告一段落。

第4周

桑胚体移动到宫腔以后，在子宫内停留3~4天。这时，受精卵分泌出一种可以分解蛋白质的酶，在子宫内膜表面上造成一个缺口，并逐渐向里层侵蚀。当受精卵进入子宫内膜以后，子宫内膜上的缺口会迅速修复，这样就把受精卵包围在子宫内膜中。这个过程称为着床或植入。

受精卵着床后，迅速向四周扩展，一端的细胞团内开始有一层从靠近囊胚腔的扁平细胞分化出来，成为胚胎原始内胚层。其余较大的细胞就变成柱状细胞，形成胚胎的原始外胚层。原始内、外两胚层呈圆盘状，称为胚盘，胚盘长约2毫米。经过一段时间的发育，到第4周末时，在胚盘内、外两胚层之间，由外胚层分化出一层细胞，形成胚内中胚层。这三个胚层是胎体发育的始基，出现各种器官的原始状态。每一层细胞未来都将形成胎儿身体的不同器官，其中，一个胚层未来发育成脑以及神经系统、皮肤、眼睛和耳朵；另一个胚层未来发育成肺、胃和肠；第三个胚层未来发育成心脏、血液、肌肉和骨骼。

03　第二个月的胎儿

在前两个孕月，准妈妈体内的宝宝还不能叫做胎儿，只能称胚胎或胎芽。而胚胎期是人体各器官分化发育的重要时期，由于许多可以导致胎儿畸形的因素都非常活跃，所以这一时期是胚胎先天畸形最容易发生的敏感时期。尤其在怀孕的第2个月，即妊娠5~8周，正是胚胎身体的各器官、脏器发育成形的时期。在此期间，如果胚胎受到外界不良因素的干扰，如病毒感染、药物、射线、有毒物质等，则可能产生胎儿畸形。因此，孕妈妈应当特别小心，尽量避免这些不良刺激。

第5周

胚泡里的板块结构开始分化，外层细胞像树根一样与母亲的血液供应相连，内层的细胞则逐渐形成两个胚层，并出现了两根重要的管子，一根是神经管，其膨大的一头发育成大脑，另一根会搏动的管子，就是胎儿心脏的原形。而这一阶段也是心脏和血管系统最敏感的时期，很容易受到损伤。因此，在此期间，准妈妈千万不要接触X光及其他射线。

第6周

胚胎迅速生长，长度约有0.6厘米。在第6周末，一个地地道道的心脏已经形成，并开始有规律地跳动，从而开始了与新生命相伴一生的血液循环。胚胎初级的肾和心脏等主要器官都已形成，神经管开始连接大脑和脊髓，原肠也开始发育。胚胎的上面和下面开始长出肢体的幼芽，这是将来孩子的手臂和腿。日后将形成嘴巴的地方的下部，有一些小皱痕，它最终会发育成脖子和下颌。在本周，胚胎面部的基本器官已经开始成形，已经能清晰地看到鼻孔，眼睛的雏形也已经具备。同时，为胎宝宝输送营养和氧气的最初形态的胎盘和脐带也已经开始工作了。

这时的胚芽刚好能用肉眼观看到，并折成圆筒状，头尾弯向腹侧，身长和头部的比例为2∶1，大小像苹果籽一样，重量增加至0.5～1克。胚胎的头部非常大，还有一条长长的尾巴——其实它是尾椎骨的延伸，形状像一个微型的"小海马"。

第7周

胎宝宝像一粒苹果籽儿那么大，但随着胚胎细胞的快速分裂，鼻孔开始形成，耳朵部位有明显的突起，手指从现在起开始发育。脑垂体和肌肉纤维也开始发育，胚胎开

始出现了第一个动作，可惜孕妈妈还感觉不到。胚胎的心脏已经划分成左心房和右心室，每分钟大约跳动150下，比妈的心跳快两倍。

第8周

这时的胎宝宝与小蝌蚪有几分相似，并且生长迅速。但胚胎已经初具人形，大约有20毫米长，看上去像一颗葡萄。胚胎的大脑已经发育得非常复杂，脑部体积增大，血液循环也开始运作。胚胎的眼部长出了眼睑和水晶体，鼻子部位也开始倾斜，胳膊在肘部变得弯曲，而且心脏的上方也有少量的弯曲。胚胎的器官特征开始变得明显，肝脏、心脏、肺、胰脏等各个不同的器官都开始忙碌地发育。胚胎的牙和腭开始发育，耳朵在继续成形，胚胎的皮肤像纸一样薄，血管清晰可见。这时如果做B超，可以听到胎儿的心跳。

04 第三个月的胎儿

从现在开始，胚胎可以被称为"胎儿"或"小宝宝"了。胎儿的变化很大，孕妈妈的早孕反应也很快会结束。从孕3月开始，胎宝宝的手、脚、头和整个身体都能活动了，他会转动头部，四肢也会在羊水中自由活动。尤其在本月月末时，胎儿看上去更像个小人儿了，并且已经能做深呼吸及轻微的吮吸、踢腿、打呵欠一类的动作。只是，孕妈妈还不能感觉到胎儿的活动。

第9周

胚胎期的小尾巴已经消失，胎儿的身长

大约为25毫米，体重约4克。现在，胎儿所有的器官、肌肉、神经开始工作。从现在开始，胎儿可以说已越来越接近人形了，但仍然是头大身小，眼睛就像两个小黑点，分别位于头的两侧。胎儿的鼻孔大开着，耳朵有些凹陷，手和脚看起来像小短桨一样。胎儿的双脚开始摆脱蹼状的外表，眼帘开始覆盖住眼睛，而且闭得很严，要到27周时才会睁开。胎儿的胳膊也已经长出来了，并且两手在腕部呈弯曲状，并在心脏区域相交。胎儿的腿在变长，而且脚已经长到能在身体

前部交叉的程度。胎儿的骨头还处于软骨状态，有弹性。内外生殖器的原基能辨认，但从外表上还分辨不出性别。在羊膜和绒毛构成的双层口袋中充满了羊水，胎宝宝就浸泡在羊水中，犹如鱼儿一般自由地游动，不断地变换着姿势，只是孕妈妈现在还感觉不到。

第10周

胎儿的身长已经长到40毫米，体重约10克。此时，人们用肉眼也可分辨出胎儿的头、身体和手足了，因此，这时的胎儿看上去更像一个小人儿。胎儿的器官已经开始有明显的特征，手指和脚趾间看上去有少量的蹼状物。心脏和大脑已经发育得非常复杂，眼睑开始出现褶痕。男孩的睾丸和女孩的卵巢在此时开始出现，软骨组织和骨骼也开始生长。这时的胎儿仍然蜷缩成一团，皮肤像纸一样薄，血管清晰。

胎儿的手臂变得更长，而且肘部变得更加弯曲。胎儿耳朵的塑造工作已经完成，现在胎儿的生殖器开始发育，但是用B超还是分辨不清性别。胎盘已经很成熟，可以支持产生激素的大部分重要功能。

值得一提的是胎盘，足月妊娠的胎盘重约500到600克，大约是新生儿体重的1/6，直径达16到20厘米，厚约2.5厘米。有人说，哇，这样一个大家伙，肯定有其独特的作用。不错，胎盘具有五大功能，即气体交换、供应营养、排泄废物、防御及内分泌。可以说，它是胎儿营养的大本营。

第11周

胎儿身长已经达到45～63毫米，体重达到14克，胎儿开始能做吸吮、吞咽和踢腿动作，现在胎儿细微之处已经开始发育，如手指甲和绒毛状的头发已经开始出现，生殖器也开始发育。胎儿维持生命的器官如肝脏、肾、肠、大脑以及呼吸器官都已经开始工作。本周已能够清晰地看到胎儿脊柱的轮廓，脊神经开始生长。

从现在开始，胎儿的骨骼细胞发育加快，肢体慢慢变长，逐渐出现钙盐的沉积，骨骼变硬。此时胎儿就要从母亲体内摄取大量的钙质，如果孕妈妈钙质摄取不足，自己骨骼等处的钙质便会分解，以补充血钙的不足来供给胎儿所需。一旦孕妇妈妈体内的血钙低到一定程度，就会引起小腿肌肉痉挛，即俗称的抽筋，且这种现象大多发生在夜间。

第12周

胎儿的身长大约有65毫米，体重也比上一周有所增加，从牙胚到趾甲，身体的雏形已经发育完成。胎儿两眼间的距离拉近了，手指和脚趾已经完全分离，一部分骨骼开始变得坚硬，并出现了关节的雏形。胎儿的大脑体积越来越大，占了整个身体的一半左右。看，仅仅70多天的时间，胎儿就已经初具人形了。而且，这时的胎儿显得特别地爱运动，整天在妈妈的肚子里做伸展运动，时而踢腿，时而舒展身姿，看上去好像在跳水上芭蕾舞。

在这一周，胎儿维持生命的器官已经开始工作，如肝脏开始分泌胆汁，肾脏分泌尿液到膀胱。所以，胎儿现在已经能算作是一个"人"了。另外，胎儿身体的姿势也变得不那么弯曲，甚至可以做出打哈欠的动作。

Part 3 孕早期的营养

01 孕早期的饮食

怀孕早期是指怀孕的前三个月，即第1~12周，这期间，胚胎发育速度缓慢，每天约增加一克，胎盘和母体的相关组织增长变化不明显，女性进食量与怀孕前基本相似，对营养素的需求量与孕中、晚期相比要少得多。但这个阶段是胎儿各种器官分化形成期，母体需要全面合理营养，避免营养不良或缺乏，营养摄入过剩同样对胎儿不利。

在孕早期，孕妈妈的饮食应符合三个原则，即营养均衡、少食多餐、清淡爽口。在这个大前提下，孕妈妈的膳食可以根据经济条件、饮食习惯及妊娠情况适当选择。一般来说，为防止和减轻孕吐，尽最大努力达到饮食多样化，并注意平衡膳食，孕妈妈可多吃些水果和新鲜蔬菜，并适当增加B族维生素的摄入量。有的孕妈妈有喜食酸辣或其他味道食物的嗜好，烹调时可使用适量的醋、柠檬汁、果茶等酸味调料和少量的香辛料，如葱、姜、辣椒等，以增强食欲，但应注意不可过量食用。

孕早期，正是胚胎的各器官形成发育期，需要各种营养，包括蛋白质、脂肪、碳水化合物、无机盐、维生素和水，同时还应当考虑到早孕反应的特征，饮食要清淡，适合口味，以利于正常进食。不求多而要保证质量，可口宜食，忌偏食。怀孕初期胚胎发育，蛋白质摄入量每天不少于40克，以维持母体和胎儿需求，应食用易消化吸收的禽畜肉类、蛋乳类、鱼类及豆制品；每天至少摄入150克以上碳水化合物，约折合米、面、薯类粮食200克左右；同时注意补充含钙、磷、铁、锌、铜等元素的食品，如禽畜肉、核桃、芝麻、豆类、奶类和海产品等。

怀孕早期因为妊娠反应而呕吐、食欲不振，要多吃新鲜蔬菜、水果来补充足量的维生素，也有利于调整胃口，增加食欲。

怀孕早期不要食用动物的肝脏，因为动物肝脏尤其是鸡、牛、猪肝，每100毫克含维生素A平均值是正常饮食量所含的4~12倍，怀孕初期过量摄入维生素A，会影响到胎儿正常发育，导致畸形发生。

妊娠前的女性，一般每天需要消耗2200千卡的热量，妊娠后，由于胎儿、胎盘、乳腺等额外需要，每天能量需要增加到

2500~3000 千卡。把整个孕期每天额外增加的能量累积起来，每个孕妈妈妊娠期间大约要增加 68000 千卡的热量，这些能量要依靠饮食提供。

蔬菜中的糖分含量约 2% 左右，而水果中糖分约 10% 左右，水果中的糖分不仅高于蔬菜，而且还含有能直接被吸收到消化道的单糖，使体内糖吸收增加。孕期活动量减少，进食过多的水果，会使过多的糖储蓄于体内，出现肥胖，多余的糖也可通过胎盘进入胎儿体内储存，使胎儿也偏胖。

水果中的无机盐含量比蔬菜低，因此不能代替蔬菜。营养学家提倡，孕期每天吃 500 克的绿色蔬菜，再根据主食量的多少进食水果，但不要以水果代替主食和蔬菜，选择水果要选含糖分较少的水果为好。

对于孕妈妈来说，鸡蛋是一种很好的营养品。在 100 克鸡蛋中，含有蛋白质 14.7 克，脂肪 11.6 克，热量 170 千卡，含钙 55 毫克，磷 210 毫克，铁 2.7 毫克，胡萝卜素 1440 毫克等，营养丰富，又易消化吸收。

 02 孕早期需要重点补充的营养素

早孕反应剧烈的孕妇也可选择品质优良且安全的食品，以增加营养素的补充，保障营养的均衡摄入，促进胎儿的健康成长与发育。

一是矿物质

胚胎早期是胎儿脑和神经系统发育的重要时期，若此时缺锌可使中枢神经细胞的有丝分裂和分化受到干扰，致使胎儿生长迟缓、骨骼和内脏畸形，严重缺锌者可致胎儿发生脊柱分裂、脑积水等畸形。铜摄入不足，也可导致胎儿骨骼、内脏畸形。

富含锌的食物有海产品、红肉类、动物内脏等，干果类、谷类胚芽和麦麸也是不错的选择。含铜丰富的食物有贝类、动物肝肾、鱼类、坚果及干豆类，牡蛎含铜量特别高，孕妇可根据自己的口味和实际情况选择不同的食物。

在我国，孕妇锌的推荐摄入量为 16.5 毫克/日，铜的适宜摄入量为 2 毫克/日。

二是维生素

孕妇在孕早期因代谢改变和妊娠反应，特别需要补充足够的 B 族维生素、维生素 C 等营养素。

B 族维生素

B 族维生素主要包括维生素 B_1、维生素 B_2 和维生素 B_6。蛋类、瘦猪肉都是维生素 B_1 的良好选择；动物内脏（肝、肾、心）、蛋黄、鳝鱼、奶类、蘑菇、紫菜等含维生素 B_2 较丰富；而蛋黄、肉类、鱼类、奶类、白菜及豆类则是富含维生素 B_6 的食物。

我国营养学会建议孕妇每日膳食维生素 B_1 的摄入量为 1.5 毫克，维生素 B_2 的摄

入量为 1.7 毫克，维生素 B$_6$ 的摄入量为 1.9 毫克。

维生素C

新鲜蔬菜、水果是维生素C的主要来源。水果中以柑橘、橙、柚、柿、枣和草莓含量丰富，而苹果、梨含量较少；深色蔬菜如冬寒菜、豌豆苗、韭菜、辣椒、油菜、花菜、苦瓜等也富含维生素C。特别指出的是猕猴桃、刺梨、醋柳和酸枣等不仅维生素C含量丰富，而且还含有保护维生素C的物质。呕吐严重者应多食蔬菜、水果等碱性食物，以防止酸中毒。

三是叶酸

研究发现，孕早期叶酸严重缺乏或服用叶酸拮抗剂可引起胎儿神经管畸形，怀孕前后增补叶酸摄入量，可以预防大部分神经管畸形儿的发生。各种蔬菜、动物肝脏、肾、蛋黄、橘子、香蕉、酵母等均为叶酸的食物来源，豆类中叶酸的含量较多。我国营养学会建议孕妇叶酸摄入量为每日 0.4 毫克。

四是蛋白质

蛋白质是胎儿器官组织发育需要的营养物质，具有修补体内组织、提供热量、增加免疫力等功能。蛋白质摄取不足易发生水肿、贫血、子宫收缩力差、流产、疾病抵抗力减弱、哺乳能力不佳等症状，这些都会直接或间接影响到胎儿的生长发育，所以怀孕期间增加蛋白质的摄取非常有必要。

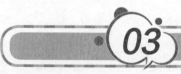

03 妊娠第一个月食谱推荐

每日参考饮食安排

鸡蛋 1~2 个；瘦肉（包括动物内脏、鱼虾类）100 克；豆类（包括鲜豆、干豆及豆制品）100~150 克；蔬菜 500~750 克；谷类 400~500 克；油及糖适量。

另外，每周要适当食用一些海带、紫菜、虾皮、海米等，补充膳食中的碘和钙。也可选食芝麻、花生、核桃、瓜子。每天最好能饮一杯鲜牛奶，吃水果 200~250 克。

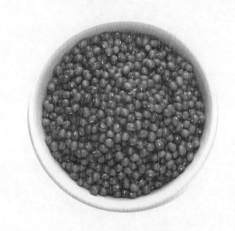

怀孕第一个月食谱推荐

◆清蒸鲤鱼◆

主料 新鲜鲤鱼1条。

做法 将鱼去鳞、肠、肚，置菜盘中，放入笼中蒸15～20分钟，取出即可食用。

特点 禁用一切油盐调料。妊娠呕吐者愈吃愈可口，对缓解恶吐尤有良效。

◆花仁蹄花汤◆

主料 花生米200克，猪蹄1千克。

辅料 老姜30克，盐25克，葱10克，胡椒粉0.15克，味精0.1克。

做法 先将猪蹄镊毛、燎焦皮、浸泡后刮洗干净；对剖后砍成3厘米见方小块，花生米在温水中浸泡后去皮，葱切花，姜拍破。再把大锅置旺火上，加清水（2.5千克），下猪蹄，烧沸后捞尽浮沫，放进花生米、生姜。最后待猪蹄半熟时，将锅移至小火上，加盐继续煨炖。待猪蹄炖烂后，起锅盛入汤钵，撒上胡椒粉、味精、葱花即可。

特点 汤白、肉烂，富于营养。

◆胡萝卜汁◆

主料 胡萝卜200克

做法 洗净胡萝卜后，压榨取汁，用沸水冲调即可。

特点 红润味美，健脾祛湿，健脑益智。

◆西红柿烧豆腐◆

主料 西红柿250克，豆腐1块。

辅料 植物油75克，白糖少许，酱油少许

做法 用开水把西红柿烫一下，去皮，切成厚片；把豆腐切成长方块。锅上火，油烧热，放入西红柿，小炒片刻，然后放入切好的豆腐，炒一两分钟豆腐炒透，加酱油白糖滚一下即可出盘。

特点 红白相间，色美味鲜。西红柿含有大量维生素C，对骨骼、牙齿、肌肉组织等都有好处，并能刺激食欲，提高免疫力。而豆腐更有丰富的钙等营养价值。

◆香菇枣鸡◆

主料 鸡肉300克，水发香菇30克。

做法 红枣10个，料酒、精盐、味精、酱油、白糖、葱、姜、蒜、香油等。

特点 鸡肉洗净，切片，红枣洗净，去核，切成小瓣；香菇洗净，切成丝；把鸡肉、红枣、香菇放入碗中，加入酱油、精盐、白糖、味精，葱、姜、蒜、料酒、湿淀粉，用手拌匀称，上笼蒸至鸡肉熟时取出来；用筷子拨开，摊入盘内淋入香油即可。

特点 味美色鲜，健脑益智，养心安神，补气强身。

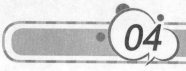

04　妊娠第二个月食谱推荐

妊娠第二个月，往往正是妊娠反应比较剧烈的时候，因此在饮食上要尤其当心。下面是这个月的食谱推荐：

◆砂仁鲫鱼汤◆

主料　砂仁3克，鲜鲫鱼去鳞、鳃，剖去内脏，洗净；将砂仁放入鱼腹中，投入锅内（砂锅最好），加水适量，用文火烧开。锅内汤烧开后，放人生姜、葱、食盐，即可食用。

特点　醒脾开胃，利浊止呕，适用于恶心呕吐、不思饮食或病后食欲不振者。

◆豆腐馅饼◆

主料　豆腐250克，面粉250克。

辅料　白菜1000克，肉末100克，虾米25克，麻油25克。笋、姜、葱、味精、精盐各少许。

做法　豆腐抓碎。白菜切碎用开水烫一下，挤出水分。加入调料与之调成馅。面粉250克，加水10克，调成面团。分成10等分，每一等分擀成小汤碗大的皮子。菜分成5分。两张面皮中间放一团馅。再用小汤碗一扣，去掉边沿，即成一个很圆的豆腐馅饼。共做5个。然后将炒锅烧热下猪油25克，将馅饼煎成两面金黄即可。

特点　营养丰富，味道鲜美，增加食欲。

◆萝卜炖羊肉◆

主料　羊肉500克，萝卜300克。

辅料　生姜少许，香菜、食盐、胡椒，醋各适量。

做法　将羊肉洗净，切成2厘米见方的小块；萝卜洗净，切成3厘米见方的小块；菜洗净，切断。将羊肉、生姜、食盐放入锅内，加入适量的水，置武火烧开后，改用文火炖1小时，再放入萝卜块煮熟。放入香菜、胡椒即可食用，加入少许食醋，味道更佳。

特点　适用于消化不良等症，且味道鲜美，可增加食欲。

◆白菜奶汁汤◆

主料　白菜心500克。

辅料　牛奶50克，精盐5克，味精0.5克，鸡汤（肉汤亦可）150克，湿淀粉、食油、鸡油各少许。

做法　白菜去筋洗净，切成4.5厘米长，1.5厘米宽的条，放入水中煮熟捞出，沥去水分。另锅置于火上，放入食油烧热，倒入汤，再加入味精、精盐、白菜，烧一两分钟，放入牛奶，开锅后，勾入淀粉，淋上鸡油，盛入盘中即可。

特点　色泽乳白，奶味浓郁，使你食欲顿开。

◆雪里蕻烧豆腐◆

主料 羊肉500克，萝卜300克。

辅料 雪里蕻，豆油30克，酱油100克，白糖5克，味精2克，鲜汤250克，淀粉20克，葱花、香油各少许。

做法 先将豆腐切成小长方条，摆在盘中。雪里蕻洗净用热水烫一下，用刀切成碎末。再将切好的豆腐上屉蒸5～10分钟取出，去净水分。炒勺加底油，油热时投入葱花炝锅，然后把雪里蕻炒片刻，添鲜汤，加酱油、白糖、再把豆腐从盘中轻轻推入勺中，待汤沸后，用慢火再烧一会，加味精，调好口味，用淀粉勾汁，点香油即可食用。出勺时要轻轻装，以保持豆腐条形状整齐。

特点 软滑鲜嫩，清淡爽口，滋味甚美。

◆牡蛎童子鸡◆

主料 童子鸡1只，牡蛎肉50克。

辅料 红枣20个左右，葱、姜、蒜、味精、精盐、五香粉和湿淀粉各适量。

做法 先把牡蛎肉洗净后切成片，红枣洗净后用冷水泡发，去核放碗中；将童子鸡去毛及内脏，洗净后放入蒸锅中，加入牡蛎肉、红枣，及适量的清水，上笼蒸至烂熟；用一个干净的碗，放少许汤汁，撒入葱、姜、蒜、味精、精盐、五香粉，勾芡，浇入蒸熟鸡装盘即成。

特点 营养丰富，肉嫩味鲜，益气养血，补虚健脑，安神益智。

◆韭菜炒鸡蛋◆

主料 鸡蛋4个，韭菜80克。

辅料 虾皮30克，花生油和精盐各适量。

做法 先将韭菜洗净切碎，鸡蛋打入碗中搅匀，虾皮洗净沥去水分；再将韭菜、鸡蛋和虾皮放进一个碗中，加入精盐搅拌均匀；将调好的韭菜鸡蛋放入烧热的油锅中翻炒至熟，装盘即可。

特点 味道鲜美，营养丰富，益智安神，温肾暖腰，温中养血。

◆砂仁蒸鲫鱼◆

主料 鲫鱼一条。

辅料 砂仁5克，姜、葱、精盐、淀粉、料酒、花生油、香油各适量。

做法 将砂仁洗净，捣碎。姜、葱洗净，切成丝；鲫鱼去鳞、腮及内脏，洗净，抹干放入鱼盘内，将精盐、淀粉、料酒拌匀涂匀鱼身，砂仁放在鱼腹及鱼身上；把鱼盘放入蒸笼中，蒸约15分钟，至熟，取出。炒锅内下入花生油，烧热，下入姜丝及葱丝爆香，放在鱼上，淋少许香油，即可趁热进食。

特点 鱼肉鲜嫩，味清香，含有优质蛋白质。鲫鱼可改善食欲不振、脾胃虚弱、反胃等症状，砂仁能治疗消化不良、食欲不振、胎动不安、呕吐等症，有助于减轻呕吐反应，促进食欲，有安胎的作用。

◆甜藕糯米粥◆

主料 鲜藕200克，糯米150克。

辅料 红糖适量。

做法 将鲜藕洗净，切成小块，与红糖和淘洗干净的糯米一起入锅；在锅中加水1000克，用旺火烧开，再转为小火熬煮成粥，温热时食用。

做法 浓稠香喷，健脾开胃，养心和血，健脑益智。

05 妊娠第三个月食谱推荐

第三个月，正是妊娠反应比较严重的时期，饮食上更应该多注意，提倡孕妈妈每天吃500克的绿色蔬菜，再根据主食量的多少进食水果，但不要以水果代替主食和蔬菜，选择水果要选含糖类（碳水化合物）较少的水果为好。

怀孕第三个月食谱推荐

◆咖喱牛肉土豆丝◆

主料 牛肉500克。

辅料 土豆150克，咖喱5克，食油10克，酱油15克、盐5克，葱、姜各1克。

做法 先将牛肉自横断面切成丝，将团粉、酱油、料酒调汁浸泡牛肉丝。土豆洗净去皮，切成丝备用；再将油热好，先干炒葱、姜，再将牛肉丝下锅干炒后，将土豆丝放入，再加入酱油、盐及咖喱粉，用旺火炒几下即成。

特点 富含铁、维生素B₂、烟酸等，适合孕妇食用。

◆雄鸡汤◆

主料 公鸡一只。

辅料 白芍12克，大枣12枚，麦门冬9克，党参、甘草、茯苓、阿胶各6克，白术、黄芩各3克，生姜3片，炖汤食用。

做法 杀鸡去杂，心肾留用。用纱布包诸药，放入鸡腹内，置沙锅中，加水3000毫升炖熟。

特点 补肾强精，润肺清肝。

◆藿香粥◆

主料 鲜藿香50克，粳米100克。

主料 精盐少许，清水适量。

主料 将藿香洗净，切细，粳米洗净；锅内放入清水、粳米，用旺火煮沸后，加入藿香，用小火熬成粥，调入少量食盐，即可食用。

主料 养阴补血，定喘止咳，可有效缓解孕吐。

◆苹果羹◆

主料 苹果 400 克。

辅料 莲子和红糖各 20 克，藕粉 30 克。

做法 苹果去皮除核，切成 1 厘米见方的小丁；莲子用冷水泡发 4 小时，沥水后与苹果同时放入锅中，加入适量的水，用旺火烧开，转用小火，煨至莲子烂熟，汤呈稀稠状时，撒入红糖，兑入用水和匀的藕粉汁中，搅匀，用小火烧熟成羹即可。

特点 营养丰富，果香适口，健脑益智，补益心脾。

◆青鱼卤面条◆

主料 荞麦面条 300 克，去掉头尾的青鱼 100 克。

辅料 精盐、味精、料酒、葱花、姜末、色拉油各适量。

做法 把荞麦面条下到沸水锅中，煮熟出锅，分装在碗内；锅置火上，放入色拉油烧热，把葱花和姜末煸香，加入洗净的青鱼块炒一下，倒入适当的清水，烧沸；下入料酒，精盐和味精，熬成卤，出锅，浇在荞麦面条上即可。

特点 细嫩味美，面条软滑，健脑益智。

◆紫菜牡蛎汤◆

主料 牡蛎 250 克，紫菜 15 克。

辅料 油、盐、葱各适量。

做法 将水烧开，放入紫菜，油、盐及葱，煮开锅；加入牡蛎，烧开即可出锅。

特点 美味可口，营养丰富。

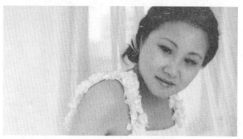

◆软烧仔鸡◆

主料 仔公鸡 2 只（2 千克左右）。

辅料 猪肉 150 克（肥 3 瘦 7），生菜叶数片。葱、姜、盐、料酒、桂皮、八角、花椒、酱油、香油、花生油、白糖、普通汤、味精各适量。

做法 先将洗净的鸡由腋下开膛，从下腿关节处剁去足爪，斩下头脖，翅扭向背别上，猪肉切成丝，生菜叶消毒洗净，葱、姜成片；把水烧开，用钩钩住鸡的脖根骨，在开水内测几下，取出擦去水分，趁热用料酒加少许盐在鸡身上抹遍，挂于通风之处，晒干皮面；在晾鸡的同时，烧热锅，放入花生油 50 克，油热时下入肉丝、姜、葱干炒，待肉丝断生时，加酱油、料酒、盐、桂皮、八角、花椒、白糖、味精、汤（以能灌两只鸡腹的一半为度），开后倒入容器内晾凉；用一节高粱秆堵住鸡的肛门，由腋下开膛处灌入炒好的肉丝和汤汁，挂于烤炉内烤热，刷上香油；烧菜时，在鸡的两大腿间部顺拉一刀，将汁和肉丝流入碗内，剔下腿（连骨）、脯（去骨），剁成块，摆入盘内（脯在上）。围上生菜叶，浇上汁（肉丝不用）即可。

特点 色泽红亮，质地嫩香。

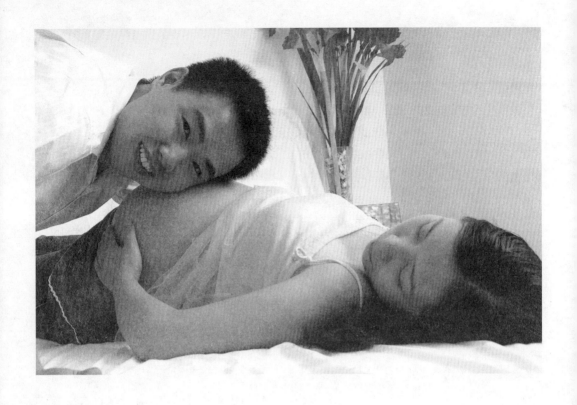

◆鲜蘑鹌鹑蛋◆

主料 鲜蘑菇300克，鹌鹑蛋30个。

辅料 油菜心150克，熟猪油50克，花生油500克，精盐、酱油、鸡汤、姜汁，湿淀粉各适量。

做法：将蘑菇洗净，投入沸水中稍微氽一下，捞出，沥净水；把油菜洗净，切成小段备用；将鹌鹑蛋小火煮熟，捞出，去壳，放入酱油碗内浸渍片刻，捞出；把炒锅置旺火上，倒入花生油，烧至八成熟，放入鹌鹑蛋，炸至外皮金黄色，出锅，倒入漏勺，沥去油；把原锅再放在火上，放入熟猪油，烧热，倒入油菜心煸炒片刻，加入蘑菇、姜汁，鸡汤，精盐，烧至入味；倒入炸好的鹌鹑蛋，用湿淀粉勾芡，淋入熟猪油少许，炒匀，出锅；把鹌鹑蛋盛在盘中央，蘑菇和油菜心围在边上即可。

特点 蘑菇软滑，鹌鹑蛋嫩香，色泽艳丽，清淡不油腻，降压降脂，补益气血。

Part 4 孕早期的胎教

01 胎教其实并不神秘

新的生命，从一个肉眼都看不清的小小受精卵，逐渐发育成长为一个充满灵性、带着父母双方遗传基因的小人儿，这其中蕴涵的科学原理数也数不清。但有一点很清楚：从受孕的一刻算起，新生命出现的同时，胎教也就不由自主地开始伴随，直到婴儿呱呱坠地降生。

我国是胎教学说的发源地，古人认为，胎儿在母体中能够受到孕妈妈情绪、言行的感应教化，因此，妊娠期间准妈妈应当保持平和心态和持重行为，不出恶语，不听淫声，不视邪色。要多听取诵读诗书的讽咏，避免七情六欲等刺激，从而保证胎儿先天禀赋的充实，有利胎儿身心健康的发展。

从 20 世纪 50 年代起，随着现代医学的发展，优生学迅速崛起并得到了人们的普遍关注，胎教学说伴随着研究手段和科学技术革新得到进一步发展，渐渐形成了一门理论。国内外心理学家、行为遗传学家通过众多成功实验，不断验证胎教的科学合理性、胎教的效果，从客观上验证了胎教意义和实际价值。

胎教，就是为了促进胎儿身心健康地发育生长，确保孕妈妈母子安全所采取的各种保健措施，同时利用一定的方法和手段，通过母体给予胎儿有利于大脑和神经系统功能成熟发育的有益刺激活动，从而为胎儿出生后的早期教育奠定良好基础。

从怀孕开始，尽可能控制孕妈妈体内外的各种条件，有意识地给予胎儿良好的刺激，防止不良因素对胎儿的影响，以期使胎儿具有更好的先天素质，为出生以后的健康成长打下良好的基础——这就是胎教。

由于胎儿在母体内逐渐成长，母体子宫的功能状态构成了胎儿生长环境，母亲的喜、怒、哀、乐等情绪变化，母体的营养、内分泌等外界因素变化，都必然会对胎儿的生长发育造成影响。

胎教，并不是要教会胎儿做什么，更不是直截了当的胎儿教育。

胎教是要为胎儿提供优良的环境。如果母亲以轻松的心情生活，腹中的胎儿也会因为情感良性而生长发育稳定。而过度的紧张，则会影响到胎儿脑部的发育。因此，在整个怀孕期间，孕妈妈要尽可能避免会造成紧张的因素对自己产生影响，包括噪声刺激、心神干扰，也包括乙醇、香烟、药物、食物的刺激，以及母体规律性的起居和生活。

良好的胎教，是以正常的孕妈妈和正常的胎儿双方作为先决条件的。正常的孕妈妈，需按要求做婚前健康检查、在孕期做好孕期保健、产前检查和诊断、围生期保健、分娩监护、新生儿保健等，这些都是临床优生学的内容。而在孕期中，保障营养摄取的基础上，给胎儿予语言、音乐、触摸的反复刺激，则属于环境优生学的内容。而由临床优生学和环境优生学相结合构成的胎教，最终目的是要促进体能和智力更加优秀的个体孕育至出生。

实施胎教的要素包括：

怀孕前的准备：选择适当的天时、地利、人和三大基本条件受孕，确保身心健康，精子和卵子质量优良。

及早确诊妊娠：及早确定怀孕之后，可以避免有害因素，如辐射、农药、病毒感染、无意识地服用有害药物等不利因素对胎儿可能造成的伤害。

定期产前检查：按照妇产医生的指导，定期定时进行必需的产前检查，避免孕期发生意外，及早发现并发症如心脏病、糖尿病，发现并发症如妊娠高血压综合征，及时在医生的监护下实施相应保健措施和治疗。

积极参与胎教学习：如何进行孕期保健，如何进行胎教，如何做称职的父母，这些知识都能从妇幼保健机构组织的孕产培训中学习到，免得孩子出生后手忙脚乱、疲于应付，避免忽视胎教与早教的有效衔接和跟进教育。

安全分娩：分娩时，积极配合，争取自然生产，尽量不采取剖宫产。于母子平安健康都有益。

跟进早教：孩子出生后，不失时机地跟进全方位的感觉教育培养，巩固胎教的成果。

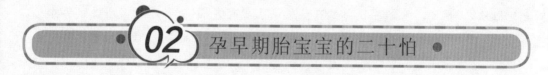

02 孕早期胎宝宝的二十怕

胎宝宝在妈妈的肚子里，从小到大，只要父母精心照顾，当然会茁壮成长。但是，胎宝宝的健康成长，也有不可碰的禁区，也就是准爸爸和准妈妈们在进行胎教时一定要注意的事项，我们将其总结为胎宝宝的二十怕：

一怕妈妈不做产前检查：孕妈妈要按时检查，以发现自身和胎儿的异常，及时采取有效措施。进行产前检查，以及时发现胎儿是否有畸形和其他先天性疾病，及时采取补救措施。

二怕妈妈心情不好：孕妈妈如果精神抑郁，不仅会影响自身健康，还会影响到胎儿出生后的心理、生理及发育，甚至有可能得遗传性焦虑症。

三怕妈妈干重活儿：孕妈妈如果干重体力活儿，会导致胎儿流产或早产。

四怕妈妈喝酒：酒精会通过血液进入胎

儿体内，引起流产、早产、死胎或畸形，还会影响胎儿智力发展。

五怕妈妈吸烟：烟中的有害物质会进入胎盘，造成早产、死胎或畸形。

六怕妈妈感冒：尤其是病毒性感冒，在冬春季常见。对普通人而言，感冒也许不算什么，但对孕妇，则可能会导致严重后果，会危及胎儿。病毒性感冒可能会导致流产、早产和死胎。研究表明，感染过流感的孕妇，早产率是没感染孕妇的 1.5 倍，流产及死胎率为 1.8 倍。原因正是病毒。胎儿越小，感染病毒的危险越多，危害越大。所以，在孕早期尤其要避免感冒，高烧。尤其在冬季，要注意防寒保暖，外出应戴口罩，回家后先用盐水漱口；在家注意空气流通，保持室内清洁，也要注意营养和适当锻炼，以增强体质。

七怕妈妈牙龈炎：怀孕后，从妊娠第8～12周起口腔就会出现一些变化：齿龈充血、水肿及牙龈乳头肥大增生，如果碰它，很容易就出血，医学上称为"妊娠性牙龈炎"。这样，口腔对细菌的抵抗力下降，就容易患上牙龈炎或口腔炎，对胎儿牙齿和骨骼发育不利。牙齿出血时，可用淡盐水漱口，也可服用维生素 C，提高组织的再生能力。

八怕妈妈生病：孕妈妈生病，当然会伤及胎儿，尤其是患风疹、病毒性肝炎、巨细胞病毒感染、肾炎等疾病，会导致流产、早产、死胎及胎儿畸形等。

九怕妈妈吃药：因为药物能通过血液进入胎儿体内，对胎儿造成不良影响，尤其是抗生素、解热镇痛药、催眠药等，对胎儿危害较大。

十怕妈妈服用中草药：研究表明，中草药有的如红花、枳实、麝香等，使子宫紧张性收缩，甚至引起痉挛性收缩，造成胎儿缺血缺氧，引致流产、早产等。有些中草药如大黄、芒硝、巴豆等，可使肠蠕动增加，反射性引起子宫收缩，从而导致流产、早产。有些中草药如桃仁、莪术、益母草等加速血液循环，迫使血液下流，促胎儿外流，不能固胎。有些中草药有毒性，如肉桂、乌头、生南星等，所含各种生物及矿物质成分复杂，对胎儿不利。尤其是最初 3 个月，一定不要服用这些中草药。其他毒性药物如水银、硫黄，则更不宜服用。

十一怕妈妈接触农药：尤其是农村孕妇，干农活儿，有时难免接触农药，但研究表明，农药对胎儿不利，容易引致胎儿畸形，发育不全，流产等。所以，孕妇不要亲自喷洒农药，也不要到刚用过农药的地里去，住宅和庭院不要喷洒农药和灭蚊蝇剂，吃水果一定要剥皮，因水果皮和蔬菜上残留着农药，所以要吃时要在流动的水中多清洗几次。

据测定，淋洗 1 分钟，就可清洗掉水果蔬菜上 50% 的残留农药，如果再在水中加入适量的中度洗涤剂，可进一步消除农药。

十二怕妈妈玩宠物：宠物容易感染弓形虫病，会传染给胎儿，引起流产、早产或畸形。

十三怕妈妈性生活不节制：孕妈妈如果性生活不节制，会引起流产、早产或宫内感染。

十四怕妈妈去人流密集处：因为这些地方空气不新鲜，有传染病毒的危险，都对胎儿的成长不利。

十五怕妈妈 B 超检查过早过勤：B 超是一种高强度的超声波，有很强的穿透力，对处于敏感期的胎儿产生不良影响。国外某些专家认为，B 超可能对女性的卵巢有影响，影响将来的生育和调节月经的功能。所以建议 B 超不做或少作为好。正常妊娠的 B 超检查，次数最好不要超过 3 次。

第一次最好安排在妊娠 18～20 周，这时胎儿各个脏器已发育完全，可查看宝宝的脏器有无异常，对母亲影响较小。第二次检查，最好在第 28～30 周，看胎儿是否有畸形，还能对其位置及羊水量加以了解。最后一次最好在孕 37～40 周，此时做 B 超为确定胎位，胎儿大小，胎盘成熟度，有无脐带缠颈等情况，为临产做最后评估。

一般认为，怀孕 18 周内最好不做 B 超检查，尤其在孕早期要尽量避免。只有特殊情况，如孕早期阴道出血，需要做 B 超以确定胚胎是否存活，能否继续时才做。怀孕 2 个月以内，如果做 B 超检查过多，会使胚胎细胞分裂，并使胎儿脑部发育受到影响。所以说，B 超安全检查时间一般在孕 5 个月以后，因为超声波对较大胎儿的影响不大。

十六怕妈妈照 X 射线：因为 X 射线如果影响妊娠早期，则可能致使胎儿畸形，在中晚期，对胎儿的骨骼，生殖的发育也有不利影响。如果有必要照时，也要尽量在孕晚期。

十七怕妈妈做 CT 检查：孕妇在最初三个月时，如果接触 CT 照射，可能引起胎儿脑积水，小儿畸形或造血系统缺陷和颅骨缺损等后果。

十八怕妈妈长期接受电磁辐射：孕妈妈长期用手机、看电视、用电脑、用电扇、用空调、微波炉等都要适度，因为它们对胎儿有一定的辐射作用，不利于胎儿的成长。尤其在怀孕早期，应少接触这些东西。

十九怕妈妈活动太少：孕妇不能因怀孕为养胎就懒得动弹，成天在家中窝着。应有起码的运动以保证血液循环和新陈代谢，增加心、肺、消化等功能，锻炼肌肉的弹性和力量，保持充沛的精力，也可避免维生素 D 的缺乏。所以适当的户外活动，如散步、日光浴，是有必要的。因为胎儿也需要适当的运动来刺激生长。运动可提高母体和胎儿的体质，增强免疫力。

二十怕妈妈进行不良胎教：科学的胎教不仅是正确认识，而且要在自然中进行，不可急于求成，贪多求快，否则会对胎儿起到副作用。有位妈妈带着两岁多的儿子看病，医生发现孩子严重失聪，检查发现孩子的耳蜗和听觉神经已经损坏，根本没治愈的可能。这位妈妈说孩子天生失聪，她为此十分苦恼——因为她在怀儿子时花费了很多时间做胎教，却生出失聪的孩子。医生经过耐心询问，得知这位妈妈在怀孕 3 个月时，每天把收音机开到最大，把耳机放在腹部，让胎儿听一小时的音乐。还有位孕妇即使在忙碌时，也不忘胎教，每天把胎教器放在腹部，没完没了地放音乐。结果生出的孩子虽聪明活泼，但精力过剩，不爱睡觉，这是因为母亲的胎教干扰了宝宝的生物钟。

所以，胎教应注意胎教的科学性，最好在胎教专家、妇产科医生的指导下顺其自然地，在轻松愉悦中进行，就是最好的胎教。

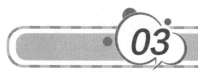

03 孕1月适用的胎教方式

本月适用的胎教方式，主要有以下几种：

一、营养胎教

怀孕刚开始，胎儿还很脆弱，一切需要有个良好的开端，这样才能孕育一个健康的宝宝。为此，首先在饮食上要保证营养。

① 制订一个营养合理均衡的食谱，使之包括蛋白质、脂肪、碳水化合物、矿物质、维生素和水等。

② 多吃些肉、蛋、奶、鱼类，以补充蛋白质；多吃些乳制品豆类及其制品、动物肝脏及骨等含有丰富钙质的食品，以补充钙质；多吃些动物肝脏、猪血、鸭血、芝麻、蘑菇、木耳、紫菜等含铁量高的食物，以补充铁质补血；可吃些海产品、豆类、苹果、瓜子、块根蔬菜等含锌多的食物；可吃些核桃、花生、木耳、芝麻、海产品、豆类、奶类等维生素含量较高的食物；多吃绿色蔬菜、柑橘类水果、全麦食品、豆类、谷物等含丰富叶酸的食物；可适当服用鱼肝油和蛋黄，因其含有丰富的钙质和维生素。

③ 养成良好的饮食习惯，避免偏食、挑食，不吃辛辣刺激性的、过咸的食物，更要避免吃变质的，或是有食品添加剂或受污染的食物。一日三餐都要吃，不要随便应付，养成少食多餐的习惯，可吃少量零食。养成多喝水的习惯，每天至少摄入1000～1500毫升的水，也可用水果、汤菜、牛奶、淡茶、酸梅汤、柠檬汁等来补充水分。

④ 尽量保持食物的原汁原味和新鲜，制作上多炖煮，少煎烤炒，少用调味作料，这样更健康。

二、环境胎教

知道腹中有了胎宝宝，那么，孕妈妈的生活和工作环境也要注意啦！要明白，从此不是一个人了，还要考虑宝宝在这个环境中是否舒适，是否会受到伤害。

① 夫妻感情要好：因怀孕应该更加一层彼此的爱意，共同营造一个舒适的环境，让宝宝健康成长，在美好的构想和期待中开始对宝宝的胎教。如果夫妻感情不睦，孕妇心情忧虑或愤怒，或紧张压抑，都不利于胎宝宝的生长。不要争吵，丈夫要体谅妻子，尽量避免矛盾冲突。此外，家庭气氛要亲和，家庭中其他成员也要为宝宝着想，避免矛盾，共同营造一个宝宝健康成长的家庭环境。

② 家庭居室要整洁舒适：保证空气流通，室内避免装修的味道；室内温度适宜，保持在20摄氏度左右，注意温度变化，及时保温防暑，多饮水。

③ 避开嘈杂噪音或有强烈刺鼻性气味的环境，不做繁重劳动，运动也以不疲劳为宜。避免上夜班或长时间加班。孕妇也可以参加一些公共组织的"胎儿学校"或是孕妇培训班进行学习，或者参加医院组织的妇幼保健课或是胎教讲座，多听专家的指导，与其他孕妇进行交流学习。

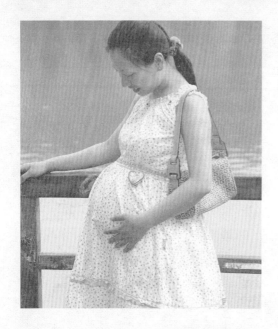

④ 可到大自然中短途旅游一次，但不要劳累。最好到郊外、公园、田野、海滨等环境中，感受大自然，吸收新鲜空气，促进胎儿大脑发育。

三、音乐胎教

怀孕 3 周以后，胎宝宝的中枢神经和心脏开始形成。虽然他还不能听到声音，但是已经有感觉了，他可以感觉到母亲的心情变化和情绪波动。所以，这个时期，音乐胎教也可以开始了。

因孕妈妈有身体不适感，胃口常常不好，甚至恶心呕吐，所以，这个时期，多选择一些节奏舒缓，旋律优美的音乐，安抚心情，让身心在放松中得到安慰。

① 听一些优美的乐曲，如《春江花月夜》《春风得意》《二泉映月》《摇篮曲》《假日的海滩》等。

② 切忌听交响乐、摇滚乐或迪斯科之类的音乐，因其太吵闹了，节奏太紧张，会让孕妇感到烦躁不安，引起消化和神经系统的不良反应，进而给胎儿以不良影响。

四、运动胎教

在孕早期，可做适当运动，但因为胎儿没着床，所以切忌剧烈运动。做适当的伸展运动和筋骨锻炼可有效缓解疲劳。

舒展背部：盘腿而坐，让两手手指在胸前交叉，再向上推超过头顶；将背部伸直，借用两臂的力量尽力向上推；上推的同时吸气，然后将两臂放下再缓缓地吐气。反复此动作可强化筋骨，缓解双肩紧张状态。

转动颈部：脖子向右缓缓转动，侧视右方；向左转动，并侧视左方；向上仰视；再转而向下。此运动可缓解颈部的僵硬状态，达到松弛肌肉的效果。

深呼吸：将双手放在腹部两侧，用鼻子深深地吸入一口气，同时向前挺起腹部，然后慢慢地用嘴将气息吐出，并随之收缩腹部。此运动可缓解孕吐，让心态平静。

拉伸肋部：两腿叉开而立，两臂伸开置于胸部前沿，一只手高高举起，另一只手放在下端，在一侧肋部收缩的同时尽可能地拉伸另一侧的肋部，然后换一个方向，重复此动作。

拉伸腿部肌肉：在一条腿向前迈出的姿势下，把前腿伸直，让后脚跟接触到地面。后腿弯曲的同时尽量使上半身、头部和腰部保持一条直线，这样坚持 15～30 秒，注意呼吸均匀。为使前腿不弯曲，可以用手轻轻按住。此运动可增加腿部后半边肌肉韧带的柔韧程度。

户外散步：基本可与平时一样，这种有氧运动，对自身和胎儿都有好处，简单易行，为孕妇的首选。

04 孕2月适用的胎教方式

本月适用的胎教方式，主要有以下几种：

一、营养胎教

① 多吃高蛋白食物：因为此时孕妈妈所摄取的营养，有至少一半要提供给宝宝。可吃各种肉类、鱼类，也可吃些豆类等杂粮，不能单吃一种，米、面、豆、肉、蛋、奶、水果、蔬菜等每天都要具备，做到均衡。

② 保证充足的水分：因为有呕吐等早孕现象，有水分流失，所以要保证水分补充，多喝水、果汁、牛奶等，也要补充蔬菜和水果，多喝些汤，以清淡为主。

③ 防止呕吐：饭菜不要太热或太凉着吃，温和时吃最好；饭前或饭后一小时，可喝些大麦茶、燕麦片、牛奶、果汁等，以防止呕吐；少进厨房，少闻油烟味道。

④ 多吃些坚果，如核桃、杏仁、瓜子、开心果、松子等，这些食物富含亚油酸等不饱和脂肪酸和蛋白质，对胎宝宝大脑发育十分有利。

⑤ 多吃纤维素多的食物，缓解便秘：可吃些糙米、芹菜、油菜、全麦食品、各类果仁、韭菜等高纤维食品，以促进肠道蠕动，使体内的废物及时排出，避免或减轻便秘。另外，也要多吃些蔬菜水果，也可促进消化和排便。

⑥ 补充矿物质食品：动物肝脏、贝类、菠菜、牛奶及乳制品、坚果类、蛋类、海带、紫菜、香蕉、木瓜、豆类等，以补充人体所需的钙、铁、锌、碘、钾等矿物质。

⑦ 继续吃叶酸片。

⑧ 少吃或不吃各种腌菜、泡菜。

二、音乐胎教

怀孕第二个月，胎宝宝的内耳已经形成，可以正式进行音乐胎教了。加之此阶段孕妇早孕反应明显，需要镇静心神，解除疲劳烦闷，而收听音乐，可减缓这些症状，也可减缓由呕吐带来的身体不适。

① 收听《春江花月夜》《平沙落雁》等节奏舒缓，带有诗情画意的乐曲，可镇静心神。

② 听《喜洋洋》、《春天来了》等优美酣畅的乐曲，可解除烦闷心情；

③ 听《假日的海滩》、《水上音乐》等清丽明朗的乐曲，可解除疲劳。

④ 听《二泉映月》、《渔舟唱晚》等柔和的乐曲，可催眠入睡。

⑤ 走进大自然，到郊外、公园，或者野地，倾听大自然的美好乐音，胎宝宝也喜欢哦。

三、按摩胎教

早孕时期，有时剧烈的呕吐让孕妇浑身不舒服，你一定会想："亲爱的宝宝，你怎么这么折磨妈妈呢？"为了缓解呕吐，可进行按摩方法。

① 用手拇指按揉足部会原穴（即脚背

的最高处），太白穴（即足内侧缘，在第一跖骨小头后下方凹陷处），各 10 分钟，每日 1～3 次。

②按揉足部内庭穴位（即足之大趾次趾外间陷中），10 分钟左右。

③按压足部厉兑（在第二趾甲根，边缘中央下方的二毫米处）和隐白（在足大趾末节内侧，距离趾甲角 0.1 寸），每次 10～25 分钟。

④按摩时动作要轻柔，如果按摩部位有皮炎，则不可按摩。

四、情绪胎教

孕妈妈的情绪和心情对胎宝宝的生长发育影响很大，但孕早期，常常伴有身体不适引起的心情烦躁，情绪不好，所以，如何保证一个好情绪，是十分重要的。因为心情不好，会造成肾上腺皮质激素增高，而这有可能导致胎儿形成腭裂、唇裂等畸形。那么，如何调节自己到最佳情绪呢？

①告诫自己，如果心情不好，会危及腹中的胎宝宝，为了宝宝，也要告诫自己不要生气、烦闷、烦躁，而要保持平和的心态，满怀美好的期待，为生一个健康聪明的宝宝而让自己优质最佳心态。

②如果心情实在不爽，也不要闷在心里，而要想办法排遣，得以宣泄出来。如果想哭，就痛快哭出来；如果想叫，也可以大声叫出来；或者找亲朋好友聊天，倾诉出来心中的烦闷和焦虑。

③做自己喜欢做的事情，培养一点业余爱好，投入其中，转移不良情绪。或者看看胎教方面的书、或者听音乐、或者作画、或者看看电视等。

④寻求老公的帮助，向老公发作，或者倾诉，或者让他陪伴去散步，短途旅行，排遣郁闷。

⑤改变形象，试着穿上一件亮丽的衣服，改变一下发型，化点淡妆（是淡妆），或者重新买一件漂亮的衣服，让自己转换一下心情。

⑥找其他孕妇聊聊天，互相沟通交流，减少焦虑或紧张情绪。明白怀孕是正常的事，不舒服，心情烦闷也属正常，别人也一样，所以自己也不必为此烦心。

⑦告诉自己要高兴才是，因为作为女人，体验生育，做母亲是最幸福的事情，所以不必为不舒服心情烦躁，而应该充满乐观和积极，保持好心态，照顾好自己，照顾好腹中的宝宝，让他健康成长，满怀期待地盼望着他的出生，自己也将成为一个幸福的妈妈。

⑧怀孕不仅是女人孕育新生命的过程，也是自己人生新征程的开始，在孕育中，也获得对人生的更多体验，是又一次成长，走向成熟。而千万不要以为怀孕，从此自己就老了，落伍了。只要积极还在，怀孕只会促进自己的成长和进步。

五、运动胎教

肩部运动：以舒适的姿势盘腿而坐，将力量集中到肩部，同时略微提肩，然后一下子放松下来，让两肩自然降下。此运动可放松紧张的肩部。

提拉上身：平躺时，将膝盖立起双手朝屋顶方向推去，感觉好像要接触到屋顶一样。然后，同时提拉上身，再慢慢躺下，上身被提拉起来时吐气，躺下时吸气。此运动可强化腹部的肌肉。

臀部运动：躺下以后，将双腿高高举起，同时抬起臀部。此运动可锻炼下腹部肌肉。

足尖运动：坐在椅子上，两脚平踏地面足尖尽力上翘，然后再放下，反复多次。注意足尖上翘时，脚掌不要离地。此运动放松脚部。

踝关节运动：坐在椅子上，一条腿放在另一条腿上面，下面的脚平踏地面，上面的腿缓缓活动踝关节数次，然后将脚背向下伸直，使膝关节、踝关节和脚背连成一条直线。两条腿交替进行上述动作。此运动可促进血液循环，增强脚部肌肉的力量。

户外散步：促进血液循环和消化，增加体内氧气，促进胎宝宝的脑部发育；而且可缓解早孕的不适感，让心绪归于平和。

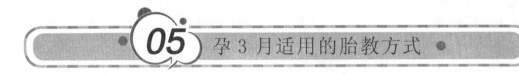

05　孕3月适用的胎教方式

本月适用的胎教方式，主要有以下几种：

一、营养胎教

吃些叶酸丰富的菠菜和生菜：多吃菠菜、生菜、茼蒿、动物肝脏、大豆等，以促进胎宝宝内分泌系统的发育，加速细胞生成。

补充足够的含铁食物：动物肝脏、牡蛎、菠菜、芹菜、牛奶、核桃、松子等。

饮食应清淡：少放八角、花椒、胡椒、桂皮、五香粉等作料，因为它们会消耗肠道内的水分，减少胃肠蠕动，使肠道更干燥，引起或加重便秘。

鸡蛋每天吃两个为宜，不要多吃。鸡蛋有利于胎宝宝大脑发育，又营养丰富，所以很多孕妇要吃，有的甚至为营养一天吃十多个，其实大没必要。鸡蛋的最佳吃法是煮食，其次是炒鸡蛋等，吃时要细嚼慢咽，这样才易消化和吸收。

科学食用水果：水果营养丰富，美味可口，对孕妈妈来说，更是不可缺少。但水果中含有大量的葡萄糖、果糖，经胃肠道消化吸收后，会转化为中性脂肪，诱发肥胖，甚至引起高血脂。所以，专家建议，吃水果也要有节制，用水果代替蔬菜和主食的想法更是不对的。孕妈妈不宜多吃桂圆、荔枝、山楂等水果，因其性温热，易上火引起便秘，山楂则容易引起子宫收缩而流产。柑橘类水果，营养丰富，但多吃也会上火，发生口腔火症，每天最好不超过3个，控制在200克左右。水果最好新鲜着吃，不要放在冰箱里太久了，太凉了会造成肠胃蠕动变慢，影响消化。最好吃时令水果，在秋天吃苹果，冬天吃柑橘类水果，春天吃草莓，夏天吃无核水果如黑莓等。不要吃罐头产品，因为其有一定的人工合成的色素、香精、甜味剂和防腐剂等，对成人影响不大，因为成人的排泄和解毒功能能力较强，但对胎宝宝就会造成伤害，所以，孕妈妈不要吃罐头食品哦！

⑥ **切忌暴饮暴食。**吃得过多会增加体内脂肪，导致组织弹性减弱，出现巨大儿，造成分娩困难或大出血，还可能产生妊娠高血压综合征、妊娠糖尿病等，所以，准妈妈的饮食一定要合理安排，每餐吃成七八成饱即可，最好少食多餐。建议每餐如此安排：

豆浆：500毫升

鸡蛋：1～2个

鱼虾，肉类：100～150克

豆类及其制品：100～150克

新鲜蔬菜：500～1000克

水果适量：不超过1000克

总之，要尽量荤素搭配，粗细搭配，品种多样。

⑦ 每天清晨饭前喝一杯水，喝200毫升25～30摄氏度的新鲜水，可温润肠胃，促进消化液的分泌，刺激肠道蠕动，定期排便，防止便秘痔疮；同时加快血液循环，补充细胞夜间丢失的水分。

⑧ 可食用一些艾蒿、生地和葱等，可防止流产。用大米熬成粥，加入一些葱根，煮熟后食用，有安胎之效果。

二、音乐胎教

① 虽然此时胎宝宝还听不到声音，但已经能够感受到了。所以孕妈妈听音乐的愉快心情会传达给胎宝宝，给他以良好的刺激。这一阶段孕妇的早孕反应强烈，因不舒服而焦虑、压力抑郁，听音乐是一个不错的解闷选择。

② 孕3月早孕反应最强烈，孕妇情绪波动也大，所以所听的音乐也要以解除忧郁焦虑为主。如《春江花月夜》《江南好》、《摇篮曲》，海顿的《四季交响曲》，莫扎特

的《第十四号钢琴鸣奏曲》等。

③ 孕妇不要听节奏激烈，声音刺激的现代音乐，因其会让胎儿跳动不安，引起神经系统和消化系统的不良反应，从而危及胎儿。

三、对话胎教

孕妈妈与腹中的胎宝宝说话，是一个母亲最自然不过的事情，是发自内心的，不由自主的，是爱的真实流露。尤其对于初次怀孕的准妈妈，与宝宝的对话，虽然刚开始有些不大自然，不大习惯，但那是当着人面，在自己一个人的时候，与宝宝说话，是最自然的事情了。孕3个月时，宝宝虽还不能听到声音，但已经有感觉了，他能感觉到妈妈的喜怒哀乐，所以，孕妈妈对宝宝进行话语胎教，此时也应该开始了。

① 亲切温柔地与宝宝对话，注意语气的温柔和缓，充满母爱，同时抚摸着肚皮，不妨说："宝宝，欢迎你啊"，"宝宝，妈妈爱你"等一些温暖的话语，一定要相信，宝宝能感受到你的爱哦！

② 你平时做什么事，想什么事，有什么感觉，都可以真诚地与宝宝对话，像对最信任的朋友说话，宝宝会感受到妈妈的坦诚和爱。比如，早起时，你可以跟胎宝宝说："宝宝，我要起床了，你睡得好吗？""昨晚，你做梦了吗？""太阳出来了，新的一天开始啦"……

吃饭时，你可以对宝宝说："宝宝，我们来吃饭！""来，让我们吃一点鱼吧！……哇，真好吃啊，这是你爸爸做的呢！"；去医院检查时，你可以说："宝宝，来，我们做检查了，看看你的小脚长出来了

吗？""宝宝，你一定要好好儿的啊，妈妈才放心"……感觉胎动时，你可以说："宝宝，你醒了吗？""你在玩什么呢？是想和妈妈一起玩了吗？"或者轻拍一下肚皮，说："宝宝，你心情很好吗？想快快长大了。"……

③可以边说话边给宝宝讲故事，或者唱儿歌给宝宝听。

④准爸爸也要参与到对话胎教中来，让胎宝宝感受到爸爸的爱，而且胎宝宝十分喜欢听爸爸低沉的声音呢。

四、情绪胎教

孕3月，是孕妇反应最强烈的一个月，身体的不适和强烈反应也会带来心情的变化无常，情绪不稳，紧张、焦虑，郁闷，甚至总有一股无名之火，这些都对胎儿不利，容易造成胎儿畸形。所以，如何保持一个稳定而良好的情绪，是十分重要的。为了让心情转好，建议如下：

①明白身体的不适因宝宝而来，作为母亲，因为爱宝宝，所以能乐观地接受不适，能积极地应对，一切因为对宝宝的爱。

②听听音乐，让心情平复。

③转移重心和视线，淡化不良感受和情绪，投入到别的事情中，如本职工作，做些家务，业余作作画，练练书法，看看书等。

④出外面走走，或小区、或公园、或郊外，感受大自然，也发散不良情绪，让心情转好。

五、运动胎教

按摩腹部：孕妈妈仰卧在床上，头不要垫得太高，也可将上身垫高，采取半仰卧姿势。全身放松，双手轻放在胎儿的位置上，双手从上到下，从左到右轻柔而缓慢地抚摸胎儿，怀着一种做妈妈的幸福和母爱的亲情，同时可以与宝宝对话，亲昵地喊着"宝宝"，或者自己给他起的小名，每次2～5分钟即可。

转动肩部：全身放松，盘腿而坐，两肩先从后向前，再从前向后地转动。此运动可使肩关节变得柔软，并能缓解紧张的感觉。

肋部运动：仰卧，曲起膝盖，然后向上举，双手交叉，并放在头部后方。上身抬起，尽量让左肘接触到右膝，之后再次躺下。抬起上身的同时呼气，躺下时再次吸气。此运动可有效锻炼腰部的肌肉。

推动骨盆：仰卧，立起膝盖，臀部抬起，用大腿和臀部的力量上抬，再放下。此运动可强化大腿和骨盆下部的肌肉。

骨盆运动：两脚分开，膝盖稍作弯曲。慢慢地转动臀部，尽量保持腰部不动，而让其起到带动臀部的作用，重复数次，然后更换转动的方向。

保持平衡：两手抓住椅背或将双臂张开以保持平衡，抬起脚后跟，再轻轻放下。此运动能更好地支撑日渐增重的身体，提高孕妇掌握身体重心的能力。

户外散步：呼吸新鲜空气，解除烦闷，减轻抑郁，让心恢复宁静和理智，对胎宝宝更是一种很好的良性刺激。

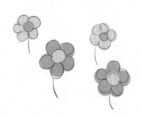

Part5 孕早期的日常保健

 做好准备，过一个快乐的孕期

以前，人们普遍认为生了孩子以后，女性的青春容貌和苗条身材就会消失。近些年来，有不少女明星，生过孩子做了妈妈后，风韵更增，甚至被称作"辣妈"的大有人在，媒体上代言妇幼用品广告的"星""腕儿"更受大众偏爱。

普通女性虽然没有明星们的风采，但只要注意皮肤的美容、打理，分娩后也能保持和恢复青春靓丽的肤色和婀娜有致的身材。所以，孕妈妈在孕期完全可以"臭美"一些，让自己在这几十周中做一个别具风韵的"孕美人"，不仅自己和家人看起来舒心悦目，自我感觉良好，能调整心情，保持情绪良好，对于腹中的胎儿宝宝来说，也提供了有益的外部环境。

让孕期的自己变得美丽一些，当然是每一个孕妈妈的心愿，然而，生理上的变化往往会令人烦恼。因为激素改变，体表的差异显而易见，痘痘、痒症、色素沉着的黑斑、妊娠纹、黑眼圈、干燥易过敏的皮肤、水肿、静脉曲张……种种因素使原本因怀孕而辛苦之极的孕妈妈忧虑。

因此，着手改善和保养自己，做一个美丽的孕妈妈，需要从怀孕之初就做起，且须持之以恒，才能够达到最佳效果。

保养皮肤要比孕前更加小心避免过度刺激，同时做好清洁、调理、预防伤害工作，去除过多油脂，保持适度润泽，做好防晒，适度按摩，维持肌肤正常的新陈代谢，让皮肤随时处在最舒适状态，把妊娠纹、黑眼圈、色素沉着程度降到最低。

当然，孕期不必专门美容。却要注意保养打理皮肤，孕期免疫系统异于平时，皮肤对食物、气候、环境和化妆品都更易过敏，即便平时用惯的保养品也可能会产生不良反应，一旦发现影响到皮肤则尽力避免再用。用保养品和化妆品前，先在肘内侧试验，不引起红肿发痒再使用。

面部皮肤保养：激素的改变会使多数孕妈妈的面部皮肤变得或是更油，或是更干。不管出现哪种情况，都要注意清洁和保湿。由于易过敏，原则上不宜使用过多过复杂的保养品和化妆品，一两种天然品为宜。

油性皮肤：保养重点在于彻底清洁，避免油脂堆积引发疱痘、粉刺；多洗脸，早午晚和睡前各一次；使用清爽型油性皮肤专用保养品。

干性皮肤：注重保湿和滋润，适度保持皮肤水分和油分，避免皮肤过度干燥而敏感脆弱；少洗脸，起床和睡前各一次；使用滋润型干性皮肤专用清洁保养品。

每天洗脸可以注意，夏天用冷水，冬天用温水，不要用刺激性强的清洗剂，可以改用刺激性较小的化妆品来清理皮肤，擦涂乳液后，淡涂一点粉底就足够。

白天，一般不用再做细致的化妆，如果因为出汗粉底脱落，只需简单地用粉底霜或粉饼补淡妆，夜间睡觉前，先用洁面乳洗净皮肤，然后记住要用润肤膏进行按摩拍击，然后用乳液擦掉润肤品，最后涂上营养露或乳液保养。

孕期可以化淡妆，应当注意的是皮肤变化很敏感，不能轻易改换化妆品和清洗用品及保养品，而且化妆品和清洗用品以纯天然质量为佳。孕初期，皮肤变得油性强，容易长粉刺和小痘疱，如果更换化妆品，会适得其反。孕中期以后，皮肤会变得粗糙起来，更不能轻易改换化妆品，要加强营养饮食方面的调整，多吃含蛋白质和维生素丰富的食物，保证充足营养和休息。可以薄施一点粉底、淡胭脂和口红。

02 孕早期的居家环境

居家环境，是怀孕期间外部环境的最主要构成部分之一，对于孕妈妈和胎儿宝宝来说，是攸关健康状况的大事，是举足轻重的物质基础环境。

当然，人们的居室都应当注意清洁卫生。怀孕期间，女性的居室更加要注意，因为胎儿对环境影响极为敏感，加上小生命抵抗力弱，成年人不在乎的细节，放在胎儿身上可能会引起大麻烦。

一是居室要整齐清洁，勤扫除。要有较好的通风，多开门窗，使空气流通，给人以清爽感。即使是冬天寒冷时，也要注意每天开窗通风，去除室内污浊的空气，使阳光照入室内。常呼吸到新鲜空气，会令人感到舒适恬静，对孕妈妈的精神和身体都有益，对胎儿生长也有好处。

二是温度要适宜，切防室温过高或者过低。一般来说，室内温度最好控制在20~22℃左右。室温太高如达到25℃以上，会使孕妈妈感到精神不振，头昏脑涨，全身不适，甚至影响到食欲下降。如果室内温度过低，则会影响到人的正常生活，让人不愿意行动，全身发紧，还易引发感冒、咳嗽等症状，对母胎健康都不利。调整室温要注意，夏天可多开窗通风，使用空调或电扇降温，但不能使室温过凉，更不能对着风扇和空调直吹，以免发生感冒或其他疾病。冬天可以暖气调节室温，若以火炉取暖，千万要防止一氧化碳中毒，对母子造成危害。冬季室温也不可高于室外太多，以防温差过大，去户外引起感冒。

三是注意空气湿度以 50% 为宜。若相对湿度太低，会让孕妈妈感到口干舌燥、咽喉疼痛、鼻子流血等不适。增加湿度的方法，可以在室内摆放水盆、在地上洒水、在炉火上放水壶或暖气片上放水槽，也可以在室内放一些适宜的花草。相反，如果室内湿度过高，空气潮湿、衣服被褥发潮，会引起消化功能失调，食欲降低、肢体关节酸痛、浮肿等。这时，要打开窗门换气，祛除室内潮湿源，也可以打开空调的"除湿"功能降低室内湿度。

四是可以放置几盆花草。花草可以改善室内环境，令人赏心悦目，有益身心健康。但在孕妈妈的居室内，不宜放松柏一类植物，因为气温高时，松柏较浓的气味会影响到孕妈妈食欲，令人感到恶心、厌烦。另外，洋绣球、五彩梅等一类容易使人产生过敏反应的花草也不宜放入居室。还有一些香味过浓的花，如夜来香、米兰等也有些人不适应，一般不宜摆入居室。

五是注意避开刺激性的气味。酒味、烟味儿都会刺激孕妈妈，对胎儿不利，如果在室内吸烟，会让母子被动吸烟，不利健康。煤烟气味对人体不利，更不利于母婴健康。因此，冬季在室内生炉子取暖最好装上换气扇，以保持室内通风良好。

03 乳房的护理

怀孕期间，乳房会胀大，而胀大的乳房组织会把皮肤撑大，等到产后退奶或是不喂母乳以后，乳房会恢复原先的大小，理论上并不会有乳房变小的问题，但是因为乳房的皮肤经过乳房变大再回复原状的情形下，皮肤会有变松的现象，导致妈妈觉得自己的乳房变小了，其实不是乳房变小，而是皮肤变松了。

乳房主要是由腺体组织、脂肪所组成，里面的肌肉很少，腺体组织在母亲泌乳时，会充满奶水，使胸部变得较大，停止喂奶后，乳房内的水分和奶水减少，就像肚皮被撑大后再变小，会变得松松的。因此，当乳房开始胀大时，务必要穿着合适的内衣支托，以免皮肤被撑得过松。

女性妊娠后，乳房受到雌性激素、孕激素及胎盘泌乳素的影响，乳腺腺泡及腺管发育，脂肪沉积入结缔组织充血，乳房逐渐发育增大，还会出现乳房胀痛。产后，乳房要担负直哺乳的重任，因此，在孕期就要做好保护乳房，为哺乳期做好准备。

养护乳房要注意：

上衣要宽松，选择合适的乳罩。随着妊娠月份的加大，乳房大小变化，及时更换尺寸合适的乳罩。

注意乳房卫生，经常洗澡，常常清洗乳房。

注意观察乳头的形状，多数女性的乳头是凸起的，如果有个别人乳头内陷，经常用手指把乳头向外牵拉，坚持一段时间，就可以把乳头拉出来。否则，等到胎儿娩出再做准备就晚了。

妊娠期最好每天清洗、按摩乳头，尤其是到妊娠后期更是要天天洗，既可以为哺乳做准备，也可增加子宫的敏感性。

产后中止母乳喂养后，乳房不易恢复孕前状态，可能会出现下垂或不如早先那样丰满挺拔。主要是由于乳房支持组织的变化。为了使乳房在产后尽可能恢复原样，哺乳期间可以用较宽松的乳罩托起乳房以防下垂，哺乳时应当每次交换两侧乳房以防两侧大小不一。注意锻炼胸部肌肉，增加胸肌力量，使乳房得到更好的支持，变得坚挺。

女性的每只乳房重 100 ~ 200 克。隆起的乳房不仅是女性体态美的表现，而且是哺育新生命的"有功之臣"。妊娠后，由于内分泌激素的刺激，乳房中乳腺管增生，乳腺泡增多，乳房增大，重量增加。为了防止乳房下垂，怀孕女性白天应该戴胸罩，晚间松解，避免胸罩紧束压迫胸部。

戴胸罩有很多优点，不仅能支持和扶托乳房，有利于乳房血液循环及乳房增大，防止因局部血液循环壅滞而患乳腺疾病，还能保护乳头，防止磨伤和碰疼，维持乳房美观，避免下垂，减轻在劳动和行走时乳房的震荡。就像秋冬季出门戴口罩一样，可以防止冷风钻进肌肤，既可避免受凉感冒，又有保暖的作用。

戴胸罩应当注意几点：

不用化纤布、不透气或不吸水的布做胸罩，以免发生湿疹。

用细软的棉布制作胸罩。

胸罩宁大勿小，有利于淋巴液的正常流通。

不要把胸罩放在洗衣机中与其他衣物混洗。

每次更换胸罩前，应该把内侧绒尘拂尽，以防内衣纤维堵塞乳管，导致产后缺乳。

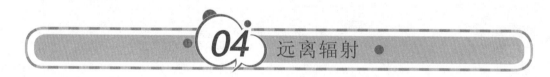

04 远离辐射

在我们的生活环境中，辐射无所不在，它已被世界卫生组织列为继水源、大气、噪声之后的第四大环境污染源，成为危害人类健康的"隐形杀手"。

辐射是一种能量，能量高的辐射，会穿透物体，破坏物体内部组织，产生辐射生物效应，造成各种程度的伤害。大量辐射线产生的高能量，会损害 DNA、造成细胞分解或突变，甚至造成胚胎死亡、胎儿畸形、脑部发育不良，及增加日后患癌症的概率。

科学家发现，还未分化的、比较原始的或快速成长的细胞，对于辐射比较敏感，因此，尤其在怀孕头 4 个月内的孕妇，一定不要大量地接触到辐射线。由于此时胎儿器官还未发育完成，特别容易受到外界影响而造成伤害；4 个月以上的胎儿，虽然发展比较稳定，但仍须注意勿长时间暴露在辐射环境中。

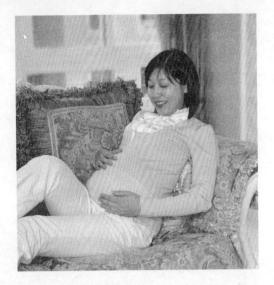

在怀孕的各个阶段，胎儿有不同的发育状况，对辐射线的敏感度也不同：

在怀孕 0 ～ 4 周：细胞分裂期，只有 4 ～ 8 个细胞在进行分裂，万一接触了辐射，可能会伤害 1 ～ 2 个细胞，但是细胞会重新修复，继续进行复制；如果辐射的剂量太大，全部细胞因此死亡，胎儿也就没有了。

在怀孕 5 ～ 14 周：胚胎期，器官逐渐形成，可能会影响胎儿的生长细胞，造成畸形或死亡。

在怀孕 14 ～ 25 周：胎儿期，虽然比较稳定，但若接触到太多的辐射，可能影响胎儿的神经系统，造成智能不足等。

所以，专家认为，在妊娠前 3 个月，也就是妊娠早期，受辐射影响的危险比妊娠中、晚期的危险大得多。因此，为了宝宝的健康发育，准妈妈要注意远离辐射。那么，日常生活中的辐射源都有哪些呢？

电磁炉：专家指出，在电器用品中，电磁炉的电磁波偏高；它的原理是利用电磁场使锅发热，煮熟食物。如果使用较大的锅，盖住整个炉面，可以阻隔电磁波发出的能量。另外，用铁皮或钢片沿着炉面围成一圈，同样能阻隔电磁场。在使用完后，先将电源关掉，再把锅拿开，否则空炉面会放出强烈的电磁波。

微波炉：有研究结果表明，离微波炉 15 厘米处磁场强度最低，30 厘米以外就基本检测不到了。但如果微波炉密封不好，辐射泄漏，就会对人体造成伤害。

手机：手机通过电磁波进行信息传递，这些电波就被称为手机辐射。多年来，关于手机辐射对人体有没有害的马拉松式的争论从来没有停止过。但在确定的结论出来之前，为了避免胎儿受影响，孕妇在妊娠早期应尽量少使用手机。建议在接听手机时，尽量佩戴免持听筒，最好长话短说。此外，在电话刚接通时电磁波最强，最好先离身体远一点，之后再拿近接听。

电热毯：电热毯对人体的危害来源于极低频电磁场。孕妇在妊娠头 3 个月使用电热毯会增加自然流产率。正确的做法是先预热半小时再使用，睡前关闭开关，拔掉电源插头。

电脑：现代职业女性越来越多，怀有身孕仍然在职场上工作的女性，要特别小心使用电脑。建议怀孕初期的 3 个月，孕妇应尽量少接触电脑。准妈妈在操作电脑时不要离得太近，时间也不要太长，应该隔一段时间就走动一下。

生活在到处是辐射的环境里，孕妇难免会担心是否影响胎儿的健康，其实，准妈妈们也不必太恐慌，可以多摄取维生素 C；多喝牛奶；多吃增强免疫力的食物；减少使用电器的时间。在使用时保持距离，并减少使用时间，就能安全度过怀孕期。

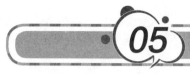

05 做好孕早期的常规检查

孕早期检查一般要在停经40天左右进行第一次检查。医生要询问病史，进行妇科检查，确定妊娠。必要时还要进行产前咨询和遗传咨询，以此判断孕妇能否继续妊娠。孕早期检查能够确定子宫大小与停经时间是否吻合，从而了解到胎儿的发育情况，并且可以发现生殖器官的异常及妇科疾病等。

孕早期检查的另一个内容是做血液、尿及肝功能等化验检查，以便早日发现影响妊娠的各种疾病。确诊怀孕后，自怀孕的第3个月起应每月检查一次，直至怀孕第6个月。检查内容包括量血压、测体重及子宫底高度、听胎心，必要时复查血、尿、白带等。如果经检查，确信继续妊娠会给孕妇带来生命危险，或发现胎儿有较严重的先天性畸形，应该及早终止妊娠。

孕早期的常规检查项目通常有以下几项：

1. 妇科三合诊检查

妇科三合诊检查主要是检查胚胎是否正常发育。当出现子宫大小与停经月份不相吻合时，需要B超检查，以排除子宫肌瘤、子宫发育异常和胚胎发育异常等情况。若发现存在子宫肌瘤，需要估计肌瘤的大小、生长部位和是否影响胚胎生长发育而需要及时终止妊娠，并尽可能地判断肌瘤的性质。同时，医生检查的内容还包括双侧附件是否正常，当卵巢增大时，需要判断是妊娠引起的功能性增大，还是器质性增大。若是功能性

增大，怀孕三个月后会自然消退，若是良性器质性增大，要尽可能在怀孕三个月后手术，以减少流产率。

2. 超声波检查

停经40天和60天分别做超声波检查，了解胚囊种植部位和胚芽发育情况。怀孕4个月后产科登记检查，按照产科要求，做好超声波检查的随访工作。

3. 宫颈刮片检查

由于孕期血容量增加，供血丰富，如果宫颈发生肿瘤，及时治疗可以提高胎儿的生存率。所以此项检查主要是了解宫颈表皮细胞的形态，排除宫颈肿瘤的发生。当然，宫颈刮片检查是比较初级的检查方法，产生疑虑时可以进一步做阴道镜检查或宫颈活检病理切片，以便做出明确诊断。

4. 妇科窥器检查

了解阴道、宫颈情况，排除孕妇的生殖器官发育异常，为宝宝顺利出生提供通道；观察阴道黏膜是否充血，阴道分泌物的颜色、量是否正常，是否有异味；看看宫颈是否糜烂、有没有宫颈息肉存在；特别是早孕期间出血时，观察出血的原因是否与阴道、宫颈有关，为治疗提供依据。

5. 白带检查

白带检查主要是了解孕妇是否存在滴

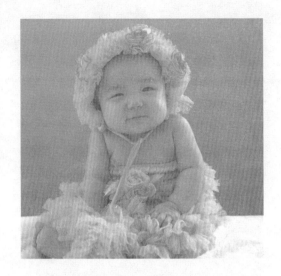

虫性阴道炎和霉菌性阴道炎，若阴道内有滴虫、霉菌的存在，容易引起上行性感染，影响胚胎发育，诱发流产，必要时还要进行衣原体、支原体、淋球菌检查。

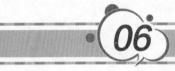

6. 其他检查

孕妇还可以根据自身情况选择其他检查。比如患有心、肝、肾、甲状腺等疾病，需要请内科医生会诊，了解继续妊娠是否会增大危险。若反复自然流产，早孕期间夫妇双方的全面检查更是十分必要的。

06　准爸爸应该做的事

孕早期的第一个月，孕妇身心开始变化，身上感觉不舒服，心情常常烦躁不安。在这种情况下，作为准爸爸的丈夫，就不能袖手旁观了，此时正是你关心呵护妻子，对母子表示爱意的最好时期。那么，准爸爸在妻子怀孕后应该做些什么呢？

① 首先应该为妻子怀孕，自己即将为人父而表示欣喜，同时心里增一份责任感。

② 比平时更关心体贴妻子，不仅对她表示爱意，而且在生活上积极行动，照顾好她，在饮食上给她补充充分的营养，保证母子的需要。丈夫主动承担起更多的家务劳动，问妻子想吃什么，嘘寒问暖，亲自买菜做饭，为妻子端汤送水，不时表示亲昵的动作，还可以轻拍妻子的腹部，表现出对宝宝的关心和满怀的期待；即使是在上班时间，也可时常给妻子打个电话，以示关心。

③ 不在妻子面前抽烟饮酒，保持室内卫生，尽量克制自己，避免性生活。

④ 陪妻子体检，就诊，积极参与每一项检查，让怀孕的妻子生活在丈夫的体贴与爱中，感受到做妻子的甜蜜，做母亲的伟大，从而增强生育宝宝的信心和勇气。

⑤ 陪伴妻子散步，逛公园，尽量多陪妻子，让她开心快乐，减少不稳定情绪。

早孕第二个月，很多孕妈妈正处于早孕反应比较明显的时候，这时准爸爸要充分体谅妻子，关心呵护好妻子。

① 理解怀孕的妻子，心疼她难受，多体贴关心，多迁就妻子。

② 在妻子不适时，多加照顾。

③ 告诉妻子，不会因为怀孕变得体态不佳而有嫌恶，不会因性生活少些满足而不满，而是感谢妻子，为生育宝宝而辛苦受

累，告诉妻子，永远爱她。

④注意妻子的情绪波动，照顾好她的情绪。

⑤注意营造妻子与其他家庭成员间的良好关系，丈夫充当润滑剂的作用。

⑥下厨做饭的事，丈夫从此多承担下来，而且尽量做妻子爱吃的饭菜。如果自己做的饭菜妻子不屑一顾，也不要介意，要多体谅她有时的任性和不讲道理。

⑦不要让妻子干重活儿，家务事儿丈夫多做一些。

⑧与妻子一起营造良好的胎教环境，多陪伴妻子，散步或者看场电影。和妻子一起描绘宝宝的样子。

⑨多了解一些关于早孕的相关知识，告诉妻子不要为此焦虑或担心，不要有心理负担，一切不适终会过去。

⑩帮助妻子调节情绪，时常逗妻子开心，转移她的注意力，让她在自然中孕育自己的宝宝。

孕3月，孕妇的早孕反应最明显，身心都不舒服，所以，准爸爸要照顾好妻子，因为对于妻子而言，没有什么比老公的爱更加温暖甜蜜，解人忧愁，给人幸福和踏实感。

①因妻子妊娠反应加重，丈夫要承担起主要的家务劳动。

②照顾好妻子的日常饮食和生活起居，为妻子做清淡可口的饭菜，保证母子所需要的营养。在做饭时，多选用一些健脑食物，如核桃、黑芝麻、金针菇、小米、玉米、红枣、香菇、海产品等，给妻子补充营养，并有助于胎儿的大脑发育。为提高妻子的胃口，可变幻花样地给妻子提供食物，买些她平时爱吃的零食，但要适可而止。

③在感情和精神上给予妻子以最大的安慰和关心，面对妻子的情绪不稳定和不开心，能够迁就他，而且能让她开心，保持愉快的心情。

④丈夫不要在妻子面前抽烟。

⑤尽量抽出时间，多陪伴妻子，散步，看场电影，走串一些朋友，聊聊天，一同学习胎教的知识等，让她感觉到你的疼爱和关心，增加对孕育宝宝的勇气和信心，可极大地稳定她的情绪，这对妻子很重要哦。

⑥避免说出妻子体形不好看，脸上有色斑等伤害妻子的话。一个好丈夫，自然会欣赏怀孕中的妻子，会觉得这是女人的另外一种美，一种孕育的美、伟大的美。

⑦与妻子一起设想宝宝的样子，畅想未来的美好生活，让妻子感受到天伦之乐。

⑧为妻子做按摩，缓解她的疲劳和紧张，而且这也是对妻子体贴和关爱的最实际表现。按摩前将手洗净，按摩的力度要稳定，不要时轻时重的，可以同时放一些轻柔的音乐，以起到更好的效果。以下是按摩的一些小方法，建议如下：

A、可以将双手放在妻子头部两侧，轻压一会儿，然后用手指轻揉整个头部；

B、双手轻按前额中央位置，再向两侧轻扫至太阳穴。

C、轻按妻子的眼睛周围。

D、双手轻按妻子的两边脸颊，再向上扫至太阳穴。

E、双手放在准妈妈的下巴中央，然后向上扫至太阳穴。

F、将食指和中指沿着妻子的下耳周围，前后轻按。

以上每个动作可重复做10次左右。

07 孕早期的性生活

怀孕初期，孕激素的分泌还不够充分，胚胎在母体子宫里的状态还没有稳定下来，如果例行夫妻性活动会容易引起流产，因此最好禁止性生活。

而且这个阶段孕妈妈一般都会有早孕反应，严重的生理反应会让身体很难受，性欲可能不强。另外，这一时期正是容易发生流产的阶段，尤其是有流产高风险的孕妇。医生可能顾虑的是，在早孕期胎盘和子宫壁连接还不太紧密，如果性生活不当，可能会引起阴道感染，或子宫收缩而造成流产，所以医生往往建议孕妇最好禁止性活动。

很多孕妇努力了很久才成功怀孕，她们会格外地小心翼翼，觉得怎么谨慎也不过分。她们的丈夫可能很紧张，生怕一不小心惹出祸来，而对怀孕早期的性生活心存敬畏。在这种情况下，孕后性生活可能会影响情绪，甚至不利于夫妻关系的维护。妇女怀孕后因内分泌机能发生变化、早孕反应厉害，顾及性生活对胚胎的影响，所以对性生活的要求和性反应能力都大大降低。

怀孕初期，特别要注意防止发生流产，有这些情况的女性一定要禁忌性生活：有腹痛或阴道出血等情况，或医生认为有流产或早产可能的情况、有多次流产史或早产史的情况，应当特别注意减少再次发生流产或早产的可能；有前置胎盘等产科原因不宜有性活动者；有严重妊娠并发症者。

怀孕初期，最好暂时中断两性间的例行亲热行为，以免引起不必要的意外甚至流产，因为男性的精液当中含有大量的前列腺素，会刺激子宫中的胎儿，引发不必要的麻烦。

夫妻间的情感交流方式，最好能暂时改换做非性爱式的其他方式，包括拥吻、爱抚等。做丈夫的尤其要体贴孕妻，为了母子的健康，尽量克制自己的情欲，待顺利度过孕早期这危险的3个月，再言夫妻性爱之事。

当然，很多事情都不是绝对的，性生活也需要视具体情况决定。因为早孕反应并非人人都有，各人情况也不尽相同，只要双方生理上都需要，而且不影响总体健康，适度、适量的性生活并不是不可以。

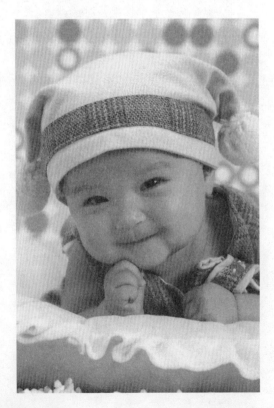

08 选择适合的运动

怀孕以后，因为生理上发生很大变化，内脏器官负担加重，活动不便，容易疲劳，出现喜静厌动的慵懒现象，往往坐下就不愿起身。站着想坐，坐着想靠着，靠着想躺下，躺下不愿起来。因此，有人就认为，既然是养胎，就要多坐或干脆卧床休息。其实，这种想法是错误的。

在正常情况下，养胎不必成天卧床或久坐。如果在漫长的40周里，主要靠卧床休息来养胎，在身体上、情绪上和精神面貌上都会形成不良影响，对健康有很大威胁。

对身体的影响：卧床休息太长时间，会造成肌肉僵硬、麻木、萎缩，怀孕过程中的种种妊娠反应如心绞痛、便秘、隐隐的背部疼痛，会使身体更加不适。长时间卧床休养还会造成肌肉减少，易缺钙导致骨质疏松。

对情绪的影响：容易发生抑郁、焦虑、对自己失去信心、担心身材走样，都是卧床休息可能带来的顾虑。总是待在床上会使人觉得与世隔绝，和外面的世界失去联系，会加重胡思乱想，进而影响情绪。

对精神的影响：长时间卧床休养，会损害记忆力，使语言表达能力下降，削弱运动功能，也会使注意力难以集中。

因此，绝大多数人不必在孕期卧床静养，适度活动对母体和胎儿都有益处。当然，在妊娠反应严重、体力不济或有早产征兆、出血现象和高危妊娠的孕妈妈，需要遵照医嘱短期卧床休养。

为了未来宝宝的健康，孕妈妈要克服慵懒情绪，即使再不想动，最好也要从怀孕初期开始，就养成运动的习惯。如果孕妈妈能在整个孕期坚持适当的体育锻炼，会收到意想不到的效果。运动不仅能调节神经系统功能，增强内脏功能，帮助消化，促使血液循环，有利于减轻腰酸腿痛、下肢浮肿等压迫性症状。另外，孕妈妈宜多到户外活动，既呼吸到新鲜空气，又受到阳光紫外线照射，促进身体对钙、磷的吸收利用，有助胎儿骨骼发育，防止发生骨质软化症。体育锻炼还能增加腹肌的收缩力量，防止腹壁松弛而引起的胎位不正和难产，届时缩短产程，减少出血。

运动锻炼虽然好处多多，但同样要注意把握适当的分寸，尤其注意在不同的时期，要选择不同的运动方式。

在怀孕初期，胚胎在子宫内扎根还不牢固，孕妈妈在锻炼时要防止流产。而在怀孕晚期，因行动不太方便，则需防止出现早产。所以，在怀孕的早、晚两个时期中，不能做跳跃、旋转和突然转动等激烈的大运动量锻炼，可以散步、打太极拳、做健身操等。而在怀孕4～7月这段时间，可以打乒乓球、托排球、投篮球，进行散步、慢跑、跳节奏较慢的健身舞。只是锻炼时间，每次不宜超过半小时。

锻炼的运动量，以活动时心跳每分钟不超过130次为宜，在运动后10分钟内，能恢复到锻炼前的心率为限。

孕期不但能锻炼，而且应该多多锻炼，才有利于母婴健康和优生。但有习惯性流产史的孕妈妈，应当遵医嘱。

09 孕早期的情绪调理

怀孕初期，由于生理上的原因，会导致怀孕女性易烦躁、易激动、易疲劳、体力不支、慵懒、嗜睡等一系列变化，妊娠反应会影响到食物的摄入，使体力明显下降。

确认怀孕之后，通常会表现出两种心理反应趋势。第一种，可能表露出一种非寻常的喜悦，因为即刻感到自己真正体验到为人母的优越感与自豪感。已经和一切母亲一样成为伟大女性，并可以此来报答父母和丈夫所给予的爱。此时，虽表面上流露出羞怯，但欣喜之情溢于言表，可能感到周围的人们都在关注自己，并有一种想向所有人宣告的冲动。

略有平静之后，又可能陷入一种茫然或担忧状态。此时，开始考虑种种将要面临的新问题而产生心理压力：如何适应由女人、妻子、再到母亲的社会角色的转变，如何孕育腹中的胎儿，以及在孕期和分娩中可能遭受的困苦。更加忧心忡忡，还总会幻想胎儿的健康与性别。

随着胚胎的生长发育，孕妈妈会伴有易疲劳、乳房触痛、恶心、尿频、性欲减退、情感脆弱等表现。情感脆弱表现为对外界情景的敏感、容易引起伤感、流泪、烦恼、不安与畏难。此时，会常因一些琐事而生气，听不进哪怕是稍微违愿的话，或者看什么都不太顺心，会比以前爱哭、动辄掉眼泪等等。这个时期，需要要帮助孕妈妈正确认识自己的心理变化，积极调整心态，有益于胎儿的发育。

要注意疏导情绪，情绪有如流水，若要围堵控制，必定造成泛滥。相反，顺势而导入正轨。情绪是先于理智而发，如果任其自由发展，不以理智立即导入正轨，则情绪必定胜过理智，终而使理智盲目而被役使。如果说脾气不好，发起脾气来，什么都顾不上，就是任情绪自由发展，没有用理智去疏导，既显得没有修养，又对自身健康和胎儿不利。

要重视不良情绪对胎儿的影响，对正常人来说，人在情绪急剧变化的情况下，除了面部表情、身体和声音等外部表现有所变化外，还会引起身体内部的变化。特别是植物神经系统通常会发生明显的机能变化，如呼吸加快、加深，心跳加速、加强，血压升高，血糖增加，血液含氧量也随之增加。同时，中枢神经系统控制下的内分泌腺也发生变化。怀孕后的女性如发生强烈情绪变化，会刺激胎儿。长时期的持续不良刺激，会影响胎儿身心发育。

怀孕以后，性情往往也会发生一些变化，如原本属于温柔娴静的性格，会变得焦躁不安，喜怒无常；原来性格开朗好动的，有可能会变得忧郁懒散。因为怀孕后，大脑皮层功能出现暂时的失调，兴奋和抑制不平衡，自制力减弱。所以或趋向抑制状态，表现为怠倦、嗜睡，对外界事物缺乏兴趣；或是趋向于兴奋状态，表现为易怒、激动、烦躁。总之，妊娠期的女性在家事方面，常常会表现得特别挑剔，精神上会显得脆弱。

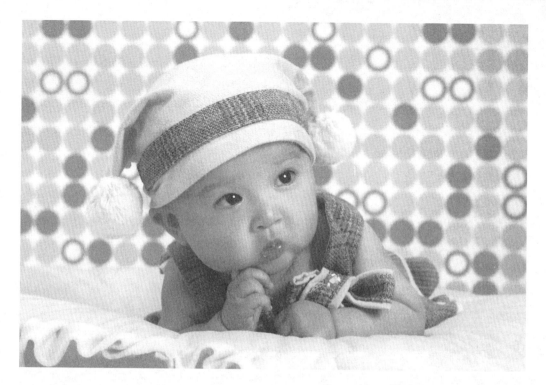

明白了这些之后，孕妈妈一定要注意及时调整自己的情绪，从而保持愉悦的心情，给刚刚"落户"到母体的胎儿提供良好的外部环境。更重要的是，孕妈妈始终注重保持自身良好的情绪，就是对胎儿最好的胎教。

妊娠后生理机能的变化，家庭成员对胎儿的期望或猜想，特别是祖父母对生男生女的偏好，都会有形或无形地给孕妈妈的心理蒙上阴影，这也是引起孕妈妈情绪变化的一种因素。

妊娠以后，孕妈妈因横膈抬高，心脏的活动受到影响，肺活量减少。如果情绪异常，心率加快，更促使每一次心脏收缩时的搏出量减少，使孕及胎儿的血液循环都相应地减少，严重时可能会引起胎儿发育畸形，或流产、早产。

我国古代特别重视强调怀孕期间的个人修养，主张"自妊娠之后，则需行为端严，性情和悦，""常处静室，多听美言，令人诵读诗书，陈说礼乐，耳不闻非言，目不观严事"。要注意自己的行为修养，开口说话脏话连篇，动辄与人口角，动小心眼，斤斤计较等一系列表现，不会给胎儿带来好的影响。

可见，孕妈妈的心理状态，对胎儿的发育也有直接影响，胎儿和成人一样，除了需要充足丰富的营养供身体发育需要之外，还需要有丰富多彩的精神生活，而这种精神需求是由孕妈妈直接传递给胎儿，孕期保持愉快的心情和轻松的心境，就是胎儿最开始沐浴到的、最好的精神胎教。

每一天，孕妈妈都可以通过各种方式，如散步、听音乐、养花，与准爸爸一起讨论对宝宝的期待谈话，来愉悦自己的心情，消除因为怀孕而引起的焦虑症趋势，让胎宝宝和谐轻松的氛围中健康成长。

Part 6 异常情况

01 嗜睡、多梦

　　孕妈妈确定自己妊娠的事实后，几乎每天晚上都会做梦。而且，一般梦境中的内容会比平时更加刺激性强，更加逼真和奇特多彩。出现这种情况不必担忧，完全属于正常现象，因为孕妈妈在潜意识中，正在期待腹中胎儿的健康孕育和成长发育。

　　妊娠期做梦，与平时不同，一般说来，与怀孕后睡眠质量改变有关，而梦境中的内容，往往与怀孕女性本人在不同阶段思想内容密切相关。

　　在怀孕早期，梦境的内容大多数是一些象征着生命与大自然相关境界，会有大海、波涛、种子萌发、森林甚至大漠等，梦境的内容，基于对于生命、自然和世界认识的理解和想象。

　　怀孕中期以后，梦境中会常常出现幻想中自己未来出生后宝宝的样子，还会梦到一些小动物、卡通人物等，原创性内容较多，并且随着每个人的经历和见闻各自不同，可以算得上丰富多彩，极具幻想与想象力。

　　到怀孕晚期，各种噩梦往往会令孕妈妈焦虑难耐。到了此时，因为身体笨拙，全身各处不适感等多方面的因素，往往睡不踏实，极易被惊醒。生理特点和心理上的压力感，使得孕晚期孕妇常常处在浅睡眠期。

　　做了愉快、积极的梦，当然会令人身心愉悦。但对于噩梦的困扰，则不必忧心忡忡，整天自寻烦恼。要知道，梦境，并没有预示未来的功能。

　　孕期多梦，而且总是有多种相同内容的梦境重复出现，反映出孕妈妈潜意识中的焦虑因素，这些夸张和渲染的噩梦梦境发生，具有缓解孕期精神压力的作用，通过梦境可以了解到自己不明白的疑虑，从而自我疏导，对症解决，加倍小心保护好自己和腹中胎儿。

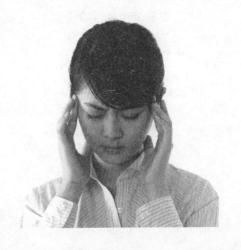

02 失　眠

孕期出现失眠情况很常见，分析造成失眠的因素，就能找到应对办法。

一、生理因素

对女性来说在期盼孩子呱呱坠地的妊娠期，喜悦的同时，有不少忧虑和烦恼。在妊娠6周以后，早孕反应会造成食欲减退、偏食、恶心、呕吐、头晕、倦怠等。12周内，由于胎儿增大，子宫体积日渐膨胀，多数人入睡困难，夜里觉醒次数增加，睡眠明显减少。

二、疼痛因素

孕期有几种疼痛，是引起失眠的主要因素。

① **头痛**：少数人在孕期会出现日趋严重的头痛和失眠症状，有时还伴有呕吐，看东西时视力模糊。同时有下肢水肿、血压升高、尿中有蛋白，是妊娠高血压综合征的主要症状。

② **胸痛**：孕期胸痛多发于肋骨之间，疼痛部位不固定。这多数是由于怀孕引起的缺钙，或由于膈肌拉高，造成胸廓膨胀造成。

③ **胃痛**：由于消化道肌肉蠕动减慢，胃部有饱胀不适感；还有人因为胃里不断反酸水和胃灼痛导致失眠。

④ **腰痛**：随着怀孕时间的增加，准妈妈感到身体沉重，站立或步行时，为保证重心前移的平衡，必须挺胸突腹，再加上双脚外八字分开，造成腰部脊柱适度的前凸弯曲，引起脊柱性腰痛，影响夜间睡眠。

⑤ **腹痛**：有些子宫后倾的孕妇，在孕初期会感到骨盆区域有牵引痛或下坠感。日益增大的子宫进入骨盆，引起髋关节的疼痛，造成夜间觉醒多，睡眠少。

三、仰卧因素

长期采用仰卧位睡眠，久而久之会失眠。仰卧位时增大的子宫压迫下腔静脉，使回心血量减少，心脏输出量下降。有些人会突然发生胸闷、气急、面色苍白、出冷汗等症状，甚至血压下降、休克，称为"仰卧位低血压综合征"。

长时间仰卧，会导致血压下降时，通过压力感受器的作用，引起交感兴奋，释放大量肾上腺素，导致血压急剧上升，称为"仰卧位高血压综合征"。不论低血压还是高血压，都会对睡眠产生不利影响。

四、失眠的自我调护

选择一个舒服的姿势，放松全身的肌肉。可以深呼吸、简单瑜伽、身体按摩等等。

适量的运动可以缓解孕妇的紧张情绪，使身体放松。孕妇可在入睡前或晨间做半小时轻度运动，如散步等。

多学习一些怀孕方面的保健书籍及相关知识，让自己更踏实安心。

听听音乐、看看书，让自己的心静下来，这个方法很有效，并且还可以开展胎教，只要保持一份愉悦的心情，就一定有好的睡眠。

03 多胎妊娠

一般情况下，一个卵子和一个精子结合，形成单个的受精卵。但是，有时候卵巢排出两个或两个以上成熟卵子并且同时受精成胎，或者有单个的受精卵分裂成两个或者两个以上受精卵，各自在母体内发育，便会形成双胞胎、三胞胎或多胞胎。而这种子宫腔内一次妊娠同时有两个或两个以上胎儿的现象，称为多胎妊娠。多胎妊娠属于高危妊娠的一种，其中又以双胎妊娠最为多见。

研究发现，多胎妊娠的发生率与人种和气候环境似乎有关，其中黑人居多，白人居中，亚洲人较少。且北方较多，南方较少。

多胎妊娠有家族遗传趋势，一般随母系遗传。如果孕妈妈本人是双胎之一，生育双胎的几率高达 1/58，隔代遗传，即孕妈妈的父母亲中有双胎，生育双胎的比例也会很高。

多胎妊娠发生后，孕期身体的不适和反应往往比单胎更加明显。利用超声波检查，能很容易在妊娠初期检查出多胎妊娠。

怀上多胞胎的准父母在高兴之余，还应该认识到，多胎妊娠的妊娠期、分娩期并发症多，围生儿死亡率、新生儿死亡率高，故属于高危妊娠。因为怀了多胞胎，准妈妈患有孕期常见病、妊娠并发症及产褥疾病等疾病的概率会明显高于一般普通孕妇，所以，应该格外注意。

第一，多胎妊娠会使得准妈妈的子宫过度伸展，尤其胎儿个数多、并发羊水过多时，子宫内的压力就会过度升高，从而使早产的发生率提高。

第二，多胎妊娠的自然流产率也会比普通孕妇高出 2 ~ 3 倍。而且，胎儿个数越多，发生自然流产的危险性就越大。另外，胚胎畸形、胎盘发育异常、胎盘血液循环障碍及宫腔容积相对狭窄等，也使多胎妊娠的自然流产率增高。

第三，多胎妊娠的孕妇更容易发生贫血。由于血容量增加较多，孕妇体内铁的需要量大而摄入不足或吸收不良，因此，多胎妊娠的孕妇在怀孕后半期出现缺铁性贫血的几率要明显高于普通孕妇。

第四，高血压的患病率增加。多胎妊娠尤其是初产妇，妊娠高血压的发生率明显高于单胎妊娠者，而且，发生的时间更早，且容易出现胎盘早剥、肺水肿、心衰等并发症，且不太容易控制。

第五，胎儿异常。多胎妊娠的孕妇，胎儿出现畸形的概率比单胎高 2 倍，但原因目前还不清楚。另外，多胎妊娠的胎儿发生宫内生长迟缓的几率也比普通胎儿要高一些，且其程度会随孕周的增长而加重。另外，多胎妊娠子痫的发病率也会增高，且往往不易控制。

第六，多胎妊娠的孕妇，因血 HCG 值显著增加，因此发生剧吐的概率往往比普通孕妇严重很多。

发现多胎妊娠之后，即使一些风险会增高，但孕妈妈也不必忧虑。只要付出加倍的勇气，按照医生的指导加倍认真做好孕期保健，定期进行孕期检查，尽量为胎儿的健康成长提供良好的环境，就一定能赢得双倍的喜悦。

04 异常妊娠

异常妊娠有以下几种情况，早期怀孕出血与胚胎萎缩、子宫颈闭锁不全、胎儿子宫内生长发育迟缓、产前出血、胎位不正、胎膜早破、早产、胎儿窘迫、羊水异常等。

1. 早期怀孕出血与胚胎萎缩

在怀孕初期，准妈妈常会有血样状的阴道分泌物，或阴道出血，有的还会伴有轻微下腹疼痛，这种状况称为"先兆性流产"。

从临床表现上看，约有1/4的孕妈妈可能会在孕早期出现出血现象，原因分为两种，一种是生理性的着床出血，另一种是病理性的子宫颈病灶。大部分的出血会持续几天甚至几个星期，医生通常会嘱咐病人多卧床休息并禁止性生活，必要时会给予相应处理。

当怀孕6～7周时，B超检查仍不见胎心出现，大多被称为"萎缩性胚囊"，即胚胎萎缩。出现这种现象的原因大多为受精卵染色体异常，或受精卵本身存在某些问题，同样属于大自然优胜劣汰的结果。因此，准父母一旦遇到这类情况，不必过于内疚，而应以坦然的心态接受现象，并配合医生做适当地处理。

2. 子宫颈闭锁不全

子宫颈闭锁不全的原因，有30%到50%是由于先天性子宫颈发育异常造成的，另外，后天子宫颈受到伤害，如经历过人工流产手术或宫颈癌初期的子宫颈锥状切除等。

子宫颈闭锁不全，通常会造成在妊娠中期羊膜脱出导致破水而流产，且这种流产多为重复性。该病的主要治疗手段是在妊娠14～16周时施行McDonald子宫颈缝合术。但这种手术的副作用是可能引起破水、出血或感染。

3. 胎儿子宫内生长发育迟缓

宝宝的体重有重有轻，身长也有大有小，无论如何，只要宝宝的发育在生长曲线内就属于正常的。但在孕37周以后，如果胎儿的体重低于这一妊娠周胎儿正常体重的10个百分点，又合并有母体或胎盘问题（如羊水过少或胎盘早期钙化），则可能是胎儿生长迟滞。

胎儿生长迟滞的诱因很多，因此，一旦发现这种情况，一定要及时就医，并在医生的安排下做相应的矫正治疗，如有必要，则要实施引产手术。

4、产前出血

指怀孕28周后的阴道出血，主要原因有以下几种：

① 子宫颈与阴道疾病：如子宫颈糜烂、子宫息肉或宫颈癌。另外，阴道外伤或异物置入等，也会造成出血。

② 血液科疾病，如：凝血功能异常。

③ 泌尿道感染造成的血尿。

④ 胎盘异常：其中最常见的是前置胎

盘、胎盘早期剥离。

一旦出现产前出血，要尽快就医并迅速找到病因并进行及时处理。在某些特殊情况下，则应采取措施尽快生产。

5、胎位不正

臀位、横位、斜位、面产式等，均称为胎位不正，其中以臀位的比例最高。而这种现象在怀孕8个月之前，属于常见现象，大部分胎儿在8个月以后，胎位会逐渐转正。而在8个月以后，如果仍然胎位不正，在排除病理因素以后，则应在医生的指导下采取一定的方法来矫正，否则，很可能发生意外。在一些特殊情况下，为了安全起见，胎位不正的孕妇可选择剖宫产。

6、胎膜早破

指在还没有出现生产阵痛之前，羊膜已经自然破裂而导致羊水流出，也称早期破水。引发胎膜早破的原因很多，如多胞胎、生殖道感染、羊水穿刺、羊水过多、子宫闭锁不全等。

在怀孕6个月之前，如果发生胎膜早破，胎儿的存活率不高，而且也容易出现很多早产并发症，所以，医生一般会建议孕妈妈终止妊娠。在妊娠6～8个月出现破水，医生一般会考虑采取保守期待疗法，通过药物治疗来提高胎儿的存活率。而在妊娠34周以后出现破水，医生则通常会在评估胎儿肺部的成熟度之后，再采取相应的治疗措施，待宝宝成熟后再行引产。

7、早产

指在孕28周至37周之间的分娩。孕妇一旦出现早产症状，应立即就医，并在医生的指导下卧床休息并使用相应的安胎药物。

8、胎儿窘迫

胎儿窘迫是胎儿缺氧窒息的表现。正常胎儿的心跳约每分钟120～160次。如果胎儿心跳速率过快、过慢或有变异性不良，都要怀疑是否有潜在的胎儿窘迫。

引起胎儿窘迫的原因大多为过期妊娠、妊娠高血压综合征或糖尿病，此外，子宫壁肌肉收缩引起的血液循环暂时停止，也会导致急性胎儿窘迫。

产检时一旦发生胎儿窘迫，医生会采取进一步的处理措施，如改变母体的位置、大量注射点滴或吸氧。如果这些方法无效，可能只好采取剖宫产。

9、妊娠高血压综合征

这是产科常见的一种疾病，原因目前尚不十分明确，大多认为是一系列疾病的衍生过程，好在大部分妊高征只需观察，不会有太大的后遗症。但严重的妊高征会产生头痛、视力模糊、上腹痛等症状，若没有适当治疗，可能会引起全身性痉挛甚至昏迷，孕妇的死亡率较高。如果无法控制病人的血压，最好的方法就是终止妊娠。另外，妊高征患者应牢记一点，充分的卧床休息可以防止病情恶化。

10、妊娠糖尿病

妊娠糖尿病也是怀孕期间的一种常见病，该病对母体有一定的影响，如血糖不易控制、容易肥胖、容易患感染性疾病，另外，患有该病的孕妇发生妊娠高血压综合征的比率也会比普通孕妇增加很多。而该病还容易出现巨婴症导致难产，也会引起胎儿生长迟滞甚至胎死腹中。因此，为了确保母子平安，患有该病的孕妇应在医生指导下，合理控制饮食或用药物控制血糖。

05 尿 频

孕早期，一些准妈妈会出现尿频现象，频繁地小便。很多人会为此感到不安，认为自己是不是出现了什么问题。其实，如果身体没有出现其他不适，如小便混浊、尿不尽、尿痛、发热、腰痛等，只是单纯的小便频繁，属于正常的生理现象。

那么，孕妈妈为什么会出现尿频呢？

原来，在怀孕的前3个月，准妈妈的子宫体逐渐增大，却又没有升入腹腔，所以，子宫在盆腔中占据了大部分的空间，无形中将膀胱向上推移，从而刺激膀胱，引起尿频。可见，孕早期的尿频是正常的生理现象。

那么，准妈妈们在孕早期应该如何防治尿频呢？

第一，平时要注意适当补充水分，但不要过量或大量地喝水。在临睡前1～2小时内最好不要喝水，这样可以减少起夜的次数，保证睡眠质量。

第二，在正常情况下，有了尿意应该注意及时排尿，千万不要憋尿。因为如果长时间憋尿，可能会影响到膀胱的正常功能，甚至于有些人最后会发生不能自行排尿的问题，从而造成尿潴留。一旦出现这种情况，就需要到医院行导尿术了。

第三，加强肌肉力量的锻炼，尤其注意多做会阴肌肉的收缩运动。这样不仅可以收缩骨盆的肌肉，以控制排尿，也可以减少生产时产道的撕裂伤。

第四，孕期应注意保持外阴部的清洁，避免妇科疾病的发生。每天要换洗内裤，并用温开水清洗外阴部，至少1～2次。

第五，晚上睡觉时最好采取侧卧位。

第六，节制性生活。

第七，加强营养，增强体质。

第八，天气寒冷或精神紧张，也会导致尿频。这时，只要注意保暖或放松情绪，症状就会得到缓解。

当然，如果出现小便混浊、尿不尽、尿痛、发热、腰痛等异常问题，则可能属于病理现象，需要及时就医。

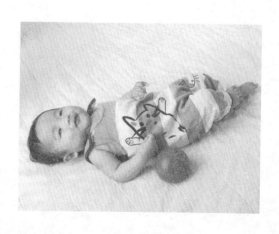

06 自然流产

没有经历过生育过程的女性，很有可能不懂得自然流产是怎么回事，不少女性有可能经历了自然流产而因为缺乏经验，懵然不自知，甚至把发生自然流产误当做不规律的月经周期。其实，发生自然流产，会影响到今后的生育质量。

曾经有过自然流产史的女性，机体内某些器官的平衡会被打破，出现功能紊乱。如果流产不久后就怀孕，由于子宫等器官一时不能恢复，会对胎儿十分不利，也不利于女性身体的恢复。因此，有过自然流产史的女性，在孕育以前，不仅要认真检查是否有妇科疾病，还要详细、准确地告诉医生自己的流产史，便于医生查明原因，制订保健对策，确保平安度过孕期，防止再度发生流产。

自然流产是怎么回事？妊娠28周以前、胎儿不足1000克而发生妊娠中断者称自然流产，分为先兆流产、不可避免流产、不全流产和完全流产。

一般人们把自然流产看做"母亲伤身，孩子害命"的大事，家里人会想方设法保胎。然而据统计，在已明确妊娠的女性中，自然流产发生率为15%，有些怀孕女性不知道自己自然流产，有的表现类似"一次过量的月经"，有的似乎"月经延迟了几天又来了"等。临床对这些流产物的染色体分析结果发现：妊娠2~3个月的流产物中，染色体异常的占60%；在妊娠4个月的流产物中，染色体异常的仍占到50%。如果这些胚胎保全下来，会出生的就是各种先天畸形或者发育不健全的孩子。

从优生学的角度看，自然流产是人类一种生殖淘汰选择，因此，没必要为已经流产的胎儿惋惜。

自然流产的原因：引起自然流产的原因，一般包括孕妇和胎儿两方面，以胎儿为主，包括染色体等先天性异常、受精卵异常、精子或卵子异常或着床异常、胎儿异常，还包括发育不全、畸形、位置异常、死亡等情况。孕妇的原因，有患全身性疾病如急性肺炎、急性阑尾炎、急性脑炎等；生殖系统疾病如子宫发育不全、子宫肌瘤、子宫畸形等；内分泌失调如黄体激素、雌性激素等异常；药物中毒，过多接触有害物质如砷、铅、苯、甲醛等；各种创伤如精神性或机械性的刺激，特别是腹外科手术。

怎样防止流产：防止流产，要尽可能及早确认妊娠事实，以便采取适当措施。从确认怀孕开始，就要停止过于激烈的运动，努力保持精神安静，情绪稳定，过有规律的生活。避免做取放重物、长久站立、下腹用力的工作，避免频繁上下楼梯，注意不要碰撞腹部；有吸烟、饮酒嗜好者立即戒烟戒酒，以免刺激胚胎造成流产；还要预防感冒、腹泻病发生。孕期女性生活要规律，保证充足睡眠和休息，避免过劳，劳会伤身，对胎儿不利。还要增加营养，保证身体健康。孕早期和晚期尽量减少性生活，防止因过度运动或过度兴奋因素引发流产。

07 人工流产

人工流产，是指在已怀孕女性的妊娠24周以前，采用人工方法，把已经发育但还没有成熟的胚胎和胎盘从子宫里取出来，达到结束妊娠的目的。

已经怀孕超过14周以后，就不能做人工流产，而需要住院做引产手术，这样会增加孕妇的痛苦和手术的危险性。因此，需要做人工流产的孕妇，应尽量争取在妊娠10周以内做负压吸引手术，以减轻流产的痛苦。

有的女性怀孕后出于种种原因不想要孩子，想要做人工流产。需要提醒的是，第一胎最好不要做人工流产。因为人工流产可损伤子宫内膜，从而引起月经紊乱，也可因手术造成宫内感染引起子宫内膜炎、附件炎、盆腔炎等。另外，流产手术损伤宫颈可致习惯性流产，对今后生育造成一定影响。

适应对象：人工流产适用于因母体患有某些严重疾病（如活动性肺结核、严重的心脏病等）或妊娠并发症，不适宜继续妊娠者以及避孕失败者。

吸宫术：吸宫术又名负压吸引术，适用于10周以内的妊娠女性，因为妊娠10周以内子宫不太大，胎儿和胎盘尚未形成，一般不需要扩张子宫颈，很容易将胎块组织吸出；手术中反应轻；出血少，手术时间短，术后休息1～2小时就可以回家，恢复也很快，对身体影响小。

钳刮术：钳刮术适用于10～14周的妊娠女性。妊娠10～14周时，因胚胎逐渐长大，胎盘已经形成，子宫也随着长大，这时做人工流产不宜用简单的吸宫术，而需要采用钳刮人工流产。该手术难度大，出血多，恢复也比较慢，对身体有一定影响。

不宜做人工流产的对象：凡是因为避孕失败，要求中断妊娠者，或者因为各种疾病不宜继续妊娠者均可以做人工流产。但遇有下列情况时，暂时不宜做人工流产：

各种急性传染病或慢性传染病急性发作期、严重的全身性疾病（如心力衰竭、症状明显的高血压、伴有高热的肺结核以及严重贫血等）不能承受手术者；

急性生殖器官炎症患者，如阴道炎，盆腔炎等；

妊娠剧烈呕吐引起的酸中毒而未能纠正患者；

手术前4小时内，两次体温在37.5℃以上者。

人工流产后的注意事项人工流产手术结束后应观察2小时，注意阴道流血和腹痛情况，假如没有什么反应就可以回家。

人工流产后需要休息2周，并预防着凉和感冒，多吃一些富有营养的食物，使身体尽快恢复正常。

人工流产后要更加保持外阴部清洁卫生，每天用温开水清洗1～2次，勤换月经垫。2周内或阴道流血未干净前不要坐浴，1个月内禁止性生活，以防生殖器官感染。

人工流产时胎盘被剥离后，子宫壁上所留下的创面可有少量出血，这种情况随着子宫收缩和创面修复，一般在 3 ~ 5 天阴道流血渐渐停止，最多不超过 10 ~ 15 天。如果阴道流血量超过月经血量，持续时间过长，这时需要及时就诊治疗。

人工流产后多数在 1 个月左右就会恢复排卵，随后月经来潮。因此，人工流产后只要恢复性生活，就要采取避孕措施，避免再次怀孕。如准备采用节育环避孕者，可以在人工流产的同时放节育环，因为这时放环成功率高，脱落率低，副作用少。

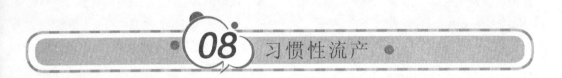

08 习惯性流产

习惯性流产，是自然流产的一种类型。自然流产连续发生 3 次及 3 次以上，即视为习惯性流产。

发生习惯性流产，夫妻双方应做全面的体格健康检查，特别是遗传学检查，基因医学的发展，能给患有习惯性流产的夫妻带来福音。

习惯性流产的分类对习惯性流产进行比较详细的分类，是医学上根据不同情况进行防范和治疗的需要，一般分类情况如下：

早期原发：首次怀孕起，即在停经 12 周内连续 2 次自然流产。

早期继发：曾有正常妊娠，在停经 12 周内连续 2 次自然流产。

晚期原发：首次怀孕起，即在停经 12 ~ 28 周内连续 2 次自然流产。

晚期继发：曾有正常妊娠，在停经 12 ~ 28 周内连续 2 次自然流产。

引起流产的原因

遗传因素：由于染色体的数目或结构异常所致的胚胎发育不良，是流产最常见的原因，在占全部妊娠 15% ~ 20% 的自然流产中，遗传因素可占 60% ~ 70%（流产儿染色体异常占 50% ~ 60%，夫妻一方或双方有染色体异常的约占 10%）。由此可见，遗传因素是自然流产的最主要的元凶，尤其是怀孕头 3 个月内的流产。

外界不良因素的影响：大量吸烟（包括被动吸烟）、饮酒、接触化学性毒物、严重的噪音和震动、情绪异常激动、高温环境等一切可导致胎盘和胎儿损伤的因素都可造成流产。

母体疾病：母体患任何不利胎儿生长发育的疾病都可造成流产。

父方因素：有关研究显示，大约有 10% ~ 15% 的男性精液中含有一定数量的细菌，可影响孕妇使胚胎流产，近来发现有一种无症状的菌精症可导致孕妇流产。

预防习惯性流产找出造成习惯性流产的原因，根据原因加以防止和治疗，才能有效地预防流产再度发生：

发生流产后，半年以内要避孕，待半年以后再次怀孕，能减少流产的发生；

要做遗传学检查，夫妻双方同时接受染色体的检查；

做血型鉴定包括 Rh 血型系统;

有子宫内口松弛现象的可以做内口缝扎术;

针对黄体功能不全治疗,药物使用时间要超过上次流产的妊娠期限,比如上次是在怀孕第 3 个月流产,则治疗时间不能短于怀孕 3 个月;

有甲状腺功能低下,要保持甲状腺功能正常后再怀孕,孕期也要服用抗甲低的药物;

注意休息,避免性生活(尤其是在上次流产后的恢复期内),情绪稳定,生活规律有节;

男性要做生殖系统的检查。有病症的要治疗彻底以后,再使妻子受孕;

避免接触有毒物质和放射性物质的照射。

09 药物流产

药物流产是指怀孕早期(一般在怀孕 7 周内),采用以米非司酮类药物中止妊娠的流产方法。米非司酮是抗孕激素类药物,主要功能是作用于子宫内膜,导致胚胎组织坏死并激发前列腺素产生,引起子宫、肠管等平滑肌的强烈收缩,使得新生的胚胎迅速由子宫腔经阴道排出。

药物流产,是作为避孕失败、发生意外妊娠以后的一种应急补救措施。必须在有条件的医院,由医生监护和指导下进行,切忌擅自在家中服药流产,否则,对于当事女性的健康影响极大,后果不堪设想。

适应对象:药物流产适应于确诊为早孕 49 天以内,年龄在 40 岁以下,对人工流产手术恐惧的怀孕女性;或经医生检查不宜进行人工流产手术的高危妊娠,如产后、近期做过人工流产、一年内流产两次、子宫畸形、生殖道畸形的孕妇。

如果患有糖尿病、甲状腺疾病、高血压、血液病、心脏病、哮喘、青光眼、过敏体质、带环妊娠、每天吸烟 10 支以上或嗜酒的孕妇不适宜药物流产。需要强调指出的

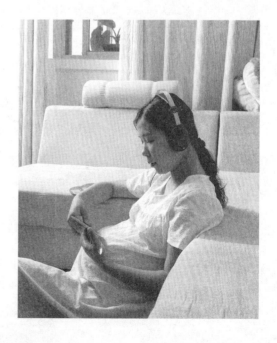

是，不少女性尤其是未婚女性，往往存在一种错误认识，以为药物流产宛如月经来潮一般，不会影响健康，以致不重视采取有效的避孕措施，一旦发现怀孕便要求药物流产，有的一年内做二三次，显然会损害健康。

做好前期准备：需要药物流产的孕妇，要到医院妇产科进行全身体检和妇科检查、妊娠试验，对阴道清洁度、滴虫和霉菌、血常规和血型进行实验室化验检查，医生认为必要时应做B超检查。另外，要记住医生交代的用药方法、药物的功效和可能出现的副作用。

用药方法：空腹或饭后2小时口服米非司酮25毫克，每日2次，连服3日。每次服药后2小时内不吃食物。第4日由医生于阴道后穹隆处放置卡孕栓1枚（1毫克），卧床休息2小时；或口服米索前列醇0.6毫克，住院或门诊观察6小时。

药物流产的优点药物流产应用方便，可以在家服药，不用手术，痛苦小，效果可靠，可以避免一些人工流产所引起的并发症，如：子宫穿孔，手术刺激引起心律紊乱，甚至昏厥等，尤其对疤痕子宫、哺乳期怀孕子宫、子宫畸形比较安全。但是，药物流产也有一些弊端，如：大约有20%药物流产的患者，流产后出血时间较长，最长可达1～2个月，最后还得实施刮宫手术，增加感染机会。不良反应还会有下腹痛、恶心、腹泻等。

流产后注意事项：组织物排出后，需要在医院留察1小时。若阴道流血不多，可以回家休息。

流产后2周内适当休息，吃富有营养食物，不做重体力劳动。

注意会阴清洁，阴道流血未净时禁盆浴及性生活。

流产后的最初2～3天，阴道流血量一般相当于月经量或略多于月经量，若阴道流血量很多或持续不净要及时就诊。

未见组织物排出者用药后观察2周，期间大、小便时应注意有无组织物排出。每周送尿做妊娠试验检查。

流产后可能很快恢复排卵，应采取避孕措施，以免再次妊娠。

10 宫外孕

宫外孕又称异位妊娠，是指受精卵在子宫腔以外的部位植入发育。

宫外孕大多发生于曾做过人工流产手术的女性身上。根据着床部位不同，有输卵管妊娠、卵巢妊娠、腹腔妊娠、宫颈妊娠及子宫残角妊娠等。

异位妊娠中，以输卵管妊娠最多见，占90%以上。患者常出现停经6～8周，伴有下腹隐痛，重者可表现为下腹一侧撕裂样痛和恶心、便意感、下坠感，同时可有阴道出血，一般少于月经量，出血量多时甚至出现晕厥与休克。

正常情况下，卵子在输卵管里受精，然后由输卵管迁移到子宫腔，在子宫内安家落户，慢慢发育成胎儿。但是，因为种种原因，如慢性输卵管炎、输卵管周围粘连、输卵管发育不良或先天畸形等等，受精卵在迁移的过程中就会出现误差，没有到达子宫，而是在别的地方停留下来，就形成了宫外孕，医学术语叫异位妊娠，是一种非常危险的妇科疾病。

宫外孕是妇产科常见的急腹症之一，如不及时诊断和治疗会危及生命。过去一般要手术切除输卵管来治疗，随着现代医疗技术的发展，已有新的方法来替代传统的手术治疗，且效果良好，病人恢复快，痛苦小，对手术后的生育的影响也降到了最低限度。

宫外孕的表现

停经。处在生育年龄的女性，月经过期，有时伴有厌食、恶心等早孕反应。体温一般正常，出现休克时体温略低，腹腔内血液吸收时体温略升高，但不超过38℃。

腹痛。下腹有明显压痛及反跳痛，尤以患侧为著，但腹肌紧张轻微。出血较多时，叩诊有移动性浊音。有些患者下腹部可触及包块，若反复出血并积聚，包块可不断增大变硬。严重时患者面色苍白，出冷汗，四肢发冷，甚至晕厥、休克。

阴道流血。患者有不规则阴道出血，一般少于月经量。

宫外孕的防治

积极防治输卵管炎症：由于引起宫外孕的常见原因是慢性输卵管炎，所以做好输卵管炎症的防治显得非常重要。在产后、流产后和月经期要注意卫生，预防感染现象，应及时彻底地治疗，以免后患。

输卵管开窗缝合及切除术：对于输卵管未破裂或管口破口不大的宫外孕，通过开腹手术，切开输卵管，去除胚胎，然后缝合，保持输卵管功能。

保守治疗及生育功能的保健：对于一些轻症患者，如内出血不多，一般情况好，可应用中西医结合的非手术治疗方案，非手术治疗也必须在医院进行，并严密观察血压、脉搏，做好手术准备，以防出现意外来不及抢救。如病情不见好转，应立即进行手术治疗。

易发生宫外孕的高危人群

慢性盆腔炎和输卵管炎患者。引起输卵管炎的病因主要是引起性传播疾病的病原体，常见有淋球菌和沙眼衣原体。炎症使输卵管黏膜粘连、狭窄、不规则，这些病理改变导致输卵管壁肌肉蠕动减弱，从而影响孕卵的运送。孕卵在输卵管中被阻滞，即可能就地着床发育，发生输卵管妊娠。

阑尾炎穿孔患者。是宫外孕的另一种高危因素，这是因为阑尾炎穿孔形成阑尾炎周围脓肿，累及输卵管损害，阻塞了输卵管，使宫外孕的危险性增加2倍。

吸烟者。因为烟草中的尼古丁可改变输卵管的纤毛运动，并引起体内免疫功能低下，使输卵管等盆腔器官容易发生感染。此外，吸烟还会增加盆腔炎的危险性，导致输卵管的解剖结构异常，从而使吸烟者增加发生宫外孕的危险性。

频繁人工流产者。频繁地做人流，会导致子宫内创伤，胚胎不易在子宫内着床，就会转移到别的地方"安家落户"。

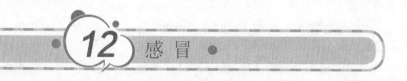

11 保胎与流产

怀孕以后，人们都希望平安度过妊娠期，生出一个健康的婴儿。但是，平安度过并非易事。

在怀孕早期，有的人会意外出现下腹坠痛、阴道流血等症状，这往往是流产征兆。如果出血量较多，说明胎儿已经保不住，应当施行刮宫术。但如果出血不多却断断续续不止，应当怎么办？

通常，早期流产是胎儿异常或者孕妈妈的原因，胎儿异常所占比例相当大。近年来有关研究表明，自然流产的胚胎有30%~60%属先天异常，早期流产的胚胎，有半数以上属于有缺陷的，若继续妊娠下去，则会发展成为不健康胎儿。

有问题的胚胎夭折之后，通常并不立即排出母体，一般要经过2到4周以后，母体才会出现下腹部坠痛、阴道出血等流产表现。这段时间内，胚胎虽然已经夭折，而胎盘绒毛还未完全死亡，继续产生内分泌激素，即使去做尿液妊娠试验，仍然会显示呈现阳性。

人们一般在孕期出现流产迹象后，都会尽力保胎，但普遍在了解到上述情况之后，就不会再努力坚持。

对于早期妊娠流产的先兆，医生的观点一般倾向于听其自然发展，让孕妈妈卧床休息。

因为，按照自然选择的规律，发育良好的胚胎，并不会很容易发生流产，因此，对此不必过于紧张。如果卧床休息一段时间后，症状消失，流血停止，则可以继续妊娠，倘若流血不止，超过一周时间，或者流血量增多、超过月经量连续三天以上，则流产大势不可当，继续保胎一般没有多大意义。要知道，妊娠早期发生的这种流产，一般属于自然淘汰的优胜劣汰过程，保胎也无济于事。

怀孕3个月以上的流产和习惯性流产发生，则主要是孕妈妈方面的原因较多，医生对于保胎的处理方式有原则的不同，主要是积极寻找流产的原因，查找母体子宫有无畸形，宫颈是否松弛，有无糖尿病，有无夫妻双方血型不合问题等等，然后依据不同原因，对症处理。

12 感冒

怀孕后，由于孕妇体内的酶有了一定的改变，因此对某些药物的代谢就会有一定的影响。药物不易被分解，毒素不易被排泄，可有蓄积性中毒，在孕早期胎儿器官形成时，药物对胎儿有一定的影响，故感冒最好不吃药。

孕妇的鼻、咽、气管等呼吸道黏膜肥厚、水肿、充血、身体免疫力有所下降，所以很容易患感冒。而患感冒的孕妇常担心用药治病会给胎儿带来不利影响。如有些孕妇在怀孕早期，发高烧出于不敢用药治疗，反而导致胎儿脑细胞的发育受到影响，被迫人工流产。因此，患了感冒的孕妇，可以在产科医生的指导下合理用药。一些疾病本身对胎儿、母亲的影响远远超过药物的影响，这时，就应权衡利弊，在医生指导下，合理用药。

抗感冒药大多是复合制剂，含有多种成分，孕期不宜服用，特别是孕4周前，感冒药主要是对症药物，治标不治本，对孕妇又不是安全用药，所以笔者建议孕妇最好不用抗感冒药。

1. 主要药物的利弊

抗病毒药。抗病毒药对胎儿有不良影响，孕妇不宜使用，若必须使用，则应在医生指导下。

退热药。感冒伴有高热，多预示病情较重应及时看医生。消炎痛是孕妇禁忌的退热药，阿司匹林在孕32周后也不宜使用。

抗菌素。孕妇感冒如没明确的细菌感染证据，如扁桃体炎、血压高、咳黄痰、流浓涕等，可不用抗菌素。因为抗菌素可通过胎盘作用于胎儿体内，有20% ~ 40%的可能性对胎儿构成危害，要在医生指导下，选择安全的抗菌素。

祛痰、止咳药。一般比较安全，但含碘制剂的止咳药，孕妇不宜使用。

2. 不吃药打针就能治疗感冒的办法

① 感冒初起喉头痒痛时，立即用浓盐水每隔10分钟漱口及咽喉1次，10余次即可见效。

② 喝鸡汤可减轻感冒时鼻塞、流涕等症状，而且对清除呼吸道病毒有较好的效果。经常喝鸡汤可增强人体的自然抵抗能力，预防感冒的发生。

③ 用一把金属匙子放在开水里加温后（以不烫伤手为度）放在手掌表面"治感冒穴"上按摩，如果某处感觉异常，则在该处加强按摩。热按摩片刻后，再用一把泡在冷水里的匙子刺激该处。轻感冒或咳嗽者，按上述方法刺激5 ~ 10次即可。手掌的治感冒穴位于左手掌大拇指和食指之间（近虎口处）以及右手大拇指第二关节以下部分的掌面。

④ 在保温茶杯内倒入42℃左右的热水，患感冒者将口、鼻部置入茶杯口内，不断吸入热蒸气，1日3次。

⑤ 咳嗽者可用鸡蛋1只打散，加入少量白砂糖及生姜汁，用半杯开水冲服2 ~ 3次即可止咳。

⑥ 感冒初起，刚感到鼻、喉发痒时做下述体操2 ~ 3次即能痊愈。方法是：两脚稍分开直立，脖子伸直，头尽量上顶，两眼睁大，尽量伸长舌头，两手十指伸直，然后从头顶至手、脚趾使劲用力，直至全身震颤，并不断发出"嗳"声，反复2 ~ 3次。

怀孕期间的妇女应注意休息，加强锻炼，保持强壮的身体，在疾病流行期间，注意个人卫生，不到人口密集的场所，不接触感冒的病人，家中居室通风换气，保持温、湿度适宜，经常用醋熏蒸房间，保持良好的心境，增强对疾病的抵抗能力。一旦患了感冒也不要惊慌失措或乱服药物，更不应对此不加介意，应及时到医院找医生咨询。

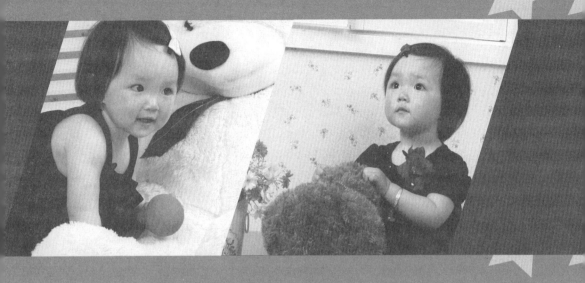

3 | chapter
第三章
孕中期（4到7个月）

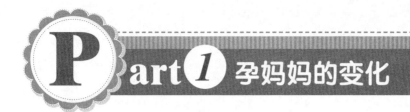

 孕中期常见的现象

进入孕中期之后，多数孕妈妈的早孕反应消失，总体上的身体状态渐渐进入佳境。然而，随着妊娠月份的增加，生理上的变化和日渐加重的身体负担，逐渐会给孕妈妈带来种种不适症状。趁着现在精神好、身体状况舒适的时候，我们提前在这里将这些做一个简单的介绍，以便于您提前了解，等到症状出现以后，就可以做到心中有数，能自由应对了。

疼痛：妊娠期常会在全身不同部位发生一些疼痛，这些症状一般与都与孕期生理变化有关，分娩之后疼痛症状会消失。常见的疼痛部位有头痛、胸痛、腰背痛、骨盆压痛、腿痛、臂痛等。

头痛：有些孕妈妈在怀孕早期有轻度头昏、头痛，是较常见的妊娠反应。倘若妊娠后3个月突然出现头痛，要警惕出现子痫的先兆，特别是血压升高、水肿严重的孕妈妈，要注意及时医治。一般说来，孕期头痛是因为过劳或精神因素引起的，尽可能要休息好，放松精神，去除忧虑和担心，胸怀开阔，把一些日常事务交给家人和丈夫去处理，自己少操心一些，免除精神因素，可以减轻和避免头痛。

胸痛：孕期胸痛时有发生，一般在胸部肋骨之间，犹如神经痛。这种情况出现可能是怀孕导致身体出现不同情况的缺钙，或者是由于膈肌抬高所致。可以适当地补充含钙食物，或服用少量镇静剂。

腰背痛：孕期腰背痛是因为调节身体平衡、过分挺胸而引发的脊柱痛。一般在晚上或站立过久时，疼痛加剧。这种情况发生后，孕妈妈可以适当减少直立体位，经常变换体位和适当活动，可以改善疼痛状况。

骨盆压痛：骨盆在妊娠末期，随着子宫的长大，关节韧带处于牵拉状态，常常会引起疼痛。稍用力或行走时，疼痛加重。这种疼痛无须治疗，适当休息后可以减轻。

腿痛：孕期腿痛的常见原因，是腿部肌肉痉挛引起的。往往是因为钙质或B族维生素元素缺乏引起。可以服用钙片和B族维生素药品，食用含钙、含B族维生素元素丰富的食物，就可以好转。

臂痛：孕妈妈在抬高胳膊时，往往会感到一种异样的手臂疼痛，或者会有一种蚂蚁在手臂上缓慢爬行的感觉。这种情况出现，是因为腹中胎儿压迫到脊柱神经的缘故。孕妈妈平时应当避免做牵拉肩膀的运动和劳动，可以减少疼痛，分娩以后会恢复正常。

五官异常感：为使胎儿有适宜的成长环境，孕妈妈的身体功能，如内分泌、血液、心血管、免疫和新陈代谢等方面都会发生种种改变，对孕妈妈的眼耳鼻等感觉器官造成程度不同的影响，甚至带来一些似是而非的"病症"：

① **眼角膜水肿**：正常人眼睛角膜含有70%的水分，孕期因黄体素分泌量增加和电解质的不平衡，容易引起角膜及水晶体内水分增加，形成角膜轻度水肿，眼角膜的厚度平均增加约3%，而且越到怀孕末期越明显。由于角膜水肿，敏感度会有所降低，常会影响角膜反射和保护眼球的功能。这种现象一般在产后6~8周即恢复正常。

② **屈光不正**：眼睛角膜的弧度，在妊娠期间会变得较陡，检查时会有0.25~1.25屈光度的改变，产生轻度屈光不正现象，到怀孕晚期更加明显。结果会导致远视，或者睫状肌调节能力减弱，看近物模糊就是其中之一的情形。如果原来近视的话，此时眼睛的近视度数则会增加。这种异常现象多在产后5~6周恢复正常。因此，如果出现远视或近视度数加深的情况，不必忙于配换眼镜，可以在分娩一个多月后再验配，那时候验出的度数才相对准确。

③ **干眼症**：正常人眼睛有一层泪液膜，覆盖在角膜及结膜之前，起到保护眼球及润滑作用。妊娠晚期，约80%的孕妈妈泪液分泌量会减少，孕期受激素分泌的影响，泪液膜的均匀分布遭到破坏。泪液膜减少和质量不稳定，容易造成干眼症。应当注意孕期的卫生保健，合理营养，多摄入对眼睛有益的维生素A、C等营养素。

④ **听力变化**：怀孕后，母体机体的细胞内外液中雌激素浓度差异较大，引起渗透压改变，会导致内耳水钠潴留，进而影响到听力。从怀孕初期开始，孕妈妈的低频区听力（125~500赫兹）会有所下降，并在孕中、晚期继续加重，产后3~6个月会恢复正常。

⑤ **血管舒张性鼻炎**：怀孕后体内雌激素水平增高，引起鼻黏膜的超敏反应，会导致小血管扩张、组织水肿，腺体分泌旺盛，出现鼻塞、打喷嚏、流涕等症状，约有20%孕妈妈身上会发生这种"妊娠期鼻炎"，怀孕3个月以后更明显。一旦分娩后，鼻炎会随之痊愈，不会留下后遗症。目前，对"妊娠期鼻炎"尚无十分有效的预防措施，只能通过适当治疗减轻症状。

⑥ **口腔变化**：妊娠期可能出现牙齿松动，易生龋齿，齿龈充血、水肿、增厚，刷牙时牙龈易出血等症状，有的人还有唾液增多和流涎等尴尬事情发生，这些改变，都会随着妊娠的终结而恢复。但孕期应当特别注意口腔的清洁卫生，因为口腔感染会殃及胎儿和自身的健康，造成种种危害，不利于优生优育。

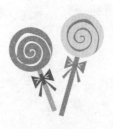

02 孕妈妈的身体变化

孕妇在孕中期一般无妊娠反应，食欲较好，流产危险性减少，感觉上比前几个月要舒服。但胎儿生长较快，子宫渐渐变大，如胎儿头大小，下腹部隆起明显，会感到腹部沉重。子宫高度约为 15 ~ 18 厘米（脐下 1 横指）。由于乳腺管、腺泡发育，乳房会变得丰满，乳头着色加深。由于皮下脂肪增加孕妇会显得体态丰满。

1. 孕 4 个月

基础体温逐渐呈现低温状态。由于早孕反应的结束，身、心俱佳，食欲也因此大增。子宫持续变大，尿频、腰部沉重感、脚跟扎痛现象依然存在。母体的下腹部稍稍隆起，乳房开始变大，这时孕妇还感觉不到胎儿的活动。

此时的子宫已经逐渐变大，如拳头大小，所以腹部开始有一点点的隆起，虽然别人还无法看出，但是躺在床上的时候，自己用手还是可以触摸到的，这个不是很明显的小凸起，那就是略微长大的子宫。

2. 孕 5 个月

孕妇的下腹部的隆起开始明显。子宫已有成人头那么大了，子宫体积变大并向上推挤内脏，所以饭后易出现胃中饱满的感觉。孕激素刺激乳腺进一步发育起来，乳房也大了，有些人会较早出现黄色乳汁。由于皮下脂肪开始生长，身体突然发胖，这时已能够明显感觉到胎动。同时由于孕妇荷尔蒙分泌失衡，面部开始出现色斑。

孕妇在进入孕 5 月后，随着胎儿的长大，从母体吸收的营养进一步增多，所以，孕妇的营养需求量增大，故孕妇要注意从饮食中补充各种营养，否则易致贫血，影响胎儿的智力发育及身体生长。

3. 孕 6 个月

怀孕 6 个月的孕妇，妊娠反应结束，心情较妊娠初期好转。从外观上看，妊娠六个月的孕妇腹部增大，前凸明显，子宫高度为 18 ~ 24 厘米（约平脐高或脐上 1 指）。这

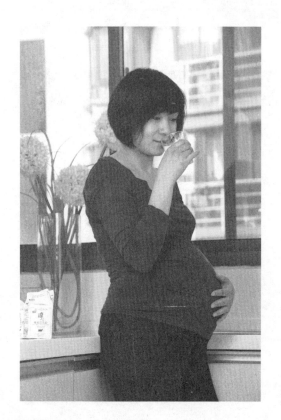

一时期由于子宫增大压迫盆腔静脉会使孕妇下肢静脉血液回流不畅，可引起双腿水肿，尤其是足背及内、外踝部，下午和晚上水肿加重，晨起减轻。由于子宫挤压胃肠，影响胃肠排空，孕妇常会感到饱胀、便秘，所以饮食宜少食多餐。

此时孕妇心率增加，每分钟比以前增加了10～15次；乳腺发达，乳房进一步增大，且可挤出淡淡的初乳，同时阴道分泌物增多，呈白色糊状。有的孕妇因缺乏微量元素及维生素出现口腔炎，有的出现龋齿，应及时到口腔科治疗。同时注意口腔卫生，保护牙齿，并适当补钙及维生素D。另外，此期较妊娠初期和晚期相对舒服些，故如有不得不去的外出旅行，可选择在这一时期。

4. 孕7个月

孕7个月孕妇子宫的高度已经增大到肚脐上方了。一般孕妇的姿势都有向后弯曲的趋势，变大的子宫突出顶住胃部。肚子和乳房上会有紫红色的妊娠纹生成。如果用手挤胀大的乳房，能挤出乳汁了。胎儿在大量

的羊水当中，和子宫壁的接触减少，胎动减弱。

妊娠7个月的孕妇，腹部隆起明显，宫底上升到脐上1～2横指，子宫高度为24～26厘米，孕妇为保持身体平衡而略向后仰，腰部易疲劳而疼痛。由于胎盘的增大、胎儿的成长和羊水的增多，使孕妇的体重迅速增加，每周可增加500克；同时增大的子宫对盆腔压迫加重，使下半身静脉回流受阻程度增加，痔疮就会出现。此期间孕妇活动量一般都很少，胃肠蠕动缓慢，因此便秘现象增多，腿肚子抽筋、头晕、眼花症状在此期时有发生。由于激素影响，孕妇的骨骼关节松弛，步伐较以前笨重。

妊娠7个月是容易发生早产的时候，过于激烈地运动是早产的原因。开始出现妊娠高血压综合征。由于身体笨重，孕妇走路身体后仰不看脚下面极易摔倒。这段时期孕妇血容量增加，心脏负荷加重，有时会引起心跳加快，孕妇应注意动作缓慢些。这时期贫血发生率增加，务必要做贫血检查，若发现贫血，争取在分娩前治愈。

03　孕妈妈口味的变化

进入孕中期以后，胎儿逐渐安定，孕妈妈的早孕反应也大多已经消失，口味上也会发生奇特的变化。

这段时期，相比孕早期，许多孕妈变得"爱吃"起来，有时连自己都觉得奇怪。其实，这是正常现象，不要因为担心发胖而不敢吃，更没必要压抑自己的食欲，想吃就

吃。当然，孕妈妈所吃的食物最好以清淡、易消化为主。平时可以随身带一些食物，方便自己感到饿的时候随时拿出来吃。只是，不要一下子吃太多，本着少食多餐的原则，适度为好。

还有一些孕妈妈会感到奇怪，自己平时并不贪吃，但在一段时间内忽然变得特别

想吃某种食物，或者平时不爱吃的东西，这时突然变得爱吃起来。还有些孕妈妈甚至特别想吃某些特别的东西，像尘土、灰烬、黏土、粉笔、煤、冰、洗衣用浆粉、发酵粉、肥皂、牙膏、颜料、石膏、蜡、头发、咖啡渣，这种现象称为异食癖。

不要感到惊讶。对于很多准妈妈来说，这种对食物的渴望是怀孕的过程中不可抗拒的组成部分，而且这种渴望无法归类，也无法忍受，而且口味还可能会经常发生改变。有研究显示，这种怪异的口味与缺锌有关，不过在准妈妈们想吃的东西里面，似乎并没有哪样的含锌量很高。

因此，如果你特别想吃的东西是正常的食物，那尽管吃好了。只要少吃多餐，别一次吃得过多就行。而如果你想吃的东西根本不属于食物，那么，最好还是去找医生咨询一下。因为无论是孕妇还是普通人，吃非食物的东西往往会干扰身体对营养物质的吸收，甚至会造成营养的缺乏。

另外，为了抑制自己对食物的不健康的渴望，孕妈妈们最好每天都吃早饭（吃一些水果即可），加上充分的运动，并尽量确保饮食的多样性，从而最大程度地保证自己和胎儿的健康。

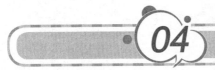

04 孕妈妈的心理变化

孕中期是妊娠 4 ~ 7 个月，这个时期胚胎发育阶段完成，胎盘已经形成，流产的危险性大大减少，早孕反应消失，是孕妇和胎儿都进入了相对安定的时期，胎儿在母体内生长速度较快，体重平均每天增加 10 克左右。妊娠初期出现的不适症状逐渐消失，孕妈妈又恢复了正常的食欲和睡眠，心情也变得轻松愉快起来。

因为顺利度过了孕早期，孕中期的孕妈妈心理上感到极大的安慰，不再担心怀孕是否会失败、胎宝宝是否健康等问题，取而代之的是更多的幸福和自豪，以及对未来幸福的期待。因此，孕中期可以称为是孕妈妈心理上的黄金期。

虽然如此，但也并不等于孕妈妈在这一阶段就不会出现心理问题。一般情况下，孕妈妈在这一时期容易出现以下三种心理问题：

1. 过分放松

随着早孕反应的消失和身体状况的安定，孕妈妈在精神上大为放松，往往会对一些情况掉以轻心。但孕中期并非意味着平安无事，一些意外情况随时都会出现。比如，孕妇身体的各个系统因怀孕而承受的负担，可能会加重心脏、肾脏、肝脏的原有病情；妊娠高血压、贫血、妊娠糖尿病等也可能会"关照"到你。因此，孕妈妈应该注意，即使自我感觉良好，也并不代表着一切平安，应按时到医院进行检查。

2. 过分依赖

即使没有上班的孕妇，在孕中期也应适

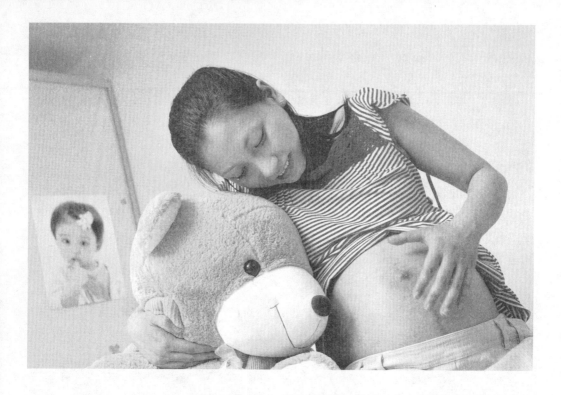

当做一些力所能及的家务，并参加一些适宜的运动，这样不仅对胎儿有益，也会使自己身心保持愉快。但有些孕妈因体形显露，担心引起别人关注的目光而不愿活动，也不愿做什么事情，家中的一切事物都靠丈夫或家人包办，而且理所当然地认为，这样才会对胎儿有利。其实，这样做很容易引起心理问题，如感到郁闷、压抑、孤独等，对胎儿非但无益，反而有害。

因此，在没有异常疾病的情况下，孕妈妈在怀孕中期仍应正常上班，并经常从事力所能及的家务劳动。这不仅对改善心理状态大有益处，而且可以增强孕妈妈的肌肉力量，对顺利分娩有一定帮助。

3. 对分娩的过度恐惧

虽然孕中期离分娩还有几个月的时间，但有些孕妈已经开始产生分娩恐惧了。而这种恐惧的来源往往有两种：一种是过来人的经验之谈，极力宣扬分娩过程如何如何地痛苦；另一种是影视作品中对分娩场面的过分渲染。诚然，即使在现在的医疗条件下，想做到无痛分娩仍然是不太现实的，但过分的恐惧所带来的恶果其实比分娩本身更可怕。

为了避免这种无畏的担心，孕妈妈可以学习一些有关分娩的基本医学知识，认识到"十月怀胎，一朝分娩"是必然结果。另外，还可以与家人一起为未来的宝宝准备一些衣物、玩具等，以放松心情，并逐渐将恐惧转化为对未来宝宝的期盼。

总之，进入相对安定的孕中期以后，孕妈妈的保健的重点应放在通过生活、工作和休息的适当调整，来尽量保证良好的心理状态。

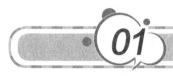

01 胎动：送给妈妈的"礼物"

从这个月开始，大多数孕妈妈先后会感觉到胎动。

第一次感觉到腹中的小宝宝的蠕动，那种感受，会让孕妈妈欣喜若狂，此前，为了怀孕而承受过的早孕反应再难受，也会觉得很值得。

渐渐地，腹中胎儿的动作会越来越多、越来越规律，准爸爸也能够在孕妻腹部明显地摸到宝宝的动作了。

胎儿主要有两种动作：一种是旋转运动，胎儿翻身，回转躯干；另一种是单纯四肢运动，拳打脚踢。胎动正常，表示胎盘功能良好，输送给胎儿的氧气充足，胎儿发育正常。正常明显的胎动每小时不少于3~5次，12小时明显胎动在30~40次以上，最高可达100次左右。

掌握了自己孩子胎动的规律，就能发现胎儿活动是否正常。

胎动一般来说是规律的，也受一些因素影响而变化。妊娠月份不同，一天内测定时间不同，胎动次数会有差异；羊水多少、母亲情绪变化、使用药物等都会使胎动发生一些变化。妊娠28~38周时胎动最活跃，临近足月时，由于胎头下降到骨盆，胎动次数相对减少。

孕妈妈为尽早接收好胎儿发出的"安危信号"，应当坚持每天测胎动次数。

孕妇如果发现胎动次数突然减少或胎动停止，就预示着胎儿健康情况不好或出现了异常问题，应尽快到医院检查。若在12小时内胎动次数小于20次，或1小时内胎动少于3次，往往是因为胎儿缺氧，小生命可能受到严重威胁，有人把这种现象称为"胎儿危险先兆"，因此，孕妇对胎动次数的计算决不能掉以轻心。

感觉到胎动以后，就可以每天定时与宝宝一起来做胎儿体操。方法是平卧床上，尽量放松，双腿屈膝。孕妈妈双手捧住子宫，用手指轻拍或轻压胎儿，胎儿感觉到刺激，便会有所反应。经过一段时间后，胎儿习惯了这种活动后，妈妈一触及便会开始运动，当宝宝累了或烦了时，便会抖动小手或顿脚，向妈妈表示回应。开始时只做一两下胎儿体操即可，到妊娠8个月以后，可以持续做到 10 分钟。

胎儿的运动训练，建立在胎儿一定的自主运动能力基础上。训练时，孕妈妈应仰卧，全身尽量放松，先用手在腹部来回抚摸，然后用手指轻戳动腹部不同部位，观察胎儿的反应。开始时动作宜轻，时间宜在 1~2 分钟左右。

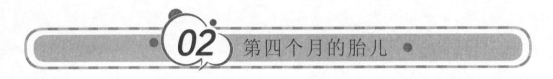

02 第四个月的胎儿

胎宝宝成长迅速，可分辨出男女了。胎盘形成，与母体联系更紧密了。

第 13 周

这时的胎儿看上去更像一个漂亮娃娃了，胎儿的身长约 100 毫米，体重约 45 克。他（她）的眼睛突出在头的额部，两眼之间的距离在逐渐缩小，耳朵已经就位。现在，胎儿的身体在迅速成熟，腹部与母体连结的脐带开始成形，可以进行营养与代谢废物的交换了。

胎儿的肝脏也已经开始制造胆汁，胎儿这时的条件反射能力增强，能做的动作虽然不大，但较以前多了起来。

第 14 周

胎儿的身长约 120 毫米，体重约 70 克，小小的手指已经出现了代表他（她）个人特征的浅浅的指纹印。胎儿的上臂、前臂、大腿和小腿都已经形成，如果是女孩，这时她的卵巢里会有高达几百万个卵细胞，但这些卵细胞大部分都不会成熟，有很多会逐渐萎缩，并被周围的组织所吸收。

第 15 周

胎儿的身长约 140 毫米，体重约 95 克。胎儿现在生长迅速，胎儿的头顶上开始长出细细的头发，双手、双肘、双足、双膝也已经形成，眉毛和头发也都长出来了。现在胎儿薄薄的皮肤上有一层细细的绒毛，看上去好像是一条细绒毯盖在胎儿身上，但这层绒毛通常会在胎儿出生时消失。这时，胎儿的一部分肌肉开始工作，在这一周内，胎儿可以做许多动作，比如双手握紧、眯着眼睛斜视、皱眉头、做鬼脸、吸吮自己的大拇指等，这些动作都可以帮助胎儿的大脑更好地发育。

第 16 周

这一周，胎儿的身长约 160 毫米，体重约 120 克。此时的胎儿已经完全具备了人的外形。胎儿的皮肤开始长出胎毛，骨骼和肌肉日渐发达，手、足能做细微的活动，内脏大致已发育完成，心脏脉动活泼，用超声波或听诊器，可以测出胎儿的心音。待这个阶段结束时，胎盘已经长好，流产的可能性已减少了许多，可以说，从这时起，胎儿已经进入了稳定期。而且，胎儿的成长更为迅速，胎膜越发结实，羊水也急剧增加。

胎儿从本周开始，已经学会轻轻地打嗝了，这是呼吸的先兆，但孕妈妈还听不到胎儿的打嗝声，这是因为，在胎儿的气管里充满了羊水而不是空气。另外，从这周开始，

孕妈妈可以感觉到胎动了，而且胎动比较迅速。这是因为胎儿正在羊水中迅速地活动，只是，现在的胎动还不十分明显。

胎儿的皮肤颜色发红、光滑透明，透过皮肤可看到他的血管；同时，胎儿的皮肤也增厚了。

03 第五个月的胎儿

胎宝宝身体不再透明了，但是骨肉还没有丰匀。

第 17 周

胎儿的身长约 180 毫米，体重约 150 克。胎儿已有一只梨子那么大，循环系统、尿道等也开始工作，胎儿开始平稳地吸入和呼出羊水，他（她）的肺正在发育得更强壮，以利于将来适应子宫外的空气。

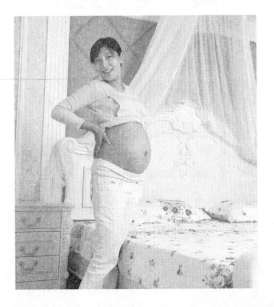

这时候的胎儿非常"贪玩"，常常握着脐带玩一会儿，再吮吸一下小手指，再踢几下小腿。不过不用担心，胎儿的这些动作都不会对母体和自己造成任何不好的影响。

从现在开始，胎儿对外界的触压有了感觉，当准爸爸或准妈妈用手触摸腹部时，会感到胎儿轻微反应的力量。而从 16 到 19 周，胎儿的听力逐渐形成。这时的胎儿，就像隐藏在妈妈体内的一个小小的"窃听者"，他（她）能听到妈妈心脏跳动的声音、大血管内血液流动的声音、肠蠕动的声音，当然，他（她）最爱听的是妈妈温柔的说话声和歌声，因此，孕中期是进行胎教的最佳时期。

第 18 周

胎儿的身长约 200 毫米，体重约 200 克。现在胎儿开始频繁地胎动了，而孕妈妈也可以真切地感受到胎儿的胎动，表现为胃部有东西飘来飘去。在这一周，胎儿原来偏向两侧的眼睛开始向前集中。这时，胎儿的骨骼总体上还比较软，但差不多已成为类似

橡胶的软骨，并开始逐步硬化。而胎儿的脊髓上已经开始慢慢产生保护骨骼的"髓磷脂"。

第19周

胎儿的身长约220毫米，体重约240克。现在的胎儿已经会进行呼吸，不过，这时胎儿呼吸的不是空气而是羊水。通过B超可以看到胎儿的大致模样，当准父母去做这项检查时，可以清晰地看到胎儿踢腿、屈身、伸腰、滚动以及吸吮自己大拇指等动作。

第20周

胎儿的身长约250毫米，体重约280克。头的大小约为身长的1/3，身上长出了汗毛，鼻和口的外形会逐渐明显，头发与指甲已经很明显。如果是女婴，则阴道已经发育成形。胎儿全身被胎毛覆盖，皮下脂肪也开始形成，皮肤呈不透明的红色，但还没有长胖。胎儿心脏的脉动也在增强，力量加大，并开始收缩运动。胎儿的循环系统也进入了发育状态，但还没母体分离。此时，医生可通过B超检查出胎宝宝的心脏是否有异常，及是否怀有双胞胎。胎儿的感觉器官进入了成长的关键时期，大脑开始划分专门的区域进行嗅觉、味觉、听觉、视觉以及触觉的发育。

胎儿的手心和脚底开始出现纹路，眼皮上生出了细细的睫毛。胎儿的骨骼、肌肉进一步发育，脂肪开始生成，保持宝宝的皮肤和骨肉。胎儿的四肢运动更活泼，母体开始能感觉到明显的胎动。

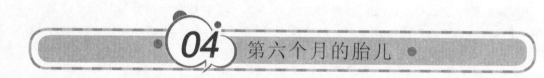

04 第六个月的胎儿

胎宝宝人形特征更明显，自身开始有消化排泄了。

第21周

胎儿的身长约265毫米，体重约320克。现在的胎儿看上去滑溜溜的，身上覆盖了一层白色的、滑腻的物质，这就是胎脂。它可以保护胎儿的皮肤，使胎儿长期浸泡在羊水中也不会受到损害。同时，胎脂在分娩的过程中也会起到润滑作用，使胎儿能顺利地通过产道。有很多宝宝在出生后，身上还会残留着一些白色的胎脂。

第22周

胎儿的身长约270毫米，体重约340克，眉毛和眼睑已经充分发育，且清晰可辨。小手指上也已长出了娇嫩的指甲。现在胎儿已经很活泼了，不但会做很多动作，还能倾听到母体外的声音。如果妈妈为他（她）讲故事、唱歌、播放音乐或者跟他（她）聊天，他（她）都能听得见。如果那声音是他（她）喜欢听的，他（她）就会轻轻地蠕动，像是在扭动舞步，显得天真幼稚又活泼可爱。

第23周

这周的胎儿身长约285毫米，体重约365克，看起来很像一个袖珍宝宝。由于胎儿现在的皮下脂肪还没有产生，所以，这时胎儿的皮肤还是红红的，而且皱巴巴的，样子像个小老头。皮肤的褶皱是给皮下脂肪的生长留有余地。胎儿的嘴唇、眉毛和眼睫毛已清晰可见，视网膜也已形成，具备了微弱的视觉。胎儿的胰腺及激素的分泌也正处在稳定地发育过程中。胎动次数有所增加，并更加明显，胎儿会在妈妈的肚皮上顶起一个个鼓包。

这时，在胎儿的牙龈下面，乳牙的牙胚已经开始发育了。为了未来的宝宝以后有一口好牙，孕妈妈这时一定要注意多补充钙质。

第24周

这时，胎儿的身长约300毫米，体重约417克。胎儿的骨骼变得更结实，头发更长，眉毛及睫毛开始长出。脸形也更清晰，嘴唇开始丰满圆润起来，看上去已经是十足的小人的模样，只是仍然很瘦，全身布满皱纹。胎儿的胃肠会吸收羊水，肾脏会排泄尿液，已经完成了出生的准备。除了听力有所发展外，此时胎儿的呼吸系统也正在发育。尽管他（她）还在不断吞咽羊水，但是排大便通常要等到出生以后。

如果此时不幸发生早产，宝宝只要在保温箱内很好地加以护理，仍可能健康地成长。

05　第七个月的胎儿

胎宝宝飞速增长，呼吸功能具备，胎动更加明显。

第25周

胎儿的身长约320毫米，体重约480克。胎儿体重稳定增加，皮肤很薄而且有不少皱纹，几乎没有皮下脂肪，全身覆盖着一层细细的绒毛。胎儿的身体在妈妈的子宫中已经占据了相当多的空间，开始充满整个子宫。

从现在开始，胎儿进入了大脑发育的第二个高峰期，大脑细胞迅速增殖分化，树突日益增加。这时，孕妈妈可以多吃一些健脑食品，如核桃、花生、芝麻等，为胎儿大脑的发育提供充足的营养。另外，甲状腺素是促进大脑和骨骼发育的重要原料，而胎儿大脑的健康发育离不开母体内充足的甲状腺素。所以，孕妈妈还要注意碘的摄取，每天摄取的碘量应在0.115毫克左右。

第26周

胎儿的身长约340毫米，体重约550克。这时候，胎儿已开始出现了皮下脂肪，身上的皱纹在慢慢减少。但整体看上去，胎儿还是瘦瘦的，并且全身覆盖着一层细细的绒毛。胎儿现在已会呼吸，吞吐羊水。

第27周

怀孕27周时，胎儿的身长约360毫米，体重约630克。这时，胎儿大多都长出了头发，若是男孩，睾丸还没有降下来，若是女孩，则已经可以看到突起的小阴唇了。这时，胎儿的听觉神经已很发达，对外界的声音感觉更加敏感。

胎儿现在仍在羊水中做着呼吸动作，但胎儿的气管和肺还没有发育成熟。

第28周

怀孕28周时，胎儿身长约380毫米，体重约720克。上下眼睑已形成，眼睛既能睁开也能闭上，而且已形成了自己的睡眠周期。有趣的是，胎儿甚至会把自己的大拇指或其他手指放到嘴里去吸吮。胎儿的鼻孔开通、容貌可辨，但皮下脂肪尚未充足，皮肤呈暗红色，身上还有不少皱纹。

胎儿的脑部开始发达，大脑活动在这时是非常活跃的，大脑皮层表面开始出现一些特有的沟回，脑组织快速增殖，胎儿可以自行控制身体的动作。如果是男孩，此时睾丸还未降至阴囊内；如果是女孩，大阴唇也尚未发育成熟。

这时，胎儿的生长非常迅速，子宫底已上升到肋骨下缘，顶压膈肌，使孕妈妈常感觉呼吸有些困难。胎儿的活动也比较明显，建议孕妈妈从现在开始，每天做胎动记录，以监测胎儿的情况。虽然如此，但胎儿对体外生活的适应能力还没有完全具备，如果在此时出生而又没有得到较好的照顾，可能会因早产而发育不良或导致死亡。

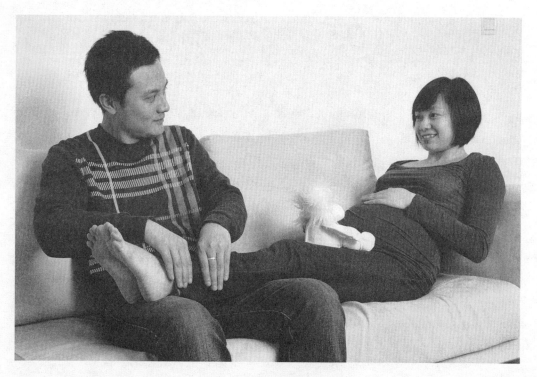

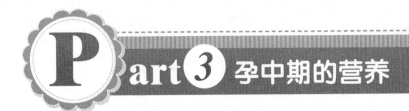

Part 3 孕中期的营养

01 孕中期的营养原则

孕中期是胎儿迅速发育的时期，处于孕中期的准妈妈体重迅速增加。这时，准妈妈要补充足够的热能和营养素，才能满足自身和胎儿迅速生长的需要。当然，孕妇也不能不加限制地过多进食。过度进食不仅会造成准妈妈身体负担过重，还可能导致妊娠糖尿病的产生。

原则一：荤素兼备、粗细搭配，食物品种多样化。

原则二：避免挑食、偏食，防止矿物质及微量元素的缺乏。

原则三：避免进食过多的油炸、油腻食物和甜食（包括水果），防止出现自身体重增加过快。

原则四：适当注意补充含铁丰富的食物，如动物肝、血和牛肉等，预防缺铁性贫血。同时补充维生素C也能增加铁的吸收。

原则五：多食用含钙较多的食物，如奶类、豆制品、虾皮和海带等。

怀孕中期，每日营养素的需要量为：

热量：按照我国营养学会1997年膳食营养素建议供给量，怀孕中期第4个月以后，每天要增加热能摄入837千焦（200千卡）。相当于每天比平常增加2个鸡蛋和100毫升牛奶。

热量分配的适合比例：糖类（碳水化合物）占60%～70%，脂肪占20%～25%，蛋白质占15%～20%。

建议在怀孕中期，孕妇每天的食谱中除了适当增加热量以外，需要增加的营养素有蛋白质、镁、碘、硒、维生素C、B族维生素、叶酸、维生素D、维生素E。

蛋白质：为了要让胎儿正常发育和预防自身贫血，必须摄取足够量的铁质及钙质，但蛋白质更是不可缺乏，因为蛋白质摄取不足容易引起全身性水肿。

富含蛋白质的食物：鱼、肉、蛋、豆、奶类都富含较高优质蛋白质。

从怀孕第4个月开始每天应另外增加15克的蛋白质。妊娠第7个月以后，每天应增加蛋白质25克。

钙：怀孕中期钙摄入量应比孕前增加1倍。每天需要量约为1500毫克；

铁：孕妇和胎儿在妊娠期至分娩时，共需要铁约 1000 毫克。其中 350 毫克满足胎儿和胎盘的需要，450 毫克为孕期红细胞增加的需要，其余用以补偿铁的丢失。铁的膳食供给量由每日 18 毫克提高到每日 28 毫克。

膳食中铁的平均吸收率为 10%，动物性食品肉、鱼、禽类含血红蛋白铁多，吸收率较高，植物性食品谷物类、豆类、水果、蔬菜和蛋、奶类中含量非血红蛋白铁，吸收率较低。因此，应摄食以谷物、豆类和蔬菜为主的素食，如果在同一餐中加入少量肉食类或富含维生素 C 的食物，能增加铁的吸收。

锌：孕中期应增加锌摄入量，由 15 毫克增至 20 毫克。

镁：镁除了构成牙齿与骨骼的成分外，还是参与糖类代谢的一种能量代谢元素；与钠、钾、钙，共同维持心脏功能、肌肉细胞与神经系统的正常运行。胎儿的成长，如骨骼发展、胎动及毛发生成，需要足够的镁元素来参与作用，逐日而成，才能有健康的宝宝。

孕中期和晚期膳食的镁摄入量，需要由 150 微克增加到 175 微克；富含镁的食物包括干果类、深绿和黄色蔬菜水果。

碘：是合成甲状腺激素的主要成分，也是维持正常生长发育、增进肌肉神经代谢率、调节细胞氧化作用的重要成分。为避免胎儿生长过程中影响头发、指甲、皮肤、牙齿的完整性，碘的摄取不可忽略。

富含碘的食物：含碘食盐、海带、紫菜、鱼类（海鱼）。

硒：是营养素中的微量元素，具有抗氧化、抗癌、提高免疫力的功能；硒的功能与维生素 E 是相辅相成的，更能提高维生素 E 抗氧化功能，能共同去除人体细胞内过氧化物质及自由基，保护体内细胞和核酸的完整性和正常功能。硒是一个隐形保护者，怀孕期间更需要有足够摄取量，才能在免疫功能方面发挥最大作用，但因为是微量元素，所以人们往往容易忽略它的存在。

富含硒的食物：洋葱、番茄、花椰菜、小麦胚芽、小麦麸皮。

维生素 C：维生素 C 能促进胶原质形成、构成细胞间质成分、增进细胞间排列的紧密性、参与体内的氧化还原反应，以及维持体内结缔组织、骨骼、牙齿生长，是新陈代谢的重要参与因素。在怀孕期间，维生素 C 还有助于将叶酸变成活化型，增进对铁质的吸收。

富含维生素 C 的食物：新鲜蔬菜、水果。

B 族维生素营养素：怀孕中期，要增加的 B 族维生素营养有维生素 B_1、B_2、B_6 和 B_{12}，这些都是构成辅酶的重要成分。由于 B 族维生素大都属于水溶性物质，而且又不能由身体自己制造或合成，都需要由食物摄取来获得，故选择多样性的食物种类是必须知道的，以下来了解这一族营养素的功能。

维生素 B_1：参与能量代谢反应、维持心脏及神经系统功能（维生素 B_1 严重缺乏时，会引起脚气病）、维持正常的食欲。但是维生素 B_1 易受热影响。需要提醒的是：烹煮时要尽量缩短时间，较能保持多量的营养素。

富含维生素 B_1 的食物：糙米、全谷类、坚果类、豆类、猪肉、内脏、新鲜蔬菜水果。

维生素 B₂：也与能量代谢反应有关，还可以维持皮肤、指甲、头发的健康，增进视力、减缓眼睛疲劳。怀孕期间有时会因为身体不适或容易疲劳，而通过看电视或阅读书籍来舒缓自己，此时别忘了补充富含维生素 B₂ 的食物。

富含维生素 B₂ 的食物：酵母、全谷类、绿色蔬菜、牛奶、蛋。

维生素 B₆：参与氨基酸（蛋白质的基本组成物质）代谢、促进红细胞中紫质的形成、维持红细胞的正常大小，体内抗体形成、神经系统的健康则更会需要维生素 B₆。怀孕中期以后，有一些孕妈妈们会有脚抽筋的情况，一般人认为是钙质不够所引起，但是如果维生素 B₆ 缺乏时，也可能会导致肌肉抽搐以及手脚抽筋，因此足够量的维生素 B₆ 可以减缓夜间及清晨的手脚抽筋情况，有时眼皮的抽动也是因为维生素 B₆ 缺乏所造成的。

富含维生素 B₆ 的食物：未精加工的谷类、鱼、肉类、水果、干果类、蔬菜，只要餐餐都能吃到各类食物，就不用担心会有缺乏的情况发生。

维生素 B₁₂：能防止贫血，对于红细胞的形成和再生，维生素 B₁₂ 是一种极重要的营养素，如果摄取不足甚至缺乏，容易引起恶性贫血、阻碍脑细胞形成过程。虽然产生 B₁₂ 缺乏症需要一段很长的时间，但如果长期处于营养不稳定状态，对身体的健康会构成威胁。

富含维生素 B₁₂ 的食物：动物肝脏或肾脏（适宜每周补充一次）、牛肉、猪肉、蛋、牛奶、乳制品。

叶酸：怀孕期间如果蔬菜、水果摄食量不够或饮食不均衡，易缺乏叶酸，而成为巨幼细胞性贫血症的高危险群，在怀孕 0 ~ 6 周会造成胎儿的"神经管缺损"，怀孕中期缺乏，易有早产或出生婴儿体重过轻的情况出现。

富含叶酸的食物：肝脏、蛋、酵母粉、深绿色蔬菜、豆类、橘柑类、香蕉。

维生素 D：缺乏钙质易有骨质密度松散，缺乏维生素 D 则易有佝偻病及严重蛀牙发生。如果维生素 D 摄取吸收不足，怀孕期间牙质防御能力降低，再加上口腔清洁卫生不良，蛀牙的情形便会接踵而至。维生素 D 的摄取很简单，在阳光不刺眼的情况下，晒一晒太阳，就可以在皮肤表层转换出维生素 D，外加轻松的运动，到公园、学校、郊外走路、散步顺便享受日光浴，就能得到。

富含维生素 D 的食物：鱼肝油、体型大的鱼类、沙丁鱼、牛奶及乳制品。

维生素 E：属于脂溶性维生素，是很好的抗氧化物质，可以增加皮肤弹性及延迟皮肤老化、增强红细胞壁的弹力。

富含维生素 E 的食物：肝脏、鱼肉、鸡肉、蛋黄、鱼油、油脂、蔬菜、干果类、全谷类。

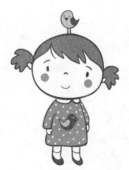

02 孕中期需要重点补充的营养素

孕中期孕妇的饮食结构要注意多样化，食物要荤素、粗细搭配；必须注意补充蛋白质、糖类、矿物质和维生素。具体地说，孕妇每天的主食400～500克，肉食100克，牛奶及豆类适量，鸡蛋1～2个，平时多吃蔬菜、水果等，要避免孕妇偏食或过多进食脂肪和糖。孕妇过瘦或过胖均对胎儿不利，营养不足的孕妇所生的婴儿过小，先天不足；营养过度的孕妇，所生的婴儿过大，易造成难产，还会影响胎儿心、肺、脑的成熟，孕妇本人也易发生妊娠高血压综合征等妊娠并发症。因此，孕中期孕妇的饮食既重视质、又要重视量。

1. 蛋白质

蛋白质是胎儿身体各组织器官发育所必需的营养物质，为了胎儿及母体需要，每日蛋白质摄取量应增加6～12克。更重要的是蛋白质来源，孕妇一天所需的蛋白质应有一半来自于动物性蛋白质，如蛋、奶、鱼、肉等。植物性蛋白质可增加豆浆、豆腐等黄豆制品的摄取量。

2. 钙质

摄取足够的钙质除满足胎儿的生长需要外，还有一部分储藏孕妇体内，弥补钙质的不足，且可预防孕妇中年以后骨质疏松症的发生。最好每天喝3～4杯奶，并且食用深绿色的蔬菜、全谷类和蛋。

3. 铁质

怀孕至生产期间，每天要额外补充30～50毫克的铁质，可以预防缺铁性贫血，并可以弥补分娩时失血的损失，为满足孕妇铁质需求的适量，医师会提供一些富含铁剂的营养品，供孕妇选择，要避免食物和铁剂共用，在饭前1小时或饭后2小时与水或果汁一起服用，不要和牛奶、茶一起服用。含铁质较高的食物有蛋黄、肝、肉类。

4. 碘

足够的碘能制造更多的甲状腺素供应，怀孕时调节基础代谢率所需。

5. 维生素A及C

为满足胎儿生长发育的需要，孕妇应多摄取维生素A及C。维生素A食物来源为蛋黄、奶油、肝脏、胡萝卜、西红柿、南瓜、菠菜，维生素C食物来源为新鲜蔬果，如柠檬、橘子、橙子、番石榴。

6. B族维生素

人体产生能量及促进蛋白质代谢，需要B族维生素。食物来源为大豆、牛奶、肝脏。

7. 叶酸

怀孕前至怀孕六周期间，孕妇特别需要补充叶酸。因为叶酸是胚胎组织健康发育所

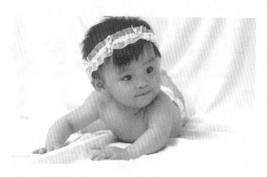

必需的营养素，并能避免神经管发育不良。食物来源为菠菜、肝脏、酵母。

8. 多元不饱和脂肪酸

根据研究，多摄取 N-3 系列的多元不饱和脂肪酸，对胎儿的智力及视力有帮助。如果想要孕育健康聪明的宝宝，不妨从怀孕起多吃秋刀鱼、鲭鱼、鲑鱼等含 DHA 丰富的鱼类；或是改用核桃油烹调食物。

为了让宝宝健康、聪明，孕妇常常担心自己营养不足，于是开始大补特补起来。产科专家提醒，孕期一味盲目进补只会导致营养过剩，还会增加孕期并发症发生的概率。所以，一定要根据胎儿不同的成长阶段，适当地调整饮食结构，讲究营养丰富、合理搭配才能给孕妇和胎儿的健康"上个双保险"。

值得一提的是 DHA，在各类传媒、广告中，关于 DHA 的添加食物被渲染的神乎其神，似乎不吃它宝宝就不聪明，吃了它能养育出天才和神童来。

那么，DHA，到底是一种什么物质呢？

DHA 是二十二碳六烯酸的英文缩写，是一种大脑营养必不可少得多价不饱和脂肪酸，它除了能阻止胆固醇在血管壁上的沉积、预防或减轻动脉粥样硬化和冠心病的发生外，更重要的是 DHA 对大脑细胞有着极其重要的作用。它占到人脑脂肪的 10%，对脑神经传导和突触的生长发育极为有利，是人的大脑发育、成长的重要物质之一。

人体维持各种组织的正常功能，必须保证有充足的各种脂肪酸，如果缺乏它们可引发一系列症状，包括生长发育迟缓、皮肤异常鳞屑、智力障碍等。DHA 作为一种必需脂肪酸，其增强记忆与思维能力、提高智力等作用更为显著。人群流行病学研究发现，体内 DHA 含量高的人的心理承受力较强、智力发育指数也高。

人的记忆、思维能力取决于控制信息传递的脑细胞、突触等神经组织的功能，即信息在神经系统内的传递范围、方向和作用。DHA 在神经组织中约占其脂肪含量的 25%，突触是控制信息传递的关键部位，是由突触膜和间隙组成，DHA 有助于突触和间隙的结构完整、功能发挥。当人的膳食中长期缺乏 DHA 时，突触膜结构会遭到破坏，进而对信息传递、思维能力产生不良影响。

DHA 与胆碱、磷脂都是构成大脑皮质层的重要物质，是贮存及处理信息的重要结构。DHA 有维持脑细胞膜完整性及促进脑发育、提高记忆力的作用，是大脑营养的必需物质。DHA 还可以促进视网膜视杆细胞发育。

有营养学家主张，自怀孕 4 个月起，孕妈妈应当适当补充 DHA。

除了专门的 DHA 制剂外，能帮助孕妈妈摄入 DHA 的食物有：核桃仁、榛子仁等多种坚果内含有丰富的天然亚麻油和亚麻酸，人体摄入后，经肝脏处理能合成机体所需要的 DHA。

另外，海鱼、深海鱼肝油、甲鱼等也含有 DHA，孕期可以有意识地适当多吃一些。

03 如何平衡膳食

人体需要的营养素，主要包括糖类、脂肪类、蛋白质、维生素及各种微量元素如铁、钙、镁、锌、铜、锰、硒等。发育中的胚胎，同样很需要这些营养物质。如果不偏食，把鸡、肉、蛋、鱼、新鲜蔬菜、水果等均衡搭配，一般不会发生营养不良或者其他营养性疾病。怀孕期间，人体血容量会增加50%，但只要每天能保证吃进 70 ～ 100 克精瘦肉，就不会发生贫血，因为在同一种食物中，会含有多种营养素。

孕妇每天所需的热量为 2200 ～ 2500 卡，而一个成年女性每天需要的热量为 1800 ～ 2200 卡（活动量越大，所需热量越多），这个区别并不是很大。与专家建议的一般女性每天需要摄入的营养量相比，孕期所需的营养略高一些，大约为 5 份或稍多的新鲜水果和蔬菜，2 ～ 4 份的富含蛋白质和钙的食物，4 ～ 6 份的谷物、豆类和富含铁的食物，还包括一些脂肪等。

鉴于孕期的口味和生理反应等情况，饮食营养方面要注意膳食平衡，营养专家推荐孕妈妈的日常食谱按以下方式来平衡膳食：吃一点野菜，不必专门补铁剂，少脂多蔬果，讲究科学食酸和少吃肝类为佳。

吃一点野菜好：野菜养分丰富，与栽培蔬菜比较，蛋白质高 20%，矿物质达数十种之多。以蕨菜为例，铁质、胡萝卜素、维生素 C 的含量分别为大白菜的 13 倍、1.6 倍、8 倍。再说马兰头，含铁量是苹果的 30 倍，是橘子的 10 倍，超过芹菜与白菜。至于叶酸，每 100 克红苋菜叶叶酸含量高达 420 微克，超过栽培蔬菜中含叶酸之冠的菠菜。因此，在孕期的餐桌上添一碟野菜，无疑为胎儿增加了一条营养供给的渠道。野菜污染少，对母胎双方都较安全，味道也佳，还可以激发食欲，能减轻厌食症状，有利于优孕。

不必专门补铁：为增加怀孕期间体内铁的贮备量，防止母胎贫血，传统观点多主张补充一定量的铁元素。研究表明，对于健康怀孕女性，此举大可不必，因为怀孕能刺激母体对铁的吸收，以满足胎儿的需要。专家为此检测健康怀孕女性的铁吸收量，36 周时比 12 周时高 5 倍，若 3 餐中常吃柑橘、西红柿等维生素 C 含量丰富的食物，铁的吸收率能加倍，完全不会缺铁。另外，此时补铁并不能减少早产或孕期并发症，反而可能有不良作用，如减少锌的吸收，反而妨碍胎儿体格与智能发育。因此，孕期宜坚持平衡膳食的原则，不要盲目偏食高铁食物，更不要没有医生指导而自行服用铁剂。

少脂多蔬果：脂肪是怀孕女性不可缺少的养分之一，也是胎儿正常发育所必需。为保证胎儿的需求，孕妈妈每天应当从食油、动物油、鱼等食物中摄取脂肪酸 11 ～ 20 克。这并不是说脂肪补充得越多越好，因为过多吃入脂肪，可能增加宝宝成年后罹患生殖系统癌症的危险（危险增大 2 ～ 5 倍），而多吃蔬果则可减少婴儿成年后患癌的威胁。健康儿童的母亲多以鱼、谷物、绿色蔬菜、土豆为主食。奥妙在于新鲜水果和蔬菜是富含维生素的宝库，而丰富的维生素A、C、E、叶酸等，能阻止亚硝酸胺的生成。

吃酸有讲究：孕期嗜酸有益，因为酸味食品可刺激胃液分泌，提高消化酶的作用力，促进胃肠蠕动，改善孕期内分泌变化带来的食欲下降以及消化功能不佳的状况。加上酸味食物可提高钙、铁以及维生素C等养分的吸收率，有助于胎儿的骨骼、脑及全身器官的发育。怀孕女性宜选食番茄、橘子、杨梅、石榴、葡萄、绿苹果等新鲜果蔬，不要吃人工腌制的酸菜、醋制品，一些人工制品虽然味道也是酸的，但养分已遭到不同程度的破坏，而腌菜中含有亚硝酸盐等致癌物，于母胎双方皆不利。

猪肝宜少吃：猪肝富含维生素A，孕期缺乏维生素A可能招致胎儿畸形，服用维生素A过多，同样危险，会导致胎儿耳朵缺陷、独眼、胸腹发育不全等。由于猪肝中维生素A过于丰富，很难掌握摄入量，容易突破800单位的最大限度，所以不提倡在孕初期吃猪肝。所需维生素A宜由萝卜、柑橘、番茄等果蔬提供。如果很爱吃猪肝，每周限于一次，每次不超过50克为宜。

水果入菜：利用菠萝、柠檬、西红柿、脐橙、苹果和梨做材料，来烹煮食物，可以增加食欲，还可以加醋以增添菜色美味。

自制果菜沙拉：选用苹果、香蕉、梨、圣女果、草莓、黄瓜、橘子、猕猴桃等新鲜水果，洗净或去皮，切小块，用市售的沙拉酱搅拌均匀，加入适量酸奶，在微波炉里稍许加热，然后再次拌匀即可食用。自制果菜沙拉用材方便，制作简单快捷，味道鲜美可口，又能为母体腹中宝宝提供充足的营养，还能减轻恶心、呕吐和因妊娠反应造成的厌食症状，令人胃口大开，充分享用美味。

对于工作忙，喜欢在外面买现成的食品食用的孕妈妈，应当特别注意食品质量，选择近期制作出厂，外观新鲜，没有碰撞或破裂，不含色素及防腐剂的食品。不要选择腌熏制品，如腌肉、熏鱼等食品。因为质量不好的食品食用后会引起食物中毒，含亚硝胺高的食品，食用后易引起胎儿畸形。

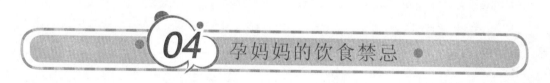

04　孕妈妈的饮食禁忌

孕中期，也就是怀孕4到7个月的时候，孕妇腹中胎儿的体重开始明显增长，对各种营养物质的需求会相应增加。而孕妈妈为了满足胎儿的生长发育所需及补充孕早期所消耗的营养，就需要吸收更多的热量。为此，孕中期的准妈妈需要补充丰富的营养，这时孕妈妈们开始大补特补。这样看来，补充营养应该是事倍功半的事，但如果饮食调理不合理，也容易出现一系列的问题。因此，孕妇在补充营养的同时，必须注意饮食方面的一些禁忌，清楚不宜吃哪些食物。

1. 生田螺、生蚝等

生田螺、生蚝是寄生虫寄生的理想场

所，如果孕妇吃了未煮熟的田螺或生蚝，里面的寄生虫与细菌会通过胎盘影响胎儿的健康发育。如果孕妇实在控制不了口腹之欲，将它们做熟了再吃会相对安全一些。

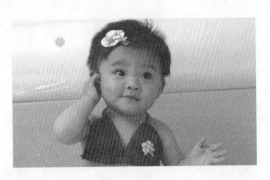

2. 烤牛羊肉

香飘四溢、外焦里嫩的烤肉总能让孕妇倒掉的胃口兴奋起来。然而，烤焦的外表中含有致癌物质；而里面生鲜的牛羊肉可能含有弓形虫，孕妇一旦感染会严重损害胎儿的智力发育，千万别为了自己一时的口舌之快而给胎儿留下遗憾。

3. 含着色剂、保鲜剂、防腐剂的食物

如罐头、香肠、熏鱼、方便面；含咖啡因、酒精的饮料，如咖啡、可乐等，孕妇应避免食用。

4. 生鱼片

生鱼片鲜美可口，质地柔软，蛋白质、维生素和微量矿物质含量也很丰富，是很多人的最爱。不过由于缺少高温烹饪过程，里面的寄生虫和病菌可能会给胎儿带来伤害，孕妈妈还是不吃为好。

5. 咸肉、咸鱼、咸蛋

过高的盐分会使孕妈妈体内潴留更多的水分，容易导致身体水肿，还有可能引起妊娠高血压综合征。所以要少吃这些高盐的食物，调味以清淡为主。

6. 螃蟹

虽然螃蟹含有较高的蛋白质，但中医认为，螃蟹性寒，吃多了会伤脾胃，而且螃蟹有活血化瘀作用，对胎儿不利。

另外，即使孕妇要充分吸取营养以保证母婴的需要，要充分保证钙、磷、铁、蛋白质、维生素的摄入量，并适当增加粗粮及含钙食品，但对糖类食物不要摄入过多，否则，可能会导致妊娠糖尿病的发生。

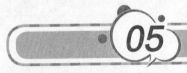

05 妊娠第四个月食谱推荐

第4个月的食谱为了配合胎儿骨骼发育和胎教的需要，孕妇应当多吃鸡蛋、胡萝卜、菠菜、海带、牛奶等营养品。

早餐：米饭1碗，豆腐与海带汤1碗，鸡蛋1个；10点：橘子1个（含大量的维生素C）；

午餐：凉面1盘，番茄鸡蛋酱；3点：牛奶1瓶、饼干几片；

晚餐：米饭2碗，海带丝拌菠菜，酱菜，胡萝卜豆腐汤1碗。

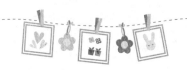

下面介绍几种营养菜做法。

◆虾仁炒韭菜◆

主料 韭菜250克，鲜虾150克。

辅料 芝麻油150克，食盐3克。

做法 先将韭菜洗净，切成3厘米长的节；鲜虾剥去壳，洗净；葱切成段；姜切成片。再将锅烧热，放入植物油烧沸后，先将葱下锅煸香，再放虾和韭菜，烹黄酒，连续翻炒，至虾熟透，起锅装盘即可。

特点 清香味美，补血养血。

◆牡蛎粥◆

主料 鲜牡蛎肉100克，糯米100克。

辅料 大蒜末50克，猪五花肉50克，料酒10克，葱头末25克，胡椒粉1.5克，精盐10克，熟猪油2.5克，清水1.5克。

做法 先糯米淘洗干净备用，鲜牡蛎肉清洗干净，猪五花肉切成细丝。再将糯米下锅，加清水烧开，待米稍煮至开花时，加入猪肉、牡蛎肉、料酒、精盐、熟猪油，一同煮成粥，然后加入大蒜末、葱头末、胡椒粉调匀，即可食用。

特点 牡蛎肉味极鲜美，是优良的营养食品，以牡蛎入粥食用，是南方沿海民间风行的小吃饮食。牡蛎气味咸平、微寒，可供药用。牡蛎粥可以对维生素D缺乏病有疗效。

◆菠菜煎豆腐◆

主料 菠菜500克，豆腐3块。

辅料 素油、酱油、糖、味精、盐各适量。

做法 锅烧热加油，豆腐切片放入油锅两面煎黄，加上配料，烧1～2分钟，再加菠菜即可。

特点 色味鲜美，含大量维生素。

◆土豆烧牛肉◆

主料 牛肉、西红柿、土豆各50克，洋葱25克。

辅料 食用油5克，精盐、白糖各适量。

做法 先将牛肉洗净切块，放入白水锅中用大火煮开，后改以小火煮，熟后捞出备用。土豆洗净，去皮，切块，入牛肉汤中煮熟。西红柿洗净切块；洋葱剥皮、洗净、切块；再将锅内放油，油热后煸炒西红柿，加入洋葱再煸炒片刻，倒入牛肉、土豆，加精盐、白糖再煮1～2分钟即可出锅。

特点 菜肴色泽美观，酸、甜香适口，含有较高的优质蛋白质、较多的维生素C。

06 妊娠第五个月食谱推荐 ●

怀孕近5个月的孕妇，每天膳食中必须保证钙1500毫克，维生素A 300国际单位，胡萝卜素6毫克，维生素C 100毫克。推荐食谱为：

◆黄豆炖排骨◆

主料 排骨800克，黄豆500克。

辅料：料酒、精盐、葱、姜、蒜、酱油各适量。

做法 把锅置火上，放入排骨，精盐、葱、姜片、料酒、酱油和适量的清水，大火烧沸后，改用小火炖；加入泡好的黄豆炖至烂熟入味，即可出盘，撒上些蒜末，或香菜等调味品。

特点 鲜香不油腻，生精益气。

◆炖鹿茸◆

主料 鹿茸20克，鸡肉适量。

辅料：其他盐、酱油等调味品各适量。

做法 刮去鹿茸毛，切片，与鸡肉一起炖上3小时，加入调味品即装盘。（鹿茸价格较贵，如果没条件，也可代以黑豆100克，用油略炒一下，另加上一个大鱼头，生姜，一起炖汤，约1到2小时即可）

特点 治血气不足。

◆小烧什锦◆

主料 猪舌250克，猪肝500克，玉兰片150克，猪心250克，猪肉（肥瘦）150克，萝卜300克。

辅料 蘑菇（干）50克，猪油（炼制）50克，酱油50克，植物油75克，盐6克，味精、淀粉、大葱、姜各适量。

做法 先将猪肚、舌、心出水，然后分别刮洗干净，煮熟，均切成长约5厘米、宽1.5厘米、厚1.2厘米的条；再将玉兰片及鲜菜（菜头、萝卜或青笋均可）切成条。瘦猪肉剁细，放入碗内，加少许盐、水豆粉拌匀，再在八成热油锅内炸成肉丸子。菌子用水发胀，淘洗干净，切成片，用清水漂起待用；把炒锅置旺火上，放入猪油，烧至五成热时，先下葱、姜依次下食盐、酱油、肉丸子烧开，再连汤倒入锅内，用小火慢烧；将猪肚、舌等约烧之小时，加入菌子、玉兰片。再烧约半小时，而后加入蔬菜同烧。直烧至肚烂、菜熟时，随即下水豆粉，勾成二流荧，下味精起锅。

特点 美味可口，营养丰富。

◆红枣炖兔肉◆

主料 兔肉 500 克，红枣 20 个。

辅料：荸荠 5 只，生姜一片，精盐、酱油、味精各适量。

做法 将兔肉洗净切块，红枣去核，荸荠去皮洗净。把全部用料放入炖盅，加开水适量，文火炖 1 到 2 小时，调味装盘始可。

特点 补中益气，健脾养血。

◆大蒜豆腐鱼头汤◆

主料 鲜鱼头三个（约 500 克），大蒜 90 克，豆腐一块。

辅料 精盐、酱油、味精各适量。

做法 将豆腐和鱼头用油锅煎香，铲起，然后和大蒜一起放入锅内，加清水炖，开始大火，之后小火，约半小时，加入调料品后可出锅。

特点 清热祛湿，健脾止带。

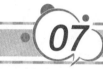

07 妊娠第六个月食谱推荐

注意营养均衡，保持维生素及铁质的摄入量。推荐食谱为：

◆米汤◆

主料 大米 200 克。

做法 将锅内水烧开后，放入淘洗干净的 200 克大米，煮开后再用文火煮成烂粥，取上层米汤即可食用。

特点 汤味香甜，含有丰富的蛋白质、脂肪、碳水化合物及钙、磷、铁，维生素 C、B 族维生素等。

◆虾皮烧冬瓜◆

主料 虾皮 45 克，冬瓜 300 克。

辅料 花生油 15 克，盐适量。

做法 先将冬瓜削去皮，切成块；虾皮浸泡洗净待用。再将锅置火上，放油，烧热后下冬瓜快炒，然后加入虾皮和盐，并加少量水，调匀，盖上锅盖，烧透入味即成。

特点 营养丰富，提高免疫力，有利于胎儿骨骼的生长。

◆白萝卜生梨汁◆

主料 小白萝卜一个，梨半个。

做法 将白萝卜切成细丝，梨切成薄片。将白萝卜倒入锅内加清水烧开，用微火炖 10 分钟后，加入梨片再煮 5 分钟取汁即可食用。

特点 白萝卜富含维生素 C、蛋白质、铁冬素等营养成分，具有止咳润肺、帮助消化等保健作用。

◆牛奶蛋黄米汤粥◆

主料 米汤半小碗，奶粉2勺，鸡蛋黄1/3个。

做法 在烧大米粥时，将上面的米汤盛出半碗。鸡蛋煮熟，取蛋黄1/3个研成粉。将奶粉冲调好，放入蛋黄、米汤，调匀即可。

特点 富含蛋白质和钙质，蛋黄中还含有丰富的卵磷脂，对胎儿生长和大脑发育有好处。

◆肉末茄泥◆

主料 圆茄子1/3个。

辅料 精肉末1勺，湿淀粉少许，蒜1/4瓣，盐、麻油各少许

做法 先将蒜剁碎，加入精肉末中用湿淀粉和盐搅拌均匀，腌20分钟。再将圆茄子横切1/3，取带皮部分较多的那半，茄肉部分朝上放碗内，将腌好的精肉末置于茄肉上，上锅蒸至酥烂，取出，淋上少许麻油，拌匀即可。

特点 利于胎儿补充钙质。

◆鸡汤南瓜泥◆

主料 鸡胸肉1块，南瓜1小块。

辅料 盐适量，消毒纱布数块。

做法 将鸡胸肉放入淡盐水中浸泡半小时，然后将鸡胸肉剁成泥，加入一大碗水煮。将南瓜去皮放另外的锅内蒸熟，用勺子碾成泥。当鸡肉汤熬成一小碗的时候，用消过毒的纱布将鸡肉颗粒过滤掉，将鸡汤倒入南瓜泥中，再稍煮片刻即可。

特点 鸡肉富含蛋白质，南瓜富含钙、磷、铁、碳水化合物和多种维生素，其中胡萝卜素含量较丰富。

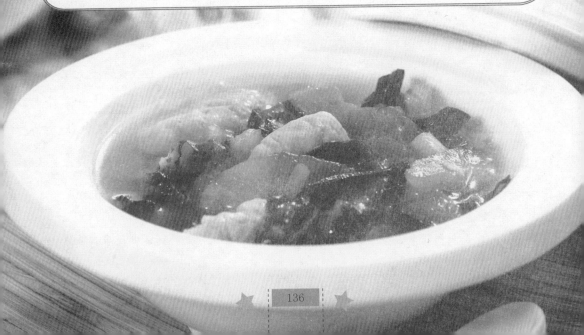

 **妊娠第七个月食谱推荐**

随着胎儿增长，孕妈妈胃肠道的容积逐渐减少，因此孕妈妈应当少食多餐，并保证膳食的多样化，扩大营养素的来源，以保证母胎营养的供给。推荐食谱为：

◆海米炝芹菜◆

主料 嫩芹菜300克，海米20克。

辅料 精盐、料酒、花椒、生姜、味精、花生油各适量。

做法 将海米用温水泡好，生姜去皮洗净切细丝；芹菜去根和叶洗干净，切成3厘米长的段，放入开水中焯一下，捞出控净水分，装入盘内。趁热撒上海米、姜丝，放入精盐、料酒、味精拌匀；锅下油，放入花椒，炸出香味，捞出花椒，将油倒在芹菜上，调拌均匀，用盘子扣好，稍焖片刻即成。

特点 色泽红绿相间，清脆爽口。含有蛋白质、钙、磷、铁及纤维素、维生素A和维生素C等，孕妇食用，既可滋补，又可润肠。

◆谱鱼吐司◆

主料 面包、净鱼肉各150克，鸡蛋1只，猪油150克。

辅料 料酒、淀粉、盐、味精、葱、姜各少许。

做法 先将面包去边皮，切成厚4至5毫米的片4块，鱼肉斩成泥，加蛋清、葱、姜、酒、味精一起拌匀；再将调好的鱼泥分4份抹在切好的面包上，用刀搭平；油锅五成热时，放入鱼吐司炸，炸至呈黄色后出锅；将每块切成8小块，盘边上加甜酱（甜酱加少许水、糖，用筷拌匀，上笼蒸5分钟，加麻油）。

特点 软嫩清香，味美可口，能增加孕期妇女的食欲。

◆海参炖瘦肉◆

主料 猪瘦肉250克，水发海参250克，红枣5个。

辅料 其他调料适量。

做法 将海参洗净，切成丝，猪肉洗净，切成丝，红枣洗净，去核。把它们全部放入炖盅内，加开水适量，用文火炖2～3小时，调味即可。

特点 美味可口，补肾益精，滋润肠道。

◆猪腰海带汤◆

主料 卤猪腰2个，海带20克。

辅料 其他调料各适量。

做法 将猪腰蒸熟，用盐腌之，备用。将洗净的海带，与猪腰一起下入粥中，一起煲，至熟即可。

特点 清热祛毒，活血降压，有效减轻孕妇水肿。

◆红烧带鱼◆

主料 鲜带鱼500克。

辅料：料酒、酱油、精盐、葱段、姜片、白糖、花生油、面粉各适量。

做法 将带鱼去腮、鳍、内脏，洗净，斩段。在锅中放入花生油，烧热，将带鱼段裹上面粉下入锅内煎至金黄色，再加适量水、精盐、料酒、酱油、糖、葱、姜，烧至汤汁浓稠，带鱼已熟烂入味时即可。

特点 鱼肉鲜嫩，鲜香适口，不腥不涩。带鱼富含蛋白质、脂肪、钙、磷、铁、碘、维生素A、维生素B1、维生素B2等成分，它丰富的油脂中还含有多种不饱和脂肪酸。因此带鱼可以补气暖胃、补虚泽肤，孕妇常食不仅使皮肤滑润光泽，还有利于胎儿生长发育。

◆红烧兔肉◆

主料 兔肉（带骨）1000克。

辅料 葱20克，姜15克，白糖5克，绍酒10克，青蒜5克，桂皮0.5克，胡椒粉0.5克，八角0.5克，味精1克，花生油100克。

做法 先将兔肉洗净泡去血水，剁成3厘米见方的块，放入清水锅中煮开后捞起，再冲洗1次。葱切块、姜拍松，青蒜切成末；再用中火烧锅，放油烧热，下兔肉块炒干水分，放入绍酒、酱油、精盐、葱、姜、白糖、桂皮、八角和开水（浸平肉块）一起烧开，撇去浮沫，盖上锅盖，改用小火烧至兔肉熟烂时，再用旺火烧浓汁汤，拣去葱、姜、八角、桂皮等，放入味精、青蒜末、撒上少许胡椒粉起锅即可。

特点 色泽红润，兔肉熟烂，鲜香味浓，富含营养素，肥而不腻，瘦而不硬。

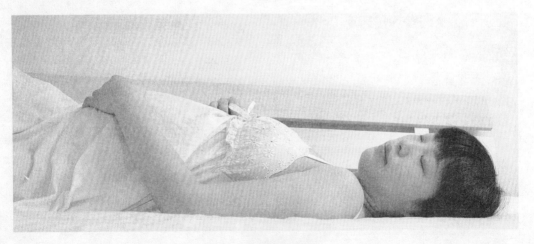

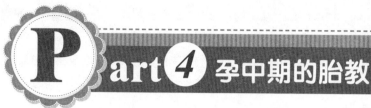

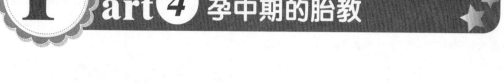

孕中期是进行胎教得好时机，所以很多准父母选择在这期间对宝宝进行胎教。但在进行胎教时候，有些事情应当注意避免。

1. 忌情绪不良

进入孕中期，孕妇已经习惯了妊娠生活了，早孕反应已经过去，胎儿的状况也已经基本稳定。所以孕妈妈的心情变得比较放松，但不能因为情绪稳定就忽视了情绪胎教，胎宝宝最喜欢的就是妈妈有个愉快的心情。

研究发现，孕妇的情绪对胎儿的发育具有重要的影响。比如孕妇情绪稳定、心情舒畅，胎儿出生后就会比较容易形成良好的性情。而一旦孕妇在怀孕期间时常处于精神高度紧张、或情绪不稳定，则会导致母体的激素分泌异常，从而对胎儿大脑的发育造成危害。

因此，聪明的孕妈妈会格外重视精神卫生，比如趁着现在身体还能灵活行动，多多外出，哪怕是在附近的公园转一转，以调剂身心，从而保持自己精神愉快，也为胎儿的

健康提供了一份有力的保障。

2. 忌不合理的语言教育

孕期对胎儿进行语言教育时，孕妈妈要注意用温柔的声音且高低适度的音量与胎宝宝亲切地说话，或读诗歌、讲故事、唱小调、算数字等。这样的胎教会给胎儿留下美好的记忆，有利于胎儿的健康发育。但切记不要粗暴地高声训话，更不要动不动就发脾气，否则胎儿会感到烦躁不安，将来出生后可能会变得神经质。

3. 忌不合理的运动教育

良好的运动既对孕妇的体质有益，也是一种良好的胎教方式，即运动胎教。

运动胎教是指孕妈妈适时、适当地进行体育锻炼和帮助胎儿活动，以促进胎儿大脑及肌肉的健康发育。常用的方式是，孕妈妈仰卧，全身放松，先用手在腹部来回抚摸，然后用手指轻按腹部的不同部位，并观察胎儿的反应。但孕妈妈要注意的是，在进行运动胎教时，一定要避免不合理的运动。比如

抚摸胎儿的动作要轻柔，不可用力过大；进行运动胎教的时间以12到16周为宜，不宜过早；进行时以每天2～4次为宜，如果胎儿没有什么反应，要耐心等待，不能动作过快过猛，或急于求成，否则即不利于母体健康，也不利于胎儿的成长。

4. 忌噪音

音乐胎教是很多孕妈妈喜欢用的方式，但专家指出，在使用音乐进行胎教时，一定要注意音量的控制。如果音量过大，即使播放的是轻柔舒缓的音乐，对胎宝宝来说，也是噪音。而噪音对胎儿的发育会产生不良影响，严重者还可能引起早产。所以，孕妈妈一定要将音乐的音量控制在一定的范围内。另外，孕妈妈在日常的生活中也要注意避开身边的噪音，更不要听一些震耳欲聋的刺激性音响。

5. 忌夫妻情感不和

良好的夫妻关系对胎儿的生长发育有着良好的促进作用，相反，如果夫妻感情不和，经常争吵甚至感情破裂，则会对胎儿产生不利的影响。因此，保持夫妻关系和睦亲密，是每对夫妻都应该注意的。

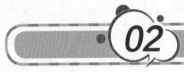

02 孕4月适用的胎教方式

本月适用的胎教方式，主要有以下几种：

一、营养胎教

① 均衡饮食：在原有基础上，每天应多摄入300千卡的热量，如猪肉中加1个胡萝卜，酸奶中加1个中等大小的苹果。多吃高蛋白食品，如牛奶、乳制品、鱼子酱和蛋类；吃主食时，适当搭配一些韭菜、香菜、芝麻和番茄等，以促进消化。

② 注意补铁：胎儿发育快速，需要的铁量也增多，所以孕妈妈可多吃些含铁食物，如动物的肝脏、牛肉、猪肉、动物血、海蜇、黑木耳、虾肉、大豆、蛋黄、紫菜、菠菜、油菜、芹菜等；同时吃一些有助于铁质吸收的酸味食物，如新鲜的蔬菜和水果。

用铁质锅、铲烹饪食品，也可增加铁的含量。另外，炒菜时，加一点醋，可促进铁的吸收。

③ 食欲增加了，但不要大吃大喝，要适度适量。

④ 避免吃过咸、过辣、过冷、过热的食物。

⑤ 控制体重：因食量大增，营养丰富，往往容易造成营养过剩，导致肥胖，从而引发妊娠高血压、妊娠糖尿病等。所以，孕妈妈要控制体重。一般来说，孕妇的体重增加以12.5～16千克为宜。为控制过胖，吃饭要适量，少食多餐，晚饭可适当少吃些；进行适当的运动，消耗一些体内的热量，强身健体，也有助于分娩。

二、音乐胎教

怀孕前三个月，胎宝宝并不能听到音乐的声音，但他能感受，所以那时的胎教音乐，只是象征性地传达给他一种听音乐的感受。但受孕到 4 个月时，胎宝宝听觉功能已经具备，所以可以听音乐了。孕妇虽早孕反应没有了，但有时还很烦躁，与前三个月一样，听音乐依然是一个不错的心灵慰藉。

① 孕 4 月，音乐胎教可以正式进行了，因为胎宝宝能听到啦。

② 除了前期所听的音乐外，还可增加一些曲目，内容也可丰富一些，可以听柴可夫斯基的《B 小调第一钢琴协奏曲》，给人如沐春风之感。

③ 准爸爸和准妈妈都可以唱一些歌给宝宝听。

三、对话胎教

胎宝宝 4 个月，已经初具意识，所以，与胎宝宝对话，胎儿真正能听到啦。

① 知道胎宝宝能听到自己讲话，所以，准妈妈和准爸爸与宝宝对话时，一定要充满爱心，温言软语，既要把爱传达给宝宝，也要让他听到爸爸妈妈最好的声音。

② 把胎宝宝想像成一个能听懂自己话的人，真诚而亲切地交流，语气要温柔，语调要低些，节奏要缓些，语速要慢些，讲给宝宝听妈妈爸爸的所见所闻所感，像讲故事一样，也可以是随意地聊天式的，或者是边说边唱着，娓娓道来，声情并茂，充满感情，无论哪种形式，原则是给宝宝以爱的温暖，给他以良好的刺激。

③ 对话胎教，注意适度，每次一两分

钟足够，不要不停地给宝宝说话，因为胎宝宝也有休息的时候，在他需要休息时，不要打扰他。

④ 研究显示，胎宝宝更喜欢听准爸爸的声音，因其低沉而浑厚，富有磁性，更能让胎宝宝有安全感。

⑤ 可以给宝宝事先起一个小名，每次与他对话前，呼唤他。或者就叫"宝宝"、"宝贝"，"贝贝"等，总之，要充满情和爱。

四、旅游胎教

孕 4 个月，流产的危险期已经过去，基本稳定，孕妇的早孕反应也基本消失了，食欲增加，没有了前期那样的紧张和焦虑，心情也好了许多，有了更多的力气和精力，在孕育胎宝宝的同时，可以照常工作、生活。只要不过度，就不会影响到胎宝宝。为了让宝宝得到更好的胎教，准妈妈此时也可以适当走出去，走到大自然中，呼吸新鲜空气，吸收天地之精华，开阔心胸，是一个很好的选择。

① 可做短途短时旅游，到城市的郊外，以半天或一天为宜。不疲倦为准。享受一下明媚的阳光，呼吸一下新鲜的空气，听听小溪的流水声，听听鸟叫，甚至是风声，感受大自然的跳动的脉搏，倾听大自然的声音，全身心投入，让身心在这里获得愉悦，提升一种境界，对孕妈妈的身心大有裨益，对胎宝宝更是一种良好的刺激。

② 到附近的大海边，开阔视界和心胸，吹吹海风，听听大海的气息。

③ 到附近的公园去，看看花草，看看池塘，看看金鱼，所有这些，安静中又有人声，让胎宝宝感受到一种人与自然和谐相处

④ 旅游后，可播放一些大自然声音的音乐，让身心有重返大自然的感觉，并巩固胎宝宝在这方面的感受。

⑤ 孕妈妈旅行时间不能太长，最好不超过一天为宜；路途不能太远，最远不要超过城郊，切忌舟车劳累。如果再长途长时间，则必须要保证出行的条件要好，有丈夫或其他人相伴，以免发生意外情况。

五、运动胎教

胎儿在孕4月，在子宫内的羊水中自主活动的幅度更大了，通过B超就可清晰地看到。此时，他的动作还呈现出了多样性，如吮吸手指、握拳、伸腿、眯眼、吞咽，甚至转身、翻筋斗等，所以说，胎宝宝已经越来越不老实啦！这时，胎盘已经很牢固，流产的危险期已过，所以运动胎教也可以稍大些幅度。

运动胎教可锻炼胎儿的动作灵敏度。事实证明，凡是受过运动胎教的婴儿，他的动作相对更灵活，他翻身、坐立、行走和跳跃也相对早于没受过运动胎教的宝宝。

孕妇仰卧，全身放松，先用手在腹部来回抚摸。然后，用手指轻轻地点按腹部的不同部位，并观察胎宝宝的反应。开始时动作要轻，时间要短，几周后，幅度可稍大些。每次以不超过5分钟为宜。

户外散步：是一种很好的有氧运动，可增加体内氧气的供应量，还可减轻浮肿和腰痛的症状。调查显示：散步时氧气比静坐时高出2～3倍；而且散步还可解除烦闷，让心情平静安详。散步时的氧气可通过脐带传达给胎宝宝，促进其脑细胞的生长。散步的最佳时间是上午10点到下午2点，因这段时间孕妈妈的状态较为稳定。但要避开强烈的紫外线。每天散步半小时即可，根据自己的身体情况适当调节。如果腹部有抽痛的感觉，说明疲倦了，立即停止散步。如果冒冷汗或眩晕，则属异常，应立即到医院检查。

游泳：最佳游泳时间是在孕中期，能改善心肺功能，增加身体柔韧性，增强体力，促进血液循环，有利于为宝宝输送营养物质，并排出宝宝所产生的废物。研究发现：游泳的女性大多是能够顺产宝宝的。

拉伸背部：将两腿向前完全伸直，脚腕向上弯曲，做出拉自己脚尖的姿势。注意膝盖不能弯曲，背部不得弓成圆形，尽量向前伸展自己的手臂。此运动可放松背部肌肉，消除紧张的感觉。

伸展背部：双手扶住墙壁，努力让手臂和身体形成直角，按压自己的肩和背。此运动强化背部肌肉并松弛肩部。

转动脊椎：两腿向前，完全伸直并分开，脚腕向上弯曲，挺直背部并保持坐姿。然后转动身躯向后看，左右两个方向切换。此运动可松弛肋部肌肉。

左右推动骨盆：两腿分开，与肩同宽，保持站姿并稍稍弯曲膝盖，用力向右推骨盆，之后再用力向左推骨盆。此运动可强化骨盆。

前后推动骨盆：两腿分开，与肩同宽，保持站姿并稍稍弯曲膝盖。上身保持不动，用力向前推骨盆，之后再用力向后推骨盆。此运动可强化骨盆底部的肌肉。

足部肌肉运动：用脚趾夹住小石头、小木头或小玩具，再放下，如此反复，也可以左右或前后摆动双脚。随着体重的增加，孕妈妈的腿部和足弓处都会受到很大的压力，此运动可使足部得到锻炼，增强肌肉力量，维持身体平衡。

做以上运动前，确认身体没有不适感，不存在任何问题，在此前提下再运动。

六、孕妇瑜伽

牛首姿势

A、跪姿，臀部坐在双脚上；

B、举起右臂，曲起右肘，越过肩部之后，在背后拉住左手；

C、在呼气的同时双手相互对拉，然后保持均匀的呼吸，持续 15 ~ 20 秒钟；

D、慢慢松开双手，左右手互换之后继续互拉。

此运动可提高胸部肌肉的弹性，有利于日后的哺乳，通过扩张胸部和提升肺活量，增进肺部功能；通过提肩和沉肩来放松身体，同时保持均匀的呼吸。如果两手互拉有困难，可以借助手绢或丝带来完成此动作。

向侧面俯身

A、双腿向两侧伸展后坐下；

B、双臂举过头顶，吸气；

C、在呼气的同时向前俯下上半身，用手绢或丝带挂住脚底向身体方向拉；

D、让膝盖窝尽量贴近地面，在均匀呼吸的同时保持不动，在不压迫下腹的情况下伸展背部，注意用力不要过于勉强。

E、缓缓地抬起上身并让呼吸变得匀称，彻底地将身体放松。

此运动可缓解消化不良，食欲不振及便秘等不适，并去除下腹部的多余脂肪。

小·幅度的倾斜

A、左腿向里侧弯曲，右腿向外侧弯曲；

B、两手交叉，举过头顶，仅让上半身往左边转动；

C、两手左脑后保持交叉的姿势，然后向左倾斜；

D、向头部上方拉伸交叉的双手，并向后倾斜身体。

此运动可增强关节的柔韧性，减轻腰部和臀部的疼痛症状。并能够以腰部为中心，缓解整个背部紧张和疲劳状态。

七、意念胎教

① 在心情平和时，全身放松，心里想着腹中的胎宝宝。

② 用手轻轻抚摸肚子，全身心投入，把自己的一腔母爱传达给宝宝。

③ 用心感受自己的以及和胎宝宝的心脏跳动的相同节奏。轻而长地呼吸一下，倾听胎儿的心跳。

④ 重复一遍上面的行为，边感受自己的心跳，边感受胎儿的心跳，吸气，呼气，吸气，呼气。

⑤ 集中注意力，慢慢将视线转移到其他物体上。做完这些动作，感觉内心十分幸福、平静和温暖，为腹中有一个即将出生的宝宝而幸福无比。

⑥ 每周至少 1 次，每次两分钟。

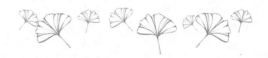

03 孕5月适用的胎教方式

本月适用的胎教方式，主要有以下几种：

一、营养胎教

本月胎宝宝四肢运动活跃，可补充钙质和强筋健骨的食物，要食用大枣和柿干，大枣对脾脏有补养腹胀，柿干可强化脾脏，此外，小米、糯米、扁豆、牛肉、鲫鱼等都有此作用。

进一步为胎宝宝的大脑补充营养，可食用以下食物：

补碘：海带、紫菜等海藻类食品，牡蛎、田螺等贝类食品。

补硒：黄油、鱼、大蒜、贝类、小麦胚芽、苹果，与维生素 E 同吃可提高吸收率，烹饪上可加入芝麻、葵花子等。

补维生素 B₁：酵母、小麦胚芽、海藻类及大豆及其制品。

补钙：螃蟹、虾皮、豆类及其制品、牛奶、沙丁鱼、核桃、花生、葵花子等。

补铁：木耳、小菜、绿茶、竹笋、芝麻、动物的血等。

补钾：晒干的海带、干萝卜、香菇等。

孕妈妈要增加营养，但又要防止发胖太厉害，为此可食用脱脂牛奶、瘦肉、全麦饼干、柑橘、香蕉、全麦面包、绿叶蔬菜、坚果、鸡蛋、花椰菜、豆制品、干果、低脂酸奶等。

二、音乐胎教

① 选择音乐声音不能太大，节奏舒缓而流畅，情调抒情柔美的音乐，最好不要有歌词。

② 每天给胎宝宝听 1～2 次最好，每次 10 分钟为宜。在胎宝宝醒着时放，即有胎动时放音乐，一般在临睡前最好。

③ 不光听音乐带子，准妈妈还可哼唱给宝宝听。

④ 准爸爸也可以抚着妻子的肚子，给宝宝唱歌。

三、运动胎教

肚子一天天长大，身体逐日笨重，所以运动也更要适量适度，而且时间不能长，不要累着，运动以不要压迫到肚子为准。

① 坚持散步。上午稍早些时候为宜，散步时一定要心态平和，步子慢悠悠地放松着走，不要使身体受到振动。

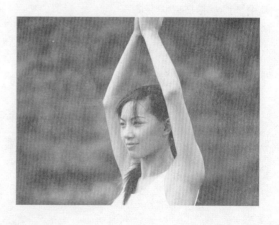

② 在胎动时，可抚着肚子轻轻按摩，同时可与宝宝对话；在宝宝胎动时，可轻拍一下，看胎宝宝的反应。

③ 扭动腰部：俯卧，用双手撑住地面，然后尽量提起上半身，扭动上身的同时，回头去看自己的脚后跟。此运动可放松背部两侧的肌肉，减少这个时期可能出现的背疼。

④ 抬起双脚画圆：两手向后，扶住地面，双腿并在一起尽量上举。两腿同时在空中画圆。此运动可强化腿部肌肉。

⑤ 转动跟后跟：抬头挺胸，尽力抬起脚后跟，持续一会儿以后，再放下。此运动可增加腿部力量，并有助于掌握身体的重心。

⑥ 胸部运动：两臂各弯曲成直角，并分开到身体两侧，上臂与地面保持垂直。吸气后再呼气，同时两臂向前并拢，接着再继续做分开、并拢的动作。此运动可锻炼胸部和背部的肌肉。

⑦ 转动手臂：以放松的姿态站立，两臂抬至肩同高，手掌向上，在手臂上注入全身的力量。随后用手臂带动肩部，从前向后转动，然后再改为从后向前转动。此运动可强化肩部和臂部的肌肉。

⑧ 前后分脚半跪：一只脚向前方，同时抓住椅子或桌子，保持站立的姿势，渐渐地将两膝弯成直角，身体半跪下来。然后再改换另一只脚迈向前方，重复半跪的动作。此运动可提高腿部肌肉的力量。

四、语言胎教

这个时期，胎宝宝已经能听到外界的声音，因此父母可在孕四月的基础上，继续与宝宝对话，或者讲童话故事。

① 在宝宝有胎动时，可与他对话："宝宝，你醒了吗？"或者"你想玩了吗？需要妈妈和你一起玩什么？妈妈给你讲个故事吧！"。

② 准妈妈把一天的生活，告诉胎宝宝，让宝宝与自己一起体验生活。同时，要有意识时让准爸爸参与进来。告诉宝宝爸爸长得什么样子……当爸爸要上班时，准爸爸最好如往常那样，与妻子吻别，并手抚着妻子隆起的肚皮，与宝宝对话了："宝宝，爸爸上班去了，你要好好儿的，和妈妈一起玩啊"，然后，哼着愉快的歌曲出门。

③ 可给胎宝宝讲童话故事，如《白雪公主》《小红帽》等，也可以随意发挥，给宝宝讲故事。声音要温柔，语速要慢，充满爱心。

五、旅行胎教

孕5月，肚子还不是很大，如果身体允许，最好可咨询一下大夫，可以做一个短途旅行，在丈夫的陪伴下，放松心情，也让胎宝宝感受一下旅行的快乐。

① 旅行一定有人陪伴，当然最理想的是丈夫。行程安排与旅行中的所有吃、住、行、游、购、娱乐等，都要由丈夫全程负责。

② 做好准备，必备一些食物，如核桃、花生、果干、煎豆等零食，忌罐头食品。带好水。

③ 防晒霜：选择品质好的用，以防止紫外线，导致皮肤上起斑点。

④ 帽子和遮阳伞。

⑤ 毯子，以备休息时用。

⑥ 注意安全，不参加所有剧烈运动的游戏项目。

⑦ 旅行时不要憋尿，看到卫生间就去，

以及时排出体内多余的废水；同时及时补充水分。

⑧旅行中注意饮食卫生，尤其在吃当地的特色食品时，注意卫生和就餐环境。

六、修养胎教

孕妈妈个人的品德、习惯和修养水平，也会影响到胎宝宝，所以，在孕期里，准妈妈自学学习，提升自己的知识文化，自觉提高自己的思想文化水平，尤其是提高自己的修养，十分重要。虽然这些素质非一朝一夕所成，但在孕期，有意识地补充和提高，也

是孕妈妈的一项重要的胎教内容。为此，建议如下：

①平时言行要端正，举止大方，如古人那样，在怀孕期间不近邪味，不听恶声，不做恶事，不接触恶人，总之，是不要接触假恶丑的东西，多接近真善美的人和事。

②多看一些历史、人文、励志、名人传记等社科类书籍，以提高文化水平，并激励自己积极地生活。

③可看一些散文、诗歌等文学类书，看摄影、绘画、音乐、美学类书籍，补充艺术知识，提高艺术修养，并陶冶情操。

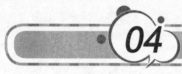

04 孕6月适用的胎教方式

本月适用的胎教方式，主要有以下几种：

一、营养胎教

①多吃强化肠胃功能的食物，如葛根、生姜、糯米、玉米、牛百叶、羊肉、母鸡肉、鲫鱼、橘子、大枣、韭菜等。多吃牛奶、豆类、鱼类等以补钙。

②保证蛋白质摄取，多吃牛奶及乳制品、肉类、鱼类、豆类。

③多吃海藻类食物，如海带、紫菜等，多纤维的芹菜、油菜，以及土豆、红薯、血等，以防止便秘。

④减少盐分的摄取，不吃腌菜，以清淡为主。

⑤不吃生冷和辛辣刺激性食物。

二、音乐胎教

①继续做好音乐胎教，除了听，还可哼唱给宝宝听。

②选择优美抒情的音乐，听歌唱歌时保持心情舒畅，富于感情。

③切忌高声大气。

④也可直接将胎教器放在腹部，让胎宝宝自己听音乐。

⑤准爸爸可教胎宝宝唱"1.2.3.4.5.6.7."几个音符，反复几次。

三、语言胎教

①胎宝宝听觉已经很好，有了学习和记忆能力，所以，与胎儿说话更要重视了。

②给宝宝起个小名，每天轻轻呼唤他，让他熟悉这个名字。

③ 语言胎教的内容依然是丰富多彩的，也可以是随机的，只要是充满爱心，轻声细语地和胎宝宝说话，他一定能感受到伟大的母爱和父爱。

④ 注意夫妻不要吵架，因为胎宝宝听见了心情也会转坏，不利于他成长。

⑤ 父亲要坚持与宝宝对话，这很重要。

四、抚摸胎教

① 孕6个月，孕妈妈可明显摸到胎宝宝的头了，所以可抚摸他了。

② 轻轻地抚摸胎宝宝，引起触觉刺激，以促进胎儿的感觉神经和大脑的发育。

③ 孕妇排空小便，躺在床上，全身放松，来回抚摸腹中胎儿，可用一个手指轻轻按一下，再抬起，看胎宝宝的反应，胎儿会立即反应，有时可能要等片刻。如果他不高兴，就会用力踢腿反抗，如果是这样，要立即停止轻拍。

④ 等胎儿习惯于抚摸或轻按后，他就会主动迎合你。

⑤ 抚摸以每晚睡前进行为好，每次不超过10分钟，抚摸可与计数胎动相结合。

⑥ 在抚摸中与胎宝宝玩乐游戏，感受喜悦和幸福，同时感觉到生命的神奇。

⑦ 注意一定要轻柔，切忌太用力。

五、运动胎教

① 本月运动要注意姿势的正确。

② 向前俯下轻摇腹部：双手和膝盖撑起整个身体，让腹部完全放松下来，然后将身躯向两侧轻轻晃动。此运动可舒展腹内的空间，疏通肠道，防止便秘。

③ 两腿分开半站：将两腿向左右方向大幅度分开，双臂向两侧打开，高度与肩部持平，然后让双腿的夹角接近直角形，然后下坐两次，将力量集中到臀部再向上提升两次。此运动可锻炼大腿内侧和臀部肌肉。

④ 转动手腕：捏紧拳头并将手腕轮流向上和向下弯曲，再从里向外和从外向里转动。

⑤ 转动脚腕：双腿向前平伸，背部挺直，双手撑住地面。脚腕尽力向上弯曲，再改向前伸出，双脚从里向外，再从外向里地转动。

⑥ 散步，在地面平坦，空气清闲，安静宜人的地方。最好有丈夫陪着，因此时肚子很大，向下看地面有时有困难。

05 孕7月适用的胎教方式

本月适用的胎教方式，主要有以下几种：

一、营养胎教

① 适量补铁，以生血，防止贫血。食用动物血、动物肝脏、芹菜、菠菜等。

② 食用富含纤维素和润肠作用的食物，防止便秘。食用香蕉、地瓜等。

③ 胎儿肺部功能开始形成，可食用强化肺部功能的食物，如沙参、橘子、核桃、牛奶、米粥等。

④ 为减轻浮肿，适量饮水，每天不超过 1 升；少吃咸盐。玉米粥和玉米茶对消肿有一定作用。

二、情绪胎教

孕 7 月，又是一个情绪产生波动的时期，因为肚子日益增大，造成身心一些不适和压力，所以孕妇应该重新调整自己的情绪，保持愉快，以顺利走过这段日期。

① 明白这是怀孕中无法回避的一个生成时期，应该为胎儿的日益增大而高兴，由此能够乐观而勇敢地承受一些腰、背、腹的不适，浮肿等不适和行动日益不便。

② 学会放松自己，调整自己，可以静坐，缓慢地、长长地呼气和吸气以放松。

③ 通过与宝宝对话，听音乐，做操等胎教方式来缓解压力和身体的不适。

④ 注意，情绪不好会影响到胎宝宝的，为了胎宝宝，孕妈妈也要保持一个好心情哦！

三、抚摸胎教

① 继续对胎宝宝进行轻而温柔的抚摸，在他的反应下，进行母子"游戏"。一定要注意方式，如果不知道如何，可简单地抚摸即可，或者向大夫咨询科学的方法。

② 此时肚子变大，可采用腹式呼吸法，以给胎宝宝足够的新鲜氧气。可坐在椅子上，全身放松，挺直背部，做深呼吸。也以此方法获得平静。

③ 抚摸腹部时，孕妈妈一人也可，准爸爸参与其中更好。让胎宝宝感受到父母浓浓的爱。

四、音乐胎教

① 多听古典音乐，研究显示，古典音乐对胎宝宝益处很多，可有效刺激胎儿的感觉神经和大脑皮质感觉中枢。

② 多让胎宝宝听到来自大自然的声音，如海浪声、河流的声音、小鸟的叫声、风声、雨声等，最好买一些这方面的音乐磁带，给人以身临其境的感觉。

③ 多听一些旋律优美的民歌或是流行歌曲。

④ 给胎宝宝听童谣，听时可做深呼吸。

五、语言胎教

肚子变大，腹壁变薄，而且胎宝宝的听觉功能已经具备，所以，语言胎教更不要错过。

① 依然每天与宝宝认真而坦诚、温柔而慈爱地对话，传达给他爱心和父母的信息。

② 可以给宝宝朗诵诗歌、散文，讲寓言故事，还可以试着自做卡片，教宝宝认识阿拉伯数字，教他数数。

③ 在朗诵时，教宝宝数字时，不仅声

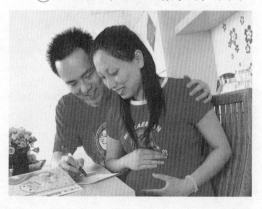

情并茂，而且注意给宝宝比划出来，尽可能展开想像，虽然宝宝看不见，但他能听到，有感觉，所以，比划还是必要的哦！

④ 夫妻二人每天晚上可以边计数胎动，边抚摸着宝宝，边给宝宝讲故事，或者哼唱小曲，营造一幅温馨而美好的画面，相信胎宝宝一定能够听到，感受得到，而且把这些记忆到他的脑子里呢！

六、运动胎教

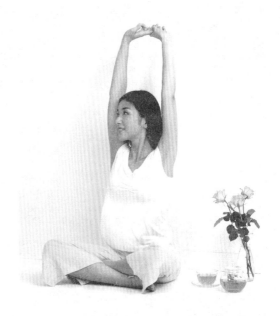

运动：一定要小心、适度，否则容易导致早产。以散步和体操为主。

体操：可以做一些促进呼吸运动的体操，也可做一些减轻腰痛腿疼痛，放松腰部和骨盆肌肉的体操。

抬头呼吸：两脚分开，与肩同宽，将双臂缓缓地举向上方，并用鼻子吸气，与此同时，抬起自己的脚后跟。此运动可提高保持身体平衡的能力，并增加氧气的供应量。

拉伸肩部：两腿分开，膝盖弯曲，跪坐，上半身前倾并让两手接触地面。尽可能地向前伸出双手，彻底舒展自己的肩部。此运动可增加肩部的柔韧性，并让整个身体松弛下来。

舒展背部：双臂上举，吸入空气，再从口里慢慢吐出，上半身向前弯曲。注意保持背部挺直，脖子稍稍上抬，两眼凝视前方。等身体弯曲至与双腿构成直角之后，再次吸入空气，弯起背部，并慢慢地让上半身恢复原位。此运动强化肌肉，并使呼吸变得更畅通。

转动身躯：将右腿完全伸直，左腿弯曲起来，跨过右腿，踩在地面上，开始拨动上半身，并向前看。用右手揽住膝盖，左胳膊撑在地面上。上半身保持竖起，在保持有规律地呼吸的同时，做上述动作。然后换另一侧重复做。此运动可缓解背部肌肉的紧张。

盘腿运动：坐在床上或地上，背部靠墙壁，两脚盘腿，每天练习数次。此运动可增加骨盆的可动性和肌肉韧性。

摇摆骨盆：躺卧，吸气时收紧臀部肌肉，腰部略微抬高，吐气放松，反复几次，此运动可减轻腰酸背痛。

腿部运动：仰卧，手放在两侧，做深呼吸，吸气时慢慢抬腿至90度，呼气时将腿放下，放松，另外还可以将退向侧方运动，两腿交替进行。此运动可加强腹部肌肉，增加大腿及背部肌肉的弹韧性。

变化式运动：跪地上，双手扶地，两膝与肩同宽，吸气时抬头，腹部朝地压，使背下沉；呼气时，收缩臀部，低头，眼睛看肚子，将背部及腰拱起，放松，反复几次。此运动可有效减轻腰酸背疼。

 注意胎动及胎心监测

胎动、胎心音——来自母腹中胎儿宝宝的信息，对于准爸爸和孕妈妈来说，无异于天籁之声，比起世界上任何音乐来都更加优美、更加动人，更加会令守望已久的"预备役"父母们心醉神迷，沉醉于来自小天使的律动！

作为准父母，学会家庭监测胎儿的信息，是"荣升"父母之前的一门功课，也是呵护、守望小生命的一项责任。

计数胎动：胎动，是胎儿在宫内安危的一个重要指标，通过胎动计数，可以了解胎儿在宫内的情况。

胎动减少就是胎儿宫内缺氧的重要信号，常见于胎盘功能减退、胎儿宫内缺氧，是胎儿宫内窘迫的信号。

但胎动过频，往往是胎动消失的前驱症状，也应当引起重视。

从妊娠中期开始，孕妈妈能感觉到胎动。胎儿主要有两种动作。一种是旋转运动，胎儿翻身，回转躯干；另一种是单纯四肢运动，拳打脚踢。12小时胎动总数随孕周变化，32周时最频繁，以后逐渐减少。

计数胎动的方法：仰卧，把手放在腹部，动一次计一次数。可在每天早、午、晚各测一次一小时，然后把3次计数相加再乘4，得数即12小时胎动次数。如果做不到每天测3次，可选择晚上临睡前固定时间一个小时计数胎动。

正常胎儿每小时胎动不少于3~5次，12小时在30~40次以上，不少于20次。否则，应立即请医生检查。胎动次数应当做记录，怀孕28周以后应当每天记录。

监测好胎动，是掌握好孕期健康的晴雨表。

听胎心音：听胎心音最简便的方法，是用耳朵贴在孕妈妈腹壁上直接听取。在妊娠24周之前，胎心音多在母体脐部与耻骨联合之间。妊娠期第24周之后，胎心会随胎位而不同，可能在孕妈妈脐左下方或右下方。

听胎心不是一下就能掌握的，要学会分辨胎心音与肠鸣音、母体腹主动脉音和母体心音。胎心音是规律的，肠鸣音不规律；胎心跳动快，母体的心率较慢。

每次听胎心音时间至少 1 分钟，正常胎心率为每分钟 140 次左右。正常范围在每分钟 120~160 次。如果每分钟超过 160 次，表示胎儿轻度缺氧；如果每分钟少于 120 次，则显示胎儿重度缺氧；如果少于 120 次并伴有胎心跳动不规律，则情况更严重，应立即请医生诊治。

胎心计数应当记录下来，妊娠 28 周以后，应当每天记录，以掌握规律，监护胎儿。

02 胎儿的羊水

羊水，俗称"胞浆水"，是胎儿胞衣最内层薄膜——羊膜上皮组织分泌的、充满于羊膜囊内的液体，使胎儿如同鱼儿一样悬浮在羊水之中，有保护胎儿的作用。因为羊膜最早被人们发现于羊胎中，故得名羊水。

羊水是无色透明的碱性液体，其中 90% 以上为水分，另外含有无机盐、尿素、尿酸、肌酐、胎脂和胎儿上皮细胞等。羊水中 AFP 量可作为监测胎儿有无畸形的指标，通过羊水中胎儿细胞的染色体检测，可以对胎儿进行遗传性疾病的筛查。

羊水与胎儿生长发育有密切的关系。羊水量能够反映胎儿在子宫内的情况，适当的羊水量可以保护胎儿，并为胎儿提供正常的发育环境。羊水量过多或过少均属异常。

羊水的来源、数量和成分随着孕周期不同而变化。妊娠初期，羊水主要是母体血清通过胎盘进入羊膜腔的透析液，少量来自胎盘表面和脐带表面渗出液。胎儿血循环形成以后，胎儿体内水分和小分子经胎儿皮肤渗出，也构成羊水的一部分，此时羊水成分除蛋白质和钠含量较低外，与母亲的血清成分极相似。

妊娠 11~14 周时，胎儿的肾脏已具有排泄功能，妊娠中期以后胎儿排出的尿液是羊水的重要来源，此时羊水中的肌酐、尿素、尿酸逐渐增多。羊水的去处，一部分靠胎膜吸收，一部分靠胎儿吞咽后，经胃肠道吸收到胎儿的血循环中，还有部分经胎盘循环进入母亲血液中。妊娠晚期，脐带也会吸收羊水。胎儿有泌尿或消化道畸形时，会使羊水量过少或过多，所以，羊水量异常时，人们会怀疑胎儿是不是发生了畸形。

羊水不断产生，又不断被吸收，因孕期不同而总量不一。妊娠 4~6 个月时，羊水相对而言量较多，胎儿的活动空间大，随着胎儿长大，羊水量相对减少，胎儿在子宫内活动空间变小。妊娠足月时，羊水量约有 800~1000 毫升。

一、羊水过多

足月时羊水量如果超过了 2000 毫升，即为羊水过多。羊水过多有急性和慢性两种。急性是几天内羊水急剧增多，超过正常值；慢性是在数周内形成的羊水过多。迅速增多的羊水会使子宫增大，导致孕妈妈腹胀腹痛。快速增大的子宫使横膈上升，胸腔缩小，肺扩张受限，孕妈妈发生呼吸困难，不能平卧，外阴和下肢水肿。由于子宫肌肉张力过大，分娩时容易发生宫缩乏力，导致难产或产后出血。羊水过多时，胎儿活动空间过大易发生胎位异常；破水时羊水在短时间内大量流出，可能发生脐带脱垂、胎盘早剥而影响到母子安全。

羊水过多，常伴有胎儿畸形，以中枢神经系统畸形，如无脑儿、脊柱裂、脑脊膜膨出多见，先天性食管闭锁或小肠闭锁、脑发育不良致吞咽中枢缺陷者，也会发生羊水过多。

多胎妊娠者比单胎妊娠并发羊水过多的发生率高 10 倍。有妊娠并发症或并发症，例如糖尿病，胎儿血糖增加会引起多尿或羊水中糖含量增多，渗透压增高而使大量水分渗入羊膜腔，引发羊水过多。孕妈妈肾功能不全、患有妊娠高血压综合征时，也常会出现羊水过多。

妊娠中期以后，如果孕妈妈的腹部比正常周期计算应有的大小更显得大一些，从外部接触很难弄清胎儿位置，也不容易听到胎心音，就应当可能是羊水过多。如果出现呼吸困难、心悸心慌、食欲缺乏、胸闷、呕吐、便秘、排尿障碍等症状，也应当怀疑羊水过多。

发生羊水过多，排除胎儿畸形因素后，需要严密监视病情发展，进食少盐食物，注意休息，采取中西医联合治疗。较轻者医生会采用利尿剂，较重者会采取措施去除部分羊水。日常生活中要注意，不能进行激烈的运动，不要搬拿重物，要严格控制性生活，以防引起早期破水和早产。

二、羊水过少

足月妊娠时，羊水量少于 300 毫升者，称为羊水过少。常见于羊膜发育不全或功能减退；胎儿泌尿系统畸形如先天性肾缺损、尿道闭锁、胎儿尿液产生或排泄异常，羊水来源不足；过期妊娠，胎盘功能不全，胎儿宫内发育迟缓等。

羊水过少时，由于子宫紧紧包住胎儿，胎儿的生存空间小，影响到生长发育，有可能导致胎体与羊膜粘连，从而因胎儿肢体粘连造成畸形。胎动时，母亲受到的冲击力大，引起腹痛等不适。羊水过少者，分娩中易发生子宫收缩不协调，宫颈口扩张缓慢，难产率增加。子宫收缩时胎盘和脐带直接受压易引发胎儿窘迫。

羊水过少会危及胎儿生存，医生一般会采取保胎儿安全的措施，如羊膜腔输液法。孕晚期胎儿已经成熟，排除胎儿畸形后，宜适时选择剖宫产终止妊娠，降低新生儿死亡率。

三、羊水穿刺

羊水穿刺是产前诊断最常用的一种方法。由于羊水中含有胎儿躯体细胞脱落的组织细胞，所以，通过抽取羊水，经过分析和监测，可以预测胎儿的某些先天缺陷或遗传性疾病。如果发现异常情况，可以立即中止妊娠，避免有缺陷的新生儿出生。

羊水穿刺一般在妊娠 16~20 周进行，因为此时羊膜内趋于快速增长阶段，加上胎儿较小，穿刺一般不会伤及胎儿，必要时可在 B 超的监护下穿刺。另外，羊膜腔穿刺只抽取 15~20 毫升羊水，与羊水总量相比很少，因而也不会影响到胎儿发育。

需要做羊水穿刺的情况，一般包括：35 岁以上的高龄妊娠者；以前曾有过生育缺陷儿史者；家族中有出生缺陷分娩史者；孕妈妈本人或丈夫有先天性缺陷者。一般羊水穿刺多在妊娠 16~20 周时做，太早或太晚均不利于疾病的诊断。

03　做好定期检查

过了孕早期3个月后，就进入了孕中期，此时孕妇可以根据自己的实际情况，选择一家适合自己的专科医院，为分娩做准备，并进行常规的产科例行检查，最好从产前检查、分娩直到产后随诊都坚持定期去同一家医院。这样，医生会有自己在整个孕期、临产前及分娩时各个方面的详细检查记录，对自己的情况很熟悉。一旦在分娩时发生什么情况，能够很从容地做出相应的处理。

当然，孕妇可以多了解几家医院的情况，尽量选择离家较近、交通方便、医疗条件较好、医生水平较高的医院。如身体无特殊情况，可选择专业的妇产科专科医院，如果附近没有妇产专科医院，孕妇打算自己顺产，附近的中心医院也是不错的选择，相对来说，中心医院妇产科不那么挤，交通方便，检查住院费用比三级医院也稍低一点。如果有内外科高危情况的产妇，则最好选择较好的综合性医院，万一发生并发症意外，可立即得到多学科的支持治疗，安全性大大提高。这是产妇和胎儿健康安全的保证。

孕中期产检项目：

1. 13 ~ 16 周孕期检查

B超、白带常规、妇科检查、胚胎发育情况，全身检查包括血压、体重，了解心、肝、肾的功能，血、尿常规，血型，唐氏筛查，传染病系列。（上述孕期检查项目如果在孕12周没做的话就需要做）。宫高、腹围、胎心。

B超：从孕11周到14周有一个B超，这个B超是做NT，胎儿颈后透明层厚度的检查。NT检查在近些年已经逐步推广起来，很多医院都进行这个检查，透明层如果增厚，可能代表胎儿有染色体疾病。

2. 17 ~ 20 周孕期检查

复查血、尿常规，产科检查（宫高、腹围、胎心、血压、体重）。

唐氏症筛检：孕15周到20周及不超过21周的孕妇，通过抽取母体极少血液做的检查。目的是检查胎儿染色体疾病的风险度。这种检查并不能确定胎儿有没有染色体疾病，只是告知孕妇所怀的胎儿患染色体疾病的风险度。

施行羊膜穿刺：羊膜腔穿刺常用于确诊胎儿是否有染色体异常、神经管缺陷以及某些能在羊水中反映出来的遗传性代谢疾病。医生在超声波探头的引导下，用一根细长的穿刺针穿过腹壁、子宫肌层及羊膜进入羊膜腔，抽取 15 ~ 20 毫升羊水，以检查其中胎儿细胞的染色体、DNA、生化成分等，是目前最常用的一种产前诊断技术。操作过程简单、穿刺前不需麻醉、不需住院。可能有极少数孕妇会出现阴道出血、羊水溢出或子宫持续性收缩，约占2%的孕妇会发生。通常不需特别治疗，对于怀孕过程不会产生不良影响。与羊膜腔穿刺术过程有关的自发性流产，约占0.3%至0.5%。

3. 21～24周孕期检查

复查血、尿常规、AFP、糖筛、四维彩超胎儿畸形筛查、产科检查（宫高、腹围、胎心、血压、体重）。如糖筛异常者，指导控制饮食，2周后复查空腹血糖和餐后一小时血糖，其中有一项异常继续控制饮食2周。

超音波检查：这期间做的彩超的检查，这是全面的系统的排查胎儿是否出现畸形的一个重要检查手段。主要是看胎儿外部形态发育上是否有较大问题。医师会仔细测量胎儿的头围、腹围、看大腿骨长度及检视脊柱是否有先天性异常。

4. 25～28周孕期检查

复查血、尿常规，产科检查（宫高、腹围、胎心、胎位检查、血压、体重），骨盆测量，血糖异常者做OGTT，澳抗阳性肌注乙肝免疫球蛋白200IU。

妊娠糖尿病筛检：大部分妊娠糖尿病的筛检，是在孕期第24周做。先抽取孕妇的血液样本，来做一项耐糖试验，不需要禁食。喝下50克的糖水，等1小时后，再进行抽血，当结果出来后，血液指数若在140以下，属正常；指数若为140以上，就要怀疑是否有妊娠糖尿病，需要再回医院做第二次抽血。第二次检查要先空腹8小时后，再进行抽血，然后喝下100克的糖水，1小时后抽1次血，2小时后再抽1次，3小时后再抽1次，总共要抽4次血。只要有2次以上指数高于标准值的话，即代表孕妇有妊娠糖尿病。在治疗上，要采取饮食及注射胰岛素来控制，不可口服药物来治疗，以免使

胎儿畸形发育。

怀孕中期，孕妇的泌尿系统特别脆弱，容易感染疾病。因此，孕妇对尿液的检查要持之以恒，一个月至少一次。随着子宫的一天天增大，膀胱、直肠、输尿管受到压迫，尿液排出不畅，发生潴留，很容易出现细菌生长、繁殖的情况。这时经常检查尿液，能依据尿中出现的蛋白、红细胞、白细胞等，诊断出体内有哪些不正常。

孕中期对肾脏的检查不能疏忽，孕妇如果有发热、腰痛、尿痛、排尿次数增多的症状，很可能是尿路感染。但要是有不适的感觉或尿液指标异常，就要就行肾脏的检查了，理由是妊娠中毒性肾脏病在年轻初产妇和高龄初产妇中发病都比较普遍，这是对孕妇危害很严重的一种疾病，应及时发现、及早治疗。

骨盆的大小是判断孕妇能否自然分娩的关键。在怀孕6个月左右，医生会用骨盆仪测量骨盆的入口、出口和直径的尺寸，获得产道的相关数据。这项测量对初产妇尤其重要。不过，骨盆狭小并不等于一定要剖宫产，这要看婴儿的大小、尤其是头部的大小。

特殊检查：怀孕中期发生阴道流血现象，这可能是胎盘前置或胎盘早剥，应立即请医生做出正确的及时的治疗。如果孕妇的腹部在一段时间内增大的幅度超出了正常增长值，最好借助B超或其他手段弄明白是羊水过多、多胎妊娠，还是胎儿畸形。

如果孕妇的头疼、头晕从怀孕初期延续到5个月以后，同时伴有眼花、耳鸣、心悸等症状，就应该怀疑妊娠高血压综合征的发生了，这时就要经常测量血压，如果确定

是妊娠高血压综合征，就应该有效控制血压了，避免胎盘血管破裂和胎盘早剥。

怀孕中期，孕妇对腹痛一定要特别警觉，因为这可能是不祥的征兆，如果腹痛逐渐加重，伴有头晕、心慌、恶心、呕吐、四肢冰冷等现象，胎动减少甚至消失，或者与平时异样，要马上去医院，绝对不能耽搁。

04 控制好体重

人体的各类生理活动都需要消耗能量，妊娠期间，热量需求量比正常时期有所增加。孕期热量供给要每天增加1.26～2.09兆焦（300～500千卡），蛋白质、糖类和脂肪是主要的供能物质。孕期要在低盐、低糖、低脂的膳食原则下，保证能量供应。

怀孕中期，绝大多数孕妈妈会胃口大开。这个阶段胎儿也在迅速长大，丰富的营养会通过孕妈妈吃的食物源源不断地供给新生命。女性怀孕后，为给腹中宝宝提供足够的养分，就必须适当增加营养。按照传统观念人们曾错误地认为，妊娠期间吃得越多、体重越重越好。其实，妊娠期间女性进食过多、营养成分比例搭配不当，极易导致营养过剩，使体重超出正常的范围，即妊娠体重过重。

孕妈妈体重过重会引发许多病症，如妊娠期高血压、妊娠期糖尿病及其他并发症，也会增加孕育巨大儿的概率，难以顺产，使剖宫产的人数相对增多。因此，在这个阶段，即使胃口再好，孕妈妈也不要不加节制地吃东西，而应有意识地控制自己的体重。

以下做法可帮助怀孕期间的女性控制自己的体重：

家里常备一个体重测量计，定期在相同条件下测定体重，随时掌握体重变化情况。

多食少餐，一日三餐的时间和食量多少，一定要有规律。

吃饭时，要细嚼慢咽，不可狼吞虎咽。吃得过快、食物嚼得不精细，给胃增加负担，不利于消化。

尽量少吃零食和宵夜。吃零食是导致肥胖的重要因素之一，吃夜宵也是保持体重的大敌，特别是就寝前2小时左右吃夜宵，缺乏消耗，脂肪很容易在体内囤积。

避免用大盘子盛装食物，面对一大盘子美味的诱惑，人会失控。可以改用小盘子盛装食物，或者实行分餐制。

有的女性出自节约的考虑，家人吃不完的自己全部吃掉，尽管已经吃得很饱，这是不好的。怀孕期间可以尽可能地丰富食物种类，但不要拼命吃，更不要因为节约食物，导致体重增加。

多吃一些绿色蔬菜。蔬菜本身不但含有维生素而且还有助于体内钙、铁的吸收，防止便秘，补充需要的养分。

少吃油腻食物，多吃富含蛋白质、维生素的食物。

避免吃糖类、甜食及饮用富含糖类的饮料。为了腹中胎儿的健康成长，大多数孕妈会愿意牺牲窈窕的身材，孕期进食毫不迟疑。但适度保持体重，才有利于母子的身体健康。

05 准爸爸该做的事

进入孕 4 月，因早孕反应消失，孕妈妈的感觉好了许多，食欲也大增，胎盘牢固，流产的危险期度过，夫妻二人可放心了。所以，在照顾妻子上，丈夫除了一如既往地关心，还可以与妻子一起正式对宝宝进行胎教了。

① 因妻子胃口有了，丈夫要做营养可口的饭菜给妻子，如果想变换一下口味，也可带妻子到外面品质较好的餐馆就餐，避开嘈杂的人群。

② 准爸爸与妻子一起参与到胎教中来，同时在这个过程中也加深夫妻的感情。

③ 陪伴妻子到医院检查，了解相关胎教、保健知识。

④ 因妻子早孕反应消失，夫妻二人可适当享受一下温馨浪漫的二人世界，共进烛光晚餐，看一场电影，让妻子保持好心情，就是最好的胎教。

⑤ 性生活方面，要注意节制，以不压迫妻子的腹部为原则。

孕 5 月，准爸爸的工作，主要有如下几种：

① 继续照顾好妻子，加大饮食营养。

② 多陪伴妻子，配合妻子，做好相关胎教。

③ 可给妻子按摩，以预防妊娠纹和赘肉的出现，并进进夫妻感情。

④ 在稳定的孕中期，可进行适当的性生活，但依然注意节制，不要压迫到胎宝宝，性生活前要清洗好外生殖器，进入不宜

过深，动作要温柔，节奏要慢些，时间不要超过 10 分钟为宜。

⑤ 尽量抽出时间陪妻子到医院检查。

到了孕 6 月，因肚子急速增大，孕妇行动更为不便，需要丈夫更多的关心和爱护。

① 精神上依然给予妻子最大的关爱，面对大腹便便的妻子，不妨说："老婆，你真是美极了。谢谢你！"千万不能因为妻子身材走形，脸上长斑而嘲笑她。

② 生活上依然要照顾好妻子，加强营养。

③ 肚子越大，越容易感到疲劳，丈夫要适时地表示关心，帮妻子按摩背，手腕和脚腕等，以缓解她的疲倦，晚上，对妻子的乳房进行按摩。

④ 宝宝将来要用的东西，此时可以置备了。如奶瓶、小衣服、被褥、浴盆、婴儿床、尿不湿等，不要等到分娩以后才买。

孕 7 月，随着月份的增多，孕妇的行动也变得更加不方便，作为丈夫，应一如既往地积极配合和协助妻子，给予妻子更多的关爱，让她的情绪更加平稳，当然更有利于胎儿的健康成长。

① 一如既往关心照顾妻子，除了工作，剩下时间多陪伴妻子。

② 配合做好孕期监护，如量宫底：妻子排尿后，仰卧在床上，两腿屈曲，丈夫可用卷尺测量妻子耻骨联合上缘到子宫底的距离。正常情况下，每周宫底高度应增加 1 厘米。到孕 7 月时，由于胎头进入宫骨盆，宫

底上升速度减慢，或略有下降。宫底增高的速度，可反映出胎儿生长和羊水的情况，如过快或过慢，应及时就医。

③ 每周配合妻子称一次体重。一般每周应增加0.5千克左右。如增加过速或不增加，均不正常，应及时就医。

④ 除了照顾好妻子的饮食，在妻子腰部疼痛、浮肿、腹部瘙痒、发生便秘或产生痔疮时，要照顾好妻子。平时为她按摩减轻痛苦，或者有必要时，陪她去看大夫，做必要的孕期检查。

⑤ 照顾好妻子的情绪，注意其情绪变化。给她别人无法代替的关爱。

06　孕中期的性生活

早孕反应严重的前3个月，孕妈妈有可能冷落了丈夫。而从现在起，流产的威胁减少，孕妈妈会突然发现，自己也有些迫不及待地需要享受来自先生的抚爱。享受那一份私密的两性情事、男欢女悦，在孕中期可以尽情地享受一番"性福"。

妊娠中期，不用再为如何避孕而烦恼，性生活质量会得到改善，加上孕期激素的作用使女性更富于魅力，会变得更性感。有很多女性在怀孕的部分时间里，能感受到前所未有的快感，享受"性福"。

怀孕初期的呕吐和疲惫，几乎令人提不起任何"性趣"来。而到了怀孕后期，笨重的身体则不适于性爱。但在妊娠中期，更多的血液流向骨盆，在夫妻亲热时能增加感官敏感性，更容易达到性高潮。有很多女性在怀孕中期才尝到了高潮的滋味，甚至多次高潮而不用担心会伤害到胎儿，除非遇到胎盘前置等特殊情况之外，一般人都可以在孕中期尽情地享受性爱。

当然，男欢女爱，享受"性福"的欢娱时候，只要注意观察身体和胎儿发育的情况，不必压制激情。享受孕期的最好办法就是放松心情。如果觉得自己对"性"没有心情，则可以尽量制造一些亲密的气氛，让先生给自己梳一梳头发，揉一揉脚，按摩一下后背和肩膀，在交流和亲昵的举止中，营造两个人的亲密无间气氛。

进入妊娠期4个月以后，胎盘形成，胎儿在母体子宫内也稳定下来，流产的危险也比孕初期小。孕妈妈早孕反应消失，性器官分泌物增多，性感受能力较强，可以愉快、适度地享受性爱。但要注意，性生活不能与孕前完全相同，在次数和强度方面要有所节制。

特别要把握的，是不要压迫和撞击日渐膨大的腹部，尽可能不要给子宫以强刺激，在性爱姿势上要做适当调整，防止出现问题。

性活动的高潮，包括刺激乳头也容易引起子宫收缩，有诱发流产的可能性。因此，自身要特别注意调节，夫妻生活中不宜刺激乳头。

性爱的体位以采取前侧位、前坐位、侧

卧位较好，还要注意动作不要太激烈、男性也不宜插入过深，以免刺激子宫引起流产。

有不少的孕妈妈害怕自己贪图享受性生活，会被丈夫的性器官伤害到腹中的胎儿。

这种担忧完全没有必要，一方面女性的宫颈在阴道的上方，不会被男性性器官够得着；另一方面，宫颈口有黏液阻挡，所以，男性的性器官是不可能伤害到胎儿的。

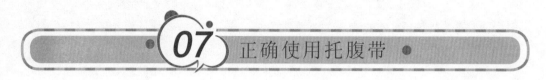

07 正确使用托腹带

使用托腹带，可以减缓孕妈妈身体，尤其是腰、腿部的重力负担。

托腹带可以帮助孕妈妈调整身体越来越重的下垂力量，改变腰、腹部负担过重的受力，减轻妊娠中后期身体的负担。还能对付令人望而生厌的妊娠纹，托住腹部，免得下坠得腹部皮肤裂开。

怀孕进入中、后期，逐渐变大的子宫，会使得孕妈妈的腹部越来越突出，腰部和下肢承担了很大的重量，这时候就可以考虑用托腹带了。

托腹带是一条有弹性的宽带子，使用时，围在孕妈妈的腰腹部，可以从下腹部微微倾斜地托起增大的腹部，阻止子宫下垂，保护胎位，并能减轻腰部的压力。

使用托腹带的时间有早有晚。有些情况可以提前使用，比如多胞胎或胎儿过大，有非常明显的骨盆或腰部酸痛，托腹带都能起到帮助作用。

如果一切正常，怀孕六、七个月以后，可以考虑开始使用。

尽管托腹带好处多，为了不影响胎儿发育，选购和使用托腹带有几个注意细节：

使用时不可包得过紧，晚上睡觉时应该解开；

尽量选择穿戴方便的，最好能随腹部增大调整长度和松紧度的；

挑选透气性好的，特别是夏季不会造成过度闷热，否则容易引起疾病或过敏。

市场上有一些前腹加护的内裤，也在腹部增加了弹性，这种内衣非常适合孕妈妈。不过因为厚度和弹性有限，并不能真正替代托腹带。

当然，使用前，最好找医生指导使用方法，特别要注意不要强行为了遮蔽腰腹部的凸显，把腹部勒得太紧，让胎儿宝宝在腹内舒展不开身子。

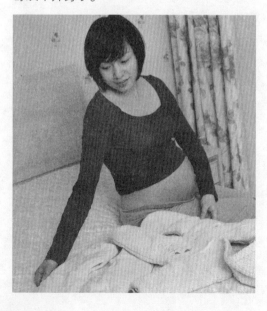

08 放松精神的方法

妊娠中期，孕妈妈逐渐形成适应能力，心理上也能够适应妊娠，相对来说，身体已经进入一个比较稳定的时期，孕妈妈的自我感觉应该是良好的。

但孕期母体和胎儿的营养需求，会引起新陈代谢功能增强，经常会使孕妈妈出现易倦怠、嗜睡、精神不振等情况。

其实，孕期倦怠是相当普遍的现象，食物、过敏、血糖浓度都可能导致。吃太多的甜食或精制的谷物食物，如果再加上咖啡、可乐、茶等刺激，会使倦怠表现更加严重。营养不良或不当的饮食都是孕期倦怠的诱因，应当特别注意。

如果出现精神倦怠的现象，不妨调整一下自己的作息时间，早睡晚起，并且在每天上午和下午各安排适当的休息时间，同时要注意适当运动。因为运动可以刺激血液循环，携带足量的氧气和营养运行到全身。

经常变化不同的姿势和动作，如果工作需要长时间站立，尽可能试着多抽空坐下来休息，并且抬高双脚。需要长时间坐着的人，则要固定时间或在每一个小时后，站起来走动向分钟，舒展和活动一下肢体和腰背部。

有效率地完成工作，不要事必躬亲，能做多少，就做多少，不必求强好胜。

及时进行血液检查，如果有贫血，要调整饮食，遵医嘱补充必要的铁剂和其他营养素。

在这里，我们推荐几种放松精神的方法，帮助孕妈妈应对精神紧张的状况，有兴趣的话，不妨自己试着做一做。

1. 放松

用全身放松的姿势，坐在地毯或者沙发上，不要让任何人、任何事情来打扰自己。

以轻松的姿势坐好以后，先环视一下屋子的环境，在视力所及的范围选择出三样物品来，可以是墙壁上的某一幅画，也可以是屋子里某一件摆设品，或者一个茶杯、一本书、一只钟声……

选择以后，集中自己的注意力，分别对自己的选择物品依次凝视。以物品的局部为佳，如画上面的一片叶子、摆设品的一个细节、茶杯的一条花纹、书封面上的一个装饰、钟表上移动的秒针等等……

凝视的时间由自己而定，不拘具体限时，但要在凝视过程中，对这件物品留下深刻印象，集中视线要在五秒钟以上。

做完全身心放松地凝视三件物品以后，就会发现自己原先紧张的精神状态，放松下来了。

2. 想像

想像自己喜欢常常去的地方，如公园、农家小院、海边、小溪旁、高山间、一望无际的平原上等，把自己的思绪集中到美好的景色中，可以令人精神振奋、心旷神怡。

3. 聊天放松

聊天是一种可以排解烦恼，交流体会的

好方法，可以释放和减轻心中的种种忧虑，还能获得有益的信息，因此，是一种有益心理健康的好方法。在轻松愉快的聊天过程中，会忘却掉身体的不适。

4. 按摩

闭目养神片刻，然后用手指尖按摩前额、双侧太阳穴及后颈部，每处按摩16拍，能健脑和放松。

5. 听音乐

选择一些优美抒情的轻音乐来听，可以放松和调节情绪。

6. 手工兴趣制作

动手制作一些小玩具、小动物、小娃娃，或者学习插花、刺绣艺术，可以增加生活情趣。如果有能力，还可以给未来的小宝宝做一些衣物。

7. 散步

到宁静、空气清新的公园或郊区去散步，也是调整情绪，放松精神状态的好方法。

总之，在整个孕期，设法保持平稳、乐观的情绪，克服消极不良情绪，对孕妈妈自身和胎儿的健康十分重要。

09 选择适合的活动方式

一般来说，在早孕反应消失以后，就可以安排活动，每次活动时间不要太长，以20分钟左右为宜，如果感到疲劳随时可以停止，不必勉强自己。

进入妊娠中期，孕妈妈会开始感到自己的精力有所恢复，原来十分疲惫不堪的身体变得恢复活力。此时，适度的体育锻炼，不论对母体健康，还是对将来宝宝的顺利分娩都大有好处。可以打乒乓球、托排球、快步走、慢跑、跳慢节奏舞、练太极拳或瑜伽等，这些活动量适中的有氧运动，不仅适宜孕期，也比较适合女性作为坚持长期锻炼的项目。

孕期参加体育锻炼的前提是没有先兆流产的迹象，身体基本素质不错。锻炼时间每次不宜超过半小时，运动量以活动过程中，心跳每分钟不超过130次，运动后10分钟内，能恢复到锻炼前的心率为限度。

户外活动能呼吸到新鲜空气，获得充分的阳光照射，避免维生素D的缺乏。活动量要适当，让活动后的身体不感到疲劳和紧张为度。平时如果骑自行车上下班，怀孕后可以照常，骑车本身也是一种运动，只要留下充裕的时间，车速不要太快，避免在颠簸的路上行驶，上下车要小心，不可撞击腹部，坐垫放低一些更安全。还可以根据个人爱好选择散步、太极拳、慢舞等。

妊娠中后期身体负担越来越重，活动不便，散步是最为适宜的活动。各种球类、田径运动、跳水、骑马等运动量大，易发生意外，不宜参加。凡是带有比赛性质的活动，都易造成精神紧张，孕期都不适宜参加。

推荐孕妈妈做有氧体操。有氧体操是专为孕妇活动和锻炼全身的运动操，可以使血脉通畅、肌肉放松。妊娠中出现的气喘、腰背疼痛等各种不适感都可以通过活动来减轻，还能锻炼临产时肌肉的持久耐力，由于活动量较适宜，还能适度扼制肥胖。

要注意的是，如果在进行活动中有腹部阵发性紧绷现象，或者出现持续1分钟以上紧绷时，一定要立即停止运动，静卧休息。

妊娠期内，随着体重的增加，孕妈妈会越来越懒于活动。活动不足，容易使健康状态失衡，不利于顺利完成孕育及分娩。因此，从孕中期开始，最好能每天都坚持做一些简单的体操。

而在各种体育运动中，最适合孕期的运动是游泳。

游泳，属于节奏徐缓的柔和运动，缓慢的深度呼吸，有利于全身血液循环，促进消化吸收，对母体和胎儿都十分有益。

此外，适当注意多运动的孕妈妈，还能促进下肢血液循环，减轻腰腿酸痛和下肢的水肿症状，促进体液循环，也助于促进身体对于钙质、磷等矿物质元素的吸收。

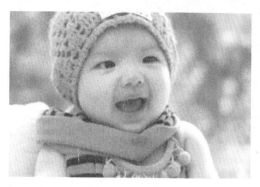

在水中，借助水的浮力，可以使体重减轻，人的肢体活动自如，很适宜孕期运动。游泳时，要使用全身肌肉，因而能使全身血液顺畅，还能缓解腰痛、肩部酸痛、水肿等孕期不适现象。

孕期游泳，不仅是水中活动，也包括生产时的呼吸法、换气、按摩及其他辅助动作练习。

国外的孕产专家鼓励孕妈妈游泳，认为游泳是适宜孕期舒展身体的全身运动。要注意水不能太凉，以免下水后引起下肢肌肉痉挛。孕期游泳动作要轻柔缓慢，不要太猛烈，注意适可而止，别把自己弄得太疲劳。

进行游泳活动前，最好请教和咨询一下自己保健医生。

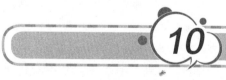

10 孕期自我按摩

自我按摩，是缓解疼痛、舒展肌肉组织、放松身体的良方。孕期可以经常适度做一些自我按摩，调整种种不适感。以下几种常用的按摩方法，对于解除疲劳有很好的效果，孕妈妈可以经常做一做自我按摩和夫妻按摩。

一、面部按摩

前额：双手四指并拢，手指向上，用指腹从眉毛向上轻推额部到前发际，重复10次。

双手食、中指并拢，用指腹按额头中央，向两边做按揉，到太阳穴时轻按压一下再返回到额头中部，重复5次。

双手食、中指并拢，右上左下相贴按在额头中央，同时向上、下方向按压皮肤，直到整个额部。

左手中指置眉上，食指置前发际下，同时轻轻用力把额部皮肤撑开，右手食中指并拢，沿皱纹轻轻纵向按揉，渐到整个额部。

四指并拢，用指面轻轻拍打额头一分钟。

眼周：双手食指端按住双眼内角睛明穴，每秒钟强按压一次，共5次。

双手食指端垂直按眼眶下承泣穴，每秒按压一次，共5次。

双手食指端按双眼外角瞳子骨穴，每秒一次，按压5次后闭上双眼，再向外按此穴后放松，共10次。

双手食指腹沿眼眶周围做小幅度按揉，共5圈。

左手食、中指把眼周有皱纹处皮肤撑开，右手食、中指并拢用指腹在皱纹处轻轻按摩，共5次。

用三手指轻轻拍打眼周围皮肤一分钟。

二、整体按摩

日常生活中，自己按摩和适度压迫腰部，能使酸痛的腰部感到舒服。分娩时，按摩腰部配合正确的呼吸方法，有助于顺利进行分娩。

按摩腹部，同时伴以鼓腹式深呼吸，吸气时双手沿腹部向上抚摸，呼气时向下方抚摸。

用拇指按压腰肌，呼气时用力压，吸气时放松，反复做数次，能缓解腰酸痛症状。也可以用同样方法，按摩脊背疼痛部位。

由上而下用手指推、擦、按、揉，或用毛刷推擦膝盖下足阳明胃经脉络5次，按揉中三里穴一分钟。

用手指或毛刷推擦揉按膝盖下足三阴经，包括脾经、肝经、肾经脉络，从上到下5遍，按揉三阴交和血海穴各一分钟。

从上向下用手掌推擦腰背部经络依次按摩脾俞、胃俞、肝俞、肾俞穴半分钟。

以脐下至耻骨中心为轴，用手掌顺时针方向旋转，按摩腹部5~10分钟。

三、按摩时的注意事项

因人体各穴位对疼痛的承受力各有不同，而男性的手劲又相对较大，所以，准爸爸在帮孕妻按摩时，一定要注意手法应温柔平和，力量以妻子感觉舒服最佳。否则，如果用力过猛、刺激太强，则容易产生相反的效果。

对于按摩部位也应有所避忌。比如进行按摩前，按摩者应对所要按摩的部位有清楚的了解，以免按摩过程中不慎伤害到某些重要的组织。另外，随着胎儿的发育，按摩时最好避开腹部穴位，可代之以热敷的方法。而对容易引起子宫收缩的敏感部位，如乳房、大腿内侧，也应避开。

有的穴位耐力较差，如承山穴，只要稍加按压就会让人觉得难以忍受，因此应适可而止。另外，孕期按摩应避开合谷穴和肩井穴，因按压合谷穴有催产作用，而过强地刺激肩井穴则容易引起休克，都对胎儿不利。

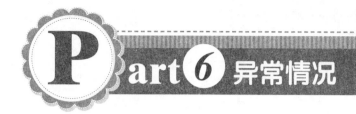

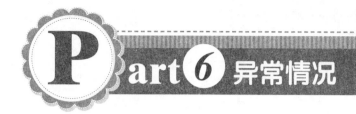

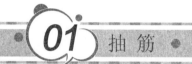

01 抽 筋

妊娠中期，晚上睡觉和伸直双腿的瞬间，孕妈妈常常会出现小腿突然抽筋的现象，十分难受。

其实，这是很常见的症状，出现这种情况的主要原因与营养不良有关，是缺钙和维生素 B_1 缺乏的表现。多数是因为腹中胎儿和母体共同的营养需求量大，钙质摄入不足造成的。孕妈妈可以在饮食中做适当调整，比如在膳食中增加瘦肉、鸡蛋和绿色蔬菜，多吃粗粮和一些含钙质较高的食物，如海产品等，牛奶、奶制品和豆浆也是较好的选择。情况严重者可以在医生的指导下服用钙剂和维生素 B_1。

人体中的钙大约有90%存在于骨骼和牙齿里，血液中的离子钙约占人体总含钙量的千分之一。而血液中的离子钙，是维持细胞正常状态的必需物质，和血液凝固、心肌收缩和神经细胞的调节关系密切，人体正常的神经活动、肌肉伸缩能力都必须有一定的钙来维持。正常人血中的钙浓度约为 $90\sim110mg/L$，如果血清钙低于 $70\sim77mg/L$ 时，则会导致神经性肌肉应激性增加，发生手足抽搐。

硫胺素即维生素 B_1，主要参与细胞中碳水化合物的中间代谢，人体内硫胺素不足时，氧化过程受到影响。正常情况下，人体组织的能量来源于碳水化合物的氧化来供给，如果硫胺素不足，神经组织的能量供应受到影响，表现出四肢无力、肌肉疼痛、感觉异常等。

日常生活中，膳食中钙质和硫胺素在食物中含量普遍很高，孕妈妈只要不偏食，注重营养平衡，合理搭配膳食，就能补充足够的钙和维生素 B_1。只是，孕期对于营养的需要量加大，应当更加注意合理安排饮食，防止营养不良。

除了食物调整之外，保养脚部也很重要。

日常生活中要注意不能穿高跟鞋，而选择穿关宽松舒适的平底布鞋。睡觉时，孕妈妈的腿不要伸得太直，采取"卧如弓"的姿势最好。侧卧时可在两膝间夹一个软枕，仰卧时在膝盖下垫一个软枕，坐时可以把脚抬高，以利于体液回流。

平时要避免过度劳累，避免长时间站立，多用热水烫一烫脚，经常做一做足部保健按摩，日常生活中，还须注意脚部的保暖。

弯曲脚掌，以放松肌肉——尽量把脚跟前伸，同时把脚指向足背弯曲。手指用力按摩肌肉，缓步行走也能消除抽筋症状。白天多做体育锻炼，可以增进血液循环，另外应该大量喝水，脱水也会加剧腿部抽筋现象。

如果抽筋现象频繁发生，则应当到医院去检查。

如果抽筋问题仅仅与保温有关，可以专门购置孕妇设计的专用弹性袜，专为怀孕期身体变化情形及膝的短统袜。还加强许多的特殊功能，如抗菌防照射纤维、腿部臀部弯曲处重点编织加强、裤底部多样、可供搭配

衣服选择等。弹性袜能减轻腿部促进血液循环，长期穿着也有美化腿形的效果。

这一类专用袜的穿法与一般丝袜相同，穿好后要把有皱折部分抚平，以免对皮肤造成压力；袜子顶端也不要有卷曲的情形，否则会让血液滞留，产生水肿。此外，要注意防止指甲、手表、戒指等刮伤弹性袜。双腿有伤口、发红、发紫等异常现象时，请就医检查，不要再穿。

另外，孕妈妈发生腿抽筋也不用害怕，如果在半夜睡觉时，可采取仰卧姿势，用手拉住脚趾，尽力把小腿抬高，一次不行，可再做一次，一般可很快缓解。如果在站立时小腿抽筋，可以把小腿伸直，活动脚掌，也很有效。

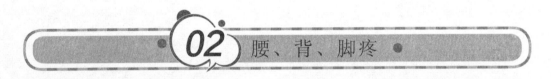

02　腰、背、脚疼

腰、背疼痛和脚痛，是妊娠中期以后、腹部明显突出、身体负担加重以后，孕妈妈普遍会发生的现象。

一、腰背疼痛

人体在正常的站立姿态时，脊柱的重心是在脊椎第二节；穿不合适的鞋子时，（特别是高跟鞋）上半身会往前倾造成重心改变，也变得容易摔跤。人体为了维持重心不变，腰椎会以前凸的姿势来补偿，造成腰部肌肉不当的使用，时间一久，就会有腰酸背痛的情形发生。

孕期易发生腰酸背痛的原因，主要是腹部日益增大，造成骨盆前倾，使腰椎的弧度变大，当腰椎曲线前倾，就容易造成腰、背酸痛；另一方面，在怀孕最后阶段时孕妈妈全身的韧带（韧带好比是两块骨头间的贴片，功能在于让关节稳定）变得较松弛，原本的目的是为了生产时骨盆可以扩张，但当韧带变松时，孕妈妈如果姿势不良，也容易损伤关节或产生腰酸背痛现象。

腰背疼痛的应对方法

孕妈妈虽然容易发生腰酸背痛现象，却是可以预防和缓解的，下面我们提供几种日常生活的预防和保健的方式：

①**不要久坐久站**：避免长期维持久坐、久站的情况，只要坐或站一段时间，就要变换姿势，注意维持身体的正确姿势。

②**正确站姿**：眼睛平视，抬头挺胸，肩膀后缩、放松，双手自然放下，收小腹，将脊椎挺起，双脚应平踩地面，膝盖朝正前方，保持重心平稳。

③**正确坐姿**：坐椅高度应与体型成正比，先坐正坐直，再轻轻弯曲腰部，身体约呈20°，使背部形成半后倾姿势，并于背部与头颈部放置小枕头，脚下可垫小板凳。

④**适度锻炼肌肉**：适度地锻炼腰、腹、背部等部位的肌肉，有助于预防及缓解腰酸背痛现象。不过，提醒孕妈妈，从孕中期约7个月起，做任何活动，都要避免长时间采取卧姿，因为这样做会压迫腹部的大血管，造成血液循环不良。

二、足底痛

怀孕期发生足底痛，有可能是足底筋膜炎的症状，初期为早晨下床后，足底疼痛难当，久坐或是行走时也很痛。

孕期易发生足底疼痛的原因，主要是足底筋膜因长期承受重量过大，渐渐累积导致疲劳发炎，最后导致疼痛。假使不尽快就医，最后容易因足底筋膜长期拉扯刺激导致"骨刺"发生；且足底筋膜炎的好发率，女性是男性的两倍！

足底筋膜炎会引起腰部和足踝的疼痛，因为当炎症发生时，如果脚跟得不到恰当的休息与治疗，疼痛的症状加剧，又因行走时为了避免压到疼痛点，姿势、着力点又会跟着不正确，这时候就有可能引起其他如腰、髋、膝、踝等关节的疼痛并发症。

足底痛的应对方法

主要是防治足底筋膜炎。要避免穿高跟鞋或是尖头鞋、皮鞋、拖鞋运动，对孕妈妈来说，鞋跟高度约2.5厘米左右的鞋较适当，选择合脚的宽楦头鞋款，可以让每个脚趾头平摆、通风，也可以选择全气垫的鞋款式。

早上起床时，把双脚泡40℃的热水10分钟，并在水中动一动，泡好以后做脚板伸展运动。

站弓箭步，手扶墙壁或橱柜上，用身体重量轻压脚后跟，维持15秒，再休息5秒，接着进行第二次，持续10分钟，再换另一脚做10分钟。

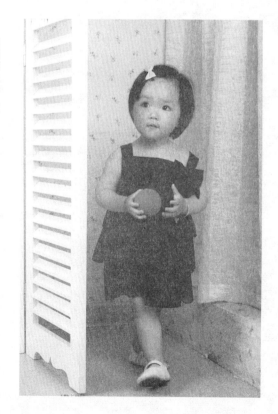

03 意外跌倒

谁都知道，孕期是一个特殊时期。因此无论孕妈妈本人还是她们的家人，都打起十二分的精神来，尽一切努力确保母胎平安。可尽管小心翼翼，还是难免会出现种种意外，比如孕妇不慎跌倒就是一例。

虽然是偶尔的闪失，但如果说发生了孕妇意外跌倒的事，肯定会惹得全家人忧心忡忡，紧张不安，害怕这次意外会影响到腹中胎儿的正常生长发育。

其实，大家完全没有必要谈"跌"色变！

胎儿在母体内，有妈妈的子宫及羊水保护着，如果孕妈妈跌倒，一般情况下胎儿是不会受到影响的，也不会引起早产或早期破水。

在影视文艺作品里常看到的情节是：孕妈妈不小心滑一跤，就流产了，其实类似情况很罕见。

一般情况下，除非孕妈妈的腹部受到重大撞击、或是孕妈妈有严重外伤，有可能会造成胎盘早期剥离、大量内出血，危及妈妈与胎儿的生命。

孕妈妈如果不慎意外跌倒，从理论上是不会影响到胎儿的健康，不过，为了安全起见，不论有无外伤、孕妈妈自己有无异常感觉，最好还是上医院一趟，让产科医生检查一下会比较安心。

需要提醒的是，公路上、街道上危险多，孕妈妈们不论是骑、乘车或自己开车，都要多注意交通安全，遵守交通规则，避免车祸发生，保护自己及胎儿的生命安全。

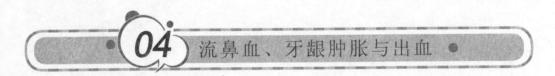

04 流鼻血、牙龈肿胀与出血

在孕期，由于孕妈妈体内大量的激素分泌使黏膜肿胀，局部毛细血管扩张，易于破损出血。而鼻中隔的前下方本来就血管丰富，位置表浅，容易受到损伤，因此，不少孕妈妈经常会流鼻血。

鼻出血的位置，多数在鼻中隔的前下方，可以压紧出血一侧的鼻翼，或者向鼻中隔位置塞上一小团脱脂棉，局部压迫止血。如果是双侧鼻孔出血，可以用拇指和食指捏紧两侧鼻翼，以压迫出血区。然后给额部敷上冷毛巾，促使局部血管收缩，达到止血效果。

发生流鼻血现象后，如果紧张、惊慌失措，会使血压增高从而加剧出血量。因此，遇到鼻出血不宜害怕和紧张，要镇定坦然应对。

如果血液流入咽喉，最好要吐出来，不宜咽下去。流鼻血时，也不宜仅仅用棉花堵塞鼻孔了事。

如果用上列方法止不住血，最好找医生处理。

平时，如果发生鼻塞，或者在擤鼻涕时，宜轻缓一些，避免过分用力，损伤鼻腔血管。

提高室内湿度，可以减低流鼻血的机会，如果空气太干燥，可以使用加湿器调节空气湿度。

摄取足量的维生素 C，强化组织能有效防止流鼻血，孕期务必注意，每天食物中保持足够量的新鲜蔬菜和水果。

孕期食量增加，有些孕妈妈还因为身体代谢功能强而饿得快、吃得次数多，导致口腔环境变化，引起牙龈肿胀甚至出血症。

发生牙龈肿胀后，虽然清洁口腔会很痛，但必须要定时清洁口腔，不要怕麻烦，每次吃过食物都要及时刷牙、漱口，使用牙签或牙线清洁齿缝中的食物残渣，否则，会加重牙龈肿胀，加剧出血现象。

用有杀菌作用的漱口水常常漱口，可以使口味清新，降低牙龈感染的机会。孕中期，一般食欲旺盛，饿得很快，每天吃东西的次数增多，家庭常备一些漱口水，记住每次吃完东西都要漱口，保持口腔内小环境清洁卫生，才能有效扼制炎症发生，减轻牙龈肿胀带来的痛楚。

妊娠初期和预产期前，要到牙科仔细检查牙齿，清洁牙周及牙龈。如果有牙科疾病，告诉牙科医生自己已经怀孕的事，请医生开具对自身和胎儿都无害的药物治疗。

摄入维生素 C 能使牙齿和牙龈组织健康，日常饮食的蔬菜水果中的天然维生素 C，最容易被人体吸收，孕期不要忘记每天都要在三餐中，补充足量的新鲜蔬菜和水果。

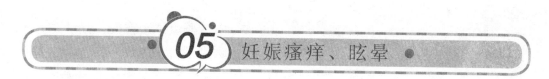

05 妊娠瘙痒、眩晕

瘙痒症，是妊娠期皮肤病最常见的一种，多发生在妊娠 3 个月以后，由于代谢产物导致机体变态反应引起。

妊娠瘙痒症的表现，是周身皮肤瘙痒难耐，抓痕脱痂后，会遗留下色素沉着，但这种遗留病变会在产后自然消失，不必担心。

出现妊娠瘙痒症，不可乱用药物，应当找医生治疗。配合医生的对症治疗，要注意：

避免食用辛辣、刺激性食物，少吃鱼、虾、牛肉、羊肉等容易引起和加重过敏反应的食物。对于瘙痒部位，禁止用手指甲搔抓，尤其是留有较长指甲的手，抓挠后会引起皮肤感染。

穿棉质内衣、裤，并且勤洗勤换。

遵医嘱，内服钙制剂以脱敏。还可以服用维生素 C，每天三次。维生素可以调整血管神经功能，能脱敏，有助皮肤色素斑消退。

选用对母子无副作用的外用止痒药外敷和外洗。

遵医嘱内服适量抗过敏药物。

经常眩晕甚至严重到引起昏厥，是孕期常见的症状。

眩晕，是一种运动性幻觉，孕妈妈会感到自己或周围的景物发生旋转。昏厥为急性发作，短暂的意识丧失，孕妈妈会因突发性昏厥全身无力，不能随意活动而跌倒在地。

妊娠期间，由于体内激素变化和植物神经功能的改变，使血管神经调节功能不稳定，再加上妊娠期间孕妈妈大多伴有贫血，因此，在体位改变或长时间站立时，会发生心血输出量减少，血压降低，导致脑缺血，即会出现眩晕和昏厥症。

为防止眩晕和昏厥的突发，妊娠四个月起，应当避免长时间站立，不要突然剧烈变换体位。平时避免平躺，躺卧改为侧位，或者用枕头支撑体位。睡眠自然转成平躺后，要记着先换到左侧位，躺几分钟以后再起身。

每天选择健康食物，少吃多餐，有助于稳定血糖浓度。主食要多吃复合碳水化合物，既谷物类食物，避免仅仅以糖类当餐。

及时纠正妊娠期贫血症。如果频繁出现了眩晕和昏厥症，应当及时去医院检查。

06 腹痛

孕期腹痛，几乎是每一位孕妈妈都要经历的现象，怀孕后为什么会腹痛，发生腹痛会不会影响到胎儿的健康，怎样应对呢？

正常的孕期腹痛，一般有以下几种因素。

激素改变：怀孕以后黄体素会增高，肠道蠕动变慢，有可能使孕妈妈觉得肠胃不适、腹胀、便秘等，造成腹部胀痛、不舒服。

子宫结构改变：子宫增大会使腹压增加，子宫扩张会牵拉周围支撑子宫的韧带，造成腹痛。子宫增大后还会向上顶到胃部，加上食道与胃部的括约肌松弛，形成胃液回流，会有胸口灼热疼痛现象，躺下时尤其明心。

软骨组织松弛：为迎接临产，骨盆腔会变得比较疏松，软骨组织变松时，包括耻骨和背部都会痛。

子宫收缩：即将临产时，子宫强烈收

缩，会产生阵痛，子宫收缩的次数愈频繁，阵痛会愈强烈。

正常与非正常腹部隐隐作痛，或者发生剧烈阵痛，都是腹痛的表现，需要区别什么情况下的腹痛是正常现象，什么样的腹痛属于非正常情况，以便于及时就医，预防意外。

正常的腹痛现象：一般在怀孕早期就会有肠胃不适现象，往后在软骨组织变松时，下腹也会略感疼痛，当腹痛来自子宫时，随着子宫体积的增大，痛楚会更明显。

怀孕早期，腹痛状况比较偏于一阵一阵地痛，痛感不明显，一直到临产时，子宫强烈收缩，才会有明显的痛楚。

怀孕期间，正常的腹痛不会太激烈，可能会感到隐隐作痛，但这种痛比较温和，如果发生刺痛、令人难以忍受的腹痛，可能属

不正常的现象，必须尽早就医。

非正常的腹痛

宫外孕：大多数的宫外孕是受精卵着床在输卵管，输卵管被发育的受精卵撑大时，会有破裂且大量出血情形，造成生命危险。因此，下腹部输卵管的位置会有强烈的疼痛，阴道常有出血。

通常在尿检确认怀孕后，医生会预约在6～7周时进行超声波检查，确认胚胎是否在子宫内着床，未确认之前，都要怀疑是否有宫外孕的可能。

宫外孕容易发生在输卵管曾经有感染、曾发生过子宫外孕者，输卵管不通畅，容易卡住受精卵，发生宫外孕。

流产：如果孕妈妈在20周以前排出胚胎，胎儿体重小于500克，没有存活的可能，就称为流产。通常在确认胚胎在子宫内着床后，大约有20%的孕妈妈会发生流产，流产时的腹痛类似于痛经，伴有子宫收缩、腹胀的感觉，合并有出血。

这类无法成功发育而流产的胚胎，大约有六成不健康，其余四成则可能因为孕妈妈本身的染色体问题、或分泌的黄体素不够等因素，因此，这类流产是一种自然淘汰。如果要强留住不正常的胚胎反而无益，因此，即使不幸发生流产，也不必为此伤心。

早产：孕妈妈产出的胎儿孕周大于20周，体重超过500克，生存的机会较大时，称为早产。早产的产痛提前发生，会有子宫收缩与阵痛情形。在孕期中，偶发子宫收缩属正常，例如一天3到5次，但如果在足月之前（38周以前）出现了比较规则、且越来越密集的持续阵痛，例如每20分钟就痛

一次，演变为每10分钟痛一次，阵痛发生次数越来越频繁，强度越来越大，就可能是早产迹象，有可能合并有破水现象。

胎盘剥离：胎盘剥离是指胎盘与着床的子宫分开，造成胎儿无法从胎盘中得到足够的血液，导致胎儿贫血、失血过多而死亡。同时，子宫也会因胎盘剥离而开始收缩，所以孕妈妈会有强烈的腹痛现象，有时候也会有阴道出血状况。一般来说，有高血压、抽烟、多胞胎和子宫肌瘤史的孕妇容易发生胎盘剥离现象。

急性阑尾炎：凡是正常人会发生的腹痛，怀孕时也会发生。例如阑尾炎、胰腺炎等等，怀孕并不会使疾病发生的概率增高。但是假使孕妈妈有阑尾炎，就必须尽快处理，因为阑尾破裂有变成腹膜炎的可能。值得注意的是，变大的子宫会把阑尾顶到腹部上方，所以孕妈妈发生阑尾炎的疼痛位置与一般人不同。

改善腹痛的方法少吃多餐、多摄取纤维质，能帮助肠胃蠕动，改善肠胃不适。

适度运动。运动除了能改善肠胃不适的状况，也能整体上舒缓身体的不适。不过，运动量应依照平时的运动情况，不宜过量，配合怀孕不同时期做调整。

怀孕早期、晚期所做的运动应以温和为佳，过度激烈的运动，例如跑步，可能间接导致流产或早产，散步是较安全的选择。

怀孕中期可以稍微增加运动量，最好选择不增加下腹重量负担的运动，如游泳、瑜珈、骑车，或为孕妈妈设计的体操，爬楼梯对有背痛的孕妈妈不适宜。

无论做哪一种运动，建议运动时间不要过长，每天大约半小时到一小时。

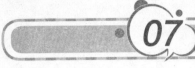

07 妊娠高血压综合征

妊娠高血压综合征，简称妊高征，旧称妊娠中毒症，是妊娠期最常见的特有疾病，约有9.4%怀孕后的女性会发生不同程度的妊高征，其中80%以上为轻度妊高征，主要表现血压增高、蛋白尿、下肢水肿和体重增加。患者可能无明显症状或仅有轻度头晕。

随着孕期保健知识普及和产前检查加强，妊高征的发病率略有下降，病情程度也有所降低，轻度妊高征较为多见。

对轻度妊高征，药物治疗并非首选，积极有效地生活调理才是最主要的。

适当休息指劳逸结合，保证充分睡眠，防止疲劳，并不一定非要卧床休息。

体位调节睡眠时，尽量取左侧卧位，减少子宫对下腔静脉的压迫，使下肢和腹部血流充分回到心脏，保证肾脏及胎盘的血流量。这样做有利于维持正常的子宫胎盘血液循环，具有利尿降低血压的良好效应。

饮食调理妊娠高血压综合征与饮食有重要关系，治疗此病很少有特效药，主要靠静养和饮食调理。因为偏食或摄取能量过多都可能导致肥胖症，患上妊娠高血压综合征的可能性就会增加。因此，饮食调理是最重要的防治措施。首先，要注意限制热量摄入过多，防止吃得过多过饱，避免引起肥胖。其次，适当减少食盐摄入，吃得清淡一点，每天的食盐摄入量约6～8克。再次，限制脂肪摄入，每天摄入量小于60克，以植物油为主，炒菜最好不用动物油脂。除了上面

三项外，蛋白质、维生素和矿物质的摄入应当增加一些，如蛋白质的摄入应高于平日，约80～100克左右，动物和植物蛋白各占一半，把豆类或豆制品与瘦肉、鱼虾等量搭配。水果、蔬菜、牛奶等食品，最好天天都满足需要。最后，要控制水分的摄入，在限制盐分摄入的同时，对水分也要严格控制。比如水果含水量大，如果吃得过多，也就失去了限制水分的意义。

稳定情绪也是不可忽视的重要环节。患者应当保持乐观情绪，豁达开朗，不生闷气、不发脾气，不为小事斤斤计较。

经过认真的生活调理，绝大多数轻度妊高征患者的病情都能得以缓解，无需特殊用药治疗。个别病情继续发展者，可以在医生指导下合理用药。

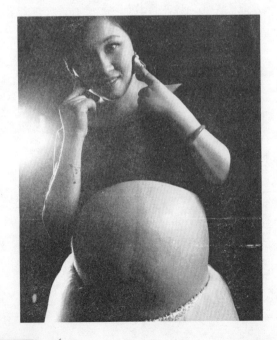

08 贫 血

孕妇由于生理的变化，血容量会随着胎儿的生长发育而不断增加，但红细胞的生成速度较血浆慢。因而，孕妇的血液被稀释了，当血红蛋白低于 10% 克，高于 8% 克时，称为生理性贫血，而低于 8% 克时就要被诊断为病理性的妊娠贫血。约有 1/4 的孕妇会发生不同程度的贫血，但重症贫血的孕妇并不多见。

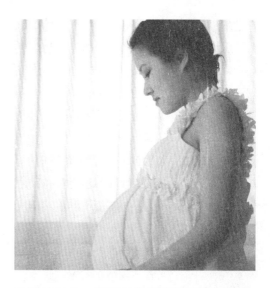

孕妇贫血，血液中的氧含量降低，当血色素低于 5% 克时，孕妇会出现心肌损害。轻度贫血的孕妇不会有什么不适感，但严重贫血或急性失血过多的孕妇就会出现脉搏加快，血液输出量增多，心脏周围血液循环阻力下降，发展下去就会出现心肌扩大，心肌营养障碍，导致充血性心力衰竭，会影响到胎儿营养的摄取，还会造成胎儿的慢性缺氧，影响到胎儿的大脑等重要器官的生长发育，使出生的婴儿智力较差，反应迟钝。

妊娠高血压综合征在贫血孕妇中也常常发生，其发生率要比非贫血孕妇高一倍还多。因为绝大多数孕妇妊娠贫血的原因都是由于缺乏铁元素，所以，补充富含铁剂的营养素可使妊娠贫血发生率下降。

生育年龄的妇女由于月经失血、体内含铁总量较低，仅贮存 2 ~ 3 克。妊娠后半期为了负担胎儿的生长与分娩，铁的需求量迅速增加。

已知食物内所含铁仅有 10% 能被消化道吸收，孕妇每天从食物中可吸收的铁，也就只有 1 ~ 3 毫克，故日常饮食已不能满足孕妇的需求，所以很容易出现缺铁性贫血，尤其是多胎妊娠和患有胃肠道慢性疾病的孕妇，就会更容易出现贫血。孕妇本身还容易发生妊娠高血压综合征，产时及产后虽然出血不多，也会因血液贮备不足而导致休克，或因贫血严重导致心肌损害。因此，为预防上述症状孕妇应定期检查血红蛋白，如发现贫血应及早治疗。

妊娠贫血的治疗常有两种，一是铁剂药物治疗，二是食疗食补。

如果非妊娠妇女每日需要铁元素的量大约是 1 毫克，妊娠后半期每日需要铁元素的量大约是非妊娠妇女 4 倍以上。贫血症状较轻的孕妇，可以每日服用硫酸亚铁增加铁的贮备，一直服用持续到哺乳期结束。

另外，在怀孕期间要进行定期检查，如发现有引起铁吸收不良或缺铁过多的疾病时要及时治愈，也是治疗贫血的有效手段之一。

09 静脉曲张

发生静脉曲张，是因为血管长期承受过大的压力而变粗，静脉中的瓣膜无法有效关闭起来，将血液往上输送，造成血液逆流且沉积于下肢部。在孕期，因为面临的以下几种情况，使孕妈妈成为容易产生静脉曲张的人群之一：

腹压增加：膨大的子宫使得腹压增加，腹压增加会使得腿部的血液回流困难，因为身体上方的压力大，会使得腿部的血液无法顺利回流上去。

激素的改变：激素的改变，使得血管容易扩张，因此，血管里较有机会聚积较多的血液。

有一些孕妈妈会有肠胃蠕动不顺而致便秘的状况，而便秘时直肠被撑大，也会压迫腹压上升。

其他常见发生静脉曲张的原因，有持续长时间久站或久坐、穿着紧身衣物、高跟鞋，或是进行过于剧烈的运动。穿高跟鞋，会使得脚跟无法着地走路，无法拉动脚跟来帮助血液回流。过度剧烈的运动，也会使得腹压变大。

起初，脚踝内侧、或腿部会出现紫色的小血管，状似蜘蛛，严重的话，腿部会有浮肿现象。不过，腿部未出现浮肿或紫色血管并不代表就没有静脉曲张，因为有些较肥胖的人血管藏在脂肪下，不容易看出来。有效确认的方式，通常是通过血管超声波找出静脉曲张的部位，再加以治疗。

另外，因为静脉曲张是腿部的血液循环不佳，无法顺利地向上回流到心脏，因此腿部容易有酸麻、胀痛的感觉，即使只是走了一小段路，也会有这样的感觉，通常不舒服的感觉在晚上最明显，因为经过了一整天的活动，会积累很多血液及代谢废料在腿部。睡觉时，腿部不会受到地心引力的影响，因此症状稍微会减轻，但到了第二天又会开始发生同样的情况。

发生静脉曲张，会影响到腿部皮肤外观，是因为腿部血液循环不良，代谢废料积累过多会使组织缺氧，一旦缺氧就导致皮肤产生色素沉淀现象，甚至于溃疡。在夏天，血管肿胀情形尤其会加重，一般人误认为腿部血液循环不良可以泡热水改善，但对有静脉曲张的人来说，泡热水只会使病症更严重，而且泡热水后皮肤较干燥，还可能因为发痒抓皮肤而挠破血管。

在走路的过程中，脚尖与脚跟接触地面，有一个收缩与舒张的过程，这个过程会帮助血液回流，如果无法多走路，可以模仿走路的方式，踮脚尖，拉脚跟，也有帮助血液回流的效果。

避免久坐和久站、穿高跟鞋和剧烈运动 孕妈妈需要避免久坐与久站，或是双腿交叉翘二郎腿、穿高跟鞋或过紧衣物，并且避免需要腹部持续用力的剧烈运动，如举重，向高处拿取物品的动作也要避免。另一个保养秘方就是多抬高腿部，帮助小腿血液回流。

穿弹性袜，虽然一般的丝袜就有稍微帮助血液回流的效果，但效果有限，仅可作为预防静脉曲张使用，如果已经有静脉曲张现象，则必须穿着以毫米汞柱（mmHg）为压力单位的弹性袜。尤其是症状严重者，如果穿着密度很高的袜子，容易形成压迫，致使病情恶化。

这种以毫米汞柱（mmHg）为压力单位的袜子，所产生的压力是渐进式的，它能在脚踝处提供较大的弹性压力，并在小腿、膝盖，还有大腿部分递减，例如在脚踝处的压力为 20（100%），依次递减为 14（70%）再变成 8（40%），这样一来，在走路时，小腿肌肉收缩，而弹性袜产生的反作用力可将血液有效送回心脏，整个腿部也会很舒适，不会让腿部有太过紧绷的情况。

对于想要预防静脉曲张的孕妈妈而言，选择（脚踝）压力大约在 15 ～ 20mmHg 左右的小腿袜即可。如果已经有静脉曲张现象，或症状已经很严重，则应当就医，通常必须穿着连腿的弹性袜。

有些孕妈妈在生产完之后，静脉曲张的现象就会消失，如果在六周以后症状仍存在，才需要考虑就医治疗，同时，如果在生产完之后马上就治疗，生产后属于高血液凝固期，此时进行手术也不恰当，容易发生血液栓塞现象。

10 便秘

便秘，几乎是孕期人人都会遇到的难题。

什么是便秘？怎样才算排便正常？

没有便意、排便次数太少，三天以上才排便一次或每周少于三次，就可以算是便秘。反之，即使一天排便三次或是一周排便三次，只要是没有腹部胀痛或其他相关症状，例如食欲不振、虚弱等，都能算做排便正常。

造成孕期便秘的原因

许多消化功能一贯正常的女性，怀孕后也常会发生便秘。

这是因为，妊娠以后胎盘分泌的大量孕激素，使得胃肠道的平滑肌张力减低，活动减弱，影响到食物消化吸收。因此，孕妇常

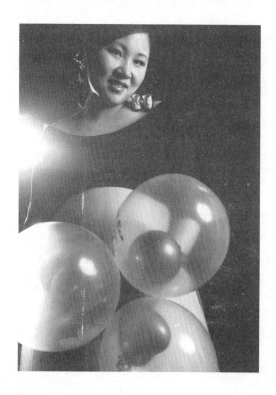

常会有消化不良、肠道胀气和食物运送延缓的现象。食物残渣在大肠内滞留越久，水分被肠壁吸收得越多，最终形成的粪便就会干燥而坚硬。排便需要动力，但孕妇的腹壁肌肉变得松弛，收缩力不足，再加上增大的妊娠期子宫有碍下行，虽然粪便已达肛门，引起排便的感觉，但就是排不出来。

因为妊娠引起的消化系统变化人皆有之，但发生便秘的情况却与各人的体质、饮食、生活习惯、活动程度有关。对那些一向习惯于多饮水、多吃有渣食物、养成定时排便习惯、注意体育锻炼的女性来说，怀孕后一般不会便秘。反之，则容易发生。

整体上说来，造成便秘的原因包罗万象，除了怀孕妈妈在孕期因为子宫受到胎儿发育影响，压迫直肠，影响直肠蠕动，容易形成便秘以外，一般造成便秘的因素还包括整体环境、情绪、饮食的影响。

精神过度紧张：生活节奏太快、工作过度劳累和精神紧张是主要原因。有些人只要一紧张，或是需要时常出差、加班，大脑排便中枢神经受到抑制，就会发生便秘和腹泻交替的状况。

缺乏适度运动：对于久坐办公室的上班族，身体缺乏适度活动，使肠道肌肉逐渐松弛，蠕动功能减弱，粪便在肠道积存过久，水分一直不断被吸收，最后就变成难以排出的硬便。

饮食不均衡：尤其是上班族，因为工作因素经常无法规律进食，无暇顾及均衡营养的摄取，加上几乎每天都吃外食，无法摄取足量的蔬菜水果，自然就容易便秘了。

长期不良的排便习惯：多数人一旦遇上工作忙碌，或时间太过紧迫，即使是有了便意，也常常忍住，最后导致当直肠里再度有粪便时，感觉神经却早已经变得迟钝，而造成习惯性便秘。

水分摄取不足：当生活压力一大，工作一忙，会议一开，一天下来的水分摄取量往往只有早餐的那杯奶茶，时间一久，自然也容易成为便秘一族。

远离便秘轻松做

远离便秘并没有特别的绝招，然而在日常生活中把握以下几项妙招，自然能够远离便秘。

少碰辛辣刺激的食物：就算因为怀孕口味变重，也要少吃！孕妈妈更需要降低咖啡因的摄取量，诸如咖啡、浓茶等。此外，太过辛辣燥热的食物也应适度避免。

每天不少于4杯水（500毫升／杯）：豆浆、蜂蜜水都可以……每日饮用2000至2500毫升左右的水，可让粪便维持适当的软硬度，尤其是起床后喝一杯温开水或无糖热豆浆，都能助于排便。

定时到厕所报到：让自己在固定时间培养便意，很多人喜欢边看杂志边大便，无形中拉长排便时间，"最想上厕所"的便意一淡化，更容易便秘了。

冥想法：让自己在固定时间培养便意，利用心理影响生理的方式：因为现代人的情绪长期处于紧张的状态，所以利用心理影响生理的方式，先让自己情绪放松。

顺时针轻轻按摩肚皮：针对怀孕中、后期的孕妈妈不适症状，洗澡后顺便按摩效果会加倍：每日顺时针环形按摩腹部，可以让胃肠得到适度的刺激，使排便功能恢复正常。

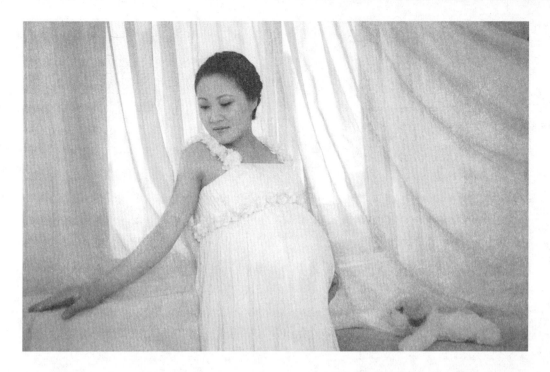

爬楼梯：不仅能帮助肠蠕动，还有提臀的功效，也适合怀孕后期严重便秘的孕妈妈。爬楼梯的时候，腹部自然会用力，加上全身运动，自然也能刺激肠胃蠕动。孕妈妈不妨试试看多爬楼梯，增加平时运动量，下楼时再改乘电梯，减少膝关节的负担。

吃糙米饭：纤维丰富，如果不习惯糙米口感的话可以先试着依比例混进白米饭中。纤维素具有吸水及澎润粪便的效果，可以刺激胃肠蠕动，有利通便。因此，每天至少需要摄取五份（每份以一小碗为度）以上的新鲜蔬菜水果。此外，五谷杂粮、黑枣及葡萄干也富含许多纤维素，有助排便。

每天固定运动 30 分钟：多次运动，累积起来也可以够量，孕妈妈更需要保持运动习惯，以增强体能及腹肌的收缩能力。

一有便意就上厕所：千万不要忍耐！长期习惯忍耐便意的人，如果经常忍着便意不上，将会使身体对排便的讯息混淆不清。

蜂蜜水：能防止便秘，滋养皮肤。蜂蜜的气味芳香可口，不仅是滋补、益寿延年佳品，又是治病良药。营养分析表明，蜂蜜中含有大约 35％葡萄糖，40％果糖，这两种糖都可以不经过消化作用而直接被人体所吸收利用。蜂蜜还含有与人体血清浓度相近的多种无机盐，还含有一定数量的维生素 B_1、B_2、B_6 及铁、钙、铜、锰、磷、钾等。蜂蜜中含有淀粉酶、脂肪酶、转化酶等，是食物中含酶最多的一种。酶是帮助人体消化、吸收和一系列物质代谢及化学变化的促进物。

如果排泄大便艰难，喝蜂蜜水则有助于排便，但要视个人身体情况而定。有个别特殊体质的人，一喝蜂蜜水就腹泻不止，因此要谨慎对待。

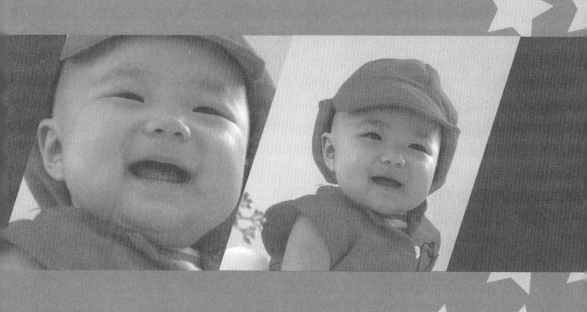

chapter 4

第四章

孕晚期（8 到 10 个月）

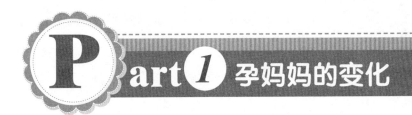

孕晚期常见的现象

从妊娠第29周到第40周，一般称作妊娠晚期。大多数孕妈妈在这个阶段里，体重会增加5千克左右。而且，在这段时期，孕妈妈从身体到心理上都会发生更加明显的变化。

孕妈妈开始感到身体沉重，经常会有腰背及下肢酸痛感，乳晕、脐部和外阴色素加深，仰卧时会感到很不舒服。此时宫底的高度在脐与剑突之间。初产、大龄妊娠和多胎妊娠要特别注意，这一段时间是妊娠高血压综合征的多发期，主要症状为：高血压、浮肿、蛋白尿等，如果一周内体重忽然增加500克以上时，便要怀疑是否患妊娠高血压综合征。此期间若有腹痛或阴道出血现象，要立即去医院诊治。

从现在起，可能会常常感觉到腹部一阵一阵地发紧、发硬，即不规则的宫缩会开始发生，一般属于正常现象，不必惊慌失措。宫缩会在身体疲劳时发生得更加频繁一些，因此，妊娠晚期不要过度劳累，注意休息。一般来说，怀孕后3个月以内和临近产期时，都不宜进行运动型训练活动。

此时期孕妈妈走路时，身体会略向后仰，双脚略开，以保持身体的平衡。

另外，有不少孕妈妈会出现类似怀孕初期的生理反应，称为"第二次妊娠反应"。

随着腹中胎儿宝宝日渐生长发育，母体子宫迅速增大，子宫底上升到肚脐以上，孕妈妈的腹部会更显得突出，重心前挺，不论平常站立还是行走，都会因为腹部的外突和重量而不得不挺胸昂头，甚至不得不放慢脚步、向两侧摇摆来平衡越来越显得笨重的身体。

另外，由于腹中子宫已经上升到整个腹部，迫使胸腔内心脏向左侧偏移，心脏和肺部受到压迫。加上孕晚期母体内血液排出量增加，心率加快，会出现心慌、气喘的现象。

同时，升高变大的子宫向上压迫心肺之外，还向下压迫肠道和膀胱，使孕妈妈出现排尿次数增多、食欲下降现象，还会出现便秘。

母体子宫底升高到肚脐与剑突之间，直接挤压到胃部，则会使孕妈妈的食欲受到极大影响，使胃容量受限，饭量明显变小。偶然间子宫挤压到腹部的大血管，会使人猝然发生神志昏迷。同样，因为变大的子宫在腹腔中占有空间的原因，孕妈妈会出现一系列类似妊娠初期的各种不适症状，包括失眠、恶心、呕吐等。

这一系列生理变化，会引起种种不适感，一般被称作"第二次妊娠反应"。

除此之外，因为身体负担加重，孕妈妈如果稍微多走一点路，就会感到腰酸背痛、小腿和脚跟痛，下肢会经常肿胀，浮现静脉曲张。有时候在清晨起床后会发现，头一天脸部和腿部的浮肿依然没有消失。

妊娠纹在孕晚期会更加明显，乳晕、下腹部和外阴部的皮肤由于色素沉淀作用，颜色进一步变深。有些人在耳朵、额头或嘴巴周围出现的妊娠斑会更加明显。乳房、腹部和大腿皮肤上的一道道妊娠纹，会由淡红变成紫红色线条，尤其是体重增加比较快的人，妊娠纹较容易发生一些。等到临产过后，这些妊娠纹会变淡成为灰白色，不必因此过度担心。

02　失眠多梦为哪般

对女性来说，在期盼孩子呱呱坠地的妊娠期，喜悦的同时，有不少忧虑和烦恼。在妊娠中期以后，生理反应会造成食欲减退、偏食、恶心、呕吐、头晕、倦怠等。进入妊娠晚期以后，由于胎儿增大，子宫体积日渐膨胀，多数人会入睡困难，再加上孕晚期容易头痛、胸痛等种种不适，孕妈妈更容易失眠，即使好不容易睡着了，夜间也可能会被梦惊醒，因此睡眠明显减少。

其实，失眠多梦是有原因的，只要找到原因，适当进行自我调适就能很好地解决问题。

引起失眠的原因通常来自多方面，属于心理原因的，可以解除不必要的顾虑，保持良好的心境，听一听轻松舒缓的音乐，看一看愉悦身心的风光片，放松训练或请心理医生帮助，运用心理疗法来解决。

如果属于病理方面的原因，要及时请医生诊治，以免加重病情。如果属于睡眠体位不当者，妊娠期要改用正确的睡眠姿势，即左侧卧位。

女性普遍想象力丰富，特别是进入妊娠晚期的孕妈妈，往往容易把幻境与事实混淆，自己吓唬自己。而一般的电影、电视剧、小说类文艺作品，为了情节吸引人，往往会故弄玄虚，弄一些稀奇古怪的幻象，虽然明知是演戏，但恐怖凶残的镜头，看过后往往会时常留在脑海里，甚至会因为印象的深刻难以入梦。孕妈妈如果接触到这一类恐怖的影像，会对胎儿有很不好的影响，妊娠晚期最好避免看这一类影视作品。

到了孕晚期，各种噩梦往往会令孕妈妈焦虑难耐。到了此时，因为身体笨拙，全身各处不适感等多方面的因素，往往睡眠质量不好，睡不踏实，极易被惊醒。

出自生理特点和心理上的压力感，会使

孕晚期孕妈妈夜间休息时，经常处在浅睡眠期。浅睡眠期里，虽然身体处在休息状态，但大脑却并没有完全休息，部分大脑区域尚且因朦胧睡意却分外活跃，日常生活中一些琐碎小事，潜意识中担忧的一些恐惧感，往往会在这种情况下出现的梦境中出现，并且会被夸大和渲染，内容还会随着每一个人想象力和经历、见识不同，极尽丰富多样化。

因为孕晚期的身体的种种生理不适感，孕妈妈心理上焦虑和恐惧的事比较多，会经常梦见遭遇难产、生了怪胎，会梦见孩子被人抢走，会梦见自己生了孩子以后没有奶水哺育等等，种种夸张和变形的梦境，反映出的是孕妈妈自身潜意识中的担心和忧虑的事。

因此，对噩梦的困扰，不必忧心忡忡，整天自寻烦恼。要明白，梦境并没有预示未来的功能。孕期多梦，而且多种相同内容的梦境重复出现，只是反映出孕妈妈本人潜意识中的焦虑因素，这些夸张和渲染的噩梦梦境发生，具有缓解孕期的精神压力的作用。

通过梦境，还可以了解到自身不完全明白的隐藏疑虑，进行自我疏导，对症解决，从而加倍小心，保护好自己和腹中胎儿。

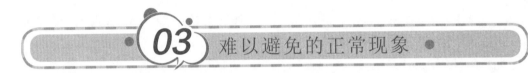

03 难以避免的正常现象

孕晚期，孕妈妈生理性不适感会增加，疼痛处增多，应根据不同情况调整和应对。

腰背疼：随着妊娠月份的增加，腹部逐渐突出，使身体的重心向前移。为保持身体的平衡，在站立和行走时常会采用双腿分开、上身后仰的姿势。使背部及腰部的肌肉常处在紧张的状态。此外，孕期脊柱、骨关节的韧带松弛，增大的子宫对腰背部神经的压迫，也是造成腰背疼痛的原因。

为预防和减轻腰背疼痛，应坚持做散步等适当运动，加强腰背部的柔韧度。还要注意保暖，睡硬床垫，穿轻便的低跟软鞋行走，对局部进行按摩。

要注意拿较重的东西、长时间保持某一姿势或腰背部受凉，均会加重疼痛。

便秘：怀孕后期，由于渐渐长大的胎儿压迫肠胃消化道，造成肠道蠕动的减慢，加

上卧床休息，缺乏运动，容易发生便秘。预防便秘的具体方法有：

养成每天固定时间排便的习惯；保持愉快的心情；摄取足够的水分；摄入高纤维饮食，每天吃粗纤维类食物300克以上。

能避免便秘的饮食：奶类及奶制品；肉类、蛋类、油脂类；豆类及制品；粗纤维含量较多的蔬菜，如竹笋、芹菜等，蔬菜的梗、茎和未烹调的蔬菜；未过滤的果汁，含高纤维的水果如梨、哈密瓜、桃、苹果、黑枣等；全谷类食物及制品，如米糠、糙米、麦麸、燕麦、玉米、全麦面包、黑面包、麸皮面包等。

腹痛：妊娠晚期随着胎儿不断长大，腹部和全身负担也逐渐增加，加上接近临产，出现腹痛的次数会明显增加。

生理性腹痛：随着宝宝长大，增大的子宫不断刺激肋骨下缘，会引起孕妈妈肋骨钝

痛感，属于生理性疼痛，不需要特殊治疗，左侧卧位有利于疼痛缓解。

孕妈妈夜间睡眠中，有时会因为假性宫缩而出现下腹阵痛，通常持续数秒钟，间歇时间长达数小时，不伴下坠感，到白天症状即能缓解。

病理性腹痛：胎盘早剥引起腹痛，多发生在孕后期，可能有妊娠高血压综合征、慢性高血压病、腹部外伤。下腹部撕裂样疼痛为典型症状，多伴有阴道流血。腹痛的程度受早剥面积的大小、血量多少以及子宫内部压力的高低和子宫肌层是否破损等综合因素的影响，严重者腹痛难忍、腹部变硬、胎动消失甚至休克。在孕后期，患有高血压的孕妈妈或腹部受到外伤时，应当及时到医院就诊，以防出现意外。

如果忽然感到下腹持续剧痛，有可能早产或子宫先兆破裂，也应及时到医院就诊，切不可拖延时间。

胃灼痛：妊娠晚期虽然胃口好，吃东西也香。但每餐吃完之后，总会觉得胃部麻乱、有烧灼感，有时加重成为烧灼痛，尤其在晚上胃灼热会很难受，甚至会影响到睡眠。这种胃灼热感通常在妊娠后期出现，分娩后消失。

孕后期胃灼热的主要原因，是内分泌发生变化、胃酸反流、刺激食管下段的痛觉感受器引起灼热感。妊娠时巨大的子宫、胎儿对胃部有较大的压力，胃排空速度减慢，胃液在胃内滞留时间较长，也容易使胃酸反流到食管下段。

为了缓解和预防胃灼热，在日常饮食中要避免过饱，少吃高脂肪食物，不要吃口味重或油煎的食品，这些都会加重胃的负担。

临睡前喝一杯热牛奶，有很好的效果。注意未经医生同意，不宜服用治疗消化不良的药物。

小腿抽筋：孕妈妈在久坐之后或睡觉中，常常会有小腿抽筋。腿部抽筋常发生在怀孕中期以后。常见的原因是：腹部的负荷量变大，由于子宫变大，压迫到下腔静脉，进而导致下肢的负担增加，加上许多职业妇女长期久坐、久站，容易造成局部血液循环不良，自然会增加抽筋发生率。夜晚睡眠姿势不当，抽筋常发生在夜晚，是因为不当的睡眠姿势维持过久所致。体内电解质不平衡，胎儿的骨骼正在发育，孕妈妈需要大量钙质以供应胎儿成长所需，如果食物中摄入钙质或矿物质不足，会产生体内电解质不平衡，容易引起抽筋。

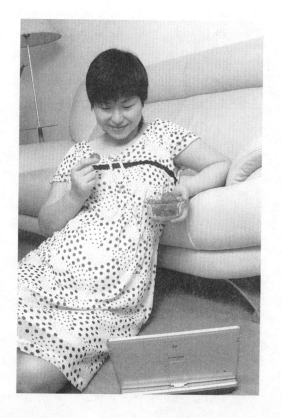

应对小腿抽筋的措施：局部按摩、热敷，选择一个更舒适的睡姿，做好腿部保暖的同时，注意均衡营养，适量活动。

手脚麻木：手脚麻木也是孕晚期常见的表现。早上起来，孕妈妈会发现自己的双手和腿脚时常发生麻木感。有的人还总会觉得手臂、大小腿部位总是有蚁行感，似麻似痒。出现这种现象也是孕晚期特有的现象，起因目前还不详。如果出现轻微的麻木，产后会自然消失。如果麻木感发生得较为严重时，要避免过度劳累，不要长时间站立。饮食要吃得丰富一些，多吃一些富含维生素 B_1 的食物。如果麻木现象严重并且伴有浮肿，则须接受医生的治疗。

头痛：头痛是一种常见的症状，孕期头痛多数属于机能性，一般因为过度劳累过精神过于紧张而引起，与临产前孕妈妈的复杂心理和精神压力相关。防治头痛发生的主要途径，是保持心情舒畅、精神放松，注意劳逸结合，保证充足合理的睡眠。天气好的时候，尽量多去户外散一散步，晒一晒太阳，呼吸一些新鲜空气。如果有轻度的并发症，要找医生处理，不要自寻烦恼，更不要着急上火，让不良情绪影响到自己的健康。

气喘：妊娠中期以后，为满足胎儿对于氧气日益增加的需求量，孕妈妈的肺部的呼吸量增加，一时身体难以适应，会出现轻度的呼吸困难现象，常常会发生气喘、胸闷，总想大口喘气，甚至总觉得喘不上气来现象。在临产前最后两个月，明显增大的子宫向上挤压到下胸部的呼吸肌，也会引起气喘吁吁现象。等到胎儿的头部入盆，子宫位置降低一些后，多数孕妇的气喘现象会得到缓解或消除。因此，度过孕晚期出现气喘现象

不是异常，不必为此紧张。

外阴部疼痛：有些孕妇在妊娠中晚期会感觉外阴部肿胀，同时局部皮肤发红，在行走时外阴出现剧烈疼痛。这种现象就是外阴部静脉曲张。为了预防外阴部疼痛，孕后期的准妈妈要避免长时间的站立，不要穿过紧的裤子和鞋袜，洗澡的时候注意水温不要太热。如果已经发生外阴静脉曲张现象，孕妇可以进行局部冷敷，或用冷开水坐浴，然后可涂抹氧化锌软膏，再撒一些爽身粉。

耻骨疼痛：孕晚期尤其是临近分娩的时候，很多孕妇会抱怨耻骨附近疼得厉害。那是因为松弛素和黄体素这两种激素使得耻骨联合区域变得非常松弛，而骨盆承受了很大的压力，导致了耻骨联合过度分离。耻骨分离并不会影响分娩，除非孕妇有严重的耻骨联合过度分离且非常的疼痛，可以考虑采取选择剖宫产。为预防耻骨疼痛，孕妇要注意多休息，避免提重物，不要跨坐，坐着时背后放置腰枕，睡觉的时候可在两腿之间放一个枕头，翻身时，移动脚和臀部要尽量平行、缓慢地行动。平时可使用骨盆腹带，疼痛厉害的时候不妨在耻骨附近用冰袋敷一敷。

水肿：到了孕晚期，因胎儿对下腔静脉的压迫更大，很多孕妇的脚开始出现水肿，有的还很严重。为此，孕妇这时可以穿轻便的运动鞋、拖鞋或低跟鞋，鞋跟不要超过5厘米。平时要注意适当运动（如散步、游泳、瑜伽等）并控制盐的摄入，睡觉的时候应采取左侧卧位，休息的时候抬高双脚，让血液循环流畅起来，以减轻心脏的负担。

如果出现全身快速又明显的水肿，可能是先兆子痫的前兆，孕妇一定要特别小心。

04 孕妈妈的特殊本领

随着宝宝一天天的生长发育，孕妈妈自己也在悄悄地变化着。不仅身材会变得凸凹有致，秀发光泽飘逸，皮肤水嫩润泽，还会具有一些常人享受不到的特殊本领，从中独享一份特殊的乐趣。

一是嗅觉异常灵敏

孕晚期，有些孕妈妈的嗅觉会变得异常灵敏，比如能嗅到一辆停在离自己数十米之外、已经熄火的汽车的汽油味；从数米之外，就能闻到几个露天放置的轮胎发出的橡胶味。另一方面，同样也享受着鼻子灵敏所带来的好处。白天走在初夏的街道上，可以闻到道路两旁的树叶发出的淡淡的清香；傍晚走在公园里，嗅着小草沁香和不知名的树开出的小小的花儿的芬芳；充分享受着自然的恩赐，有谁能说那个神态安详、孕装裙裾飘逸的、即将做妈妈的女性不美呢？

二是味觉空前发达

到孕晚期，很多孕妈妈已经不能忍受到外面吃东西了，因为味觉变得空前敏锐，总是能尝出在外面吃的菜里的味精味儿来。而且外面餐馆的食物也太咸，娇嫩的宝宝是不需要那么多盐分的。于是，她们毅然改变以前每天早上出去吃早餐的习惯，开始自己做起早餐了。买来烹饪书籍，每天研究哪种食物补充何种养分，原来，吃是那么的有学问啊。

有谁能说那个嘴角挂着浅笑的、忙忙碌碌地蒸蛋、煮奶，皱着眉吃下一大勺黑芝麻

的小女人不美丽？

三是心情愉快地看世界

怀孕后不会为别人的某句话前思后想，就做个单纯快乐的人吧，做人不需那么深沉，也不要那些无名的烦恼来打扰！

于是乎，很多孕妈妈开始更多地发现别人的长处，想想别人的好，变得更宽容了。世界是什么样子？就是眼睛看到的样子。用愉快的心情来看这周围的一切，因为这不光是为自己，也是为了宝宝，妈妈就是胎儿的眼睛，要为宝宝寻找、欣赏最美的风景！

有人说怀孕的女人最美丽，那一种美丽是从心中溢出的幸福、满足的爱意！孕妈妈的美丽都是因为有了新的小生命！

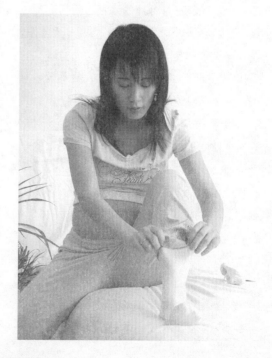

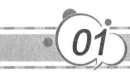 胎儿所需要的营养素

孕晚期，胎儿所需要的营养素有很多，总体来说，有以下几类：

1. 蛋白质摄入量的增加

孕晚期是胎儿生长的高峰期，所以孕妇的蛋白质摄入量比孕中期至少要增加 10 克，可选择动物性食品、乳类、豆类食品以满足需求。牛奶的摄入量应增加到每天 500 毫升或在孕中期的基础上再增加 200 毫升豆浆或一枚鸡蛋等。孕晚期子宫胀大对胃部有一定的挤压，使胃内容量相应地减小，与营养素的需求增加相矛盾，为了保证营养素摄入充足，应尽量选择体积小、营养价值高的食品，不宜再增加主食的量，可增加优质蛋白质的摄入。

2. 膳食纤维的补充

孕晚期由于胃肠功能减弱，消化能力降低，易出现便秘。为防止便秘，应注意摄取膳食纤维，膳食纤维一方面可吸收水分，避免大便成结，另一方面膳食纤维又可以增加粪便的体积，刺激肠道蠕动，有利排便和毒素的排出。含纤维素丰富的食品。如：芹菜、油菜、小白菜、菠菜、空心菜等蔬菜；香蕉、梨、苹果、甜橙等水果；玉米面、玉米渣、小米、燕麦和全麦面包等食品。

3. 钙供给量的增加

孕晚期钙的需要量显著增加。一方面母体需要储备一定量的钙，为将来分泌乳汁做好准备。另一方面胎儿快速生长发育，需要充足的钙以满足骨骼的生长。胎儿体内的钙约有一半是在妊娠最后 2 个月储存的。大多数钙摄入量不足孕期妇女，出现下肢疼痛、四肢发麻、甚至抽搐等症状，严重时可使胎儿发生先天佝偻病。

孕晚期妇女应多吃含钙丰富的食品。乳和乳制品是钙的最好来源，小虾皮、海带等海产品、豆和豆制品等食品中含钙量也较多。

4. 满足胎儿铁的贮存和母体消耗

孕妇及胎儿在妊娠和分娩时总共需铁约 1000 毫克，以满足孕后期胎儿对铁的需要。

在孕晚期，胎儿肝脏内每日增加5毫克铁的贮存，用以满足出生后4～6个月红细胞对铁元素的需要。孕晚期应继续摄取含铁丰富的食品，含铁的食物来源有：动物肝脏、动物全血、畜禽肉类、鱼类、红豆、木耳、苋菜、菠菜等食品。

5. 锌的补充

胎儿对锌的需要量在孕末期是最高的时候，孕妇体内储存的锌，大部分在胎儿成熟期间被利用，同时还为后来的乳汁分泌做准备，从孕中期开始增加锌的摄入量，孕末期应继续给予补充，以满足胎儿生长发育的需要。

6. DHA

DHA属于长链多不饱和脂肪酸中的一种。成熟的哺乳动物大脑脂质的10%为DHA，为大脑中含量最高的脂肪。同蛋白质、氨基酸一样，是人类健康不可缺少的营养要素之一。在妊娠的最后3个月，胎儿脑部的DHA会增加3～5倍，从而对儿童的脑发育及功能起着重要作用。

02 第八个月的胎儿

羊水不再增加，到8月底时，胎儿几乎占满了子宫，没了活动空间。如果是双胞胎，则可以根据胎位来确定分娩方法了。

第29周

胎儿体重大约已有1300多克，坐高约为26～27厘米，身长大约43厘米。现在胎儿的皮下脂肪已初步形成，手指甲也已能看得很清楚了。这时，如果有光亮透过孕妇的子宫壁照射进来，胎儿就会睁开眼睛并把头转向光源，这说明胎儿的视觉发育已相当完善。

如果胎儿是男孩，其睾丸现在已经从腹中降下来；如果是女孩，则可以看到突起的小阴唇。胎儿大脑发育迅速，头也在增大，听觉系统也发育完成，对外界刺激的反应变得更加明显。如果孕妈妈这时给胎儿播放音乐，胎宝宝会对不同的音乐做出不同的反应。

随着胎儿越长越大，在母体内的活动空间相对会越来越小，胎动也会逐渐减弱，但现在胎儿还是比较好动的。可能在妈妈想睡觉的时候，胎儿醒来了，在那里动个不停，搞得妈妈无法入睡；等妈妈醒来时，他却睡着不动了。

此时，不规则的宫缩也会时常发生，孕妈妈会觉得肚子偶尔一阵阵地发硬发紧，孕妈妈走路如果稍多一些或身体疲劳时更易发生，这是正常的。但孕妈妈要注意休息，不要走太远的路或长时间站立。

有的孕妈妈担心胎儿现在的位置不正而造成临产时胎位不正，其实，这时的胎儿可以自己在妈妈的肚子里变换体位，有时头朝上，有时头朝下，还没有固定下来，大多数胎儿最后都会因头部较重，而自然头朝下就位的。如果需要纠正的话，产前体检时医生会给予适当指导的。

第30周

胎儿现在约重1500克左右，从头到脚长约44厘米。男孩的睾丸正在向阴囊下降，女孩的阴蒂已经突现出来，但并未被小阴唇所覆盖。胎儿大脑的发育也非常迅速，绝大多数胎儿这时对外界的声音刺激都有了反应。胎儿皮下脂肪继续增长，看上去已经不再像个小老头了。另外，胎儿的骨骼、肌肉和肺部发育正日趋成熟。

胎儿的眼睛可以开闭自由，大概能够看到子宫中的景象，孩子还能辨认和跟踪光源。另外，由于体型的增加，胎宝宝占据子宫的空间越来越多，羊水也会有所减少，而胎儿活动的空间也在减小，因此，胎儿的手脚不能再自由地伸展了。

第31周

胎儿身体和四肢继续长大，直到和头部的比例相当。胎儿现在的体重约为2000克左右，皮下脂肪更加丰富了，这就使胎儿皮肤的褶皱逐渐减少，看起来更像一个婴儿了。宝宝这时候各个器官继续发育完善，听觉功能进一步完善，随着肺和胃肠功能接近成熟，可以有呼吸能力和分泌消化液。胎儿喝进去的羊水，经过膀胱排泄在羊水中，这是在为出生后的小便功能进行锻炼。这时胎儿的肺部和消化系统已基本发育成熟，身长增长减慢而体重迅速增加。

这时，胎动次数有所减少，胎儿每小时大概会动10次左右。胎儿能够把头从一侧转向另一侧，眼睛时开时闭。而最有意思的是，胎儿在这一周又增长了一个新本领——会辨认颜色了。

第32周

胎儿现在的体重约为2000克，身长约45厘米，全身的皮下脂肪更加丰富，身上皱纹减少，皮肤深红，面部胎毛已脱落，身体日益圆润，但脸上还是布满皱纹。有的胎儿已经长出了胎发，指甲也已经长到了指尖。如果宝宝是男孩，他的睾丸可能已经从腹腔进入阴囊，但是有的宝宝可能会在出生后当天才进入阴囊；如果是女孩，她的大阴唇明显的隆起，左右紧贴。

随着胎儿的长大，妈妈子宫内的空间已经快被占满了，因此，胎儿的手脚动不开了，胎动次数比原来减少，动作也有所减弱，但孕妈妈不用担心，只要胎动次数符合规律一般就不会有什么问题。胎儿的肺和胃肠功能已接近成熟，已具备呼吸能力，能分泌消化液。胎儿喝进的羊水，经过膀胱再排泄回羊水中。

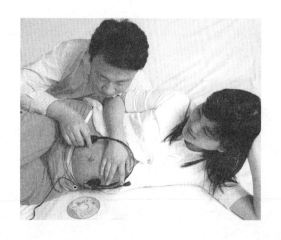

03 第九个月的胎儿

胎宝宝的内脏基本形成，身体发育基本成熟，可以出世啦。

第33周

胎儿体重大约2200克，身长约为46厘米。从现在开始到出生的一段时间，胎儿的体重迅速增长，皮下脂肪较以前大为增加，身上的皱纹减少，身体开始变得圆润。而随着胎儿皮下脂肪的快速积累，胎儿的皮肤已经开始变得富有光泽。在这段时间内，胎儿增长的体重大约是出生时体重的30%到50%，这也是在为宝宝出生后适应母体外的生活做准备。

胎儿的头部已开始降入骨盆，说明胎儿正在为分娩做好准备。这时，大多数宝宝的胎位已是头位了，即头在下，臀部在上，并且，宝宝的头可能在今后的6周里下沉至骨盆并开始压入子宫颈。胎儿的这个姿势不仅在为出生做准备，还可以使血流至他正在发育的脑部。另外，他的头骨还相当软，且没有完全闭合，每块头骨之间都有空隙，这种可松动结构在分娩时的作用非常大，它可以使宝宝的头在经过相对狭窄的产道时有伸缩性。

第34周

胎儿现在体重大约为2300克，身长约为47厘米。此时的胎儿已经为分娩做好了准备，将身体转为头位，即头朝下的姿势。这一阶段的胎儿会经常睡觉，这是因为他的

脑部正在飞速地发育。这时胎儿的脑部已经包含了上亿的神经细胞，完成了更复杂的将神经细胞和神经细胞的突触连在一起的任务。

另外，胎儿的身体其他部分的骨骼已经变得结实起来，胎儿的皮肤也已不再是又红又皱了，皮下脂肪的丰富使皮肤褶皱逐渐减少并富有弹性。如果是初产妇，胎儿这时的头部大多已经降入骨盆，紧压在孕妈妈的子宫颈口处。而经产妇的胎儿入盆时间一般要晚一些，有些产妇的胎儿在分娩前才会入盆。需要注意的一点是，这时胎儿姿势尚未完全固定，还有可能发生变化，需要密切关注。

第35周

胎儿的体重约为2500克，身长约为48厘米。胎儿越长越胖，变得圆滚滚的，看起来很丰满了。胎儿身上的皮下脂肪将在宝宝出生后起到调节体温的作用。这一周，胎儿的听力已充分发育。

这一周，胎宝宝从脚趾到头发，已经完成了大部分的身体发育，两个肾脏已经发育完全，肝脏也能够代谢一些废物了。胎儿的神经系统和免疫系统仍然在继续发育，体内的脂肪也在增加。

这时，孕妈妈可以看到胎儿在腹中活动时的手脚，肘部在腹部都突显出来，这是因为这时的子宫壁和腹壁都已经变得很薄。由此可以知道，当有光亮照到腹部的时候，胎

宝宝会开始活动，而到了晚上，胎儿也会休息。因此，孕妈妈可以从这时起，逐渐建立胎儿的每天的活动周期。

第 36 周

胎儿大约有2800克重，身长约为48厘米。这周胎儿的指甲又长长了，且手和脚的指（趾）甲已经全部长成。子宫内的羊水比例继续减少，而胎儿所占的体积继续增加。每当胎儿活动的时候，孕妈妈可以看到胎儿的头部、手脚、肘部清楚地在自己的腹部突显出来。现在的胎儿已是当初胎芽体积的1000倍。而母体体重的增长也已达到最高峰，大约已增重11至13千克。

这时，胎儿动得更少了，孕妈妈应该及时请教医生，懂得如何正确监测胎心和胎动。

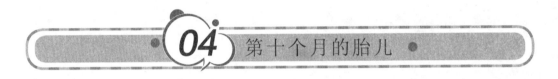

04 第十个月的胎儿

这是最后的冲刺阶段，胎儿在子宫的成长已经成熟，宝宝要出世了。

第 37 周

胎儿现在的体重约为3000克，身长约50厘米，并开始入盆。到这周末，胎儿就可以称为足月儿了（38周到40周的新生儿都称为足月儿），这意味着，胎宝宝随时可能降生。十月怀胎，母子见面的时间马上就要到了。而胎儿在妈妈腹中的位置也在不断下降，孕妈妈会感到下腹坠胀，不规则宫缩的频率开始增加。

胎宝宝现在正在练习呼吸，因为这个时候，子宫中的空间显得太小，胎儿已经无法做运动了。但胎儿不会浪费这大好的机会，他（她）会充分利用这段有限的时间，愉快地待在安静的子宫里发育自己的脑部。如果是男宝宝，他的睾丸将会下垂成为阴囊。

这时每周一次的体检，医生会检查胎儿是否已经入盆，估计何时入盆，胎位是否正常且是否已经固定等。如果这时胎位还不正常，那么胎儿自动转为头位的机会就很少了。如果医生也无法纠正，那么很可能会建议孕妈妈采取剖宫产的方式使婴儿顺利出生。

第 38 周

胎儿现在的体重大约有3200克，身长约有50厘米。胎儿的头部可以在孕妈妈的骨盆腔内摇摆，周围有骨盆的骨架保护，很安全。胎儿的头发这时已经长得很长而且比较浓密，大约有1~3厘米长，如果父母中某一方的头发是自来卷，胎儿也很可能有一头卷发。当然，也会有些胎儿一点头发都没长。胎儿身上原来覆盖着的一层细细的绒毛和大部分白色的胎脂逐渐脱落，这些物质及其他分泌物都被胎儿随着羊水一起吞进肚子里，贮存在他（她）的肠道中，变成黑色的胎便，在他（她）出生后的一两天内排出体外。

第 39 周

胎儿现在的体重约有 3300 克，因现在人们的生活水平越来越高，体重超过 4000 克的新生儿也很常见。而且，一般来说，男孩的平均体重比女孩略重一些。胎儿的皮下脂肪现在还在继续增长，身体各部分器官已发育完成，其中肺部将是最后一个成熟的器官，通常是在宝宝出生后几个小时内，它才能建立起正常的呼吸方式。

第 40 周

胎儿身长约 50 厘米，体重约 3300～4000 克。胎儿身体显得更大，并蜷曲着，子宫内的空间显得越来越小，胎儿的活动频率也会有所下降，不过，孕妈妈仍然可以感觉到胎儿的大动作。胎儿的大脑发育已经完善，眼睛活动协调，视力增加，胸廓饱满、皮下脂肪沉积、肢体强壮，并已习惯于子宫的包裹。

胎儿所处的羊水环境也有所变化，原来的羊水是清澈透明的，现在由于胎儿身体表面绒毛和胎脂的脱落，及其他分泌物的产生，羊水变得有些混浊，呈乳白色。胎盘的功能也逐渐退化，直到胎儿娩出即完成使命。

这时，胎儿的皮肤呈粉红色，并变得柔软光滑，胎毛几乎完全脱落。小肠中有一些消化道的分泌物，加上胎毛、色素和一些脱落的细胞，混合成黑色的胎便，正常情况下，胎便会在胎儿出生后 24 小时内排出体外。胎儿的指（趾）甲已过指（趾）端。四肢运动活泼，能大声啼哭，有强烈吸吮反射，已经完全成熟，可以在母亲体外很好地生存了。80% 的胎儿会在妊娠期 280 天的前后 10 天里出生。

医生可以根据胎儿和孕妈妈的身体情况来确定分娩方式，一般来说，大多数妈妈都能自己生下宝宝，即采用阴道分娩，这也是最自然、最健康的分娩方式，对宝宝的身心健康十分有利。

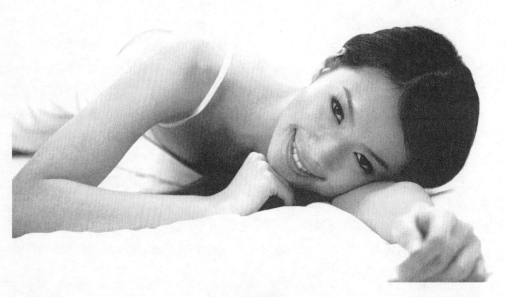

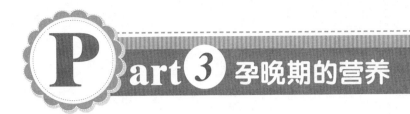

Part3 孕晚期的营养

01 孕妈妈需要重点补充的营养素

孕晚期是孕妇做好能量储备的最好时期。孕妇在分娩时要消耗大量的能量，如果能量准备不足，可造成产时乏力，使产程延长，甚至滞产，并且对产后体力和精力的恢复十分不利。另一方面，孕妇产后哺乳期乳汁的营养成分也依赖母体营养储备来均衡，孕晚期的能量储备充足，有利于产后早泌乳和乳汁充盈。

因此，在妊娠晚期，孕妇比平时需要更多的营养，应充分摄取各种营养素，如糖、蛋白质、脂肪、钙质、铁质等。无机盐和维生素的数量也要比妊娠前有所增加。

1. 粮谷类

主要功能是供给能量，每天约需要300～400克。营养素主要是糖、B族维生素如泛酸、维生素 B_1、维生素 B_2 等，还有一些蛋白质、脂肪和无机盐。

2. 蔬菜水果类

含有丰富的维生素和无机盐（矿物质）、膳食纤维等。主要功能是参与机体代谢，增强身体抵抗力。膳食纤维能促进肠蠕动，帮助排泄。每天约需要水果500克，蔬菜300～450克。怀孕时每天要吃一个香蕉，以摄取钾和叶酸。

3. 牛奶或奶类食品

牛奶中含有丰富的钙质、蛋白质等，能促进胎儿的骨骼和牙齿发育。孕妇每天约需要250克。

4. 鱼、肉、蛋、禽类

主要含优质蛋白质、脂肪、无机盐。维生素。其中的蛋白质含量高，生物利用率高；鱼肉中DHA含量较高，准妈妈应多食用，以满足胎儿大脑、眼睛发育和维持正常功能所需。海鱼、海米等钙和碘的含量很丰富，能促进胎儿发育，构造体内各种组织，包括所有细胞、体液、肌肉等。每天约需200克。多吃鲫鱼、鲤鱼、萝卜和冬瓜等食物，有助于缓解水肿症状。

5. 豆类及其制品

包括各种豆子、坚果类如花生、瓜子、核桃等及部分植物油，主要含蛋白质、钙和

189

维生素 B_1 等。每天约需 50 克。

6. 干果类

富含不饱和脂肪酸丰富，如核桃、芝麻和花生等，应多食用。

维生素 K，参与人体的凝血作用。它储量不多，短期内就能消耗完，缺乏的时候还可以引起子宫出血、胃肠道出血，甚至颅内出血等。

花菜富含维生素 K、蛋白质、脂肪、糖类、维生素 A、B、C 及钙、磷、铁等营养素。孕妇产前经常吃些花菜，可以预防产后出血及增加母乳中维生素 K 的含量。

7. 亚油酸

怀孕 8 个月大脑增殖高峰，大脑皮层增殖迅速，需要有大定量的脂肪酸，尤其是亚油酸满足大脑发育所需。另外，还需大量葡萄糖供胎儿迅速生长和体内糖原、脂肪的储存。

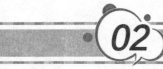

02 孕妈妈的饮食调理

进入孕晚期以后，膳食应当在孕中期的基础上相应调整，多吃富含蛋白质、维生素、矿物质以及增加热量的食物，要控制食盐的摄入以防止浮肿。

孕晚期是妊娠第 29~40 周，是胎儿生长最快的阶段，胎儿体重的增长约为初生时的 70%。这时，除满足胎儿生长发育所需要的营养外，孕妈妈和胎儿体内还要储存一些营养素，因而孕妈妈的进食量大幅度增加。这段时间内，膳食应当在孕中期的基础上做相应调整，多吃富含蛋白质、维生素、矿物质等可以增加热量的食物，要控制食盐的摄入。

在孕晚期，饮食中应当常包括以下食品：

鲜奶：牛奶、羊奶含有丰富的必需氨基酸、钙、磷和多种微量元素，还有维生素 A、D 和 B 族维生素。条件许可者，每天饮用鲜奶 250~500 克，应当鼓励不喝奶的孕妈妈从少量开始喝奶，逐渐增加。食用后如果有胀气不适，或煮沸稍冷后，加入食用乳酸、醪糟汁或浓酸果汁制成酸奶食用。如果喝奶后引起腹泻，则不要强求饮用。

蛋：是提供优质蛋白质的最佳天然食品，也是脂溶性维生素及叶酸、维生素 B_2、B_6、B_{12} 的丰富来源，铁含量亦较高。食用蛋类不仅烹调方法简单多样，甜、咸均可，且易于保存。凡条件许可者，每天吃鸡蛋 1~3 个。

鱼、禽、瘦肉及动物肝脏：这些都是蛋白质、无机盐和各种维生素的良好来源。孕妈妈每天饮食中应供给 50~150 克。如果有困难，可用蛋类、大豆及豆制品替代。鱼和蛋是最好的互换食品，可根据季节选用。动物肝脏是孕妈妈必需的维生素 A、维生素 D、叶酸、维生素 B_1、维生素 B_2、尼克酸及铁的优质来源，也是供应优质蛋白质的良好来源，每周至少食用 1~2 次，每次 100 克左右。

大豆及豆制品：是植物性食品蛋白质、B族维生素和无机盐的丰富来源。豆芽含有丰富的维生素C，缺少肉、奶供应的地区，可以让孕妈妈每天进食豆类及豆制品50~100克，以保证孕妈妈和胎儿营养需要。

蔬菜水果：绿叶蔬菜如冬寒菜、小白菜、豆苗、青菜、菠菜，黄红色蔬菜如甜辣椒、胡萝卜、红心红薯等都含有丰富的维生素、无机盐和纤维素。每天应当摄取新鲜蔬菜250~750克，其中有色蔬菜应占一半以上。水果中带酸味者，既合孕妈妈口味，又含有较多的维生素C，还含有果胶。每天供给新鲜水果150~200克，瓜果类蔬菜中黄瓜、西红柿等生吃更为有益。蔬菜、水果中含的纤维素和果胶，对防治妊娠晚期便秘十分有利。

海产品：应当经常吃一些海带、紫菜、海鱼、虾皮、鱼松等海产品，以补充碘，内陆缺碘地区应当食用加碘食盐。

坚果类食品：芝麻、花生、核桃、葵花籽、榛子仁、松子等，蛋白质和矿物质含量与豆类相近，亦可经常食用。

各种食品的供给量，以中等身材、从事脑力工作的孕期女性为例，为适应妊娠中、末期热能需要量的增加，在上列食品均能按要求提供的前提下，每天需摄取主食400~500克，炒菜用油40~50克。另外，妊娠中、晚期会发生孕期浮肿、低钙血症等并发症，还有糖尿病病人妊娠时的饮食，都有一定的特殊性，可以咨询营养学专家或遵医嘱。

03　临产前的饮食

临产前的一个月，是营养素和能量积蓄的"最后冲刺"阶段。胎儿会大量贮存营养素，为出生后独立生存和生理需求做好储备，孕妈妈也要为分娩时消耗的能量和产后哺乳做好营养储备。

"冲刺期"的营养：在临产前最后阶段，孕妈妈虽然会有种种不适症状光临自己的身体，但总体上仍属于食欲旺盛、胃口大开的阶段，为了自身应对分娩和宝宝独立生存的重要阶段的营养需要，不妨适当放开，想吃就吃，爱吃什么就吃什么，为了自己，也为了胎儿宝宝的营养素需求。要知道，在妊娠最后的这一个月里，宝宝每在妈妈腹中多生活一天，就能从妈妈那里获得14克脂肪，为出生后身体储备能量。

但是，需要提醒的是：最好随时监测体重增加速度，如果每天增加体重总量超过100克，就必须适度控制饮食，避免宝宝过大，造成生产和宝宝娩出的困难。

好好抓紧这难得享受各种各样美食的契机，不失时机，合理化调整自己的食谱，享用这难得的补充各种充足营养素的良好机会，为了自己、更为了腹中的胎儿宝宝！

临产前，每天的营养素摄入量为：蛋白质90~100克，其中碳水化合物350~450克，脂肪70~100克，维生素C100毫克，维生素A1500微克；维生素$B_1$1.8毫克；维生素$B_2$1.8毫克，钙质1500毫克，铁40毫克，锌 20 毫克，热量 2200～2300 千卡。

妊娠晚期，由于胀大的子宫在腹内上升，顶到孕妈妈的胃部，普遍会出现食欲下降、胃口不佳的情况，更加要以饮食种类的多样化，来调动胃口，以保证必需营养素的摄取。到临产前这一个月，由于临近分娩，胎儿的位置下降，胎头入盆以后，那种胃部在腹腔中被顶的感觉消失，准妈妈会恢复食欲、胃口敞开，能吃起来，就要注意不可以吃太多的脂肪，免得胎儿身体脂肪积存过多、长得太胖，不利于分娩。

更主要的是，饮食种类多样化，能保证膳食均衡，营养全面，避免各类营养素比例失调，保证孕妈妈和胎儿宝宝在最后数十天的"冲刺阶段"，能够得到足够的营养。所以，在餐桌上，一定要在主食和副食上尽可能地多种多样化，尽量做到花样翻新，粗细粮要搭配，肉、菜、蛋、奶类食物交替，不要有丝毫偏食的倾向。

每一餐都不要吃得过饱，吃到七成饱就可以。

改一日三餐为五至六餐，如果条件受限制，可以在两次正餐之间吃一些零食来加餐。

饮食方面，在继续注意保持营养均衡的同时，注意多吃一些开胃、纤维素含量较高、容易消化吸收的食物。这样做有助于缓解胃部不适感，减轻便秘和痔疮的烦恼。

临产前饮食建议：临产前正是胎儿脑细胞和脂肪细胞剧烈增殖的"敏感期"，更要注意补充富含蛋白质、磷脂和维生素的食物，以促进胎儿智力的发育。要限制脂肪和糖类食物，以免热量过多，使胎儿长得过大，影响到顺利分娩。

孕妈妈经常会有疑问"怎么会饿得这么快呢？"，一方面，因为新陈代谢快、体能消耗高，所以会感觉饿得快；另一方面，腹中胎儿长大，子宫向上顶，占据了胃部的位置，让人还没吃多少就有了饱足感，所以，饭量下降、饱得快也饿得快，是临产前的普遍特点。一般来说，只要不偏食，食物选配得当，在临产前需要适当增加一些副食品的种类和数量，就能满足胎儿宝宝和母体自身营养储备的需要。

产前阶段，需要供给充足的蛋白质、卵磷脂和维生素，能使胎儿脑细胞数目增殖，有利于胎儿的智力发育。孕妈妈的食量会明显增加，但因为腹部容量受限的因素，又会总是感觉到吃不饱、饿得快。应当多吃一些含蛋白质、矿物质和维生素丰富的食物，如牛奶、鸡蛋、动物肝脏、鱼类、豆制品、新鲜蔬菜和新鲜水果。此外，还要多吃富含铁、维生素 B_{12} 和叶酸的食物，如动物血、内脏和深色蔬菜等。

要尽量少吃过咸的食物，避免过量饮水，以防止妊高征的发生。

还要注意少吃高能量食物，避免自己过于肥胖、胎儿长得过大。

进入临产前最后阶段，母体会分泌大量的孕激素，使得孕妈妈胃肠平滑肌松弛，水分被肠壁吸收，常常会引起便秘。要注意多吃一些含有粗纤维的新鲜蔬菜和水果。此外，为了胎儿大脑的发育，可以吃一些核桃、花生、芝麻、葵花籽等坚果类食物，富含的不饱和脂肪酸，还能减少将来宝宝的皮肤病发病率。

多吃一些肝、青菜、豆制品等营养物质，能减少宝宝出生后贫血症的发病率。

特别提醒：严加控制水分和盐分的摄取量，以免引起妊娠高血压综合征。

04 妊娠第八个月食谱推荐

妊娠中后期，每天平均膳食要额外增加9克以上蛋白质，相当于吃300克牛奶，2个鸡蛋或50克瘦肉。如果吃植物性蛋白则要多吃一些，相当于200克豆腐或大米。本月推荐食谱如下：

◆海参烧肉◆

主料 水发海参50克，猪肉200克。

辅料 荷兰豆15克，冬菜10克，熟火腿25克，清汤750克，笋片25克，豆粉面25克，南荠50克，酱油25克，葱段50克，果油500克。精盐、鸡蛋白、料酒、姜末及香油各少许。

做法 把葱（10克）、姜切末，海参、火腿、南荠（去皮）及笋片切成碎丁；把猪肉洗净，剁成肉馅，用葱姜、精盐（少许）、酱油（10克）、香油、鸡蛋白、豆粉面、海参、火腿、南荠、笋丁及荷兰豆调匀煨上；把炒锅放火上，倒入油烧至七成热时，把肉馅捏成直径约2.5厘米的扁形丸子下锅，待炸成银红色捞出；放入葱段炸好捞出；把葱段、肉丸子放在砂锅中，加上精盐、酱油、料酒、冬菜、清汤，放火上烧开3分钟，再改用文火烧约40分钟即成。此菜上桌时，一般盛放在大汤盘中，下面有水锅子，上面有盖，以便保温。

特点 色鲜味美，营养丰富。

◆虾子海参◆

主料 干海参150克，肉汤500克。

辅料 盐3克，干虾子15克，味精3克，淀粉6克，葱、姜各15克，猪油30克，料酒30克，酱油6克。

做法 将干海参放入锅内，加入清水，加盖用小火烧开后，将锅端离火位，待其发胀至软时捞出，剖肚挖去肠，刮净肚内和表面杂质，洗净。再放入锅内，加清水，用小火烧开，又将锅端离火位，待其发胀（按此方法多次反复进行），海参即可发透（但在此发胀过程中，切忌沾上油和盐，因油对海参起溶化作用，盐对海参起收缩作用，均会影响海参的发胀）。然后将发透的海参肚内先划十字花刀，入开口锅内烫一下，捞出，沥干水分备用；将虾子洗净盛入碗内，加入适量的水和酒，上笼蒸约10分钟取出；将锅烧热，放入猪油，投入姜、葱，煸炒后捞出，烹入料酒，加入肉汤、盐、酱油、海参、虾子。煨透成浓汤汁，用淀粉勾芡，加味精，起锅，整齐地装入盆内即可。

特点 象牙白色，鲜糯，味浓，四季均宜，营养丰富。

◆清汤慈笋◆

主料 慈笋 500 克，清汤 1000 克。

辅料 盐、料酒、胡椒面、白矾各适量。

做法 将白矾砸碎用凉水溶化。选用鲜嫩实心慈笋，切下老根，剥去壳，削去内皮，顺切成极薄的片，放入白矾水内漂一会；将慈笋和白矾水倒入锅内煮一会，捞在凉水内，洗去白矾的苦、涩味，再用凉水漂净；烧开清汤，加入盐、胡椒面、味精、料酒、调好味，下入笋片，烧开撇去沫即可。

特点 清鲜笋嫩，为夏令菜之一，具有清暑的功效。

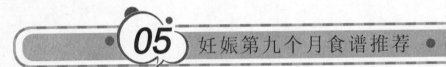

05 妊娠第九个月食谱推荐

孕妈妈的胃部仍会有挤压感，所以每餐可能进食不多，为保证摄取充足的养分，可以适当加餐。本月推荐食谱如下：

◆醋熘白菜◆

主料 白菜。

辅料 盐、醋、酱油、水淀粉各适量。

做法 将白菜除去老叶和梗，洗后切成约 4 厘米见方的片，加盐（1 克）和匀腌约 1 分钟；用碗将酱油、盐（1.5克）、醋、水淀粉等调成汁备用；将炒锅置火上烧热，下菜油烧至七成热时，下白菜炒熟，加汤（75 克）烹下滋汁，将汁收浓起锅。

特点 该菜味鲜而烫，醋味突出，宜于下饭。

◆黄鱼羹◆

主料 黄鱼 500 克，精肉 100 克。

辅料 韭菜 50 克，鸡蛋 1 只，酱油、料酒、味精、姜末、醋、淀粉各少许，食用油 100 克。

做法 将黄鱼去头、尾、骨头，留皮用清水洗净，放入盘内，上放姜片、料酒少许，上笼蒸 10 分钟，取出再理净小骨，拔碎备用；将精肉切成丝。锅烧热，放入食油 100 克，肉丝下锅煸炒，加入料酒、酱油，即将鱼肉下锅，加汤水 1 碗，滚起后加入醋、淀粉，最后放打散的鸡蛋、韭菜、生姜末，加上熟油 50 克，出锅即成。

特点 美味可口，具有蟹肉的味道，且营养丰富。

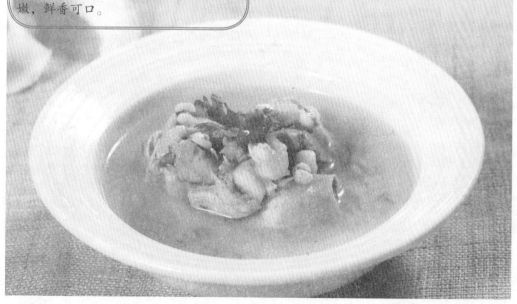

◆鱼肉馄饨◆

主料 鱼一条。

辅料 酱油、盐、绍酒、香菜、干淀粉各适量。

做法 先将鱼肉剁成膏，加精盐0.5克拌和，做成18个鱼丸；砧板下放干淀粉，把鱼丸放在干淀粉里逐个滚动，使鱼丸渗入干淀粉后有黏性，并用擀面杖擀成直径7厘米左右的薄片，即成鱼肉馄饨皮；再将猪肉馅做成18个馅心，用鱼肉馄饨皮卷好涅牢；然后将旺火烧锅，放入清水1000克烧沸，下馄饨，用筷子轻搅，以免黏结。用小火烧到馄饨浮上水面5分钟左右，即可捞出；最后在汤中加精盐和绍酒，烧沸后放入绿叶菜（韭菜、香菜均可），倒入盛有馄饨的碗中，撒葱花，淋鸡油即可食用。

特点 鱼肉馄饨皮白肉红，质地滑嫩，鲜香可口。

◆胡萝卜牛腩饭◆

主料 米饭100克、牛肉100克。

辅料 胡萝卜50克、南瓜50克、高汤适量。

做法 胡萝卜洗净，切块；南瓜洗净，去皮，切块待用；将牛肉洗净，切块，焯水；倒入高汤，加入牛肉，烧至牛肉八分熟时，下胡萝卜块和南瓜块，调味，至南瓜和胡萝卜酥烂即可；饭装盆打底，浇上炒好的牛肉即可。

特点 鲜香可口，尤其适宜补铁。

◆羊肉墨鱼汤◆

主料 羊肉500克，墨鱼一条约250克。

辅料 当归30克，淮山药60克，红枣5个，生姜30克，其他作料各适量。

做法 先将羊肉切成块，用开水烫过，除去膻味；墨鱼洗净，取出墨鱼骨，略打碎备用；将当归、淮山药、生姜、红枣（去核）洗净，与羊肉、墨鱼、墨鱼骨一起放入锅中，加清水适量，大火煮沸后，改用小火，煲约3小时，调味即可。

特点 美味可口，补血养肝，温经止带。

◆砂锅淮山乌鸡汤◆

主料 乌骨鸡750克，山药600克。

辅料 香菇（鲜）100克，枣（干）25克，盐4克，香油5克。

做法 将乌鸡洗净，切成块，放入沸水中汆烫，捞起后再洗净；红枣泡水至膨胀，香菇整个洗净，泡温水，去蒂，备用；淮山药去皮、切块；将香菇、红枣、乌鸡块放入砂锅内，加冷水用中火煮15分钟；加入淮山药块，一起煮至淮山药块松软；最后加入精盐、香油即可。

特点 气血双补，补肾养身。

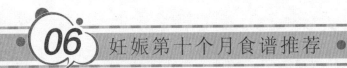

06 妊娠第十个月食谱推荐

到了最后收获的时候，孕妈妈一定要保证足够的营养，以满足自己和胎儿的需要。本月推荐食谱如下：

◆产后风食疗方◆

主料 猪腰1对。

辅料 葱头约25克，当归25克，白芍25克，生姜25克，肉桂25克。

做法 将猪腰子切片，葱头拍破加水适量，同药材一起煎；肉桂容易挥发，将药煎至约一碗水时，才放进去，煮沸两次便可出味。

特点 适用于妇人产后疲倦，劳心忧虑。

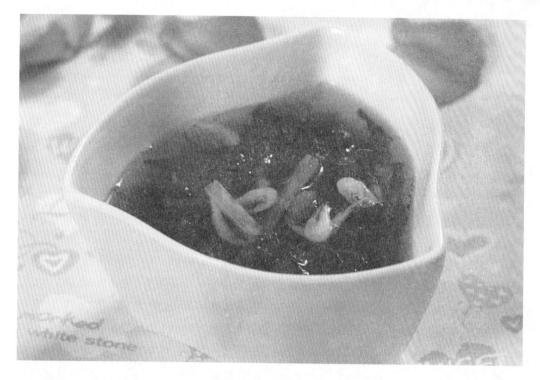

◆海米紫菜蛋汤◆

主料 紫菜、海米、香菜各10克，鸡蛋1个。

辅料 植物油，精盐、葱各适量。

做法 将海米泡软，鸡蛋打入碗内搅匀，香菜择洗干净，切成小段，葱切成葱花，紫菜撕碎，放入汤碗中；炒锅上火，放油烧热，下葱花炝锅，加入适量清水和海米，用小火煮片刻，放精盐，淋入鸡蛋液，放香菜，冲入汤碗即可。

特点 鲜美可口，含有丰富的碘、钙、磷、钾、维生素A和维生素C。

◆祛瘀康复汤◆

主料 木瓜近500克。

辅料 生姜2片，米醋适量。

做法 生姜去皮洗净，加入米醋，木瓜去皮切块，一起放入煲盅，加清水适量，煲近一小时，瓜烂即可。

特点 酸甜美味，有益于产后体力恢复，祛清血瘀。

Part 4 孕晚期的胎教

01 孕晚期胎教注意事项

随着宝宝的成长，准父母可以采用的胎教方式也越来越多。为了宝宝能顺利健康地降生，在孕晚期进行胎教时，有些事项还需注意避免：

一、抚摸胎教

多数准妈妈都有摸肚子的习惯，用这种方式去感受小宝宝的存在，但如果进行抚摸胎教，一定要留意腹中宝宝的反应，以免发生不必要的危险。

专家称，抚摩胎教一般可以在3个月左右开始进行，而在孕早期以及临近预产期时，不宜进行，否则，可能引发流产或早产。

抚摸的手法也很重要。孕晚期的准妈妈在进行抚摸胎教时，不要凭想当然来做，最好能在医生的指导下进行。一般情况下，医生会建议你按由头部开始，然后沿背部到臀部至肢体的顺序来进行。

至于抚摸的方向，专家称，在8个月前，最好固定为从左到右和从上到下，而在8个月后，最好改为从下到上，否则，腹中的胎儿很可能会随着父母的手势来回翻动，容易造成脐带绕颈的危险。

准父母进行抚摸胎教时一定要注意轻柔有序，并仔细体会每次胎儿的反应。如果胎儿是轻轻的蠕动，说明胎儿很喜欢这种方式，可以继续进行；如胎儿用力蹬腿，说明胎儿感觉到不舒服，那么应该立即停止这种抚摸，可改用其他胎教方式。

需要注意的是，孕晚期准妈妈们可能经常会有一阵阵腹壁变硬的感觉，这可能是不规则的子宫收缩引起的。一旦遇到这种情况，应立即停止抚摸，否则容易导致早产。另外，曾有过流产、早产、产前出血等不良产史的准妈妈，也不宜进行抚摸胎教。

二、营养胎教

孕期要保证充足的营养，对于母胎来说都是最重要的一件事。但如果营养摄入过多，就会带来不良的后果，如胎儿过大造成分娩困难，或孕妈妈发生妊娠糖尿病、妊娠高血压、妊娠脂肪肝等一系列问题。

孕晚期胎儿的增大，很多孕妈妈的食

欲明显下降，因此，平时的饮食要注意少吃多餐。

三、音乐胎教

胎宝宝最喜欢听的音乐，莫过于父母的声音，尤其是妈妈温柔的语言，对胎儿来说，这本身就是一种良好的刺激，或者最动听的音乐。能经常听到父母声音的胎儿，大脑的发育会更健康，同时也为孩子将来良好性格的形成奠定了坚实的基础。但音乐胎教同样需要避开一些误区。

如孕妈妈不宜听过分嘈杂或不适当的音乐（如振动频率过高的音乐）；不宜听节奏太快的音乐，因过快的节奏会令胎宝宝感到很紧张；音量不宜过大，否则对于胎儿来说，再好的音乐都相当于噪音，会使他（她）感到很不舒服；音域不可过高，否则可能会损伤胎儿的脑神经；音乐中不能有突然而来的巨响，以免惊吓到胎儿；胎教音乐持续的时间不可过长，以 5 到 10 分钟为宜，且可以让胎儿反复听。如果时间太长，胎儿容易感到疲劳。

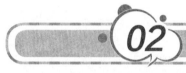

02 孕 8 月适用的胎教方式

本月适用的胎教方式，主要有以下几种：

一、营养胎教

① 继续补充营养，多吃含蛋白质、矿物质、维生素丰富的食物，如乳类、豆制品、鱼虾、海带、绿叶蔬菜和水果等。但含热量高的食物不宜过多，避免身体过胖，体重的增加最好不超过 500 克／周。

② 专家建议：主食 400 克左右，鸡蛋 1 ～ 2 个，或豆制品 100 ～ 150 克；牛奶或豆浆 250ml；鱼或肉类食品 100 ～ 150 克；蔬菜 500 克；水果 l ～ 2 个；每周进食 1 次猪肝，2 ～ 3 次虾皮、海带或紫菜，若腿有抽筋现象，最好再多喝些骨头汤。

③ 水果也要适量，以防止妊娠糖尿病，因水果里面含有很高的糖分。

④ 少食多餐，定时定量，细嚼慢咽，

进食时保持愉快心情。

⑤ 本月食欲会有不佳，但最好坚持进食，以清淡为主。切忌偏食，或以零食代替主食。

⑥ 如果缺钙，进食效果不明显，可服用一些钙片。

⑦ 芹菜可缓解妊娠高血压综合征，也可预防便秘。

⑧ 少吃盐，适量饮水，饮食清淡，以减轻浮肿。

二、抚摸胎教

① 孕 8 月，胎儿四肢已很有力，反应也灵敏。如果轻抚或轻拍他，他会及时的反应。

② 动作比以前可稍大一些，侧卧，全身放松，用双手从不同方向抚摸胎儿，无论是按、拍、压、点等动作，都要轻而柔。

③ 或者紧贴肚皮，轻轻地旋转，感觉胎儿的反应，与胎宝宝在互动下"游戏"。

④ 坚持一段抚摸后，你会发现，胎宝宝就会熟悉了，每次抚摸，他都会条件反射一样，回应你。

⑤ 晚上八点左右进行这种抚摸胎教最好，每次不超过十分钟为宜。同时伴随着与胎儿的温柔对话，效果更好。

三、音乐胎教

① 音乐内容可以多样，形式也可丰富些，不仅听古典音乐，还听一些旋律优美的现代音乐，不仅听中国的乐器，还可听钢琴等西洋乐器。

② 除了听音乐，父母还要给胎宝宝唱歌，效果更好。

③ 孕妈妈在听音乐时，可以展开想像，边听音乐，边给胎宝宝讲音乐的情境，讲故事。

④ 听音乐时，孕妈妈一定要保持精神愉快且专注，全身心投入，这样效果才更好。

四、语言胎教

① 孕8月，胎宝宝完全能够听到外界的声音了，尤其对于妈妈的声音，既熟悉又亲切。对经常跟他说话的准爸爸的声音，也是十分喜欢的。

② 坚持每天与胎宝宝说话，语气温柔，充满爱心。

③ 因为胎宝宝已经有情绪了，所以注意不要把不良情绪带给宝宝，夫妻不要吵嘴，不要粗言秽语。

④ 当胎动时，不妨说："宝宝，你又不老实了。也不让妈妈休息一会儿吗？"或者说："你是急着出来，要见到妈妈爸爸吗？呵呵，很快就到了，先耐着点性子吧！"

⑤ 给胎宝宝朗诵诗歌、散文、英语、数数字，讲童话和寓言故事，读儿童画册等，同时展开想像，形象地比划给宝宝听，让宝宝跟着妈妈的思维，四处徜徉。

五、视觉胎教

① 孕8月，胎宝宝对外界的光和色已经有了辨识能力。

② 孕妈妈依然加强视觉方面的补充，多看五颜六色，艺术鉴赏美术作品，摄影作品，多看色彩艳丽的画册，还可以学学彩绘，亲自作画，中国画或西洋画都可以，美化心灵，陶冶情操，提高艺术修养，同时给胎宝宝以有益的影响。

六、运动胎教

① 进行骨盆肌肉的锻炼，可上提肛门，然后放松，再上提，反复数次，有助于顺利分娩，并有助于盆底组织的恢复。

② 散步和体操为主，切忌剧烈运动，以感觉不累为前提。否则，还是少运动。

③ 手臂运动：保持坐姿，放松，两肩向后倾的同时，抬起双臂，让肘部完全向上舒展开来再放下，重复数次。举起双臂时，要吸气，向下放时要呼气，反复进行。此运动可锻炼双臂肌肉。

④ 推掌运动：坐下，放松，两手在胸前合掌，吸气的同时，用力推动双掌，然后，一边吐气一边放松。重复数次。

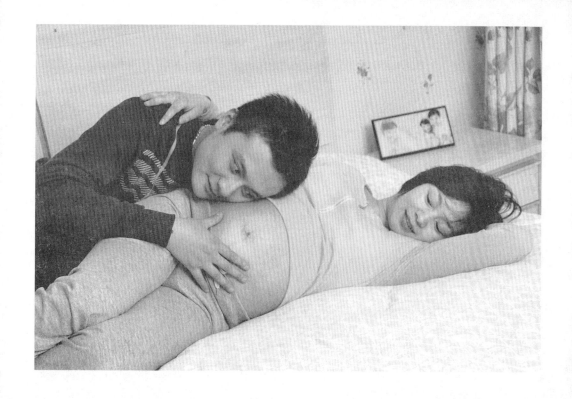

⑤ 肩部运动：两腿大幅度分开，在站立的姿势下，弯曲膝盖并呈 90 度直角。两手撑住双膝，一侧的手将膝盖向后推，另一侧则尽量使肩膀往里沉，扭动上半身以配合这一动作。此运动可缓解肩背部的紧张状态，并使大腿内侧肌肉松弛。

⑥ 抖动双手：紧握双拳，再放松，接着从上向下抖动双手。此运动可促进血液循环，并缓解手部肌肉僵硬的状态。

⑦ 练习呼吸操：为配合分娩而进行呼吸操，以在分娩时放松身体，减轻阵痛，达到缩短分娩时间，顺利分娩的目的。

A、胸式呼吸法：在阵痛发作时可进行，在床上仰卧，双手放胸前，用鼻子深吸一口气，吸满后，胸部鼓起，然后张开嘴，慢慢呼出，如此反复几次，注意节奏不要太快。此运动可减少紧张情绪，放松全身，减少疼痛和紧张感。

B、轻快呼吸法：用在出现强烈宫缩，宫口已经大开，分娩马上开始时进行。由于宫缩时间短，所以呼吸的节奏要快些，此运动对分娩阵痛有帮助。吸气不要太深。

C、屏气法：在分娩进行当中，胎宝宝产出时运用。先深吸气，屏住气，默念数字至 10，然后再缓缓吐气。屏气时间尽量长些，最好超过半分钟。

D、哈气法：哈气是在胎宝宝将要产出，但还没完全产出时运用。对控制胎宝宝产出速度，防止产道撕裂有帮助。呼吸节奏加快，大约 1 秒钟呼吸一次，半张嘴。

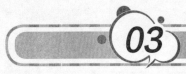

03 孕9月适用的胎教方式

本月适用的胎教方式，主要有以下几种：

一、营养胎教

① 少食多餐，以清淡为主，不要因胃口不好就偏食，或者大吃零食。

② 可在食物中加些柠檬汁，以开胃，又助消化。

③ 为防止便秘，吃些薯类，海藻类和高纤维的蔬菜，如芹菜、油菜等。

④ 专家建议：主食500克，蛋类100克左右，肉类200克，豆制品250克，动物肝脏60克，新鲜蔬菜600克左右，时令水果500克，植物油30克。

⑤ 吃些大枣、糯米、南瓜藤、羊肉等起到安神和安胎作用的食物，预防早产。

二、情绪胎教

① 孕妈妈在产期临近时，往往忧虑胎儿和自身安危，出现精神紧张，情绪波动又产生。为此要调节自己到良好心态，保持乐观、勇敢和自信。

② 满怀期待着宝宝的降临，为此充满勇气和力量。

③ 如有焦虑，可向丈夫或者向大夫倾诉，以减少压力。

④ 可做些自己感兴趣的事，分散注意力，如散步，听音乐等。

三、音乐胎教

① 放节奏舒缓的音乐，安抚自己紧张的身心，也给胎宝宝以美好的享受。

② 听音乐时一定要放松身心，专注而投入，才能起到更好效果。

③ 听古典音乐为妙，或者播放一些大自然声音的音乐，以减压。

④ 用一个传声器放在腹部正上方，声音在中度，给宝宝听音乐，切忌大声。

⑤ 给宝宝唱歌，同时自己也能以此减压。

四、语言胎教

① 继续坚持每天与胎宝宝对话，此时，可与他说一些即将面对这个世界的话，告诉他这个世界有多么美好。

② 继续朗诵优美的散文、诗歌，童话和寓言故事，为宝宝讲解画册。

③ 准爸爸也要给胎宝宝讲故事，以自己的方式，这是准妈妈无法代替的。

④ 说话时要温柔，诵读时要声情并茂，字正腔圆。

五、抚摸胎教

① 宝宝要降生了，妈妈抚摸他时，要和宝宝对话。

② 夫妻可同时，也可以交替进行，抚

摸要轻、要柔、要有一定的节奏，切忌用力过猛。

③ 每次抚摸不超过 10 分钟。

六、视觉胎教

① 孕妇继续多看一些画册，绘画和摄影作品，丰富视觉享受，对胎儿的视觉也会产生良好影响。

② 不要到太暗或是光线太强烈炫目的地方去。

七、运动胎教

① 缩紧阴道：吸气，同时慢慢地从肛门用力缩紧阴道，注意不要把力量分散到其他部位。呼气，同时慢慢地放松下来。吸气时数到 6，呼气时数到 8，重复数次，然后左侧卧位躺下休息。

② 分腿运动：平躺，将膝盖向上举，用嘴慢慢呼气的同时，按住膝盖并抬起上半身，用鼻子吸气并恢复到平躺姿势，重复数次，然后向一侧躺下休息。

③ 找平衡：两腿分开站立，用鼻子吸气的同时高举双臂，一边吐气，一边放下双臂到与肩同高，一条腿保持不动并尽力寻找平衡感，另一条腿稍稍向前抬起，再次呼吸之后将腿放下，变换方向，重复动作。

④ 如果自己不得法，最好在大夫的指导下进行。

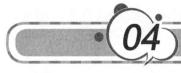

04 孕 10 月适用的胎教方式

本月适用的胎教方式，主要有以下几种：

一、营养胎教

① 与之前一样，保证蛋白质、脂肪、碳水化合物、维生素、矿物质等各种营养成分的吸收。

② 由于尿频，可食用海带和益母草，以强化膀胱功能。

③ 可食用促进母乳分泌的食物，补充维生素 C，控制脂肪含量的食物，因其会让乳汁变得黏稠并对喂奶产生不良影响。食用动物肝脏和瘦肉，不要吃生冷或过咸的食物。

④ 研究显示，巧克力有助于生产。因其营养丰富，含有大量优质的碳水化合物，而且易于在短时间内为人体吸收，产生能量。所以临产时可吃几块，因为生产需要消耗体力。

⑤ 吃易消化食物：以煮、炖的食物为主，或者以汤面、肉粥、蛋糕、点心、牛奶、藕粉、果汁等为主；同时减少盐分，少放作料，不吃快餐和速成食品。

⑥ 分娩后要为虚弱的身体补充营养。

二、音乐胎教

① 音乐种类可以更加丰富多样，但仍

然以节奏舒缓的为主。同时借音乐缓解兴奋又紧张的情绪，以达到平和从容。

② 可每天早晚各放一次，每次不超过十分钟。

③ 给宝宝听大自然声音的音乐时，可对宝宝说："宝宝，你听到了吗，这小鸟的叫声，你也马上要看到小鸟了。""你每天听到妈妈爸爸的声音，很快，你就要看到我们了。"

④ 唱儿歌给宝宝听。

三、对话胎教

① 胎儿听觉已经健全，有明显的情绪。所以对话胎教一定不要传达给胎宝宝不健康的声音和情绪。

② 紧张又兴奋的孕妈妈，尽量不要把紧张带给胎宝宝。

③ 继续朗读诗歌、散文、童话故事，充满感情，并有相应的比划动作。

④ 和宝宝说："你就要见到爸爸妈妈啦！"，"你长得什么样子呢？像妈妈，还是像爸爸呢？妈妈真是好期待啊！""我们全家人，都准备好了，迎接你呢！"……

四、抚摸胎教

① 抚摸胎教与对话或音乐胎教相结合，效果更好。

② 孕妈妈在抚摸中，注意平和自己的紧张心理，从宝宝的反应中获得勇敢和信心。

③ 适当按摩也会使产程缩短，减少难产的概率。

④ 在腹部触摸到胎儿身体后，用手指弹压一下胎儿的肢体，用手轻轻地推一推胎儿的身体，听着音乐做更好。

五、视觉胎教

① 肚子更大，所以胎儿对光的敏感更强。

② 伴着音乐效果更好。

六、运动胎教

临近产期，运动已经不便，要做也要动作要轻柔。以软体操或呼吸操为主。

① 侧卧抬腿：侧卧，让位于下方的腿微微弯曲或平伸，另一只腿伸直，用手抓住靠上的一只脚，使劲向上拉。此运动可放松臀部和大腿内侧的肌肉。

② 侧分双腿：双腿向两侧分开，将两膝弯曲起来并向上举起。在吸气呼气的同时将上半身抬起，展开膝盖并双手按住两侧的小腿肚子。静止下来，从 1 数到 5，再次吸气并向后躺下。重复两三次后，身体侧卧休息。此运动增强大腿内侧肌肉的柔软性，有利于分娩。

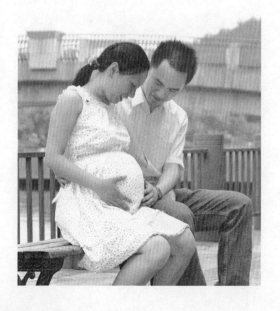

Part⑤ 孕晚期的日常保健

①1 做好定期检查

定时定期做产前检查，是防止早产、前置胎盘和发现妊高征的最佳途径。每一次做产前检查，医生都会为孕妈妈测量血压，化验尿液和称量体重，同时会仔细检查孕妈妈是否有腿部水肿现象。这些都是判别是否患上了妊高征的最重要指标，如果稍有异常，即能马上发现，医生可以及早地进行对症治疗。

进入妊娠晚期以后，孕妈妈身体会越来越笨重，妊高征、早产、前置胎盘等孕期特有疾病最易发生，定期检查会随着孕周的增加而不同。孕36周前每两周检查一次，36周以后每周要检查一次，临近预产期则要根据具体情况，改为每两三天检查一次。发生异常情况的孕妈妈，要比规定时间提前住院观察。因此，在怀孕晚期，孕妈妈一定要按照医生的约定时间，及时进行产前检查。

检查项目包括，常规检查如身高、体重、血压、宫高、腹围、胎位、胎心等项目与孕中期相同。此外，辅助检查项目如尿常规、血常规等根据孕妈妈是否有浮肿、高血压、贫血等需要重复检查，以便诊治。具体检查内容有：

1. 29～32周孕期检查

检查内容：下肢水肿子痫前症的发生。

检查目的：预防早产。

由于大部分的子痫前症，会在孕期28周以后发生。医师通常依据孕妇测量血压所得到的数值作为依据，如果测量结果发现孕妇的血压偏高，又出现蛋白尿、全身水肿等情况时，孕妇须多加留意，以免有子痫前症（又称妊娠高血压综合征）的危险。所以，孕妇在怀孕后期，针对血压、蛋白尿、尿糖所做的检查非常重要。

另外，孕妇在37周前，要特别预防早产的发生，如果阵痛超过30分钟以上且持续增加，又合并有阴道出血或出水现象时，一定要立即送医院检查。

29～32周孕妇的生活检视

因为孕妇的体质不同，妊娠纹出现与否也因人而异，所以适度擦拭滋润乳霜或橄榄油，对皮肤保养有帮助，但是必须注意乳霜的成分。有些孕妇会有肚皮瘙痒的问题，产科医师会视状况给予药膏治疗,不过,大多数于孕妇在产后就会缓解了。

腹部出现发硬的状况,孕妇可以把手放在腹部靠近子宫的位置,可测知子宫收缩的频率及强度。如果子宫收缩是偶尔的话,可以在家继续观察,如果持续在3分钟内就抽动2～3次,则必须谨慎小心,最好立刻前往医院检查。

在怀孕后期,出现低于10分钟的持续子宫收缩,孕妇就要判别是否是产兆的开始,此时若伴有便意感,可能就已经进入了产程阶段,孕妇须立刻前往医院。

2. 33～35周孕期检查

检查项目:超声波检查。

检查目的:评估胎儿体重。

从30周以后,孕妇的产检是每2周检查1次。到了孕期34周时,建议准妈妈做一次详细的超声波检查,以评估胎儿当时的体重及发育状况,并预估胎儿至足月生产时的重量。

一旦发现胎儿体重不足,准妈妈就应多补充一些营养素;若发现胎儿过重,准妈妈在饮食上就要稍加控制,以免胎儿过大日后在生产过程中出现难产或需要剖宫产。

33～35周孕妇的生活检视

在医院向医师咨询自然分娩、无痛分娩、丈夫陪同生产等自己所希望的生产方法,可以先了解一下产房、婴儿房等的环境,事先对环境有所了解。职业女性应先办好产假的手续,外出时,要记得随身携带保健卡、孕妇健康手册。

3. 36周孕期检查

检查目的:为生产事宜做准备。

从36周开始,随着预产期的临近,孕妇以每周检查一次为原则,并持续监视胎儿的状态。这一时期,孕妇可开始准备一些生产用的东西,以免临产当天太急,变得手忙脚乱。由于此时已属怀孕后期,为了避免发生早产,孕妇应避免性生活,并注意为生产储存体能。

4. 37周孕期检查

检查内容:注意胎动。

由于胎动愈来愈频繁,孕妇宜随时注意胎儿及自身的情况,以免胎儿提前出生。

36～37周孕妇的生活检视

如果孕妇腹部发硬、尿频严重、胎动减少、黏液状的分泌物增多、体重没有增加等症状,都是临近生产的征兆,所以孕妇要做好心理准备和生产用品的准备。

5. 38～42周孕期检查

检查目的:胎位固定。

从38周开始,胎位开始固定,胎头已经下来,并卡在骨盆腔内,此时孕妇做好随时生产的心理准备。有的孕妇到了42周以后,仍没有生产迹象,就应考虑让医师使用催产素。

38～42周孕妇的生活检视

这个阶段是临近生产的时候,要特别注意产兆,如果出现下列情况必须住院:

第一,羊水破了时,要立即前往医院,若时间延误,胎儿恐会遭到细菌感染的危险。

第二，出血，在足月期如果阴道出现细丝般的鲜血时，就是生产的出血信号，应立刻住院。

第三，初产妇出现宫缩和阵痛，每次阵痛时间间隔若在 5 分钟左右，规则性的阵痛频繁发生，就要前往医院待产。

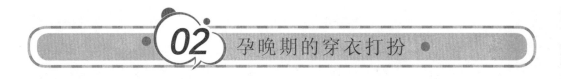

02 孕晚期的穿衣打扮

进入妊娠晚期，日常生活中的行动会变得越来越不方便，最后的十二周时间里，为了保持正常的日常起居，为自己选择适合妊娠后期特殊需要的着装，显得十分重要。

鞋：孕晚期足、踝、小腿等处的韧带松弛，应当选购鞋跟较低，穿着舒适的便鞋。身体越来越笨重起来后，要穿平跟鞋以保持身体平衡。从现在起，足、踝等部位会出现水肿，可以穿大一点的鞋子，鞋底要能防滑。

内衣：应当选择大小合适的纯棉质的支撑式的乳罩。妊娠后期乳房变化很大，婴儿出生或断奶后，乳房还容易下垂。需要能起支托作用的乳罩，背带要宽一点，乳罩窝要深一些。先买两副，然后可以根据乳房的变化情况再买合适的，同时可以备有几个夜间专用乳罩。

内裤：不宜再选用三角形、有松紧带的紧身内裤。宜选择上口较低的迷你型内裤或者上口较高的大内裤。内裤前面一般要有弹性纤维制成的饰料，有一定的伸缩性，以满足不断变大的腹部需要。

弹力袜：弹力袜能协助消除疲劳、腿痒等症状，防止脚踝肿胀和静脉曲张，尤其对于孕期需要坚持上班工作者，效用会更加明显。

上衣：上衣要保证宽大和长度，宽松下垂的 T 恤、圆领长袖运动衫或者无袖套领恤衫，这类上衣看上去好，穿着舒适，分娩后仍然能穿。

背带装：选用质地、造型、款式适合的背带装，或裙或裤，从视觉效果上修饰日渐臃肿的体型。

裤子：运动装裤子既舒服又无拘束，只需要把裤腰处松紧带拆掉改为背带，做成宽大的背带裤，就能适应妊娠晚期变大的腰围。

头发问题：在孕晚期，清晨起来后梳理头发，常会发现头发比原先要掉得多了很多，不必为此过分担心。孕晚期头发的脱落，主要由于体内激素分泌异常、营养不良等因素影响，加上孕晚期怕受凉而疏于清洗，极容易导致秀发大量脱落。因此，孕晚期也要经常洗头和保养头发，临产期越来越近，可以把头发剪短一些，以方便梳理。梳头时，动作要轻柔一些以减少脱发。通常，孕晚期脱发稍多一些，但不会脱到秃顶的局面，不必为此过分担心。产后只要保养得当，秀发能够及时恢复健康和美丽。情况如果严重时，则应当去医院请医生处理。

皮肤问题：孕晚期，原先光滑细腻的皮肤会显得失去弹性，变得干燥且易出现皱纹，而且皮肤比孕前变得敏感，易受刺激和发炎，这也是因为激素变化引起的。要特别注意保持皮肤清洁。平时注意均衡摄入营养，保证睡眠，保持定时排解大便和大便的畅通。孕晚期使用的洁肤品和化妆品，应当换用刺激性小一些的、添加化学物质少一些的天然提取物为佳。如果皮肤出现过敏，要找医生解决，不可以自己随便用药。

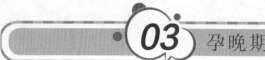

03 孕晚期的自我保护

日常生活中，注意一些自我保护动作，并且贯彻到自己的动作中，既能起到保护作用，又能减少不必要的疲劳和不适感。

去商场购物、在家操持家务，是孕妈妈每天不可或缺的功课。但随着体重不断增加，怀孕期间的准妈妈需要越来越严格地采取孕期自我保护措施。由于孕期的心肺等重要脏器承受着双重的负担，因此绝对要避免疲劳过度，否则就会引起气喘或其他意外。

家务做活：本身不会给孕妈妈和胎儿带来威胁，但随着体型越来越笨重，要学会用最小的体力消耗去做动作，而这一点又取决于个人良好的自我感觉，多听听经验丰富的孕妈妈和医护人员的建议，也会令人受益匪浅。

俯身弯腰：6个月后，婴儿的体重会给母体的脊椎压力很大，并引起孕妈妈背部疼痛。因此，要尽可能地避免俯身弯腰的动作，以免给脊椎造成过大的重负。如果需要从地面拣拾起什么东西，膨大的腹部会妨碍背部做弯曲动作，因此，俯身动作不仅要慢慢地轻轻地向前，还要先屈膝，把全身的重量分配到膝盖上。如果要清洗浴室或铺沙发、铺床也要照这样做动作。

洗澡：进入妊娠晚期以后，孕妈妈一定要用淋浴方式洗澡，如果用盆浴方式洗澡，很容易感染阴道疾病。而且，长时间的盆浴会使子宫部充血，危害胎儿宝宝的中枢神经系统。淋浴则除了不易感染疾病之外，不需要屈身弯腰，对孕晚期的孕妈妈来说，再合适不过。但是一定要注意，洗澡时要特别小心，站稳走好，防止滑倒，最好旁边有人陪护。

起身站立：孕期往往会觉得侧卧更舒服一些，为了让全身的体重分配得更均匀，最好在膝盖之间垫上小枕头。如果感觉到身体麻木，或腰部疼痛，可以在侧面垫上小枕头，这样能够避免背部弯曲。如果说在孕早期起身还算轻松，而孕晚期起身时，就得缓慢有序地去做动作，以免腹腔肌肉过分紧张。仰躺着时，起身前要先侧身，把肩部向前倾，屈起膝部，然后用肘关节支撑起身体，盘腿，以便腿部从床边放下、移开并坐起来。

保持站立：如果工作性质需要长时间站立，会减缓腿部的血液循环，导致水肿和静脉曲张。孕晚期的孕妈妈必须定期让自己休息一会，坐在椅子上，把双脚放在小板凳上，这样有利于血液循环和放松背部。如果没有条件坐，那就选择一种让身体最舒适的姿势站立，活动相应的肌肉群。比如，收缩臀部，就会体会到腹腔肌肉支撑脊椎的感觉。孕妈妈常常会想伸直腰背挺肚子，这样做会引起疼痛。需要长时间站立的孕妈妈，为促进血液循环可以尝试把重心从脚趾移到脚跟，从一条腿移到另一条腿。

保持坐姿：正确的坐姿，是要把后背紧靠在椅子背上，必要时还可以在靠腰部放一个小靠垫。如果坐着工作，则有必要时常起来走动一下，这样会有助于血液循环，并能预防痔疮。要是写字或上电脑的工作量很大，至少每隔一小时给自己放松一下。另外，坐椅子的时候，注意双脚不要交叉，否则有可能会限制到腿部的血液回流，增加心脏负担。

徒步行走：徒步行走，对孕妈妈很有益，可以增强腿部肌肉的紧张度，预防静脉曲张，并增强腹腔肌肉力量。但一旦感觉到疲劳，就要马上停下来，找身边最近的地方，坐下歇息 5 ~ 10 分钟。如果没有条件在公园里散步，可以选择交通状况不太紧张的街道，以避免过多吸入有污染的汽车尾气。走路的姿势方面，要注意保持身体正直，放松双肩。步行前要选择舒适的鞋，以低跟、掌面宽松为好。

乘坐公交车：如果坐火车进行长途旅行，在座位上一坐几个小时是有害的。在火车上也有必要站起来，在车厢里缓缓地走动走动，便于血液循环。乘坐无轨电车、公共汽车和地铁时，为自己的身体和未出生的孩子着想，千万不要羞于启齿找个座位，因为急刹车会令人失去平衡和摔倒。另外，到站后，要等车完全停稳后才能下车。坐轿车的孕妈妈选择的余地相对较大，可以挑选最舒适的后排座位，背靠沙发座或者躺下都可以；如果感到累了，就把车停下来揉一揉腿脚。

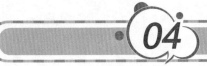

04 准爸爸该做的事

进入孕 8 月，随着产期日益临近，准爸爸的配合和服务工作也要紧张起来了，对妻子的照顾要更加精心而周到。

① 如果有时间和条件的话，全面参与到各种胎教中来，与胎宝宝多对话。

② 照顾好大腹便便的妻子，为她按摩。

③ 监护妻子，如有异常，赶紧送医院。

④ 置备好生产时用的东西和宝宝用品，妻子坐月子用的物品。

⑤ 解除妻子产期临近的心理负担。

孕 9 月是孕晚期关键的一个月，准爸爸的服务工作千万不能掉以轻心，一定做到位。

① 产期临近，准爸爸也要忙碌起来了，更要做好后勤工作，照顾好妻子。

② 情感上给予关心，并给妻子打气，让她保持乐观和自信，夫妻二人共同期待宝宝的降临。

③ 生活上体贴入微，更要抽出时间多陪妻子，散步，或者做孕妇操。

④ 陪妻子到医院定期检查。

⑤ 确定好生产的医院，安排好生产的交通工具。

⑥ 做紧急情况时的预防准备工作。

到了最后一个月，随着产期的日渐临近，准爸爸的心情一点也不会比准妈妈轻松，在兴奋之余，也有紧张。在紧张中准备好，更要照顾好母子，尤其是生产中，准爸爸一定要陪伴妻子，体验人生的这一重要紧张而兴奋的时刻。

① 越近产期，紧张心理加重，丈夫要帮助妻子平和内心，多加鼓励，告诉她：永远爱她，"有我在，没事的。"增强妻子生产的信心和勇气。

② 对妻子的任性和发脾气，要迁就她，能忍受，最好保持幽默，想方设法让她开心，让她放松。

③ 做好生产的一切准备，母子所用的物品，联系好医院，出行的交通工具等。

④ 生产前，准备好一些零食，如巧克力、核桃等，以及时补充妻子体力，有力气分娩。

⑤ 为妻子按摩腰、背、腹、脚等部位，以减轻她的紧张和不适感。

⑥ 生产时刻，无论工作有多忙，也要抽出时间陪妻子，全程陪护，作为爸爸，见证宝宝生产的全过程，这也是人生最幸福的一件事情。

05　孕晚期的性生活

经历了漫长的孕育，妊娠到了最后的关键时刻，晚期是胎儿最容易发生危险的时期。孕晚期的性生活该注意什么，成了一个值得关注的问题。

妊娠晚期，临产前1个月或者3周内禁止性交，因为这个时期胎儿已经成熟，为了迎接胎儿的出世，孕妇的子宫已经下降，子宫口逐渐张开。妊娠晚期的子宫逐渐增大，胎膜里的羊水量也日渐增多，张力随之加大。如果这时过性生活，羊水感染的可能性很大。男方的动作较猛或者用力稍大，会导致"胎膜早破"。一旦发生胎膜破裂，羊水就会大量地流出，使胎儿的生存环境发生变化，活动受到限制，导致胎儿宫内缺氧，以致窒息死亡。

如果在胎膜破裂之后要求保胎，也会引

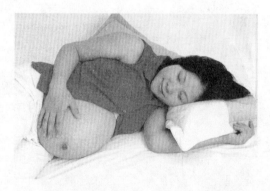

起宫腔内感染，使胎儿在未出生之前就饱受了各种细菌的袭击。即使胎儿出生后能存活，也会因为严重胎内感染，给婴儿后天的发育及智力带来不良影响，严重者还可能危及生命。

胎膜破裂后，脐带会随着胎膜上缺口的扩大，脱落到阴道内或体外，即胎膜早破的并发症"脐带脱垂"。脐带脱垂是围产儿死亡的直接原因，它会造成胎儿与母体之间的血液循环及氧气供应中断，胎儿因缺氧会立即死于宫内。脐带一旦脱出后不容易还原，因此，脐带脱垂后，分娩越早越好。

调查证实，在产褥期发生感染的妇女，其中有50%在孕晚期最后一个月有过性生活。如果在分娩前3天性交，20%的妇女会发生严重感染；感染不但威胁着产妇的安全，还影响着胎儿的安全，可使胎儿早产。妊娠晚期性交可导致胎膜早破，而造成胎儿早产，而早产儿的抵抗力差，容易感染疾病。即使不早产，胎儿在子宫内也可以受到母亲感染疾病的影响，使身心发育受到障碍。

因此，在孕晚期这个特殊的时间内，夫妻间必须禁止性生活，否则会造成妊娠的终止，给孕妇造成不必要的伤害。

06 缓解焦虑情绪

随着一天一天度过，即将来临的分娩，会让大多数孕妈妈心中忐忑不安，尤其是对于分娩所遭受的疼痛有所顾忌，对自己是否能够顺利平安生出胎儿宝宝，会显得焦虑万分。

孕期体内激素状况改变，当然是导致焦虑症发生的重要原因，既难以避免，又无大碍，只要适时调整自己的情绪，就能轻松度过，平安迎接分娩。

缓解孕晚期焦虑症的几个良方：

提前打"预防针"：有心理准备的孕妈妈，比起没有心理准备的人更为愉快、顺利、平和，妊娠反应更小，孕期并发症更少。胎儿在优良的环境中健康成长，有助于顺利分娩。因此在孕期，从心理和精神上做好各种准备，包括从心理上接受怀孕期特殊的变化，如形体、饮食、情绪、生活习惯变化，做好充足的准备，以及接受小生命诞生后有可能导致的家庭和生活问题，保证在妊娠过程中，能够始终保持平和、自然的心情和愉快、积极的态度。还要多与母亲和婆婆等长辈交流，直接了解一些小常识。

补充精神食粮：由于缺乏对生产的直接体验和正确认识，会导致初产妇在孕晚期的任何一点生理变化，都影响到心情和精神状态。要多学习一些孕期保健知识，积极参加孕妇俱乐部活动，通过和别人交流，正确对待自己焦虑的问题。经常参加正规医院举办的孕期讲座，有问题及时向医生咨询。

饮食起居更规律：在医生和家人的帮助下，制订一份科学有效的起居及饮食定时定量表，然后严格坚持三要素：一是每天保证8～9小时睡眠，做到起居规律、睡眠充足，但不贪睡。二是适当活动锻炼，促进孕妈妈和胎儿血液循环，有利于胎宝宝发育，以及将来分娩顺利进行。三是饮食得当，不偏食。应当听从医生指导，合理搭配饮食，少食多餐比较好。要注意营养均衡，忌食生冷、辛辣、刺激的食物。

保证"心理营养"：怀孕后，家人会千方百计增添营养，以保证母亲、胎儿的健康，但仅有饮食方面的营养是远远不够的，孕妈妈更需要有愉快的心情和稳定的情绪，

即"心理营养"。只要坚持合理的生活方式，绝大多数女性都能顺利地迎接聪明健康宝宝。孕期应适当增加一些小制作爱好如编织、绘画等，多分散注意力。创造雅致、温馨的家居环境，把家庭小环境布置得更加整洁、美观、赏心悦目。多欣赏花卉、盆景、美术作品，常与大自然保持接触，常听优美的音乐等。

07 做好急产或在家生产的准备

进入妊娠晚期，随时随地都有分娩的可能，甚至出门在外、远离医院的情况下，意外发生"急产"的情况。

假如孕妈妈来不及上医院，就发现孩子已经快生了，为避免孩子生在路上，最好直接留在家里生产。确定在家里生产时，记着先打电话120，请120就近派护理人员到家里协助生产。打完电话，先打开家里的门，以免护理人员到了，自己却因为阵痛无法起身开门。

护理人员到达前，可以先平躺，在身子底下垫一个棉被或其他柔软的物品，避免宝宝太快出生后，头先撞到地。另外，要事先准备毛巾，在宝宝出生后可以用毛巾包起来保暖。

宝宝产出后，不要急着自己把脐带剪断。万一剪刀没有消毒干净，很容易因为细菌感染导致破伤风。120救护车一般都备有无菌剪刀，应该等护理人员到达后，用无菌剪刀把脐带剪断，比较安全。

护理人员来家帮忙处理完毕之后，母子还是应该上救护车去医院。因为宝宝需要做身体检查，妈妈后续的胎盘排出，也应到医院处理较安全。胎盘娩出时如果没有处理好，容易造成产后大出血，危及母亲生命。

了解分娩流程，就能做到遇到急产情况后，不会手足无措。一般情况下，分娩的生产流程如下：

产兆→到医院检查→医师说明及判定是否入院→入院→院内散步→换上待产服、腹部装置胎儿监视器→打点滴→灌肠→剃毛→生产→抱宝宝、让宝宝试吸母乳→妈妈送到病房休息、宝宝送到婴儿室→自然产后三

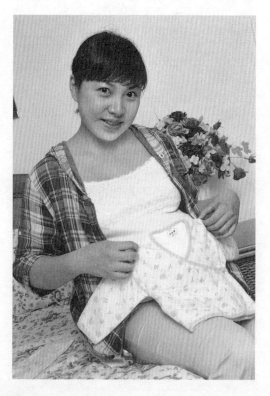

天、剖宫产后五天，就可以带着宝宝出院。

另外，在自己的家里生产分娩，是不少现代家庭选择的分娩方式之一。因此，分娩前的各种准备工作一定要做得细致周全，以免届时忙中出错，会手忙脚乱甚至束手无策。

在妊娠晚期，必须经过产科医生检查，确认为妊娠正常后，方可以确定在家分娩。

预约具有经验的接生员或产科医生到家，做生产帮助工作，以防届时出现麻烦或危险。

准确无误的掌握预产日期，并提前与医生或有经验的接生员勤联系、确定分娩方案，做好各种临产细节的应对准备，以免分娩时慌乱。

在家庭中准备好一间合适的产房，要求卫生条件良好，通风，明亮，暖和，安静，不潮湿也不干燥。

准备一张宽敞的床铺，床垫不宜太软，备好消毒过的全套床单、被褥等卧具，且要有更换备用的。

准备好交通工具，看好行走路线，以备万一分娩中出现意外时，可以及时把产妇送往医院。

备好足够用的卫生用品、用具，严格消毒好接生用具。

08 需要注意的症状

孕晚期，虽然孕妈妈会出现一些常见的不适症状，但有些症状应当引起注意。

1. 泌尿系统感染

孕妇的膀胱和输尿管被膨大的子宫压迫，造成尿流不畅和尿潴留。潴留的尿液不仅对泌尿道的黏膜有刺激，而且还容易使细菌滋生，进一步造成泌尿系统感染。

为了预防泌尿系统感染，孕妇要做好个人卫生，保持外阴部的清洁。多喝水，不要憋尿，睡觉时采取左侧卧位能减轻对输尿管的压迫，使尿流通畅。

2. 胎盘早期剥离

发生胎盘早剥的孕妇会有以下症状：腹部紧绷，紧接着强烈腹痛、脸色苍白、盗汗等。有时阴道会大量出血，或是外表完全无出血状态，但是子宫却出血不止。正常情况下，胎儿娩出后不久才会产出胎盘。胎盘早剥是指胎儿还未出世，胎盘就已事先剥离，而且在内部呈现出血状态。胎盘早剥不但切断了胎儿生命供给的来源，也会危及母体的健康。

为了预防妊娠高血压综合征，孕妇要做好产前检查，预防妊娠高血压综合征是防止胎盘早期剥离的方法之一。发生胎盘早剥后，要尽快实施剖宫产手术，将胎儿与胎盘一同取出，以保护胎儿与母亲的安全。

3. 胎位不正

所谓胎位，通俗地说就是胎儿在子宫内

的位置。孕中期以前，胎儿能在羊水中自由活动，接近生产期间时可以自然旋转，一般胎儿都是头朝下脚朝上的，但也会出现个别头部朝上的情形。胎位不正没有明显的不适症状，最大的影响就是不利于自然分娩。

为了纠正胎位，孕妇可以做一些体操，但应以孕妇能够承受为前提，不可勉强。纠正胎位最普遍的方法是"膝胸卧式"：孕妇跪在床上，将脸部贴近床面，抬高臀部，保持此姿势。早晚各做 1 次，每次 15 分钟，如果腹部有紧绷感或觉得疲劳了，应立即停止。

4. 持续背部发麻

不少孕妇在孕晚期体重增加较快，再加上组织水肿、下腹外挺、肌肉关节松弛等原因令脊柱神经根受压，从而引起后背发麻的症状。这类不适一般通过休息和适当锻炼都能缓解，等到产后则完全消失。可是，如果经过休息、运动等调适，后背发麻的症状持续存在的话，应尽快去医院检查一下，以排除先兆流产、糖尿病、脑部疾病、心血管疾病、肺病、颈椎病等。

为了预防背部发麻，孕妇要适当运动，注意休息，不要长时间保持同一个姿势，久坐久站都会令背部不适加重。平时要保持适量的运动，最好的活动方式就是散步了。每天早晚抽出二十分钟左右，去小区或者附近的公园走一走，对健康大有益处。

5. 腰痛

在妊娠期几乎所有的孕妇都会在不同时候发生腰痛。它常常发生在身体变臃肿时，或者在散步、弯腰、举重物、站立或过度运动后感到腰痛。因此，孕妇举东西和弯腰时要特别注意，做到姿势正确，举东西或弯腰时，要从膝盖做起，保持后背的挺直。

6. 坐骨神经痛

坐骨神经痛也是妊娠期的常见症状，是一种偶发的臀部和下腰部或下肢的剧烈疼痛。随着妊娠的进展，孕妇可能会受到坐骨神经痛的折磨。预防坐骨神经痛最好的方法是侧卧，以减轻对神经的压力。坐骨神经在骨盆部经过子宫后方到达下肢，疼痛是由于增大的子宫压迫了坐骨神经所致。

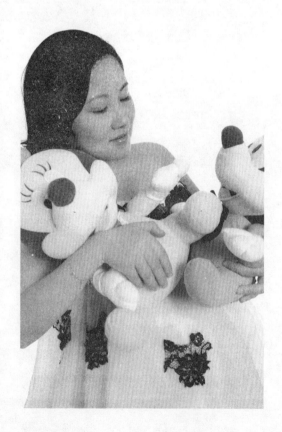

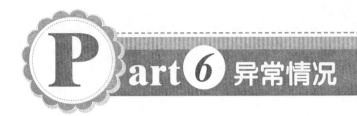

Part 6 异常情况

01 胎动异常

通常胎儿静止不动的时间，最长不应超过75分钟。所以，如果觉得胎儿不动超过一个半小时以上，应该吃一些小点心，摸摸肚皮，甚至拍打肚皮，或是推一下小宝宝，给宝宝放音乐听。如果以上的方式都没有反应，就该上医院检查。

在医学上把胎儿在12小时内胎动次数少于20次，或1小时内胎动少于3次的现象，称为"胎儿危险先兆"。出现这种情况往往是因为胎儿缺氧，小生命可能受到严重威胁，孕妇一定要重视胎动。孕妇若发现胎动次数突然减少甚至胎动停止，或在12小时内胎动次数小于20次，或1小时内胎动少于3次，就预示着胎儿健康情况不好或出现了异常问题，应尽快到医院检查。胎儿从胎动消失至胎儿死亡，这一过程一般需12小时至2天左右的时间，而多数胎儿夭折的情况在24小时左右。因此，孕妇要注意观测胎动，及时发现异常，如能及时发现胎动不正常，并及时到医院接受治疗，往往会避免不幸的发生。这对于将要出生的小天使，肯定是大有裨益的。

如果在一段时间内胎动超过正常次数，胎动频繁，或无规律地、不停地躁动，也表明子宫内有缺氧现象。胎动次数明显减少直至停止，是胎儿在宫内重度窒息的信号。胎动异常是因病理情况和功能障碍造成的，如脐带绕颈较紧、胎盘功能障碍，或孕妇不正常用药及外界的不良刺激等，都有可能导致胎儿在子宫内缺氧。当胎儿的正常发育受到威胁时，胎儿便出现异常的胎动，不仅表现在次数上，而且还体现在胎动的强度上，如出现强烈的、持续不停地推扭样的胎动或踢动，或者是微弱的胎动，这些都是危险信号，应及时就诊。

在妊娠28周后，胎动部位多在中上腹，很少出现小腹下部。如果小腹下部经常出现胎动，则可视为异常，表明胎位不正常，多为臀位或横位，容易造成分娩困难，应及时纠正胎位。

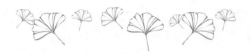

02　妊娠痒疹

妊娠痒疹是妊娠期间出现的一种常见的瘙痒性皮疹，表现为皮肤表面出现伴有剧烈瘙痒的小风团样斑丘疹及慢性疱疹样皮肤损害，也叫妊娠身痒症。临床上通常将其分为急性痒疹、慢性痒疹和症状性痒疹三型类型。在一般情况下，妊娠痒疹会于分娩后1个月内自行消退，瘙痒也会随之消失。但有时也可能持续数月，或在下次妊娠时再发。

在妊娠期间，有些孕妇会出现全身性或局部性的皮肤瘙痒，有的人瘙痒处皮肤伴之以出现粟粒样皮疹，有的不出现皮疹，瘙痒的程度有轻有重，严重时能令人坐卧不宁，难以忍受，这种病症就是妊娠痒疹。妊娠痒疹可表现为阵发性和持续性两种，且常在白天瘙痒程度轻，夜间严重，且越抓越重，使人难以入睡。有的妊娠痒疹会在短期内自行消退，有的则会一直持续到分娩后。

妊娠痒疹的病因目前还不清楚，但大多倾向于患者自身可能存在免疫性疾病。有研究资料表明，患妊娠痒疹的孕妇的皮肤敏感性常要高于没有出现痒疹的孕妇。而从西医学的角度来讲，该病出现的原因可能有两种：一是与孕妇血液中雌激素的含量过高有关；二是与胆汁淤积有关。研究者认为，由于孕妇在孕期胆囊排空的时间延长，所以出现胆囊膨胀而张力减低的问题，以致出现胆汁淤积现象，使胆汁酸和胆汁盐含量增高，最终导致皮肤瘙痒的出现。

通常来说，初次怀孕的女性通常不容易患妊娠痒疹。临床上常按痒疹出现的不同时间段将妊娠痒疹分为早发型和迟发型两种：

① 早发型妊娠痒疹常出现在妊娠早期，尤其容易在妊娠第3、4个月时出现。皮疹常出现于四肢两侧、躯干上部、上臂股部，呈两侧对称的圆形分布，皮疹大的约像绿豆粒大小，顶端略扁平，最初是白色，以后呈深红色、淡红色或正常肤色。丘疹周围有荨麻疹样红晕，经数天或数十天可自行消退，但新的丘疹还会继续出现。由于丘疹的瘙痒程度比较剧烈，尤其在夜间加重，不停地抓挠会使丘疹上覆盖黄色痂皮，而痂皮脱落后，局部皮肤上会遗留有色素沉着或出现色素脱失。

② 迟发型妊娠痒疹通常出现在妊娠的最后2个月，尤其容易在产前两周内出现。皮疹的外形与早发型妊娠痒疹相同，常最先出现在腹壁陈旧妊娠纹（萎缩纹）上，随后迅速向全身扩展，伴有剧烈的瘙痒，并因搔抓可见抓痕、血痂及苔藓样变等继发性皮疹。在分娩后2～3周，该病会自行消退并遗留有暂时性色素沉着。

妊娠痒疹会影响孕妇的情绪，使其焦躁不安。如果情况比较严重，对胎儿也有不良影响，甚至可能导致死胎，曾有资料报道，该病导致的死胎率为2.5%。因此，一旦发生该病，要尽快就医，并在医生指导下，进行积极的治疗。

那么，孕妇应该如何预防妊娠痒疹的出现呢？一般来说，可以用以下几种方式：

① 生活要尽量规律，常洗澡，且洗澡

时最好选择淋浴的方式，以保持皮肤的干净卫生。饮食方面，尽量避免吃辛辣刺激性的食物。

② 糖皮质素类激素对严重的妊娠痒疹有较好疗效，且能减少死胎的发生。孕妇可以在医生指导下使用，并尽量缩短用药时间。

③ 可选用甘油/氯化钠（复方甘油）洗剂（甘油 28ml，95% 乙醇 14ml，蒸馏水加至 100ml）、止痒酊（液化酚 1g，薄荷 1g，水杨酸 2g，75% 乙醇加至 100ml）、炉甘石洗剂（炉甘石 15g，氧化锌 10g，甘油 20ml，氢氧化钙溶液 100ml）等外用，进行局部皮肤涂擦，用于止痒。

④ 口服药可用抗组胺药，如苯海拉明、氯苯那敏等。

03 胎儿脐带绕颈

在进行产前检查的过程中，总会有些孕妇被告知，腹内的胎儿发生脐带绕颈。顾名思义，所谓脐带绕颈，就是胎儿的脐带缠绕到脖子上，使胎儿处于类似"上吊"的情形中。

很多人会为此紧张起来，担心会影响到胎儿的健康。其实，这是妊娠过程中一种常见的现象，属于脐带异常中的重要类型之一，以脐带缠绕胎儿颈部最为多见。有研究显示，在我国，胎儿脐带绕颈的发生率约为 20%～25%。其中，脐带绕颈一周的发生率为 89%，脐带绕颈两周的发生率为 11%，而脐带绕颈 3 周以上或缠绕胎儿躯干、肢体的情况比较少见。

胎儿脐带绕颈可能发生于孕期的任何时候，在孕晚期，也许事情会发生变化。而在少数情况下，脐带绕颈会逐渐自行解开。

那么，为什么会发生脐带绕颈呢？

原来，胎儿在母体内并不老实，而是经常活动、游戏，特别是到了 20 周以后。子宫内的空间是很狭小的，如果胎儿活动的动

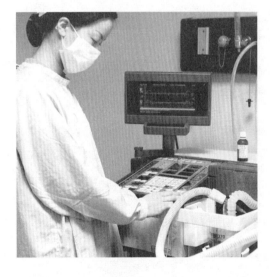

作幅度过大，出现轻微翻滚现象，或者动动胳膊，伸伸腿，又转了个圈，就有可能会发生脐带缠绕。

脐带绕颈属高危妊娠，随时可引起胎宝宝宫内窘迫。尤其在孕末期出现脐带多处缠绕，对胎儿来说，更是很危险的事情。但先不要紧张，因为脐带绕颈对胎儿的影响，与缠绕的周数、松紧度、脐带的长短、羊水量有关。另外，还与是否临产关系密切。

一般来说，脐带绕颈一周或脐带搭颈的状况，对母胎的威胁不大。因这种情况下，脐带缠绕及压迫的程度较轻，是不会发生临床症状的，胎儿可以顺利地自然分娩。因此，孕妈妈如果发现有脐带绕颈的现象，只要胎儿还在继续活动，就不需太焦虑。

然而，如果脐带绕颈周数较多或压迫程度较重时，则会影响到脐带内的血流，从而影响到胎儿正常的身体代谢功能，使胎儿出现胎心减慢的现象。严重的还可能造成胎儿的缺氧甚至死亡。因此，这种情况下比较难处理。

另外，胎儿是非常聪明的。当胎儿发生脐带缠绕而且缠绕较紧、使胎儿感到不舒服时，他会向周围运动，希望能寻找到更舒适的位置。在胎儿转回来时，缠绕的脐带很可能就解开了，这样，胎儿就能很舒服地休息一段时间。这也是很多时候，脐带绕颈可以自动解开的原因所在。可如果脐带绕颈的圈数较多时，单靠胎儿自己运动出来的机会就会相应减少。

无论如何，到了妊娠晚期，一旦孕妈妈发现胎儿出现了脐带绕颈的现象，首先应当减少活动，注意休息，并注意监测胎动，一旦发觉胎动异常，应及时就医。

04 尿失禁、尿频

到了怀孕晚期，不仅仅身体笨重、行动不便，出于生理上的原因，大多数孕妈妈新增加了尴尬事：尿频、尿失禁，动不动就会有尿意，想跑卫生间，而且一旦有了尿意，经常会出现来不及、漏尿、尿失禁的事。更尴尬的是往往打个喷嚏、咳嗽一声、高声笑一下、稍有用力的时候，都会有漏尿、尿失禁的情况出现。

出现类似情况，与生理原因有关。怀孕8个月以后，胎头与骨盆衔接，这时由于子宫或胎头向前压迫膀胱，膀胱变得扁扁的，贮尿量自然比非孕时明显减少，排尿次数要增加好多，大约1～2小时排尿一次，甚至更短。这属于正常的生理现象，千万不要憋着，一有尿意应当立即去卫生间。

有些人不但排尿次数增多，还会因发育中的胎儿压迫膀胱，出现压力性尿失禁。发生这种情况的另一原因是由于骨盆底肌肉发育不良或锻炼不足，或受过外伤，承托功能差。随着子宫增大，盆底肌变得柔软且被推向下方，对盆腔内器官的承托、节制、收缩及松弛功能减退，发生尿失禁现象。少数严重的，会伴发直肠或肛门的脱垂、阴道松弛并脱垂、分娩时产程延长等，却不必过于担忧。

压力性尿失禁，是妊娠晚期一种正常、常见的生理现象，如果偶尔有大笑、咳嗽或打喷嚏等增大腹压的活动，更会不可避免地发生压力性尿失禁。

如果觉得尿失禁让人受窘，可以使用卫生巾或卫生护垫。做骨盆放松练习，也有助于预防压力性尿失禁。

骨盆放松练习，即四肢着地呈爬行状，背部伸直，收缩臀部肌肉，使骨盆推向腹部。再弓起背，持续几秒钟后放松。如有早产的风险，事前要征求医生的意见，注意避免过于激烈的运动。

有些人为避免压力性尿失禁的尴尬，少喝水是不对的。中断水分的摄取，只会导致更大的麻烦——便秘的发生。妊娠晚期，体内的血流量增加了1倍，要摄取大量水分，每天至少喝6～8杯水，以供给血液循环和消化的需要，保持肌肤健康。

妊娠晚期身体和感觉会改变很多，还是应该适度运动，促进身体健康，尤其是加强对骨盆底肌肉的锻炼。这样不仅可以减少压力性尿失禁的发生，而且在分娩时会减轻痛苦，缩短产程，也同时可以预防产后因阴道松弛而产生的一系列疾病，不仅有助于恢复阴道良好的弹性和收缩力，而且对产后恢复性生活也很有好处。

值得注意的是由膀胱炎引起的尿频现象，不仅出现尿频，在排尿时，下腹部还会伴有疼痛感。有时候会只有尿意而排不出尿来，如果仅仅是膀胱炎，就不会伴有发热症状。

女性的尿道较男性的短，所以细菌极易入侵膀胱，导致膀胱炎发生。尤其是在夏天高温，流汗导致身体不清洁时、月经来潮期或妊娠晚期排泄分泌物增多时，都是膀胱炎的高发期。

如果膀胱炎发展成为肾盂肾炎，则可能伴发40℃左右的高热，身体会觉得发冷，肾脏部位周围部分会感觉到疼痛。出现类似情况，应当立即去医院接受医生的诊断和尿中细菌检查，按照医嘱服用适量的抗生物质，尿频症很快就能治愈。

总之，妊娠晚期的尿频和尿失禁现象，如果不伴有排尿疼痛，就不属于疾病，没有必要进行特别治疗。

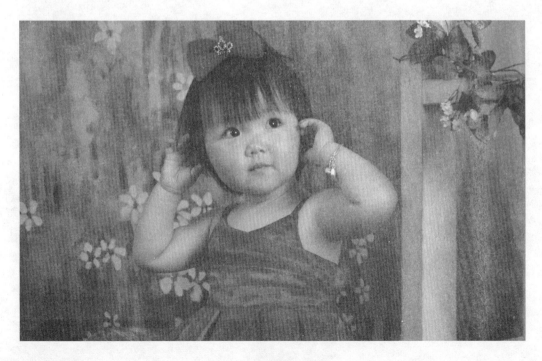

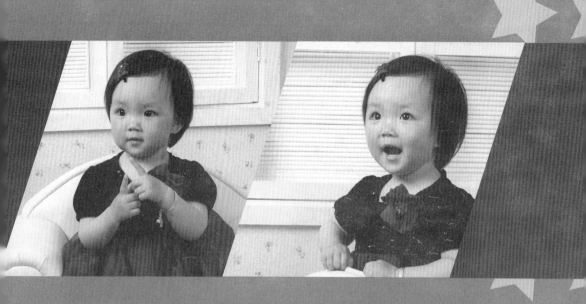

5

chapter
第五章
临产及分娩期

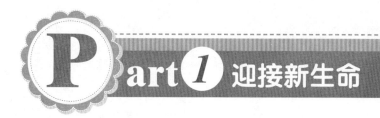

需要准备的婴儿用品

在接近预产期的时候，喜悦又紧张的心情，几乎是每个孕妇必经的历程。医师建议，在预产期孕妇多充实生产的相关知识，不但能有效舒缓待产心情，对顺利生产也有很大的帮助。但在此之前可别忘了为宝宝准备好所需要的物品，迎接宝宝的出世，如以下各种物品哪些是在分娩时使用的，哪些是分娩后需要使用的，最好分开来包装。

1. 喂奶用品

① 供宝宝喝水或喝奶粉用的奶瓶。婴儿出生后，即便是母乳喂养的，也要准备一个120毫升或200毫升的奶瓶。因为产后的前几天，多数妈妈会出现奶水不足的情况；非母乳喂养的婴儿要准备200毫升和120毫升的奶瓶各1~2个。耐热玻璃奶瓶能煮沸消毒，易于洗刷；塑料奶瓶重量轻，不易破碎，外出时携带方便。

② 奶嘴两三个以备替换，奶嘴孔的大小要根据宝宝的月龄来选择。

③ 两个刷奶瓶和刷奶嘴的大小不同的刷子。

④ 消毒器具，家用的消毒柜和沸水消毒都行，但保证煮开水的锅要宝宝专用。

⑤ 奶瓶夹一个，在消毒时用来夹奶嘴和奶瓶。

⑥ 保温性能好的奶瓶套，方便外出时携带。

⑦ 手动针筒式吸奶器，在妈妈哺乳完后将奶水吸空，防止乳房产生奶积，这样可以预防乳腺炎。

2. 洗浴用品

① 稍大一点的专用宝宝浴盆，可供宝宝洗澡和玩水。

② 可挂在浴盆上使用的浴床。

③ 量洗澡水温的专用温度计，有吸盘式和漂浮式等，能显示温度。

④ 婴儿洗护用品一套，包括洗发水、沐浴液、香皂、爽身粉、护臀霜、润肤油等。

⑤ 纯棉浴巾，大、中型各准备两条。

3. 寝具与其他用具

① 木制婴儿床，里面设有可拆卸的摇篮和蚊帐，围栏的高度要大于60厘米，防止宝宝较大时翻越摔伤；栏杆之间的距离要小于6厘米，防止宝宝头部伸出受伤；各活动连接处螺栓牢固，不易被摇晃导致松动脱落；买回来后放在通风处吹散油漆味道。

② 稍硬一点的床垫，为了使宝宝的脊椎正常发育，不宜太软。

③ 一条护帷。

④ 厚薄适中的被子，被面和里子均为纯棉。

⑤ 两床垫被，以备换洗。

⑥ 两条以上棉质的毛巾被、床单，吸湿性强。

⑦ 防水床单或宝宝专用尿垫，可有效防止尿液或粪便渗透到床垫上。

⑧ 固定头形枕一个，3个月之内可用毛巾折叠，3个月以后再用宝宝专用的固定头形枕。

⑨ 婴儿背带一个，要选择既可放在前面抱着又可后背的两用型，肩带要宽一些，不会勒着宝宝的腿，大人背起来也很轻松。

⑩ 坐躺两用式的婴儿车。

4. 婴儿衣物（前开襟）及其他用品

产妇住院和出院所需的物品、产妇和宝宝所需的物品都要分别整理好，放置在家里明显易见的地方，一旦临产时可随时取用，不至于要用时手足无措。

① 要准备5套以上纯棉内衣，柔软舒适，吸湿性强，耐洗，揿扣或系带式。

② 护脐带两条，夏天用的肚兜3～4个。

③ 纸尿裤两大包，选择品质较好的品牌。

④ 褓保、围嘴，3个月以内宝宝可用纱布代替围嘴。

⑤ 厚、薄不同的帽子各2顶。

⑥ 纯棉尿布若干条，可用大人穿旧的内衣裤做，要事先消好毒。

⑦ 春秋天穿的毛衣，4套以上。

⑧ 冬天时穿的棉衣和外套各3套以上，保暖性好一些。

⑨ 婴儿睡袋一件，视需要而定。

⑩ 用口罩做或用手套纱织成的纱衣，3套以上。

02 准妈妈必备的物品

分娩时所需物品，怀孕期间都要陆续准备好。临近预产期，孕妈妈或家人要将这些物品归纳在一起，放在家人知道的地方，以免临时匆忙慌乱。如入院分娩所需证件，产妇医疗证、孕产期保健手册或病历、各项化验单、特殊检查报告单等。另外，以下物品也是必备的：

1. 毛巾

为了有效地抵抗阵痛，孕妇们都要带上一些随身物品，有些可以握在手中或咬在嘴里，舒缓疼痛，有些可以转移注意力，有些对安产非常有帮助。无论在什么季节生产，产妇在产后总是会大汗淋淋，毛巾在此时可用来擦汗，还可以用来遮掩因痛苦而狰狞的面孔。

2. 睡衣

① 睡衣一定要宽大。刚生完宝宝，身材不会有很大的变化，腹部高高隆起，而且在哺乳期内，乳房也增大了，睡衣如果较瘦，根本就不能穿，因此要宽松些才舒适。

② 面料要采用纯棉的。在月子里，妈妈出汗特别多，纯棉的布料吸汗且柔软。

③ 要多准备几套，因为喂奶时溢出的奶汁和经血很容易弄脏衣服，所以要多备几套方便替换。

3. 经期专用底裤

不论是顺产还是剖宫产，在生完宝宝后，妈妈都会有恶露排出，因此要提前准备大号经期专用底裤。因为刚刚生完孩子腹部较大，最好要提前准备大尺寸的裤子。

4. 哺乳胸罩

① 材料要选择纯棉的、透气性好的，有利于保持乳头清洁。

② 事先试好尺寸。哺乳期的乳房要比平时大很多，孕晚期应该先到商店去试戴购买。

5. 乳垫

乳垫是放在哺乳专用乳罩和乳头之间的软垫。生完宝宝的初期，妈妈乳汁分泌旺盛，而宝宝食量有限，过剩的乳汁会不断地向外涌出，会弄湿外套，放上乳垫后可以很好地吸收掉这些乳汁，以免频繁地清洗衣物。

6. 卫生巾

一般在分娩后的前三天内，恶露量很大，比平时要多很多，此时妈妈身体虚弱，行动不便，如果是剖宫产的妈妈，分娩后24小时内还会插着导尿管，只能躺着。因此，要提前准备好妇婴两用尿片式卫生巾。它不是一般的夜用卫生巾，它在夜用卫生巾的基础上加宽加长了三分之一，可以把整个臀部包起来，在医院里就能买到，无需消毒。

7. 腹带

刚生完宝宝的妈妈，子宫没有恢复还比较大，需要一段时间才能慢慢收缩和完全恢复，而肚子上的赘肉也难以在短期内消耗掉。这时，腹带就发挥了它的优点，它既能帮助排出子宫内的积血，还对产妇恢复体形有很大的帮助。但是，产期内不能使用，因为子宫还没有完全恢复，一定要过了产期才能用。

8. 棉袜

刚生完宝宝的妈妈月子里身体比较虚，

身体排汗又多，所以更怕见风受凉。与宝宝出生前大不相同，宝宝出生前准妈妈都会觉得自己比较耐寒怕热，那是因为怀着宝宝的缘故。一旦宝宝出生，情况就不同了，特别是脚，最怕受凉，有句古话说得好"寒从脚上来"，意思就是寒气比较容易从脚侵入人体，要特别注意对脚的保暖。

即便是恰好在夏季坐月子，也不要忘记准备棉袜，如果是在空调环境中，最好还是穿上棉袜。因为医院产房和病房基本都备有空调，会把室温控制在令小宝宝舒服的温度：大约24℃~27℃之间，而新妈妈在这种环境中，就一定要穿上棉袜，避免因脚受凉而引起腹痛或者感冒。

9. 软底鞋

新妈妈在月子里穿鞋十分讲究，要注意三点：

① 底子要软。生完宝宝后，穿软底鞋不容易累，如果过早地穿着硬底鞋，且长时间站立的话，容易落下后脚跟痛的毛病。

② 宽松保暖。最好是一脚套，不用系鞋带的。因为新手妈妈刚开始时难免有些手忙脚乱，夜里起来喂奶或者孩子突然哭闹，都会匆匆忙忙。

③ 防滑鞋底。新妈妈身子虚，自己走路都要注意别滑倒了，再加上抱着刚出生的宝宝，就更要特别小心注意，所以鞋底必须防滑。

10. 吸奶器

刚生完宝宝时，妈妈奶量大而宝宝食量小，多余的奶最好还是挤出来，以免影响下一次的分泌量，而且留存在乳房里很容易引起乳腺炎，准备一个吸奶器很有必要。

当新妈妈乳头破裂不能喂奶，或是因各种原因需及时把奶水从乳房里排出时，吸奶器是不可缺少的。带奶瓶的吸奶器尤其适合上班族的妈妈，可以挤出奶后放在冰箱或冰袋里，下班之后喂宝宝。

11. 热水袋

新妈妈在月子里要准备一个热水袋，主要有三种用途：

① 缓解疼痛：月子里的妈妈，奶腺不很畅通，容易起肿块，用热水袋做适当的热敷能够缓解疼痛，帮助奶腺畅通。另外，月子里受凉或者肚子痛、腰痛时，热水袋都可以帮助减轻症状。

② 帮助排空乳汁：刚出生的婴儿一次吃不了多少奶汁，这样就会使奶水留存在乳房里，造成乳房一侧或者两侧同时有肿块产生，自己摸一下如果乳房有硬块了，就应该排空乳汁。这时要想迅速排空并减轻疼痛，热水袋是个好帮手。

排空乳汁时，最好先用热水袋或热毛巾热敷，使乳房血液循环加快、乳腺扩张，再用吸奶器吸出奶水即可。如果奶水一次吸不出，肿块不见变软，可加长热敷时间，进行多次排空。

③ 为宝宝取暖：在冬天天冷时，可以把热水袋放在宝宝的包被外面，为宝宝取暖。

03 准妈妈做好临产前的心理调整

进入孕晚期以后，孕妇子宫极度膨胀，各器官、系统的功能也接近高峰，因而，孕妇心理上的压力也更大。临近预产期，孕妇对分娩的恐惧、焦虑或不安加重，而且由于体型变化和运动不便，使许多孕妈妈心理上发生了一系列的变化，会产生一种兴奋与紧张的矛盾心理，从而导致情绪不稳定、精神压抑等心理问题，甚至会因心理作用而感到全身无力，即使一切情况正常，也不愿活动。

其实，孕妇心里也很清楚，怀孕不是生病，分娩也不是极度痛苦的事，只要有充分的产前心理准备，都能平安度过分娩、产后身体恢复这一关。孕妇的精神状态肯定会受到外界各种因素的影响，但这也并不是完全不可控制的，是可以不断进行自我调整的。

人的心理作用产生的力量，有时是非常巨大的，是我们难以预料的。孕妇如果明白宫缩是帮助胎儿分娩的正常现象，那么对分娩也就不会产生恐惧的心理了。这样，待产的过程就不会急躁，持着"既来之，则安之"的态度，事先对分娩的过程有详细的了解，对出现各种不正常的因素都准备好了，充分配合助产人员，这种心理状态能很好地帮助孕妇克服产前的种种不适，并能使产后尽快恢复。事实证明，有产前心理准备的孕妇，比没有产前心理准备的孕妇生孩子要顺利得多。

许多人对于分娩的经过缺乏了解，难以相信这么大的一个婴儿是自然分娩的。也有些人把分娩看做是非常痛苦的事，这些看法对分娩的认识都是不正确的，造成许多产妇对分娩感到恐惧。当然，婴儿通过产道，对孕妇的身体有一定的伤害，但这种伤害又是因人而异的。有人并不感到很痛，有人感到很痛。

对于人体来说，心情舒展，肌肉也会放松；心情紧张，肌肉就会绷紧。分娩时，婴儿是从狭窄的产道出来的，只有肌肉和骨盆放松，婴儿才能顺利通过。如果产妇这时精神非常紧张，则肌肉也会绷得很紧，产道不容易撑开，婴儿就不能顺利出来，疼痛就会增加。

因此，产前充分的心理准备远远胜过对各种生产知识的学习及练习，许多准父母没有意识到他们面对的问题，所以一旦面对这些问题时就显得束手无策。但如果在医生的指导下，做过妊娠和分娩等相关的心理准备后，她们便得到了更大范围的心理保护。

分娩是一种自然的生理现象，是每一个健康的育龄妇女完全能够承受得住的。正如人们俗话中所说的"瓜熟蒂落"，分娩时如同一个物体通过自然通道一样，没有外力的干涉，对孕妇来说不是一次手术，对孕妇产道不会造成损伤。虽然一阵阵的子宫收缩，确实会让产妇感到一阵阵腹部和腰骶部的胀痛不适，但是如果从分娩开始就心中有底，泰然处之，情绪稳定，疼痛就不会那么严重。

在医学技术发达的今天，与过去相比，

分娩的安全性大大提高了。孕产妇应明白这些道理，在医院里分娩，产妇的生命危险性几乎接近于零。因为，万一发现自然分娩困难较大，或有一定危险，医生会马上施行剖宫产手术，而这种手术的成功率接近100%。所以，产妇的那些顾虑是不必要的，应该放心地待产，满怀信心地分娩。

为了消除产妇的紧张心理，家属帮助产妇做好临产前的准备工作是很必要的。因为，如果产前准备工作不充分，产妇匆匆忙忙、慌慌张张地进入医院，即使孕产妇做好了充分的心理准备，也很容易引起精神紧张和恐惧感。相反，产前准备若做得周到、细致，孕妇安心坦然地待产，则对稳定临产时的情绪，防止精神过度紧张是十分有益的。

如果孕产妇过度精神紧张，就会造成子宫收缩无力，宫颈口不开，并导致对疼痛的敏感性增高，使产妇感到宫缩时更加疼痛，造成恶性循环，越疼就越紧张、越害怕。最后导致产程延长。若处理不当，就会危及胎儿的生命，对产妇自身安全也会造成威胁。

总之，精神高度紧张对分娩会产生十分不利的影响。消除精神紧张的关键在于孕产妇自己要对分娩有正确的认识，消除心里紧张。

04 分娩前兆

对于分娩，所有的孕妈妈当然有必要了解相关知识。最关心的是，宝宝要出来了，我怎么能知道呢？我是采用自然分娩，还是剖宫产呢？分娩大概要经过多长时间呢……所有这些，都需要提前了解，做到心中有数，这样，才能在分娩时有利地配合宝宝，母子合力，完成这件女人生命中的大事。

分娩前，会出现一些现象，一般来说这些就是分娩前的征兆信号。

下腹坠胀：孕妇由于胎儿先露部下降压迫盆腔膀胱、直肠等组织，常感下腹坠胀、小便频繁、腰酸等。

腹部轻松：初孕妇在临产前1～2周，由于胎儿先露部下降进入骨盆，子宫底部降低，常感上腹部较前舒适，呼吸较轻快，食量增多。

假阵缩：分娩前1～2周，常有不规律的子宫收缩，表现持续时间短、间歇时间长，且不规律。但这种宫缩强度不大，宫缩只引起轻微胀痛且局限于下腹部，宫颈口不随其扩张，过一会儿这种感觉便会消失。

见红：在分娩前24～48小时，阴道会流出一些混有血的黏液，即见红。见红一般是临产前的一个信号。若阴道出血量较多，超过月经量，不应认为是分娩先兆，而要想到有无妊娠晚期出血性疾病，如前置胎盘、胎盘早剥等疾病。

羊水流出：在分娩前几个小时会有羊水从阴道内流出，这是临产的一个征兆，这时应及时去医院。

以上症状可作为分娩前的征兆，说明不久可能就要分娩，应该做好相应的准备。

05 了解各种分娩方式

妊娠 40 周以后，胎儿及其附属物如胎盘、羊水、脐带、胎膜等，由母体产道娩出的过程被称为分娩。分娩是一种自然的生理现象，包括疼痛在内的生理反应，只要在正常的范围，就是有益的、合理的。

在选择分娩方式的时候，医院会对孕产妇做详细的全身检查和产妇检查，检查胎位是否正常，估计分娩时胎儿有多大，测量骨盆大小是否正常等。如果一切正常，孕妇在分娩时就可以采取自然分娩的方式；如果胎儿过大或其他异常情况，医生会建议采取剖宫产。自然分娩的产妇可根据自己的需要来决定是否选择无痛分娩。

一、顺产

顺产并不是完全听天由命的，有很多方法都可以让宝宝顺利的出生，所以应尽量创造条件，提前做好准备，为顺产加几道防护锁，彻底打消孕产妇关于"顺产不顺"的担忧。

决定顺产的三个要素

① 产力：即子宫的收缩力。产力应该有一定的强度、频率，有一定时间的持续，并且随着生产的进展不断加强。如果产妇在生产过程中力量不够，宫缩乏力，就要采取措施加强了。

② 产道：即胎儿通过的腔道，首先是骨盆。骨盆的入口形态、大小正常时，胎儿的头才能入盆，中腔通道正常，胎儿才能顺利完成旋转，转成能够通过出口的姿势。

骨盆出口为胎儿最后通过的部分，也叫坐骨结节间径。骨盆出口正常才能使胎儿通过。最后，宫颈、阴道、外阴则是软产道部分，没有梗阻时，分娩才能顺利进行。

③ 胎儿：胎儿的头是出生时最大的部分，又称为"胎头"，胎头大小正常，就会顺利通过产道，如果胎头过大就很难通过产道。胎儿所处的位置也很重要，胎头向下就是正确的胎位。横位是不可能顺产的，臀位时如果胎儿不大，也有可能从阴道顺产。

顺产的优点

顺产是在助产人员的帮助下，采用新式助产法，使胎儿顺利地通过产道，母亲和宝宝都很健康，没有并发症。因为顺产会造成产前阵痛和产后阴道松弛等，会影响到以后的夫妻生活，因此有不少的孕妇都选择了剖宫产。但顺产比起剖宫产来说对于胎儿会更有好处。

① 生产中产道对胎头的挤压，激活了胎儿的中枢神经，对于出生后运动神经功能的建立也是很有帮助的。由于免受麻醉和手术影响，对孕妇来说损伤小、出血少，生产当天就能下床走动，而且产后身体恢复起来会比较快，可以早日照料宝宝，还能避免宫腔手术操作可能带来的感染等产后并发症。

② 自然分娩时，随着子宫有节奏地收缩和产道的阻力，可以将胎儿呼吸道内的羊水逐渐地挤出，即有利于胎儿出生后的正常呼吸，又可减少湿肺、窒息及吸入性肺炎。

当然，并不是所有的女性都适合顺产，

如果胎位异常、骨盆小，这些都可以事先通过 B 超测出。如果出现下列情况，如过期产（晚产儿）、巨大儿、胎位临时出现异常变化等。对于有这类明显指征的产妇，医生才会建议其选择剖宫。

为安全顺产可以做的努力

孕期和产前做体操可增加腹肌、腰背肌和骨盆底肌肉的张力和弹性，使关节、韧带松弛柔软，有助于分娩时肌肉放松，减少产道阻力，使胎儿较快通过产道。这对顺产及产后恢复都有很大好处。特别是在孕晚期，孕妇可选择适合自己的运动方式，详细了解分娩知识，缓解分娩时的紧张和恐惧心理，使自己保持镇定和勇敢。

预产期前几天，孕妇要安排好饮食起居和住院后的日常生活，包括按时吃饭、喝水、大小便和睡眠等。宫缩时体力消耗大，产妇应及时补充能量和水分，保持充沛的体力才能顺利完成分娩，此时，丈夫也要给予精神和物质上的强力支持。

轻松顺产的窍门

① 让好的心情减少疼痛

如果孕妇十分紧张，就会自动屏气使子宫供氧受阻，疼痛增加，从而减小了宫缩效率。如果孕产妇感到害怕，孕妇的身体还会分泌肾上腺激素，延缓分娩时间。所以放松对于减轻痛苦和加快分娩进程是非常重要的。

② 让正确的呼吸方法加速分娩

在宫缩时，孕产妇要保持有节律地深呼吸，身体仰卧，屈起双膝，将双手轻轻地放在下腹部，以每分钟约 15 次的速度进行吸气、呼气，反复进行，宫缩过后就完全放松，这样可以减轻疲劳，并能提高孕产妇血中的含氧量。正确的呼吸方法可以加速分娩过程，让子宫得到足够氧气，使宫缩更加有效。

③ 宝宝在子宫里正常的胎位

正常分娩前的宝宝在子宫里的位置应该是头朝下，面向妈妈，稍稍向左斜一点。这样的位置最容易让宝宝下降到产道。可有的宝宝不是这样的，如果纠正不良胎位或引导良好胎位的话，可以采取下列方法：A 孕妇可以跨坐在椅子上，让上身趴在椅背上。B 孕妇手脚着地，呈爬行状，每天保持 20 ~ 30 分钟。建议孕妇在舒适的地方练习，但腰部不要使劲。孕晚期睡觉的时候最好是左侧卧位。

④ 选择最适宜的环境

环境对分娩的影响非常大，只有放松才能让分娩顺利进行。一旦决定了要去医院分娩，就要在怀孕期间走访几家医院，和医生谈谈，了解一下那里的环境，选择一家自己认为最安全和最细心呵护的医院，来等待小宝宝的降生。

⑤ 为分娩准备健康的身体

在孕期做运动的妇女分娩比较顺利。过程比较短，孕期运动可以使妈妈提高免疫力，肌肉收缩也更有力量，在怀孕的中期，专家建议孕妇练练瑜珈，练瑜珈时要伸展关节，并使自己熟悉分娩的体位。同时瑜珈也可以使孕妇对自己的身体有信心，帮助自己集中精力。当然，其他的锻炼形式比如游泳，它不会让肌肉过分紧张，会对分娩很有帮助，但是，在开始进行任何锻炼之前，都要和医生商量一下。

⑥ 适当运动

产科专家发现，活动和直立体态如站

立、跪立、端坐等，都有加快生产的作用。适当地多活动可以促进血液循环，让更多的血液流到子宫，促进宫缩。胎儿随着重力的作用，就会对宫颈产生更大的压力，使宫颈扩张加速，宫缩更有力。

⑦ 选择最适合的分娩计划

孕妇在怀孕第36周的时候就要把分娩计划制订好，以防分娩时，使自己手忙脚乱，想象分娩过程提前，并提前与产科大夫讨论，这都会对分娩有帮助，即使做了计划，还要随时根据情况而改变计划的心理准备，最重要的是确保宝宝的安全。

二、剖宫产

剖宫产是指通过剖开孕妇的腹壁和子宫取出胎儿的一种重要的助产方法。该方法有挽救母婴的生命、保护母亲的生育能力等很多优点。

在什么情况下才需要剖宫产

① 胎儿过大

当胎儿体重等于或超过4千克时就称为巨大儿，在产前检查时，如果产科大夫评估胎儿体重可能大于4千克，能以自然生产方式娩出的机会很小时，就可以决定做剖宫产，以避免发生难产。

② 胎位不正

初产妇在产前检查胎位不正时，医生会建议以剖宫产为宜。初产妇如果在满28周时已经确认胎位不正，可事先安排剖宫产的时间；但如果是阵痛开始后才发现胎位不正，可能要直接安排紧急手术。

③ 骨盆狭窄或胎头与骨盆腔不对称

如果孕产妇有骨盆结构上的异常，比如小儿麻痹患者、身材过于娇小或侏儒症患者、有骨盆骨折病史，由于骨盆出口异常无法让胎儿顺利通过，故应该采取剖宫产。

胎头与骨盆腔不对称是相对性的，也就是说即使产妇本身的骨盆腔无异常也不狭窄，但因为胎儿的头太大，无法顺利通过产道，也必须实行剖宫产。

④ 胎儿窘迫

如果出现胎儿心跳不好，或是在超声波下显示胎儿血流有不良变化等情况，都可以称为胎儿窘迫，这种病症会在妊娠的各个时期发生，特别是后期及阵痛之后。胎儿窘迫的原因很多，例如脐带绕颈、胎盘功能不良、吸入胎便，或是产妇本身患有高血压、糖尿病、子痫前症等并发症。大部分的胎儿窘迫可通过胎儿监视器看到胎儿心跳不好，出现这种情况后如果经过医师紧急处理后仍未改善，则应该施行剖宫产迅速将胎儿取出，防止发生生命危险。

⑤ 多胞胎

胎位正常的双胞胎，可以尝试自然生产，但若是三胞胎或更多胎的怀孕，则建议优先考虑剖宫产。

⑥ 产程迟滞

通常初产妇宫颈扩张的时间平均比经产妇长，需14～16小时，如果超过20小时称为产程迟滞。造成产程迟滞的原因，可能是子宫收缩力量的异常，胎儿身体、胎位或胎向异常，母亲产道异常等。如果有明显的产程迟滞情况发生，却仍选择经阴道分娩，可能会对胎儿或母体造成伤害，因而必须实施剖宫产手术。遇到这种情况的产妇最痛苦的，因为阵痛已经持续了一段时间，才不得已改为剖宫产，等于是产前阵痛和术后痛都必须经历，共痛了两次。

⑦ 前胎剖宫生产

目前，我国约有30%左右的产妇在第一胎剖宫产后，再次分娩也会选择剖宫产。一般来说，有剖宫产史的产妇后，再次手术造成子宫破裂的几率会增加近1%。若是直式的子宫剖开方式，则子宫破裂的机会则会增加4倍左右。

⑧ 子宫手术

以前曾经做过子宫手术的产妇，和前胎剖宫生产类似，由于产妇子宫壁上有手术所留下的瘢痕组织，这些瘢痕组织会增加子宫在阵痛时破裂的危险几率，因此，必须安排剖宫产。

⑨ 母体不适合阴道生产

如果孕妇本身有重大疾病，比如子痫前症，或严重的内科疾病如心脏病等，经医师评估无法进行阴道生产者，也需要选择剖宫产。

⑩ 胎盘因素

生产方式与胎盘的位置及变化也有很大关系，比如胎盘位置太低，挡住了子宫颈的开口，前置胎盘或是胎盘过早与子宫壁剥离而造成大出血或胎儿窘迫等，都是剖宫产的原因。

若孕妇前一胎是因为胎位不正、胎儿窘迫、胎儿过大等原因，在不得已的情况下接受横式的剖宫产，而这一次怀孕胎儿并不大且胎位正常，同时也没有其他必须做剖宫产的指征，最重要的是产妇本身有很强的意愿要尝试自然生产，在这些条件的配合下，建议可与产科医师充分讨论，如果自然分娩的安全性大，子宫破裂机会的系数小，就可以尝试阴道分娩。

剖宫产的优势

① 由于某种原因，绝对不可能从阴道分娩时，施行剖宫产可以挽救母婴的生命。阴道分娩无法完成，或经阴道分娩可能对产妇或胎儿有危险时，就需要剖腹生产。

② 如果施行选择性剖宫产，子宫收缩前就已施行手术，可以免去孕妇遭受阵痛之苦。

③ 由于剖宫产术安全性的提高，许多妊娠并发病和妊娠并发症需要中止妊娠，医生选择剖宫产术，减少了并发病和并发症对母儿的影响。

④ 剖宫产的手术指征明确，麻醉和手术一般都很顺利。

⑤ 腹腔内如有其他疾病时，如严重感染、不全子宫破裂、多发性子宫肌瘤、合并卵巢肿瘤或浆膜下子宫肌瘤，也可一并处理，对已有不宜保留子宫的情况，均可同时切除。

⑥ 剖宫产做手术的同时，做绝育手术结扎很方便。

剖宫产后的保养

剖宫产是一种开腹手术，做完剖宫产手术后的产妇应特别注意自身的保健和养生。这一点至关重要，实施了剖宫产手术后的产妇应该如何保养？

① 三不宜

第一，不宜平卧。平卧时，子宫收缩的疼痛最敏感，故应采取侧卧位。

第二，不宜静卧。在术后24小时后应该练习翻身、坐起，并下床慢慢活动，这样可以增强胃肠的蠕动，促进尽早排气，还可预防因肠粘连及血栓形成而引起其他部位的栓塞。

第三，不宜憋大小便。剖宫产后，产妇由于伤口疼痛使腹部不敢用力，大小便不能及时排泄，易造成尿潴留和便秘，故术后产妇应按平时习惯及时大小便。

② 排气后才能进食

因腹部有伤口，同时产后腹内压突然减轻，腹肌松弛、肠蠕动缓慢，容易便秘，在饮食上和顺产应有区别，在术后 12 小时，可以喝一点开水，刺激肠蠕动，等到排气后，才可进食。在刚开始进食时，应选择流食如米粥，然后是软质食物，固体食物可渐次增加。

③ 疤痕保养

手术后刀口的痂不要过早地揭，过早强行揭痂会把尚停留在修复阶段的表皮细胞带走，甚至撕脱真皮组织，并刺激伤口出现刺痒；涂抹一些外用药如肤轻松、地塞米松等用于止痒；避免阳光照射，防止紫外线刺激形成色素沉着；切忌吃辣椒、葱蒜等刺激性食物；保持疤痕处的清洁卫生，及时擦去汗液，不要用手搔抓，也不要用衣服摩擦疤痕或用水烫洗的方法止痒，以免加剧局部刺激，促使结缔组织出现炎性反应，引起进一步刺痒。

④ 产后运动恢复护理

剖宫产后最初 3 周内，产妇应避免粗重的工作，要充分地休息，因为极度的疲倦将影响伤口愈合，有延迟性产后出血与产后感染的可能。适当地活动及做产后健身操，可以帮助产妇提早恢复肌力，有利排尿、排便，增强腹肌和盆底肌肉的功能，避免腹壁皮肤过度松弛，加速恶露排除，预防子宫后倾、尿失禁、子宫脱垂等病。

产后保健操包括能增强腹肌张力的抬

腿、仰卧起坐和能锻炼骨盆底肌及筋膜的缩肛动作，每天做 3 次，每次 15 分钟，以后运动量可逐渐增大。另外，剖宫产子宫切口感染、坏死、裂开多见于术后 20 日左右，在此期间，应格外注意避免剧烈运动，密切观察异常出血的发生，必要时及时就诊。

⑤ 饮食保养

剖宫产术后一周内禁食蛋类、牛奶、豆浆及发酵食物，以避免胀气引起腹部疼痛。生冷类食物如大白菜、白萝卜、西瓜、水梨等禁食 40 天，避免吃深色素的食物，以免疤痕颜色加深。还要避免咖啡、茶、辣椒、酒等刺激性食物及油腻的食物。产妇因为失血较多，宜多吃含铁质食物补血。在手术一周后可以摄取鱼、鲜奶、鸡、肉类等高蛋白质食物，以帮助组织修复。

传统观念认为产妇不宜喝水，否则日后会肚大难消，这时必须多补充纤维质，多吃水果、蔬菜，可以促进肠道蠕动，有效预防便秘。

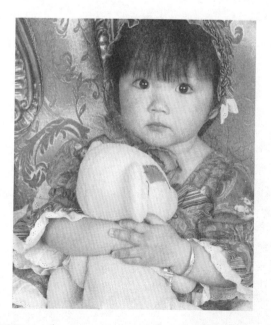

06 什么是无痛分娩

成功分娩成为一位母亲，可以说是女性一生中最大的事。而所有的女性回忆分娩，都忘不了那撕心裂肺的疼痛，这种痛苦让人心有余悸。不少人甚至说：早知道这么疼，我就不生了。也有女性因为害怕分娩时的疼痛，一直不敢要孩子。现在国内的一些大医院推出了多种减轻分娩时痛苦的手段，从呼吸调整、心理暗示安慰、镇痛仪、注射杜冷丁等麻醉剂，到硬膜外镇痛式无痛分娩等等。

虽然在妊娠期，孕妈妈就已经向医生学到了许多分娩的知识，诸如见红、破水、宫缩、用力等，但面临分娩大事，心里会很没底。在分娩方式上，人们只了解自然分娩和剖宫产，而新近推广的无痛分娩方式得到越来越多人们的青睐，在我国虽然还是一项新鲜事物，但国外已经普遍应用，是一项简单易行、安全成熟的技术。

分娩的阵痛，不仅给产妇带来痛苦，对胎儿也有不利的影响。当人体感到严重疼痛的时候，会释放一种叫儿茶酚胺的物质（主要由肾上腺素和去甲肾上腺素组成），这种物质对产妇和胎儿都有不利的影响。分娩时儿茶酚胺的增多，能减弱子宫收缩的协同性，不协调的宫缩会使宫颈扩张速度减慢，新生儿的血液和氧气供应都可能受到影响。

确切地说，无痛分娩的无痛，也不是绝对"无痛"，不管使用什么方法都很难做到绝对不痛，只能设法减轻疼痛，让疼痛变得容易忍受。

产程中镇痛方式主要有两类：一种是精神预防性无痛分娩。精神性预防有时能起到很大作用，好处是安全可靠、简便易行。临产子宫收缩的显著特点是有节律性，每次收缩后都有间歇，每次疼痛都有缓解期，掌握这点，可利用短暂的缓解期放松身心。产程中正确的呼吸，也可以起到减轻疼痛、稳定情绪的作用。还可以请曾经生过孩子的专业陪产的助产士进行心理安慰。

第二种镇痛方式是药物镇痛。产程中的药物镇痛方法很多，如肌肉注射杜冷丁或间断吸入"笑气"，还有硬膜外阻滞镇痛术。水针穴位注射也有一定的镇痛作用。

镇痛效果较理想的，就是在硬膜外腔阻断支配子宫的感觉神经，减少疼痛。由于麻醉剂用量很小，产妇仍然能感觉到宫缩的存在。产程可能会因为使用麻醉剂有所延长，但可以通过注射催产素加强宫缩，加快产程。

实施硬膜外阻滞术，使产妇在最需要休息、时间最长的第一产程得到休息成为可能，当宫口开全想用力时，产妇因积攒了体力而更有力量。如果有些产妇没有向下用力的感觉，可以在医生的指导下用力，并且有能力做到。这种方法可以解除分娩过程的过度疼痛，并同时保留产妇向下用力的感觉。

实施硬膜外阻滞镇痛有一定的危险，如可能发生麻醉剂过敏、麻醉意外等。由于操作程序比较繁琐，整个分娩过程中需要妇产科医生与麻醉科医生共同监督、监测产妇情况。硬膜外镇痛和麻醉对产妇和胎儿是安全的。但需要准确的判断、特殊的技术、相应的预防措施和治疗手段。需要有资格、有经验的麻醉医生操作。

如果产妇决定采用硬膜外镇痛，应事先向医生提出要求，最好早些时候提出而不要过晚，通常在第一产程中，当子宫口开到 3 ~ 4 厘米的时候比较合适。经医生检查后决定能否使用。要求镇痛和麻醉医生对产妇实施硬膜外麻醉，医生约需 10 ~ 20 分钟进行操作。

施行硬膜外方法麻醉方式进行无痛分娩，具有安全、方便、药效持久、适应人群广和不用进手术室等特点。

安全。无痛分娩采用硬膜外麻醉，医生在临产准妈妈的腰部硬膜外腔放置药管，药管中麻醉药的浓度大约相当于剖宫产的五分之一，很安全。

方便。当子宫口开到三指时，通过已经放置的药管给药，临产的准妈妈带着药管可以到处走动，很方便。

药效持久。大约在给药 10 分钟后，临产者就感觉不到宫缩的强烈阵痛了，能感到的疼痛好像来月经时轻微的腹痛。每注射一次药物，药效大约持续一个半小时甚至更长，待有疼痛感觉后继续给药，如此往复，直至分娩结束。

适合人群广。大多数临产妇女都适合无痛分娩，但有妊娠合并心脏病、药物过敏、腰部有外伤史的情况，应向医生说明，由医生决定是否可以进行无痛分娩。

不进手术室。无痛分娩的全过程，是由麻醉医生和妇产科医生合作完成的，正常的无痛分娩在产房中即可进行，无需进手术室操作。

全球每年有几千万人使用硬膜外方法解除疼痛、治疗疾病，安全性很好。但是，尽管麻醉医生会采取措施预防、避免各种意外的发生，但硬膜外技术毕竟属较复杂的治疗方法，麻醉意外仍可能发生。要正确认识，无痛分娩是存在一定的风险的。

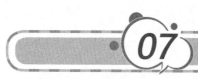

07 应该掌握的分娩技巧

一、能减弱产痛的方法

临产分娩的疼痛程度，和精神紧张因素密切相关。精神越是紧张，产痛就越厉害。

过分的紧张、恐惧、烦躁，会使人对轻微的刺激也引起剧烈反应；精神紧张和不配合，常常会使子宫收缩不协调、乏力、滞产。因为精神紧张会使肌肉紧张度增强，疼痛神经末梢得到的刺激就会多，产生的疼痛感就强。人在紧张恐惧时，体内产生的紧张激素量增加，会削弱、抵消身体产生的用于促进产程进展和减轻不适感的激素作用，增加神经末梢对痛刺激的敏感性，疼痛感会随之增强。

分娩难免会有疼痛，但恐惧、无知、消

极等待情绪，独自待在产房里的孤独感和隔绝感都会加剧疼痛感，会使人达到无法忍受的地步。

如果临产前做好了充分的心理准备，身旁有亲人的精神鼓励，产房拥有温馨的氛围，产妇会忘记疼痛，经历一次"无痛"分娩。

掌握分娩的技巧，学会按照产程进度呼吸、放松和用力，学会把宫缩、阵痛的过程看做自己呼吸、用力、放松的过程，能转移对于疼痛的注意力，就能弱化和减轻分娩的痛楚。

二、了解拉梅兹法

拉梅兹生产法最早由苏俄发明，俄国心理学家称为"心理预防法"，目的在于训练产妇利用放松技巧和各种呼吸技巧，来应付子宫收缩时的痛楚。而后，法国产科博士拉梅兹又根据临床实践加以研究改进，成为目前使用广泛的"拉梅兹生产减痛法"。

拉梅兹运动法包括：神经肌肉控制运动；产前运动；呼吸技巧的运动。

其中，呼吸运动是进入分娩产程时，最广泛被使用的减痛方式。

在怀孕7个月后，就可以和丈夫，或其他陪产者一起接受呼吸技巧训练，持之以恒的练习有以下好处：

夫妻共享怀孕及生产过程，培养默契，增加亲密感；

减少对生产的陌生及恐惧，并拥有足够的信心迎接生产；

生产时，利用呼吸技巧，控制子宫收缩引起的产痛，维持镇定及保持体力，使生产过程更顺利。

拉梅兹呼吸法的注意事项：

想要练习拉梅兹呼吸法的孕妈妈，必须先做到下列事项，才能发挥拉梅兹呼吸法的减痛功效：

胎位正常，无任何危险妊娠征兆，可自然生产，并通过产科医生同意；

建立基本生产过程（包括产兆）概念，以配合呼吸技巧应用；

怀孕满7个月后开始练习呼吸技巧，需要反复练习至技巧熟练；

需丈夫（同伴）一起陪同接受训练和练习。

拉梅兹运动法包括三大内容：① 神经肌肉控制运动；② 产前运动；③ 呼吸技巧的运动。下面以呼吸方法为主，因为产前运动种类众多，这里择要介绍。有需求的准爸妈们，就可以边读边做。

练习前的原则：

在练习拉梅兹呼吸法之前，孕妈妈要遵守几个原则：

选择坚固的硬板床或地板做练习，避免在弹簧床或是软床上练习；

运动前先排尿，排空膀胱；

穿着较宽松的衣服；

空腹或饭后两小时做；

次数由少逐渐增多，并配合个人身体情况，避免过于疲倦；

练习环境要保持温暖。

廓清式呼吸运动：适用时间：在所有的运动开始及结束前，需做一次廓清式呼吸。

方法：

鼻子慢慢深吸一口气，再以口缓慢吐出，并全身放松。

练习姿势：孕妈妈如果上了产台（产床），通常身体会呈现半躺的姿势，在家中练习运动时，可采取坐姿练习，最重要的是熟悉控制身体与呼吸的方式。

神经肌肉控制运动

目的：

①使产妇在产痛发生时，仍能自由自在的放松全身肌肉，不至于无谓地浪费体力，还能让胎儿持续得到足够的氧气。

②生产时能将产痛解释为"开始工作——呼吸"的信号，并非只是感觉疼痛和紧张。

③集中精力在呼吸技巧上，控制宫缩引起的产痛，提高对产痛的忍受力。

④保持体力，较轻松地度过产程。

原则：

①选择清静、不受干扰的环境练习，才容易进入状态；

②与同伴一起练习，随时检查放松情况，才容易达到效果；

③每天练习，才能熟练；

④须习惯于同伴的指挥（口令）。

方法：

①孕妈妈背部平躺在地板上，头下、膝下各垫一枕头，或坐在地板上，深深地吸气和呼气，全身放松（如果只练习手部放松，站立亦可）。

②进行廓清式呼吸；

③缩紧身体某部位（例如右臂、左臂、右腿、左腿）；

④放松同一部位；

⑤进行廓清式呼吸；

⑥轮流练习缩紧与放松四肢，亦可应用到全身任何一个部位的肌肉。

练习步骤：

①缩紧右臂⑤缩紧右手右腿

②缩紧左臂⑥缩紧左手左腿

③缩紧右腿⑦缩紧右手左腿

④缩紧左腿⑧缩紧左手右腿

呼吸运动是进入临产状态以后，最有效、也最有利的加快产程和减轻产痛的内容，能够为各个产程的顺利完成而充分调动产妇的能力，科学有效的保证顺产。

胸式呼吸：适用时间：第一产程初步阶段。

①当孕妈妈开始有不规则阵痛（有时伴随有腰酸）的现象，但每次阵痛的时间间隔较久，且阵痛的程度较低时，便可进行。

②此时子宫颈变薄扩张，约开 2 ~ 3 公分，子宫收缩 30 ~ 50 秒，收缩间隔（两次阵痛的间隔时间）5 ~ 20 分钟（约持续 8 ~ 9 小时）。

方法：

①身体完全放松，眼睛选定一个定点凝视；

②进行廓清式呼吸；

③鼻子吸气五秒，再以口缓慢吐气五秒，腹部保持放松；

④一次吸气吐气过程约十秒，并进行 6 ~ 9 次胸式呼吸，直到子宫变软、不痛为止，结束后再做一次廓清式呼吸；

⑤每天进行五次，每次约 60 秒。

口令：

"收缩开始"、"廓清式呼吸"、吸二……三……四，吐二……三……四（进行 6 ~ 9 次后）、"廓清式呼吸"、"收缩结束"。

浅而慢加速呼吸：适用时间：第一产程加速阶段。

①此时进入规则性阵痛，子宫收缩压力增大，孕妈妈感受到的阵痛更强烈，孕妈妈的脾气会变坏。

②子宫颈变薄扩张约开 4 ~ 8 公分，子宫收缩 60 秒，收缩间隔 2 ~ 4 分钟（约 3 ~ 4 小时）。

方法：

①完全放松，眼睛选定一个固定点凝视；

②先做廓清式呼吸放松身体；

③鼻子吸气，再以口缓慢吐出，腹部保持放松；

④配合子宫收缩的强弱，来决定呼吸的快慢，子宫收缩增强则加速呼吸速度，子宫收缩减缓则减慢呼吸速度。由于子宫收缩程度会由弱至强，再由强至弱，因此，呼吸的速度应由慢而快，再由快而慢；

⑤吸气吐气过程配合子宫收缩持续时间，约为 45 ~ 60 秒，最后以廓清式呼吸结束；

⑥每天五次，每次以 60 秒为计。

口令：

"收缩开始"、"廓清式呼吸"。

吸二……三……四，吐二……三……四。

吸二……三，吐二……三。

吸二……，吐……二。

吸……吐，吸……吐（再逐渐减缓呼吸速度至吸二……三……四，吐二……三……四）。

"廓清式呼吸""收缩结束"。

浅式呼吸：适用时间：第一产程转换阶段。

①孕妈妈阵痛最剧烈的时刻，会感觉到产道有东西，或有想大便的感觉，产妇可能会失去耐性，发脾气、大喊大叫。

②子宫收缩最强烈，子宫颈变薄扩张约开 8 ~ 10 公分，子宫收缩 60 ~ 90 秒，收缩间隔 30 ~ 90 秒。

方法：

这个时候因为产妇已痛到无法吸饱一口气，因此要分段吸气，再一次吐完气，确保胎儿拥有足够的氧气。这个阶段无论宫缩程度大小，均维持快速吸吐的速度。

①完全放松，眼睛选定一个固定点凝视；

②进行廓清式呼吸；

③微张开嘴巴吸吐发出"嘻嘻嘻"声音；

④连续四 ~ 六个节拍的快速吸气，再吐一次气，以一吸一吐为一个循环，并反复进行，直到子宫收缩结束；

⑤随子宫收缩强度调整速度；

⑥吸和吐的气的量需一样（即分段将气吸饱，再一次将吸饱的气吐完），避免换气过度，因为孕妈妈如果换气过度，会使体内二氧化碳过度排出，造成手脚麻的不适情况；

⑦再以廓清式呼吸做结束。

口令：

"收缩开始"、"廓清式呼吸"、吸吸吸吸吐、吸吸吸吸吐，…………，吸吸吸吸吐、"廓清式呼吸"、"收缩结束"。

闭气用力运动：适用时间：子宫颈全开，胎儿随时娩出时。

产妇是否能正确地用力，将决定这个阶段的时间长短，正确方式是在子宫收缩时用力，子宫收缩时停止用力并完全放松，以便获得力量继续奋斗。

方法：

①孕妈妈平躺在地板上，或坐在地板上，两腿跷高贴放在椅子或沙发上，两膝屈曲，两腿分开，臀部移近椅子边缘，手握住椅子的脚。坐在地上，双腿张开的姿势亦可；

②大口吸气后憋气、往下用力将力用在肛门上，像排解较硬的大便一样；

③头抬高看肚脐，下巴向前缩；

④憋气 20 ～ 30 秒，吐气后马上再憋气用力直到收缩结束；

⑤预产期前三周每天练习两次即可，但切记在做练习时不可真的用力。

口令：

"收缩开始"、"廓清式呼吸"、吸一口气、憋气、往下用力、用力……吐气。

吸一口气、憋气、往下用力、用力……吐气……、"廓清式呼吸"、"收缩结束"。

哈气运动：适用时间：不能用力，却不自主用力时。

①子宫未扩张而有强烈的排便意，想要用力，用哈气运动，以避免子宫颈水肿，延迟产程。

②当胎头已娩出 2/3，但为了避免冲力太大造成会阴撕裂伤而要求产妇不要用力，此时可使用哈气运动，口张开连续喘气，直到想用力的冲动过去时为止，并等待医护人员再次提示。

方法：

①嘴巴张开像喘息式的急促呼吸。

②不可憋气，并全身放松。

口令：

不要用力、哈气（要练习到有很快的本能反应才行）。

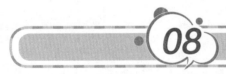

08 产房里的准爸爸

近些年来，很多产科医院都增开了母子亲人病室，在一家人独处的空间中，准爸爸可以有机会陪同临产分娩的准妈妈一起来共度分娩关。

面对临产的妻子，准爸爸最重要的工作，就是在精神上支持临产的准妈妈。应当及时反映产妇愿望和需求，最简单的比如向医务人员额外要一个枕头垫在腰下；请护士等到阵痛结束后再做检查或询问感觉等等。

对妻子的支持，也意味着懂得胎动情况和产妇的血压、血红蛋白指数、阵痛间隔时间、宫口开到几指等。

如果属于顺产，在生产过程中准爸爸也会有机会在场。

这种机会值得珍惜——因为准爸爸陪产的方式，只是最近几年才出现的事情。

陪产期间，要毫不犹豫地说出产妇想法，因为她需要把精力全部集中在产程中。应当相信，产房中在场的每一个人都会真心善待自己，但是却不一定能准确无误地了解到产妇的全部需求。通常医务人员只是遵循常规，哪些地方需要调整，应该由陪护在产房的准爸爸来明确指出和提出要求。同时要注意，为了产妇和即将降生的宝宝，千万不要和医务人员采取对抗的态度，准爸爸特别应该注意保持自信，避免过激和被动。

准爸爸要有充分的心理准备，承受很大的心理压力，要知道，妇产科医生最怕陪产的准爸爸心理承受能力差，不要因为产妇阵痛的一阵呻吟，就急于求医生想办法——在这样的影响下，产妇会对自己丧失信心，还会使医生和护士一起耗费许多时间和精力，结果却会很不愉快。准爸爸需要了解和做到的是，只要知道自己妻子的生理指数正常，就不必过于在意阵痛而导致的呻吟和叫喊声。如果能及时握住产妇的手，告诉妻子说宝宝正在努力出世，帮助产妇在精神上适度

放松或使劲帮宝宝一把，对母子和医生都有帮助。

准爸爸有提问的自由，有权利知道正在发生的事情，包括风险、处理意见和其他选择。准爸爸可以在同意医生的计划时，要求提供另一种选择。但在执行计划时应密切注意，毕竟分娩计划往往会因为产妇和婴儿的原因做出调整和改变。

陪护在产房中，准爸爸能给予产妇很大的精神安慰，也能够体贴到妻儿共同度过生产难关所付出的艰辛，对于呵护好产褥期的母子有益。

需要提醒准爸爸的事情是，当宝宝生出来以后，千万不要忘记慰问疲惫的妻子，并对辛苦的医生和助产人员表示感谢。

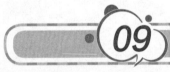

09 分娩中正常出现的尴尬事

分娩的过程，是每一个孕妈妈比较辛苦的事情，想必是刻骨铭心的。虽有痛苦，但生育宝宝，是女人最幸福的事情。只是，在这个过程中，也会有一些可能你想象不到的，让人难为情的事情，现在先说给你，以做到心中有数，能提前规避当然更好。

呕吐：主要因为无痛分娩中采用硬膜外麻醉会导致血压过低，也就是血压突然下降，最初的一个征兆就是恶心和呕吐，分娩时的疼痛也会导致呕吐。分娩时，胃里的食物会停止消化，也会导致呕吐。几乎90%的妈妈都在产床上经历过恶心和呕吐的感觉。如果是自然分娩，为避免呕吐，分娩前应该吃一些易消化的流食，或者完全停止进

食，只喝水或饮料。

牙齿会咔哒咔哒地响：约有50%的女性分娩时身体会颤抖，牙齿发出咔哒咔哒的声音。以前的解释是：颤抖是分娩过程中身体处于临时状态的直接反应。但是最新研究表明：颤抖是因为母体的血液中出现一些不相容成分的直接结果。在分娩的过程中，极少量的胎儿的血液会融入妈妈的血液当中。如果把妈妈和宝宝的血液中有不相容的成分（例如妈妈的血型是 A 型，而宝宝的血型是 B 型），妈妈就会出现颤抖、哆嗦、打冷战的现象。

放屁：当宝宝通过产道慢慢下降，准备降生时，就会挤压到直肠，使一些气体从肛

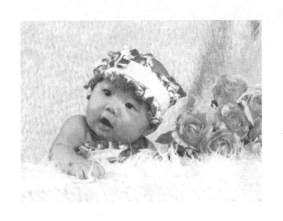

门被迫排出。尤其是进行硬膜外麻醉以后，肛门附近的括约肌变得麻痹，没有知觉，这种情况就越会发生。在产床上可能会有肠蠕动，就是说可能排便。当宝宝的头通过产道时，直肠会变得平滑，里面的内容物就会被推出来。

失控地尖叫：在分娩过程中，尤其是如果你还没有服用过任何减轻阵痛的药物的时候，你也许会尖叫、大哭，或者诅咒你的丈夫或是医生，甚至是撕扯自己的衣服，几近抓狂的行为。有点过激，但都很正常，是疼痛和筋疲力尽本能的反应。产前可练习呼吸和正确的用力方式，让自己尽量平静一些。

头脑会一片空白：在分娩的紧要关头，你很容易就会忘掉产前培训课教授的内容。如果你的丈夫可以陪产，那么可以让他事先和你一起学习一些放松的办法，也好在关键时刻能在旁边提醒你如何呼吸和用力。

宝宝第一眼看上去并不可爱：当你第一次把宝宝抱在怀里时，并不能感受到那种期待已久的惊喜，因为宝宝看上去远没那么好看和可爱——他身上皱皱的，完全像个小老头儿嘛！所以建议还是休息一会儿，再看宝宝。

准爸爸同样不轻松：胎儿监测器哗啦哗啦地响，产妇的情绪像过山车一样大起大落。这一切对准爸爸来说，也是一种从未经历过的严峻考验，有人说，这种经历会在他们的心理上留下阴影。无论这种说法是否属实，但他们的这种紧张往往更会加重产妇的紧张情绪，所以，有时准爸爸们在关键时刻被赶出去。产妇应该明白，也许这并不是一件坏事。如果你不能确认你的丈夫是否可以经受住如此严峻考验，那么，最好另选一个人陪伴自己分娩。

10　医院为新生宝宝所做的检查

现在，大部分的宝宝都是在医院出生。从婴儿降生到出院，期间会有几天在医院度过。而在这几天中，除了妈妈在恢复身体之外，刚出生的宝宝也没闲着，医生们会为新生儿做一系列的检查。虽然目前各家医院进行检查的具体做法可能不尽相同，但一些例行检查是每家医院都会要做的：

1. 吸黏液

宝宝出生之后会发生第一声啼哭，对于医护人员来说，这天籁之声显得极为重要，它说明宝宝的肺已经开始工作了。随即，医护人员会用专门的器械吸新生儿的嘴巴和鼻腔，以清除残留在里面的黏液和羊水，从而确保新生儿鼻孔完全打开，以便畅通地进行呼吸。

2. 看宝宝

接着，护士会用柔软的毯子将新生儿抱起来放在妈妈身上，让你们亲近一会儿；如果是剖宫产，护士则会把宝宝抱起来给妈妈看。如果是早产儿或出现呼吸困难，那宝宝出生后就会被立刻送入新生儿特护病房，接受检查。

3. 剪脐带

脐带通常在婴儿出生后几分钟内就会被剪掉。医生会用两个夹具夹住脐带，然后剪断脐带。如果宝宝的爸爸被允许进产房，那么有些医生会将这一光荣使命交给他来完成。需要注意的是，医生有可能从脐带里抽取血样以供稍后检验之用。有的夫妻愿意将新生儿的脐带血捐给血库，并提前做好了联系工作，取血过程也是在这时进行。

4. 检查

婴儿出生后第一分钟以及5分钟之后，需要分别接受一次检查，被称为阿普加（Apgar）新生儿评分。它是对新生儿的肤色、心率、反射应激性、肌张力及呼吸力等5项指标进行评分，以此来检查新生儿是否适应了生活环境从子宫到外部世界的转变。然后，护士会给宝宝称体重、量身长，并且检查有无疾病症状。如果婴儿体重超过8斤，则要验血，因为过重的新生儿在出生后

的几小时内有可能出现低血糖。

5. 注射维生素 K

所有的新生儿都要注射维生素 K，这是一种保护性措施。因为新生儿的肝脏——分泌维生素 K 的器官还未发育成熟，此举用来帮助血液凝结，以免宝宝出血过多。护士还会在新生儿的眼睛里抹上含有抗生素的药膏或药水，以防止其受到感染。

6. 写手牌

在婴儿和妈妈（或爸爸）的手腕或脚踝上系上写有妈妈姓名等简要信息的牌子（或手牌或脚牌）以表明婴儿身份，以免在医院期间因宝宝过多而发生混淆。

7. 包裹婴儿

随后，护士会为宝宝垫上尿片，并将宝宝包裹起来交给妈妈抱一会儿。

8. 放入推车

大约半小时以后，护士会把宝宝放在婴儿推车里送入婴儿室。如果医院允许母婴同室，那么，宝宝就会和妈妈一起被送入产后恢复病房。

9. 必要的统计

护士会用听诊器检查新生儿的心脏和肺部，测量体温，并检查婴儿是否有异常症状。随后，护士还会再次测量宝宝的身长、体重和头围，然后给他（她）洗个温水澡。

10. 第一次体检

在宝宝出生后 24 小时之内，儿科医生会对新生儿进行检查，并把各种测量结果与怀孕头几周内测得的数据进行比较，以验证其是否吻合。接下来，医生会检查宝宝的胸、肚子，以检查心脏和肠功能是否正常。医生还要检查宝宝的头、眼睛和生殖器，以及诸如腭裂、锁骨骨折（这种情况在分娩过程中可能会出现，通常能够自行恢复）、胎记、髋部脱臼等情况。然后，在征得婴儿父母的同意后，护士会给宝宝打第一次防疫针——乙肝疫苗。

11. 采足跟血

在婴儿出生 72 小时后，医院会采集宝宝的足跟血进行检查，目的是筛查宝宝是否患有苯丙酮尿症（简称 PKU）和甲状腺功能减低症（简称 CH）。因这两种疾病的发病率较高，且早期没有明显症状但有实验室阳性指标作为参考。这两种病的主要症状是宝宝呆傻、反应慢、发育迟缓等，检查出来国家免费治疗，治愈率达 95% 以上。而如果不进行筛查，将来得病后则无法治愈。

12. 接种卡介苗

给新生儿接种卡介苗是为了预防结核病的发生。新生儿身体各部分的内脏器官都比较娇嫩，抵抗传染病的能力较差。结核病是一种慢性传染病，至今在我国仍流行，且往往以很隐蔽的形式传播。不少新生儿、婴儿在不知不觉中被传染上，并发展成为很严重的症状，如结核性脑膜炎，不但威胁生命，就是存活下来也可能造成痴呆后遗症。卡介苗是强有力的抵抗结核病的武器，所以一定要给新生儿接种卡介苗。新生儿出生后 24 小时之内，医院即为其接种了卡介苗。接种后，一般不会出现发热等全身性反应，1 个月后局部会出现红肿、化脓、结痂，不需处理，痂皮脱落后会留下瘢痕。接种是否成功，可到保健站或医院检查，不成功者还需要重新接种。

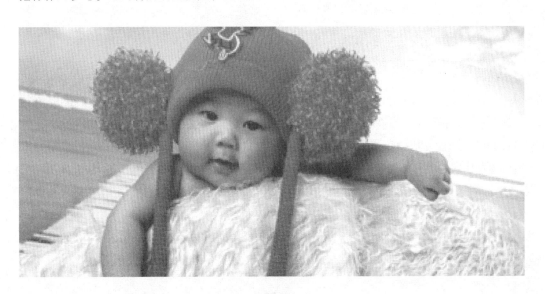

Part2 饮食调理

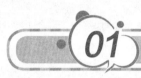

01 适合临产及分娩期孕妈妈的食物

到妊娠晚期，适宜吃一些营养含量较高，脂肪和热能含量较低的食物，为临近到来的分娩储蓄精力，也为腹中胎儿宝宝的营养贮备提供来源。

红枣炖猪肘：大红枣、水发黄豆、猪肘、生姜、盐、冰糖、红糖、绍酒。红枣洗净，猪肘去净毛，生姜去皮切片，葱洗净捆成把。锅内加水烧开入猪肘、绍酒，用中火煮至血水净，捞起冲净。把猪肘放入盅内，加入生姜、葱、红枣、黄豆、冰糖、红糖、盐，入清水加盖，入蒸屉隔水炖2小时，去掉姜、葱即可使用。和胃健脾、气血两补，对临产阴虚气弱、乏力、口干等症有功效，且有助产后恢复。

冬苋菜粥：紫苋菜250克，粳米100克，精盐、味精。冬苋菜择洗干净切细；粳米淘洗净。锅置火上入清水、粳米，煮至粥将成时，加入冬苋菜、精盐、猪油，略煮即成。粥清香，甘美爽口。有清热、滑窍、顺胎产的功效。适于热淋、小便短涩疼痛症患者食用。临产前食用，能滑胎易产。

豆皮粥：豆腐皮50克，粳米100克，冰糖适量。豆腐皮放入清水中漂洗干净，切成丝。粳米淘洗净入锅加清水适量，先用旺火煮沸后，改用文火煮至粥将成，加入豆腐皮、冰糖煮至粥成。有益气通便、保胎顺产、滑胎催生作用。临产前食用，能使胎滑易产，缩短产程，是临产保健佳品。

空心菜粥：空心菜200克，粳米100克，精盐少许，清水适量。空心菜择洗干净，切细；粳米淘洗干净。锅置火上入适量清水、粳米，煮至粥将成时，加入空心菜、精盐，续煮至粥成。粥稠，味清淡，爽滑。有清热、凉血、利尿、助产的作用。临产前食用能滑胎易产。

小米面茶：小米面1000克，麻酱250克，芝麻仁10克，香油、精盐、姜粉各适量。芝麻仁去杂用水冲洗净，沥干水分，入锅炒焦黄色后擀碎，加入精盐拌和在一起。锅置火上入适量清水、姜粉，烧开后用小米面调成稀糊状倒入锅内，略加搅拌，开锅后盛入碗内。麻酱和香油调匀，用小勺淋入碗内，再撒入芝麻盐，即可食用。咸香可口，补中益气、增加营养、助顺产。

马齿苋粥：新鲜马齿苋 150 克，粳米 100 克，精盐、味精各少许，清水适量。马齿苋择洗净，入开水中焯一下，捞出后漂去黏液，切成碎段；粳米淘洗净。锅置火上入清水、粳米，煮至半熟时，加入马齿苋，续煮至粥成，用精盐、味精调味后即可食用。马齿苋有散热消肿，利肠滑胎，解毒通淋的功效，粳米具有养胃的功效。有健脾胃、清热、凉血、利尿、助产功效，临产前食用，滑胎易产。

藕莲炖排骨：排骨 500 克，莲子 200 克，莲藕 500 克，料酒、盐、姜、葱各适量。排骨剁块洗净，入沸水煮 20 分钟后，撇去浮沫，捞出待用，莲藕刮皮切块，莲子洗净备用。砂锅加清水入莲藕煮沸，加入排骨和莲子，改用小火炖煮，入盐和料酒、姜、葱，炖约一小时，待骨烂肉酥菜熟即可。有补心益脾、止血安神作用。

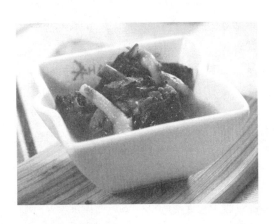

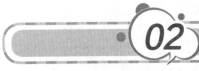

巧食减轻分娩疼痛

在临近分娩时，大多数产妇心情会比较紧张，而胃口也不好，甚至很多人根本不想吃东西。

所以应进食一些便于消化吸收的食物，而不宜吃油腻、蛋白质过多、需花太久时间消化的食物。

但自然分娩相当于一次重体力劳动，整个分娩过程所用的时间相对较长，需要耗费大量的体力，产妇自身必须要有足够的能量供给，才能保证子宫有良好的收缩力，使宫颈口尽快开全，才会有体力把宝宝尽快生出来。临产前，产妇如果进食状况不好，分娩时就会出现体力透支的情况，会影响分娩的正常进行。相反，如果产妇吃得好、吃得巧，当然就会促进分娩的顺利进行，也会减轻分娩过程中的疼痛。

那么，如何吃才能算是"巧食"呢？

首先，在孕晚期，孕妈妈的饮食应该以量少、丰富、多样为主，一般采取少吃多餐的方式进餐，要适当控制进食的数量，特别是高蛋白、高脂肪食物。另外，饮食的调味宜以清淡为主，少吃过咸的食物，也不宜大量饮水。这样，胎儿就不会长得过大，从而给顺利分娩打下好的基础。

其次，分娩过程中注意分阶段饮食的巧妙搭配。

为了宝宝顺利地娩出，产妇在分娩前应该吃一些能够快速补充能量的食物，比如巧克力、果汁、糖水等。虽然平时我们不建议孕妇食用这类碳水化合物，但它们能为产妇迅速提供能量，所以，产妇在临产前可以食用。

自然分娩的整个过程总体可以分为三个时间段，称为三个产程。

第一产程持续的时间最长，经产妇通常需要8小时左右，初产妇所用的时间可能还会更长一些，大约10小时左右。在这一阶段，子宫颈不断扩张，而宫缩引起的阵痛，使产妇不能好好休息，当然也会影响到产妇的正常进食。然而，因为接下来的分娩过程中需要消耗大量体能，所以，产妇必须利用宫缩的间隙及时进食，以便随时补充能量。这段时期应选择包子、稀饭、牛奶、巧克力、鸡蛋、面汤，以及清蛋糕这种柔软、易消化的食物。另外，每次不用吃得太多，而要少食多餐。

第二产程持续的时间比第一产程大大缩短，大约需要2小时。这一阶段，子宫收缩更加频繁，疼痛加剧，而消耗的能量也会增加。而强烈的宫缩会压迫胃部，甚至引起呕吐，因此产妇更不想进食。但为了补充能量，产妇必须尽量在宫缩间隙补充一些可以被迅速消化吸收的高能量食物，如果汁、藕粉、红糖水等流质食物，以及巧克力之类的食品。

第三产程持续的时间比较短，大约持续15分钟左右，通常不勉强产妇进食。如果产程延期，可以补充糖水、果汁等以免脱水或体力不支。

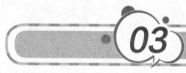

03 分娩后24小时的护理

产后第一天这24小时，对新妈妈来说是经历严峻考验的一天，如何做好自我健康监测和护理，请关注下面的建议。

观察出血量。产后出血，是产妇第一天最需要注意的问题，因此，不管再疲乏、再虚弱，观察自己的出血量是新妈妈最重要的功课。目前，在我国导致孕产妇死亡的第一原因是产后出血，产妇在分娩后两小时内，最容易发生产后出血，产后2小时出血400毫升，24小时内出血500毫升都可以判断为产后出血。

产妇出血过多，会导致休克、弥漫性血管内凝血甚至死亡。所以，分娩后仍需在产房内观察。此时，要特别注意子宫收缩乏力也会引起产后出血。

因此，在上厕所时，应注意把卫生护垫等收集起来，不要丢弃，如果出血量较多，或阴道排出组织都应及时告知医生。

多喝水。如果是顺产产妇，下了产床以后就要多喝水。因为在生产过程中，胎头下降会压迫膀胱、尿道，使得膀胱麻痹以及产后腹壁肌肉松弛而排不出尿。膀胱过度充盈，会影响子宫的收缩，也会导致产后出血。

此外，由于产程中失血，以及进食过少也会导致体液丢失，因此要注意多喝水补充体液。一般来说，在顺产后4～6小时内就可以自己小便了，但由于外阴创伤，新妈妈会惧怕疼痛而不敢用力排尿，极易导致尿潴留。一旦发生了尿潴留或尿不彻底，则可能且让细菌侵入，引发尿路感染。如果在分娩6～8小时后甚至在月子中，仍然不能正常地排出尿液，并且膀胱还有饱胀的感觉，就可能已经患上尿潴留了。

因此，尽快排出第一次小便很重要。

除了多喝水，有一些辅助方法帮助排尿：

听流水声：利用条件反射解除排尿抑制，使自己产生尿意，促使排尿。

热敷疗法：用温水冲洗外阴；也可以用开水熏下身，让水汽充分熏到会阴部，注意要保持身体不接触水，以免烫伤；或者在下腹正中放置水袋刺激膀胱收缩，可以促进膀胱肌肉的收缩，有利于排尿。

总之，产后6~8小时是最易出现异常情况的时间，如果怎么都尿不出，就得求助于医生了。

定时测量体温。产后发热是大事，不能等闲视之。新妈妈在产后，一定要养成定时量体温的好习惯，如果发现体温超过38℃就要当心有问题。

在刚生过孩子的24小时内，由于过度疲劳，可能会发热到38℃，但以后体温应该恢复正常。如果发热，必须查清原因、适当处置。有个别新妈妈因为乳胀可能发烧，随奶汁排出体温将会下降。如果奶汁排出后仍不退烧，就可能是身体某处有炎症。

产后发热的最常见的原因是产褥感染，就是"产褥热"。引起产褥热的原因很多，包括产道感染、泌尿系感染、乳房感染等。女性在产后体力要比平时差很多，又伴有流血、恶露和子宫口松弛，阴道本来有的细菌或外来细菌容易孳生，蔓延到生殖道或侧切伤口。这时的恶露有异味、腹部有压痛，如果治疗不及时，可能转为慢性盆腔炎长期不愈。毒性大的细菌侵入，还可能有引起腹膜炎或败血症的危险。

因此，产后新妈妈要注意观察自己的体温，多喝水，注意摄入营养，如果高烧连续不退就得赶紧找医生了。

多吃蔬菜水果。产后第一天，应该吃一些稀、软但有丰富营养的食物，如肉、蛋、鱼和豆腐之类。汤水类食物像鸡汤、排骨汤，对催乳很有效。而富含膳食纤维的新鲜蔬菜和水果，不仅能增加维生素的摄入，对防止便秘也有帮助。

要荤素搭配、开胃口、多样化。贫血的产妇要多吃一些猪肝、鸭血和菠菜。有抽筋和关节痛的产妇更要继续服用钙片。为了保证泌乳的需要，晚上也可以再加一次半流质或点心一类的夜宵。

坐一坐，走一走。产后有很多新妈妈因为疲惫不堪，产后第一天基本上躺着度过，这样不好。

顺产产妇可以在产后6～8小时坐起来；剖宫产的产妇在手术后24小时可以坐起。要多坐、少躺，不能总躺在床上。躺在床上不仅不利于体力的恢复，还容易降低排尿的敏感度，有可能阻碍尿液的排出，引起尿潴留，并可能导致血栓形成。

因此，如果分娩顺利，产后可根据体力恢复情况下床，适当活动。产后24小时可以随意活动，避免长时间站立、久蹲或做重活，以防子宫脱垂。产后8周可逐渐恢复正常活动。并且适时尝试做一做较轻缓的体操，有助于形体恢复。

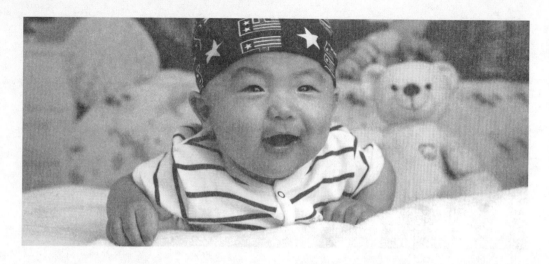

关注初乳。初乳不要浪费，一般来说，当宝宝脐带处理好后，就可以尝试给孩子喂奶。新妈妈第一天会分泌少量黏稠、略带黄色的乳汁，就是初乳。初乳含有大量的抗体，能保护婴儿免受细菌的侵害，所以应尽可能地给宝宝哺喂初乳，减少新生儿疾病的发生。

其次，哺乳的行为能刺激大脑，大脑会发出信号增加乳汁的分泌。因此，在产后第一天尽早地给孩子哺乳，能形成神经反射，增加乳汁的分泌。新妈妈也可多吃一些增加乳汁分泌的食物，如花生煲猪蹄、鱼汤等。

新妈妈还应该随时关注自己乳房的温度和硬度。如果乳房摸上去有红肿热痛的硬块，伴有发热感，同时体温升得较快，甚至到了39℃以上，则很有可能患上了乳腺炎。可以进行热敷，用中药和在医生指导下适当采用抗菌素。如已化脓，就可能要手术治疗。

乳腺炎往往因为乳汁分泌不畅，在乳腺内郁积成块，再加上乳头有裂口，细菌袭入惹起的祸患。所以，在产前就应洗乳头，产后要揉散乳结，及时治疗乳头裂口，也可以

用吸奶器帮助排乳，做到"防患于未然"。

新妈妈在产后的第一天还有不少事要注意。例如，分娩过程耗尽了新妈妈的体力，因此，第一天最重要的是休息，以确保体力的恢复。现在很多产科医院都是母婴同室，宝宝与妈妈在一起，大约每隔3～4小时就要哺乳，又要换尿布，宝宝常哭闹，妈妈就更没时间睡觉，所以产后妈妈应当尽量争取时间休息好。

又如，在产后24～28小时内，常会有新妈妈感到心慌、胸闷、不能平卧、气急等。是因为妊娠时，随着胎儿逐渐长大，子宫也跟着增大，使得横膈上升把心脏推向上方。在妊娠期间，心脏的工作量逐渐加大，心脏会略有肥大和心率加快现象。到临产时，每一次子宫收缩都会增加心脏的负担。胎儿娩出后，胎盘排出，子宫又骤然缩小，原来与胎盘建立起来的血循环也骤然停止，子宫内的血液突然都进入母体的血循环中。这一系列的生理变化，都是对新妈妈心脏的严峻考验。因此，产后妈妈如果发现心脏不适等异常现象，一定要及时告诉医生。

Part 3 异常情况

01 异常分娩

决定分娩能否顺利的主要因素，是产力、产道和胎儿。其中任何一个因素有异常而使分娩进展受到阻碍时，称为难产，或称作异常分娩。

产力异常，会造成难产，主要是子宫收缩乏力，如果说不能得到纠正，会影响产程进展，使胎儿不能经阴道娩出，造成难产。

产道异常，如骨盆畸形，使胎儿不能通过产道从而造成难产。

在胎儿方面，如果胎儿过大，超过4000克，经阴道分娩常有困难。胎位异常，如横位、臀位、持续性枕横位等不能纠正也不能经阴道分娩。另外，一些畸形胎儿，如脑积水、联体双胎等需要碎胎才能经阴道分娩。

胎儿和产道异常可以引起产力异常，如果产力不能克服产道阻力使胎儿下降和旋转，那么也会造成难产。

临产前，了解相关难产知识，一旦遭遇到难产，则不会害怕、紧张，镇定自若地配合医生，是最好的应对难产策略。

应当相信现代医学技术，围产医学和技术手段今天已经相当成熟，应对各种意外情况和变化的能力，是妇产医学早已经能够解决的问题，因此，一旦遇到难产因素，作为生产的主体，产妇一定要相信现代医学技术、相信医生，能够帮助自己顺利渡过难关。

当然，要更加相信自己，对自己有充分的信心：一定能够渡过难关，平安生产，母子平安。

宫缩乏力表现为子宫收缩弱而无力，持续时间短，间歇时间长，并且不随着产程进展而逐渐好转。会使宫颈口扩张及胎儿先露部位下降缓慢，产程延长或停滞。产程过长，产妇休息不好，进食少，思想顾虑重，疲惫不堪，造成肠管胀气、排尿困难，影响子宫收缩。这种恶性循环导致难产，造成胎儿窘迫、产后出血及感染。

宫缩乏力，造成产程延长，医生会采取应对措施。第一产程出现宫缩乏力，经检查如果有产道梗阻或胎位不正，医生会及时决策进行剖宫产。估计能经阴道分娩者，会消除产妇紧张心理，给予镇静药，及时补充

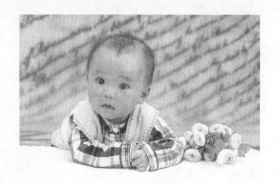

营养，增加产力，设法加强宫缩，通过药物输液催产。第二产程宫口已开，出现宫缩乏力，医生也会处理，以静脉点滴催产素帮助宫缩，若不能经阴道分娩者也要做剖宫产手术。第三产程胎儿娩出后发生宫缩乏力，容易引起产后出血，医生在做肌注催产素处理的同时，会以腹部按摩手法促进子宫收缩。

早期破水产妇突然感到有大量液体从阴道流出，或阵发性阴道流液，流量时多时少，说明胎膜已破，应当立即送往医院，并且特别注意途中要尽量平卧，以防发生脐带脱垂。

胎膜在临产前破裂，称为胎膜早破，多因为孕期外因造成。有的产妇因为骨盆狭窄、畸形或胎位不正等，还有腹部外伤、性爱或其他机械性刺激使腹压骤然增加等，还会因孕期营养不良、阴道炎症、子宫病变等原因引起。胎膜早破容易引起宫内感染、脐带脱垂和早产。因此，一旦发现破水，产妇要平卧，抬高臀部，立即送往医院。

如果破水超过 12 小时尚未临产，医生会给予抗生素以预防感染。破膜超过 24 小时、孕期已达 38 周未临产者，医生会考虑引产，且严密观察胎心及产程进度。

早期破水虽然无法预防，但是坚持规律的产检监测能保障的希望，也可以通过卧床

休息、服用安胎药、服用抗生素治疗感染、羊膜穿刺减少过多的羊水、子宫颈缝合治疗子宫颈闭锁不全来预防早期破水。

胎位不正。"胎位"是指胎儿在母体子宫最接近子宫颈的部位。在怀孕初期，因为羊水很多，胎儿在子宫内动来动去，姿势和位置都会改变，此时并没有固定胎位。到了怀孕约 7 个月时，子宫渐渐成为长椭圆形，这时候胎儿的位置才慢慢固定下来，通常因为胎头较重，朝下接近子宫颈的位置，而脚部向上在活动空间较大的子宫底部，这种头下脚上的姿势是正常"头先露"的胎位。

除了头骨先露的头位是正常的胎位外，其他如先露部是胎儿的屁股的臀位、是肩膀或手的横位以及颜面位和额位，都属于胎位不正。

据临床统计，正常的头胎位约占 95.7%、臀位约 3.5%、横位约 0.4%、颜面位和额位各约 0.2%。

胎位不正的原因，除了可能是孕妈妈骨盆腔太小、胎头无法进入外，胎盘着床太低或脐带太短都可能让胎头不易下降；有些生过孩子的经产妇腹肌松弛，到了 9 个月时，胎位都可能还无法固定下来。此外，如果孕妈妈患有子宫肌瘤、子宫肌腺瘤、子宫畸形等情况时，胎位不正的概率也会增加。

臀位：即胎儿在母体子宫内，是头上臀下的坐姿。胎儿的臀位虽然也有可能经阴道自然分娩，但由于先露部分不规则，不易与子宫下段紧贴，妨碍子宫反射性收缩，会发生子宫收缩乏力，宫颈口扩张缓慢，使产程延长、产后出血的风险增加。臀部比头部小而软，胎儿身体最大最硬的头部在娩出前失去变形的机会，容易发生胎头娩出困难。在

怀孕中期，检查发现为臀位者，医生会教孕妈妈通过胸膝卧姿势来纠正。孕期32周以后检查为臀位时，医生会通过外倒转术纠正，一般能使三分之二的臀位纠正过来。臀位足先露者，初产者宜选择剖宫产较安全。

横位：自然生产时，一般要慎防产前脐带脱垂的情况。接近子宫颈口的先露部是肩膀或手，接近预产期时，一旦有阵痛，就应当立即到医院检查，横位的情形是不可能自然产的，一定要剖腹生产才安全。

颜面位和额位：生产过程会较长，因此产道受伤、难产和胎儿窘迫的危险性也较大。大多是在生产前子宫颈口开了2～3公分时内诊才被察觉，胎儿头部向上仰起，枕骨贴靠近背部，对经产妇而言，即使是颜面位，只要产程进展顺利，也可能自然生产，但如果产程拖得过久，就要进行剖宫产。

额位也是在生产前，子宫颈口开了2～3公分时内诊才被察觉，头部部分向上仰起，枕骨前端的额部成了先露部。额位一定要转成颜面位或头位才能自然生产，如果子宫颈口开全1小时仍持续停留在额位姿势没有改变，医生会立即决定进行剖宫产。

胎盘早剥。胎盘早剥全称为"胎盘早期剥离"，顾名思义，是指在胎儿出生之前，胎盘就和子宫从着床处分离开，胎盘和子宫之间的紧密联系被破坏，母亲会因此发生产前出血，胎儿也因此而减少正常来自母亲的养分供给，以至危害到胎儿的健康。

胎盘和脐带是胎儿与母亲间联系的桥梁。胎儿通过胎盘和脐带获取生长和发育所需的养分；同时通过这种联系把自己新陈代谢产生的废物由母体排出体外。因此，胎盘功能的健全与否，关系着胎儿的成长与健康。

如果发生严重的胎盘早期剥离而导致严重出血，没有察觉及紧急处理时，可能发生产妇凝血机能被破坏而加速出血现象，进而导致产妇休克、肾脏衰竭及胎死腹中等严重的并发症。

处理胎盘早剥，医生主要考虑妊娠周数以及产妇和胎儿的状况来决定，如果胎儿是足月，情况如果允许立刻经阴道生产，否则采取紧急剖宫产是最佳选择。

如果产妇有大量出血甚至休克，会采取紧急输血、尽快生产是控出血、挽救产妇和新生儿的唯一途径。

如果胎盘早剥的诊断没有确认，而且胎儿没有窘迫情况发生，医生会密切观察，同时做好一切准备，以便能立刻采取必要的措施。

胎盘早剥是一种严重的急症，威胁到产妇和胎儿的生命健康。此外，症状表现变化极大，有时不易察觉。因此，对产妇而言，最重要的是随时注意各种可疑的征兆，定时产检，只要有任何怀疑应立刻就医，以便尽早诊断和采取必要措施，把对产妇及胎儿的影响降到最低。

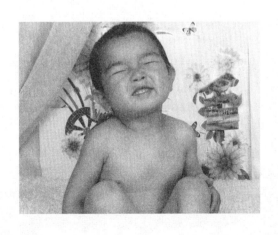

02 胎儿窘迫

临床上，将胎儿在宫内有缺氧及酸血症的征象、危及胎儿健康和生命的现象，称为胎儿窘迫。它是一种综合性症状，也是当前剖宫产的主要适应证之一。

该病常常发生在妊娠末期，主要发生在临产过程中，有时也可能发生在妊娠后期，并可能延续到临产过程中，甚至出现加重现象。胎儿宫内窘迫是胎儿围产期死亡及新生儿神经系统后遗症的常见病因，也是造成围产儿死亡的首要原因。

在临床上，根据发病时间的不同，胎儿窘迫可分为慢性和急性两种。

一、慢性胎儿窘迫

慢性胎儿窘迫大多发生于妊娠末期，往往延续至临产前并加重。临床上可以发现母体存在引起胎盘供血不足的疾病，另外，随着胎儿慢性缺氧时间的延长而发生胎儿宫内发育迟缓。

为了预防和及时发现慢性胎儿窘迫，孕妇在孕晚期一定要注意进行定期产检，按照要求进行胎心监测及B超检查，对于发现慢性胎儿窘迫会有一定帮助。

一般来说，在孕晚期，正常胎动次数为每12小时超过10次，孕妇可以每天早、中、晚各选一小时自行监测胎动并做相应记录，然后将3次胎动的次数相加再乘以4，就是12小时的胎动次数。如果每天坚持用这种方法，可以提前预知胎儿的安危。

需要注意的是，胎动过频常常是胎动消失的前驱症状，而胎动消失后24小时胎心率也会随之消失，所以一旦发现胎动异常，决不可掉以轻心，以免延误抢救时机。

二、急性胎儿窘迫

急性胎儿窘迫主要发生在分娩期，临床表现为胎心率改变，羊水被胎粪污染，胎动过频、消失及酸中毒。

1. 胎心率的变化。

胎心率的变化是胎儿发生宫内窘迫时首先会出现的症状，通常表现为胎心音首先变快，但有力而规则，继而变慢，且弱而不规则。因此，一旦发现胎心率变快，应提高警惕。胎心率每分钟在120次至160次之间为正常，低于120次或高于160次均属异常。如果胎心率每分钟低于100次，则表示胎儿严重缺氧。因此，有条件的孕妇，应当进行胎心监护。

值得一提的是，当子宫收缩时，由于子宫与胎盘之间的血循环暂时受到干扰，因此胎心率会变慢。但在子宫收缩停止后，胎心率很快就会恢复正常。所以，进行胎心监护时，应当以两次子宫收缩之间的胎心为准。

2. 羊水被胎粪污染。

胎儿如果处在缺氧的状况下，就会引起迷走神经的兴奋，从而促使胎儿的肠蠕动次数增加以及肛门括约肌的松弛。这样，存在于胎儿肠内的胎粪就会被排出。而胎儿周围的羊水本来是澄清的，当混进胎粪以后，羊水就会呈现出草绿色。

需要注意的是，自然分娩时，在胎儿头先露的情况下，羊水颜色的改变具有诊断意义。如果胎儿是臀先露，则胎儿腹部受压可能将胎粪挤出，因此，这时羊水中出现胎粪未必就是胎儿窘迫的表现。

3. 胎动异常活跃。

胎动异常活跃往往是胎儿缺氧时的一种挣扎现象，随着胎儿缺氧情形的加重，胎动可能会减少，甚至消失。

胎儿窘迫的原因较多，总体上可归纳为三大类：

一是母体血液的含氧量不足

众所周知，胎儿所需要的氧来自母体，并通过胎盘绒毛间隙进行交换。如果母体血液出现轻度缺氧，孕妇本身大多没有什么明显的症状，但对于胎儿却会产生影响。一般来说，导致胎儿缺氧的母体因素主要有以下四种：

1. 母体的微小动脉供血不足：如母体患有妊娠高血压、慢性肾炎等。

2. 红细胞携氧量不足：如母体患有重度贫血、心力衰竭、肺心病等。

3. 急性失血：如母体出现产前出血性疾病或创伤等。

4. 子宫胎盘血运受阻：急产或子宫不协调性收缩等；胎膜早破，脐带可能受压；产程延长，特别是第二产程延长；催产素使用不当，引起过强宫缩；子宫过度膨胀，如羊水过多和多胎妊娠等。

二是胎儿自身的因素

胎儿本身如果出现心血管系统的功能障碍，如严重的先天性心血管疾病、颅内出血及颅脑损伤、胎儿畸形、胎儿宫内感染、母胎血型不合等，均可导致胎儿宫内窘迫。

三是母胎间血氧运输及交换出现障碍

脐带和胎盘是母体与胎儿间氧及营养物质的传输通道，如果它们出现功能障碍，那么必然会影响到胎儿，使其不能及时获得自身生长所需要的氧及营养物质，导致胎儿宫内窘迫。

1. 胎盘功能低下：如胎盘形状异常（膜状胎盘、轮廓胎盘等）、过期妊娠、胎盘发育障碍（过小或过大）、胎盘感染，以及妊娠并发症或并发症如妊高征、慢性肾炎、糖尿病、前置胎盘、胎盘早剥等。

2. 脐带血运受阻：如脐带打结、脐带扭转、脐带脱垂、脐带绕颈、绕体、脐带血肿、脐带过长或过短等。

胎儿一旦发生宫内窘迫，应立即就医。医生会针对病因，视孕周、胎儿成熟度和窘迫的严重程度来决定处理措施。如果是病情紧迫的急性胎儿窘迫，且宫口并未完全扩张，则可能需要立即进行剖宫产手术。

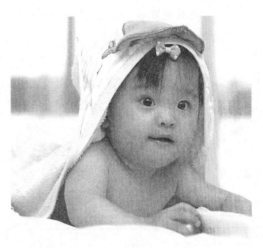

03　早产与过期妊娠

早产指胎儿在妊娠第28周到37周之间娩出，37周以后就算足月产。

由于早产的新生儿各个器官发育还不很完善，特别是肺的发育不成熟。因此，新生儿死亡率很高，即使能够存活下来，发生神经系统后遗症如智力低下等的可能性也较大。当然，也有早产儿智力高于正常者。一般说来，现代医疗技术条件水平提高，早产儿在医院护理下存活率有所提高，但总体上早产儿生活力较弱，死亡率较高。特别是体重不足1000克的早产儿成活率很低。

过期妊娠，是指怀孕总时间长度超过42周。临床证明，胎儿能在预产期出生的，大约有5%，在预产期前后3天内出生为29%，而在预产期前后2周出生为80%。所以，大部分胎儿出生在妊娠38～42周。早于38周约为10%，晚于42周，即过期妊娠的大约有10%。

在过期妊娠的情况中，有20%的胎儿会发生"胎儿过熟综合征"，症状包括皮肤干燥多皱纹、皮下脂肪消失、表皮脱落、指甲长、毛发多、胎脂消失，还有的羊膜及脐带上染有绿色或黄色的胎便。这部分胎儿会有较高的患病率和死亡率，孕妈妈要特别小心。

此外，初产妇与经产妇发生过期妊娠的概率相近，高龄产妇的第一胎也有可能发生。如果曾经有过期妊娠史，那么再次怀孕后，会有50%再次发生过期妊娠的可能性。

确定过期妊娠首先要确定预产期，从孕妈妈最后一次月经的第1天开始计算，到第280天（40周）的日期是预产期。如果用这种方法计算的话，前提是必须月经周期正常，如果月经经常拖后很久，像有的人45天、60天甚至90天才来潮一次，则预产期就必须延后，可以根据妊娠早期超声波的检查来确定。

所以，孕妈妈在就诊时，要详细、准确地告知妇产科医生有关个人的情况，比如月经周期、天数、月经量，最后一次月经与以往是否有不同。因为很多女性会把怀孕早期的出血或宫外孕的出血当做是月经。如果在不该来月经的时候，阴道有出血或出血量、性状与以往的月经不同，都属于异常，要引起警惕，一定要到医院就诊。

注意胎动的日期一般初产妇出现胎动为19周，经产妇为第17周。

宫底高度：一般宫底高度到达肚脐时为妊娠20周。

医学上对过期妊娠的解释还不明确，或许与胎儿肾上腺皮质激素分泌是否不足有关。因为引发分娩的可能因素很多，包括黄体酮阻断、催产素刺激及胎儿肾上腺皮质激素分泌等。

因此，孕妈妈要在妊娠后期的36周以后，多加强自身的运动，要多动少休息，以避免过期妊娠，患妊娠高血压综合征的孕妈妈除外。

过期妊娠的影响

羊水减少：怀孕第 33 ~ 34 周时，羊水最多，大约 980 毫升，妊娠过期后，羊水会逐渐减少。一旦羊水量减少，脐带异常的发生率会增高，胎便的浓度也增加，高浓度胎便会导致新生儿发生"吸入性肺炎"。

巨婴：过期妊娠分娩出的胎儿，有 20% 体重超过 4000 克。过重的胎儿使母亲自然分娩的过程变得困难，并发症增加，常常需要剖宫产来帮助分娩。

发生"胎儿窘迫"：过期妊娠常常会合并胎盘功能不良、羊水减少、脐带受压迫等现象，加上产妇待产或分娩过程中的子宫收缩，会使胎儿发生窘迫的机会增加。

胎儿过熟综合征：妊娠 38 周以后，会有 2% ~ 8% 胎儿发生过熟综合征，而过期妊娠则会有 20% 的胎儿发生。发生的原因是慢性胎盘功能不全，一般分为三个阶段：

第一阶段：皮下脂肪消失、皮肤干燥多皱、表皮脱落、指甲长、毛发多、胎脂消失；

第二阶段：除了第一阶段的表现外，再加上羊水、羊膜及脐带上染上绿色胎便；

第三阶段：除了前两阶段的表现以外，羊水、羊膜及脐带上还会染上黄色胎便，表明有较长时间的暴露。

如果预产期计算无误，出现过期妊娠后，一定要特别注意胎动。最好能每天早、午、晚各计算胎动次数半小时，详细记录，经常做动态的比较。产检要每 3 天做一次，还要做超声波检查和胎盘功能检查。

超声波检查时，要特别注意胎儿大小、羊水量，以及脐带血流动力学的变化。如果检查正常，可继续等待，如异常，则要催产。如果催产失败，只好剖宫产。如果在催产过程中发生胎儿窘迫，也必须进行剖宫产。

总之，保障孕妈妈和宝宝的健康安全是妇产科医生的责任，孕妈妈自己也要多多关注自身的变化，不要轻视过期妊娠的危害。当然，也不要过于紧张，放松心情，迎接新生命到来。

建议：产前应当通过各种方式确定预产期；怀孕 36 周后要多多运动，以避免过期妊娠；一旦过了预产期，应特别注意胎动，孕期超过 42 周就属于高危妊娠。

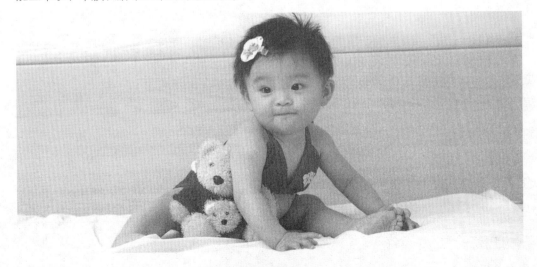

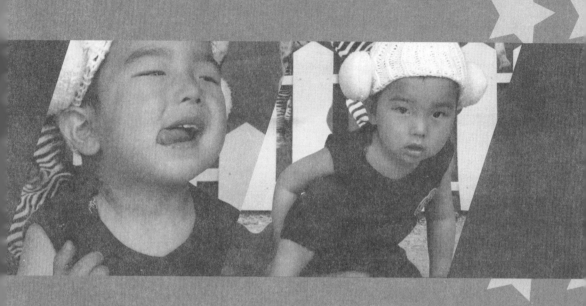

chapter
6
第六章
从出生到满月的宝宝

 新生儿的基本体征

宝宝生出来了，可是，他是正常的吗？都有哪些标准呢？以下是大多数宝宝具有的特征。

1. 体 重

正常情况平均体重在 3.12 ~ 3.20 千克，男婴稍重些。

2. 身 长

正常情况平均 49.6 ~ 50.2 厘米，男婴比女婴稍长。有些宝宝与遗传有关。

3. 头 围

男婴约为 34.4 厘米，女婴约为 34.01 厘米，不低于 33.5 ~ 33.9 厘米就视为正常。

4. 胸 围

男婴约为 32.65 厘米，女婴约为 32.57 厘米，不低于 32.57 厘米就视为正常。

5. 头 部

新生儿头顶前囟门呈长菱形，开放而平坦，有时可有搏动。父母要注意保护孩子的囟门，不要使其受到碰撞。约一岁后会慢慢闭合。

6. 腹 部

腹部柔软，较膨隆。注意新生儿腹部的保护，因为很柔弱，不要磕碰着，尤其不要着凉。

7. 皮 肤

全身皮肤柔软、红润，表面有少量胎脂，皮下脂肪较丰满。有些新生儿出生时浑身沾满白色的胎脂，对皮肤起保护作用，无需擦拭。

8. 四 肢

双手握拳，四肢短小，并向体内弯曲。有些新生儿出生后有双足内翻，两臂轻度外转等现象，这是正常的。大约满月后缓解，双足内翻约三个月后可缓解。

有时会有片刻的停歇，这是正常的，不必担心。

9. 呼 吸

新生儿以腹式呼吸为主，每分钟可达40～50次。新生儿的呼吸浅而且不规律，

10. 心 率

新生儿每分钟心跳为90～160次。心率比成人快，不要为此大惊小怪。

02 0到1月宝宝的发育特点

一般来说，新生下的宝宝，有如下几个特点：

A、新生儿出生3周后，就开始发出新生儿的声音，4周后，就可与大人进行"交流"。他喜欢有大人逗他，喜欢凝视周围这个新鲜的世界，喜欢听到温柔的语言，喜欢妈妈抚抱他，

B、嗅觉很敏感，天生对母乳的香气敏感，本能地做出吸吮吞咽的动作。

C、他的视觉虽还较弱，但对光已经有

反应，最迟半个月后就可看到50厘米外的事物，眼球会追随转动。

D、如果听到某种声音，他会注意倾听，对妈妈的触觉十分敏感，而且喜爱。

新生儿期结束以后，孩子就满月了。满月以后的这个月是婴儿时期发育最快的一个月。满月时能俯卧抬头，能注视眼前活动的物体，啼哭时听到声音会安静，除哭以外能发出叫声，双手能紧握笔杆，会张嘴模仿说话。

足月的宝宝发育特点

足月的宝宝，发育快速，呈现出如下特点：

身长体重：男婴体重3.6～5.6千克，身长49.7～59.5厘米；女婴体重3.5～5.1千克，身长49.0～58.1厘米。

身体发育：1个月的孩子，一逗会笑，面部长得扁平阔鼻，双颊丰满，肩和臀部显得较狭小，脖子短，胸部、肚子呈现圆鼓形状，小胳臂、小腿也总是喜欢呈屈曲状态，两只小手握着拳。

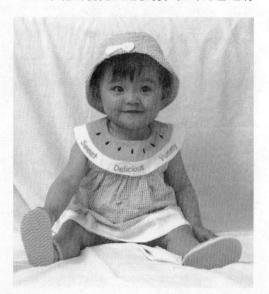

动作发育：从出生到 1 个月的孩子，动作发育处于活跃阶段，他可做出许多不同的动作，特别精彩的是面部表情逐渐丰富。在睡眠中有时会做出哭相，撇着小嘴好像很委屈的样子，有时又会出现无意识的笑。其实这些动作都是孩子吃饱后安详愉快的表现。

感觉发育：对妈妈说话的声音很熟悉了，如果遇到陌生的声音他会吃惊，如果声音很大他会感到害怕而哭起来。因此要给孩子听一些轻柔的音乐和歌曲，对孩子说话、唱歌的声音都要悦耳。孩子很喜欢周围的人和他说话，没人理他的时候会感到寂寞而哭闹。1 个月的孩子，皮肤感觉能力比成人敏感得多，有时家长不注意，把一丝头发或其他东西弄到孩子的身上刺激了皮肤，他就会全身左右乱动或者哭闹表示很不舒服。这时的孩子对冷、过热都比较敏感，以哭闹向大人表示自己的不满。两只眼睛的运动还不够协调，对亮光与黑暗环境都有反应。1 个月的孩子很不喜欢苦味与酸味的食品，如果给他吃，他会表示拒绝。

睡眠：一天的大部分时间是在睡眠中度过的。每天能睡 18 ~ 20 个小时，其中约有 3 个小时睡得很香甜，处在深睡不醒状态。

1 个月宝宝的"本事"

① 他的表达方式是哭，嘴是重要的感觉器官；

② 最多的活动是睡，醒时的第一项活动是睁开双眼到处看；

③ 目光可跟随眼睛 20 厘米左右的物体，在光线微暗的房间里竖抱起来会睁开眼睛；

④ 喜欢听母亲的心跳声或心跳录音，听到温柔悦耳的声音可停止啼哭；

⑤ 喜欢看人脸，特别是吃饱后看母亲慈爱的笑容，喜欢被抱起来与其谈话、逗笑；

⑥ 喜欢甜味，对咸、酸和苦味表示拒绝；

⑦ 对及时、反复的视听刺激有初步的记忆能力；

⑧ 有较完善的觅食、吸吮、吞咽、握持等无条件反射。

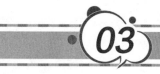

03　新生儿的生活规律

1. 新生儿的心理特点

新生儿刚刚出生，有心理活动吗？经研究证实，新生儿确实存在心理活动。

新生儿出生后，除一般神经性或反射性行为（如觅食反射、拥抱反射、吸吮反射等）外，还有对周围环境的适应能力。他们自出生后，就有因环境刺激而视觉固定的能力，特别对人脸感兴趣，所以婴儿会对睁开眼睛见到的第一个人相当的亲切。

新生儿对环境变化所产生的反应行为，被称为"适应反应"。当一种新的刺激抵达婴儿听、视及其他感觉系统时，他会变得极为警觉，此时将伴有举动，如头可向刺激方向转动，并伴有心率加快等生理方面的反应。当对这种刺激逐渐适应时，心率也会随之减慢。

新生儿的心理现象的发生与发展都是极为迅速的。婴儿在出生后1个月内，只有两种反应。一种是获得满足与舒适感后的愉快情绪；另一种是饥饿、寒冷、尿布潮湿等所引起的不满情绪。3个月的新生儿就开始有情绪反应，如：欲求、喜悦、厌恶、愤怒、惊恐、烦闷等。因此，父母要准确把握新生儿的心理特点，以便更好地与宝宝沟通，更好地培养宝宝的反应能力，而且能够融洽亲子关系。

2. 新生儿的生活规律

① 新生儿的吃、喝

大多数的新生儿是在出生后3～6小时开始喂乳。如果母亲没有母乳，也可以先给新生儿喂20～30毫升5%～10%的葡萄糖水；如新生儿不会呛着，每2个半小时到3小时喂30毫升牛奶，一昼夜可以喂7～8次；每隔2～3天，每次增加奶量5～10毫升（也可依新生儿胃口而增减）。奶瓶的温度最好与大人手背、面颊的皮肤温度相当，最好在喂奶前，用奶瓶碰下自己的脸颊，感觉温度适宜后才给新生儿喂奶，以防奶热烫伤宝宝。用奶瓶喂时，奶嘴孔不要太大，太大的孔会使宝宝在吸奶时吸进过多的空气，发生溢乳、呛奶或奶后呕吐。2～3天后母亲奶汁开始充足，刚下来的初乳一定别浪费，这是高质量的天然食品。擦洗干净乳头后，轻轻挤出少许乳汁喂给新生儿，就可开始喂母乳了。应在新生儿吸干一侧后，

再换另一侧。吸吮时间5～8分钟新生儿就大致饱了。在两次喂奶间隔期间，应喂给新生儿10～20毫升温开水。出生后立即给糖水、奶汁可以减少低血糖、脱水及黄疸的发生，因为母体给的养分在断脐时就中断了，必须靠乳汁来补给。

② 新生儿的拉、撒

一般新生儿在第一天就会排便，所拉的大便叫胎粪，墨绿色，一天会拉约3～4次，次日则可见到带有乳块的过渡大便，第三天为黄稀软便，每天3～5次不等。如到第3～4天仍有胎粪，就不正常了，原因可能是奶量进入太少，或是新生儿因早产造成排粪能力差，或是消化道畸形，还有可能是甲状腺功能低下等。这时应该咨询专业医生或送医。新生儿出生后就有尿，尿为无色，不染尿布，无味，每日6～8次不等，如无尿、少尿、尿味重、尿黄染尿布，就必须及早就医。

③ 新生儿的哭和睡

新生儿都是在洪亮、有力的哭声中降临到这个世界的。哭声是宝宝唯一的交流方式。他靠哭倾诉着饿了、拉了、尿了、温度变化太大了、太热了、太冷了。如果新生儿的哭声像是在尖叫，像是有人扭他一样，哭声突发而且发直的，或者哭声沙哑，几乎不成声，或者哭声低微，解决吃、尿、拉后仍然不停地哭，还有如果根本就听不到哭声。如果有以上一种或几种状况存在，那么这个新生儿肯定是病了，需要送到医院就诊。

新生儿除了吃、尿、拉以外的时间则是安稳的睡眠，一天可以睡20小时左右，但不要长时间抱着睡，外界声音只要不是太高就可以，也不用去遮光，但需要给宝宝创建

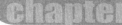
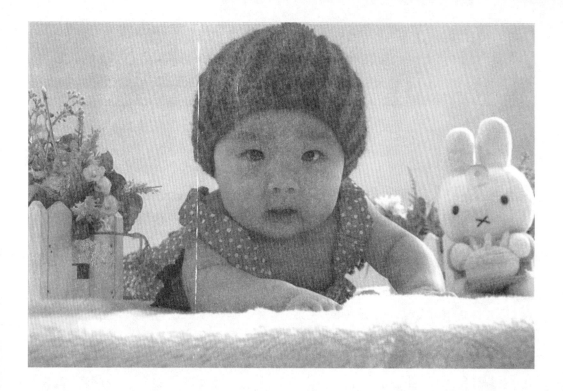

一个干净、舒适、温度适宜的环境。

3. 新生儿的生活规律

婴儿一日之内90%的时间处于睡眠，睡醒的时间总共才2～3小时，新生儿不断地进行着睡眠——睡醒的周期，每30～60分钟循环一次。

这个周期包括六个状态：深睡、浅睡、瞌睡、安静觉醒、活动觉醒及哭。

当新生儿觉醒不哭时，他会在一定的规律下运动，大致规律为约1分25秒完全没有活动，紧跟着会突然运动，每12分钟重复发生着活动——安静周期。

科学家对新生儿看上去似乎漫无目的运动产生了浓厚的兴趣，正进行着不懈的努力，以揭示其中的奥秘。最近的研究成果告诉我们，新生儿的运动不是随意的和无意

义的。

4. 新生儿的"生物钟"

新生儿也有生物钟。我们发现，新生儿的运动不是反射性的，虽然他们对环境刺激有时会表现出惊跳或抖动。事实上，新生儿的这些臂和腿的自发性活动有一个内在的节律，在每一个新生儿脑内都存在着一种支配运动的物质，它是神经组织的一部分，我们称它为"生物钟"。

每一个新生儿，他们运动量的变化是很轻微的。有些新生儿活动较多，有些则较少。而运动的范围其实是比较广的，但是需要特殊的摄像机才能及时观察到这些活动。如果在肉眼下没看到宝宝有节律的运动，也不要感到失望。只要去耐心细致地观察，相信一定会惊奇地发现。

Part② 养育方法

01 正确进行母乳喂养

婴儿喂养的方法有三种，即母乳喂养、人工喂养和混合喂养。其中以母乳喂养是最理想的方法，最能满足婴儿的营养需要。因为母乳热量高，所含的蛋白质、脂肪、碳水化合物都符合婴儿的消化能力和需要；母乳内含有的大量维生素和酶（酵素），对周岁以内婴儿器官功能发育起着重要作用；母乳喂养对婴儿的心理发展也有重要的影响。最重要的一点是，母乳内含有抗体，能增强婴儿的免疫功能。

1. 正确的哺乳方法

① 掌握正确的喂奶技巧

妈妈在喂奶的过程中，要尽量放松，选在宝宝安静的时候。妈妈坐在低凳上或床边上，如果位置较高可把一只脚放在一个脚踏上，或身体靠在椅子上，膝上放一个枕头抬高宝宝的头；把宝宝放在腿上，头枕着妈妈的胳膊，妈妈则用手臂托着他的后背和屁股，让脸和胸脯靠近妈妈，下颌紧贴着乳房；然后妈妈用手掌托起乳房，先用乳头慢慢地刺激宝宝口周皮肤，待宝宝一张嘴，立

即把乳头和乳晕一起送入宝宝的嘴里，让宝宝充分含住乳头及乳晕的大部分，这一点非常重要，否则光靠叼住奶头吸吮，宝宝是吃不到乳汁的。宝宝为得到乳汁会使劲地去吸吮乳头，开始妈妈会感到非常疼痛，乳头也容易被宝宝吮破，如果引起乳腺炎就会使母乳喂养难以顺利进行；所以妈妈一边喂一边用手指按压乳房，既便于宝宝吸吮，又避免了乳房堵住婴儿的鼻子。

② 分娩后尽早给宝宝开奶

根据世界卫生组织和联合国儿童基金会的新规定，产后30分钟要尽可能给宝宝开奶。新生儿要与妈妈同室同床，以便及时方便地按需喂养，使宝宝得到最珍贵的初乳。虽然妈妈在产后身心疲惫，乳房也并没有膨胀，但一定要及早让宝宝吸吮乳房，以免失去最佳时机。

③ 随时给宝宝喂母乳

开始的时候，没必要精确规定喂母乳的次数、间隔和喂奶量，而是应该每当宝宝啼哭或觉得该喂了就抱起喂母乳，宝宝能吃多少就吃多少，这样可以使妈妈体内的催乳

素分泌增多，从而增加泌乳量，并且还可预防乳腺炎的发生。妈妈身体虚弱或伤口疼痛时，可以采用侧卧位喂奶，但是我们不主张躺着给宝宝喂奶，因为这样会影响宝宝下颌发育，日后可能会引起畸形。

④ 孕前积极进行乳房保养

从怀孕第5个月开始，妈妈就应该经常用香皂和清水擦洗乳头、乳晕，并涂上一层油脂，使乳房皮肤逐渐坚韧；还可以用热毛巾敷盖乳房并轻轻按住，然后用指腹在乳房周围以画圈方式进行按摩；要戴宽松的胸罩，防止胸罩过紧使乳腺发育不良，还可以避免胸罩上的纤毛阻塞乳腺管；乳房内陷或乳头扁平的准妈妈要及早向医生请教矫正的有效方法。

⑤ 科学合理地摄取丰富的营养

为了让乳汁分泌旺盛并营养成分优良，使宝宝能吃上营养丰富的奶水，妈妈食物中的热能及营养元素需要增加。建议每日应多吃几餐，以4～5餐较为适合；平时要多喝一些能催乳的汤类，如鲫鱼汤、排骨汤、鸡汤、猪蹄汤、豆腐汤、青菜汤等；在两餐之间最好多饮水或果汁饮料等。如果一旦出现少奶或无奶的现象，千万不要轻言放弃，应及时向医生咨询，请他们推荐一些催乳特餐或药膳。

对于哺乳期的妈妈而言，并不是进食得越多就越好，因为在坐月子时卧床时间多导致活动量减少，如果摄入太多高热量的食物，不但不会增加泌乳量，反而因造成胃肠不适而使乳汁减少。

2. 母乳喂养五大技巧

要保证母乳喂养能顺利成功，不仅要学习喂养姿势，还必须学会一些必要的母乳喂养技巧。

① 用乳头挠弄宝宝的嘴唇

当母婴都处在非常舒适的体位时，妈妈就可以用乳头轻轻碰触宝宝的嘴唇，等婴儿小嘴完全张开到像打呵欠那样为止。

② 嘴乳衔接

一旦宝宝大大地张开了小嘴，就让婴儿向妈妈靠近。妈妈不要将自己的乳房去接近宝宝的小嘴，更不要用力将宝宝的头部推向乳房。

③ 嘴乳衔接的检查

婴儿的嘴唇衔接乳头时正确的表现是向外凸出（就像鱼嘴一样），而不是向口腔内回缩。妈妈还要牵拉婴儿的下唇检查他有没有吸吮下唇和舌头。

④ 给宝宝留下足够的呼吸空间

宝宝衔接乳头后，如果乳房堵住了宝宝的鼻孔，妈妈用手指轻轻地向下压迫乳房就能让宝宝呼吸畅通，还可以轻轻地抬高宝宝。

⑤ 终止吸吮

如果宝宝吸完奶仍不肯松开嘴，使劲拉开会导致乳头损伤。首先应该终止婴儿的吸吮，妈妈可以用手指非常小心地插入宝宝的口角让少量空气进入，并迅速地将手指放入宝宝上、下牙槽突龈缘组织之间，直到宝宝松开为止。

3. 新生儿母乳喂养五大"忌"

① 忌丢弃初乳

何谓初乳？初乳是产妇分娩后一周内分泌的乳汁，颜色呈淡黄色、黏稠。初乳中含有丰富的蛋白质，营养非常丰富。初乳分泌量虽然少，但对正常婴儿来说是足够的。

初乳中含有婴儿所需的全部营养，它能保护宝宝免受细菌和病毒的感染。此外，还含有大量的抗体和白细胞，可以让新生儿抵抗各种疾病。初乳还含有新生儿必不可少的铁、铜、锌等微量元素，其中的锌是各种细胞、器官的组成成分之一。初乳具有营养和免疫的双重作用，还能帮助孩子排出体内的胎粪、清洁肠道。据相关资料显示，新生儿最初的一个小时吃到初乳，能大大降低新生儿的死亡率。

初乳一定要喂，有些妈妈不知道初乳的好处，认为初乳量少，而且颜色也不好，就弃之不用，这是错误的。因此，就算是母乳很少或者准备不喂奶的母亲，也一定要把初乳喂给新生儿。

②忌哺乳前喂养

在母亲第一次喂母乳前，有的家长会用奶瓶给新生儿喂点糖水或配方奶，称之为"哺乳前喂养"，但是这样会使新生儿产生"乳头错觉"（奶瓶的奶头比母亲的奶头容易吸吮）。另外，因为用奶粉冲制的奶比母乳甜，一旦婴儿认准了奶粉，就可能不再爱吃妈妈的奶，造成母乳喂养失败。如果新生儿得不到具有抗感染作用的初乳，而人工喂养又极易受细菌或病毒污染，所以经常会引起新生儿腹泻。

新生儿减少对母乳的吸吮后，一些母亲会因此产生错觉，认为自己奶水不够，从而形成心理压力。一旦新生儿抵制母乳，母亲很容易形成失落感和挫败感，且新生儿不愿吃母乳，母亲易发生奶胀和乳腺炎。

③忌轻易放弃哺乳

母乳是母婴之间的血脉纽带。母乳的好处人们都知道，妈妈们也都清楚母乳喂养对孩子的发育的重要作用。

宝宝如果拒绝母乳，首先可能是患病了。如果新生儿除了拒绝吃奶外，还伴有呕吐、腹泻、黄疸、痉挛等症状，必须马上将新生儿带到医院就诊。

其次，可能是宝宝的鼻腔或口腔有问题，如新生儿感冒引起的鼻塞，或口腔内患鹅口疮。遇到这种情况时，首先应该疏通鼻腔，治疗鹅口疮可用制霉菌素涂在小儿口腔内，每天3次。

再次，可能是因为宝宝吸乳能力差。体重低于1800克的新生儿，由于吸吮困难也会导致拒绝母乳。这时可以将挤出来的奶用杯和匙喂给新生儿，直到新生儿吸吮能力增强为止。

最后，有可能是新生儿和母亲分开生活过。新生儿出生后，由于各种原因迫使母婴分开一段时间，也会出现新生儿拒绝母乳的现象。这时，就需要妈妈用耐心和爱心，根据宝宝的脾性，尝试在各个时间段、各种环境中唤起孩子对母乳的渴望。

④忌喂奶时间过长

正常婴儿哺乳时间是每侧乳房10分钟，两侧20分钟就足够了。从一侧乳房喂奶10分钟来看，最初2分钟内新生儿可吃到总奶量的50%，最初4分钟内可吃到总奶量的80%～90%，以后的6分钟几乎吃不了多少奶。

尽管一侧的喂奶时间仅需4分钟，但后面的6分钟也是非常必要的。通过宝宝的频繁吸吮可以刺激催乳素释放，以增加下一次的乳汁分泌量，而且可以增加母婴之间的感情。从心理学的角度来看，它还能满足新生

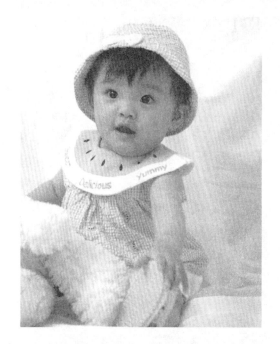

儿在口欲期口唇吸吮的需求。

⑤忌生气时哺乳

人体在生气时，交感神经系统兴奋，使其末梢释放出大量的去甲肾上腺素，同时肾上腺髓质也过量分泌肾上腺素。这两种物质在人体分泌过多，就会使人出现心跳加快、血管收缩、血压升高等症状，危害身体健康。母亲经常性地生气发怒后，体内同样会分泌出有害物质并且使乳汁也受到影响。若"有毒"乳汁经常被婴儿吸入，就会影响宝宝的心、肝、脾、肾等重要脏器的功能，使宝宝的抗病能力下降，消化功能减退，生长发育迟滞。严重的还会使宝宝中毒而长疖疮，甚至发生各种病变。

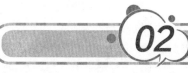

02　怎样使乳汁更充足

新生儿出生头几天，宝宝往往吸吮的次数频繁，吸吮的时间也比较短，每隔 1 ~ 2 小时就想吃，这是因为母乳好消化，容易吸收，一般 2 ~ 3 小时就会从胃里排空，因此宝宝很快就想吃奶，妈妈就应该随时喂奶。这样按照孩子的需求喂奶是符合他的生理特点的，同时按需喂养也能使妈妈的乳房很好地排空，不至于肿胀难受，更有利于再泌乳，保持乳汁充足。只有保证孩子的营养供给，才能有利于他的生长发育。

宝宝出生后，许多妈妈会感到自己的乳汁少，不够宝宝吃，在宝宝因吃不饱而哭闹时，十分焦急，甚至因此失去了母乳喂养的信心和耐心，而改用牛乳喂养，这是十分可惜的。如果确实是奶水不足，可以采取以下方法促进下奶：

1. 勤吮吸

促使母乳增多的最有效的办法就是让宝宝增加吸吮的次数。宝宝频繁有效的吸吮，能增加母亲的泌乳反射，乳汁产生是通过泌乳反射来完成的。当婴儿吸吮乳头和乳晕时，会使脑垂体的泌乳素和催产素的分泌增加。吸吮的次数越多，泌乳素分泌就越多，乳汁产生的就越多。催产素引起的是喷乳反射，喷乳反射强烈，就能使使婴儿更容易、更多地吃到乳汁。婴儿吸吮的次数越多，吸吮的力量越大，喷乳反射越强烈。因此妈妈们要有信心，相信母乳是对孩子最好的，有助于喷乳反射使乳汁排出。但是要注意：宝宝的嘴含住大半个乳晕，才是最有效的吸吮。

2. 保持好心情

母乳是否充足与新妈妈的心理因素及情绪波动也有密切的关系。所以，妈妈在任何情况下都不要着急，以平和、愉快的心态面对小宝宝。家里人在这个时候也要多照顾新妈妈，多陪伴和鼓励她。

3. 相信自己

每个准妈妈都应该相信自己，并且认为自己的奶水一定能够喂养宝宝。其实，不论女性乳房的形状怎样、大小如何，都能制造出足够的奶水，给宝宝丰富的营养。

4. 补充水分

新妈妈在喂奶时经常会会感到口渴，这是正常的现象。建议妈妈在喂奶时也要注意给自己补充水分，多喝点豆浆、果汁、杏仁粉茶、猪蹄黄豆汤、原味蔬菜汤、鲫鱼汤等。这样乳汁的供给才会充足而且有营养。

5. 充分休息

由于妈妈们经常要在夜里起身喂奶好几次，晚上常常睡不好，睡眠不足也会使奶水量减少。所以新妈妈要抽空多休息，白天可以让家人帮忙照看一下宝宝，自己抓紧时间补觉。或者在宝宝熟睡时跟着睡下，争取有更多的睡眠时间。

03 人工喂养的宝宝需注意的事项

母亲生病或某些特殊情况等原因，不能喂母乳时，用其他代乳品如牛奶、羊奶、奶粉等喂哺新生儿宝宝、婴儿，以满足小儿生长发育的需要。这种方法即为人工喂养，人工喂养时一般可选用牛奶、奶粉作为母乳的替代品。

完全人工喂养的宝宝容易发生便秘或腹泻，还易患呼吸道感染，尤其是用牛奶喂养的宝宝。另外，人工喂养的宝宝得到的母爱相对较少。实验证明，直接母乳喂养的宝宝和将母乳挤出用奶瓶喂养的宝宝，在精神和体格上都表示出差距，更何况完全吃不到母乳的宝宝呢。世界卫生组织号召全世界的母亲要尽量用母乳喂养婴儿，奶水不足也要用

混合喂养，将人工喂养限制到最低限度，才更有利于人类的健康。人工喂养需注意以下几点：

1. 如何为新生儿选择代乳品

进行人工喂养时，代乳品的选择非常重要。因为关系到宝宝的生长发育。那么应该如何选择呢？应首选配方乳，其次是动物奶，如牛奶、羊奶。

牛奶营养丰富，是婴儿较好的食品。与人乳相比，牛奶蛋白质含量高，并以酪蛋白为主，在胃内形成凝块较大，不易消化；饱和脂肪酸高，不易消化吸收，乳糖少、矿物质较高，能增加尿液渗透压和水的排泄。

羊奶中蛋白质、脂肪含量较高，维生素含量低，单纯性羊奶喂养易引起贫血、肠紊乱。但只要及时补充维生素，添加辅食，就可降低贫血发生率。

配方乳又称人乳化牛奶粉，是由鲜牛奶添加适量的脂肪、乳糖或食糖、维生素、矿物质及其他有益的成分制成。其营养成分接近母乳，是人工喂养婴儿的最佳食品，并且食用方便、随吃随冲，又易于贮藏。

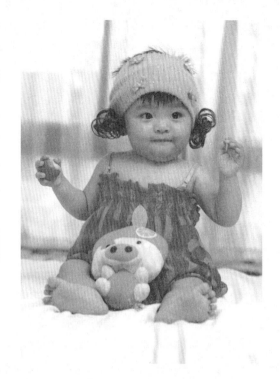

2. 怎样进行人工喂养

人工喂养婴儿，需注意牛奶、配方奶的冲调。

① 牛奶的冲调。凡新生儿喂养牛奶，必须加水稀释后才能哺喂。一般 1 ~ 2 周内新生儿宜用 2 ~ 3 份牛奶加 1 份水；3 ~ 4 周的小婴儿宜用 3 ~ 4 份牛奶加 1 份水；满月以后婴儿不加水，可以喂全奶。

② 具体配制方法为，将配好的奶液倒入奶锅中，放在火上旺火烧沸后，改小火煮 2 ~ 3 分钟后，锅离火加入白糖（糖量为奶量的 5%），凉一会儿，装入已消毒好的奶瓶，即可哺喂。

③ 配方奶的配制方法为，调制配方奶粉按说明书调配即可，要根据不同周龄进行。千万不要调配过浓。将奶瓶注入所需的温开水，用专用的量匙量取所需的匙数（平匙）放在奶瓶中，盖上奶嘴及瓶盖，轻轻摇动，使其完全溶解。配方奶粉不用加糖，因为在奶粉中已经放有足够的糖。喂奶粉的次数，奶量与喂牛奶相同。

需要注意的细节：

试乳温。每次喂奶前需先试乳液的温度是否适宜。试温方法只需倒几滴奶液于手腕间，不感到烫或凉为宜。切勿由成人直接吸奶头尝试，以免成人口腔内的细菌带给宝宝。

喂奶的方法。婴儿妈妈应选择舒适的位置，使背部和腰部有支托，斜抱婴儿成 45°，也就是宝宝斜躺在怀里，将奶头塞入小嘴中时务必充满奶水，以免空气吸入。喂奶后需将宝宝抱起，头伏在妈妈肩上，轻拍背部，使空气排出，避免吐奶。

喂奶时间。通常每隔 3 ~ 3.5 小时，喂 1 次奶，每次喂奶时间不宜超过半小时。

哺喂次数与奶量。新生儿一般每天喝 7 ~ 8 次，每次喂奶间隔时间为 3 ~ 3.5 小时。如 3000 克体重的宝宝，则需要给奶为 330 毫升，再加上 150 毫升的水，总量为 480 毫升，分 7 ~ 8 次吃，每餐 60 ~ 70 毫升。

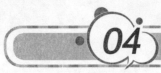
04　怎样护理宝宝的脐带和囟门

脐带是母亲与胎儿联系的唯一通道，母体血液通过脐动脉供给胎儿营养物质，又通过脐动脉将胎儿体内的废物运送给母亲，由母亲代替排泄。胎儿脱离母体后，脐带就完成了历史使命。

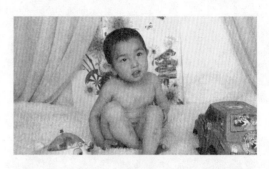

脐带是新生儿感染的易发部位，如果处理不当，细菌就会乘机通过脐带进入血流，引起全身性感染，导致新生儿败血症。

那么，怎样护理好新生儿的脐带呢？

脐带没有脱落前要保持脐带干燥，湿衣服或尿布不要捂在肚脐上；发现婴儿脐带布湿了，应该立即更换，不要用脏手或脏布去擦肚脐。可以用消毒过的棉签蘸75%酒精擦拭脐根部，擦时从脐根部中心呈螺旋形向四周擦拭，不可来回乱擦，以免把周围皮肤上的细菌带入脐根部。

脐带脱落后，在根部有一层痂皮，自然脱落后，局部会潮湿或有米汤样液体渗出，可用消毒棉签蘸75%酒精擦净，或先用2%碘酒擦，再用75%酒精涂在脐根部及周围皮肤上，不要用龙胆紫涂抹脐部，以免影响观察脐部情况。如果发现脐根有肉芽、脓性分泌物、红肿及臭味，可能是发生脐炎，这时需要到医院诊治，以免恶化。

如果宝宝的肚脐发红，有分泌物排出，可用75%酒精棉球擦拭，然后涂一些抗生素软膏，2～3天即可治愈。如果感染严重，分泌物有臭味，应及时找医生治疗。

新生儿的囟门被认为是禁区，不能摸，也不能碰，但必要的保护是应该的，如果因此连清洗都不允许，反而会对宝宝健康有害。新生儿出生以后，皮脂腺的分泌加上脱落的头皮屑，常在前、后囟门部位形成结痂（因为这里软，脏物易于存留），不及时清洗会使其越积越厚，从而影响皮肤的新陈代谢，还会引发脂溢性皮炎。要是结痂后再用手去抠就更糟，很容易损伤皮肤而感染。

正确的保护要从新生儿期即开始经常地清洗，清洗的动作要轻柔、敏捷，不可用手抓挠；用具要清洗卫生，室温和水温要适宜，结合洗浴进行。如果前、后囟门已经结痂，可用消毒过的植物油或0.5%金霉素软膏涂敷痂上，24小时后用细梳子轻梳1～2次即可除去，除去后要用温水、婴儿香皂洗净。

宝宝出生以后，颅骨缝隙尚未闭合，形成一个菱形空间，没有头骨和脑膜，医学上叫"囟门"。头顶常有两个囟门，位于头前部的叫前囟门，大小约2.5厘米×2.5厘米，6～7个月骨化后逐渐缩小，1岁到1岁半时闭合；位于头后部的叫后囟门，大小约0.5厘米×0.5厘米，出生后2～4个月自然闭合。

05　如何给婴儿洗澡

给小婴儿洗澡是新手妈妈的一件大事，她们常常被弄得手忙脚乱却总不得要领。水温、准备物品、洗澡的顺序与方法等，以及洗完后如何给宝宝抚触让他可以舒服地睡眠，都是妈妈们要关注的问题，原来洗澡也是个"大学问"。

小宝宝是很喜欢洗澡的，当把他放在水里，从他不停地踢水时脸上喜悦的表情就看得出来。和宝宝一起分享沐浴的快乐，同样是妈妈们不可多得的幸福时刻。

婴儿洗澡时的护理要点：

1. 宝宝的头发柔顺细软，肌肤娇嫩且薄，所以在给宝宝洗澡时我们要选用柔和无刺激的洗发精和沐浴露。洗头时应使用"无泪配方"的洗发精以防刺激宝宝的眼睛。

2. 往洗澡盆里倒水时应先倒冷水，再加热水，避免把宝宝烫伤，水温以38℃~40℃为宜。如果没有水温计，大人可以把手和腕部放进去试水温。水也不用放得太多，一般的澡盆8~10厘米就可以。

3. 洗澡前先把宝宝放在大浴巾上，先慢慢地脱去宝宝的衣服，用左臂夹住宝宝的身体并用左手掌托稳头部，使宝宝正面向上。用左手拇指及食指轻轻盖住宝宝的耳孔，防止水流入。右手抹上婴儿洗发精柔和地按摩宝宝头部，然后冲洗干净并抹干宝宝头部的水。要注意千万不要把洗发精直接涂在宝宝的头上，更不要用力按压宝宝头部中央柔软的部位。

4. 给宝宝洗身子时最好选用中性婴儿沐浴露，或者注入数滴婴儿润肤油，可以预防宝宝皮肤干燥或者脱皮现象，保护宝宝皮肤中天然的酸性保护层。

5. 去掉裹住宝宝的浴巾，让宝宝靠在左手臂，并握住宝宝的左臂，同时将右手插入宝宝的右腿下面，并握住他的左腿，轻轻地把宝宝放入浴盆，让肩部露出水面，下半身浸入水中，采取半躺半坐的姿势，让宝宝全身放松。先轻轻清洗他的双手、肩膀，然后是前胸和腿。左手用软毛巾彻底清洁宝宝肌肤，特别是皮肤多的地方和皱褶处，如颈部、腋下、腹股沟，要彻底洗掉原来涂抹的爽身粉，以免残留的爽身粉堵塞宝宝的毛孔引起毛囊炎。最后用清水给宝宝彻底冲一遍。

6. 保持愉悦的心情。在整个沐浴过程中，妈妈要用温柔的语气和宝宝说话，这样会让宝宝觉得洗澡是一种乐趣，他以后就不会抵触洗澡。注意洗澡的动作一定要轻柔，不要过分用力。

洗完后将宝宝从浴盆中抱出，放在干软的浴巾上，用毛巾轻柔地蘸干宝宝的全身，尤其注意揩干皮肤的皱褶处。

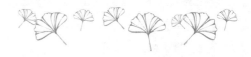

06 如何护理宝宝的五官

1. 眼 睛

经阴道分娩的新生儿，通常会有分泌物浸入眼内，引起新生儿眼炎，所以新生儿一出生就需要滴眼药水。出生后1周内，都应该用眼药水滴眼，如氯霉素眼药水、黄连素眼药水，每日1次。如果宝宝眼睛正常，1周后就可以不用滴药了。

新生儿的卧室，光线要适宜，灯光要适度，避免一切强光刺激或直射眼睛，在进行视觉训练时，要注意训练时的距离应得当。

另外，新生儿出生后，父母都想给心爱的宝宝拍一些照片作为纪念。可由于产房或室内光线较弱，影响拍摄效果，很多人便想到借助电子闪光灯来提高照明度。殊不知，这样做对新生儿危害很大。

新生儿在出生前经过了9个月漫长的子宫中的"暗室"生活，因此对光的刺激非常敏感。出生以后，多以睡眠的方式来逐渐适应这突如其来的急剧变化，而且人们还发现，刚出生的新生儿白天睡眠比夜间多，这也是对外界环境尚不适应的表现。

新生儿眼睛受到较强光线的刺激时还不善于调节，同时由于视网膜发育尚不完善，遇到强光时可能使视网膜神经细胞受损。因此，用闪光灯拍照可能引起眼底及角膜烧伤，甚至导致失明。所以，切勿用闪光灯或其他强光直接照射孩子的面部拍照。

2. 口 腔

新生儿刚出生时，口腔里常常有一定的分泌物，这是正常现象，一般无需擦去。禁止为新生儿揩洗口腔，不要挑"马牙"。平时可多喂些温开水，以起到冲洗口腔的作用。如果一定要清除赃物时，让婴儿侧卧位，用小毛巾或口水肩围在婴儿的颌下，防止沾湿衣服，家长先用肥皂洗净双手、擦干，然后用棉签蘸上淡盐水或温开水，先擦口腔内的两颊部、齿龈外面，再擦齿龈内面及舌部。清洁时注意动作一定要轻，以免损伤宝宝口腔内柔嫩的皮肤黏膜。

3. 鼻 腔

新生儿只能用鼻子呼吸，鼻腔一旦被堵就会影响呼吸，严重的可造成呼吸困难。因此，要经常注意孩子的鼻孔清洁通畅，帮助取出鼻垢和清除鼻涕。但一定要注意动作轻柔，并在稳住孩子的头部时进行，防止其晃动头部，而碰破鼻子的内壁黏膜。稳住孩子的头部后，用棉签轻轻地在鼻腔内转动，以清除污物，但不可过深。遇到固结的鼻垢和鼻涕时，不可硬拨、硬扯，而应湿软后沾出，比如滴一滴奶水进入鼻腔，待鼻痂软化后用棉签蘸出即可。

4. 耳 朵

婴儿耳道内的污垢也要在固定孩子的头部后用棉签旋转的方法取出。但要注意只限

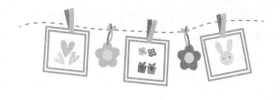

于耳道的浅部位，不能插进过深，防止损伤鼓膜和外耳道。平时多注意不要让乳汁、泪水流入耳道内，一旦流入，要及时用棉签擦干。为保护耳部应经常更换卧位，防止受压时间过长。

07 新生儿的包裹方法

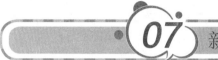

刚出生不久的婴儿，家长都会用包被包起来。准备一床薄薄的包被是有必要的，新生儿出生后神经系统发育不完善，尤其神经髓鞘尚未形成，当受到外来声音、摇动等刺激后容易发生全身反应，从而受到"惊吓"，影响正常睡眠。另外，新生儿一个人睡觉，不盖上被子也会感觉到冷，不保暖会使他们睡眠不沉或经常哭闹。

新生儿身体柔软，不能抬头，想抱起来很不容易，尤其是在喂奶时，很不方便。因此，用一床包被将新生儿包起来，既可使新生儿有足够的温暖和安全感，又方便母亲抱起来喂奶。因此，正确使用包被是非常重要的。

1. "蜡烛包"与"罗圈腿"

蜡烛包能不能防罗圈腿呢？我们知道，刚出生的婴儿双腿并非像大人那样总是伸得很直，而是一直弯曲着，"蜡烛包"把婴儿包得相当严实，手脚都不能动，不利于他的运动机能发育。当他们自由地躺在床上时，小手小脚就会胡乱地踢着舞着。其实当他们还在母腹中时，就已经开始了这种快乐的运动，而一出生，就被包裹起来，会使他们感到相当难受。

罗圈腿是一种佝偻病，病因是因为体内缺乏维生素 D。由于缺乏维生素 D，使婴儿体内钙的吸收不良，造成骨骼钙化不好，就出现了腿变形。因此，认为"蜡烛包"加带子可以防止佝偻病即"罗圈腿"的说法显然是不科学的。"蜡烛包"不仅限制了婴儿肢体的自由活动，影响他们的正常发育，容易造成脐部、皮肤感染，而且还有一个更大的危险，就是可能诱发髋关节脱位，这是一个需要石膏固定才能治疗的外科疾病，会给3岁以下的宝宝带来许多痛苦。

宝宝出生时髋关节的发育不够成熟，出生后在自然状态下，下肢是像青蛙腿一样屈髋外展外旋，这样股骨头就恰好正处于髋臼中心。随着孩子肢体活动的增多，股骨头刺激髋臼进一步发育，髋关节脱位就不容易发生。如果用"蜡烛包"方法裹扎婴儿，强行让孩子将下肢伸直、并拢，这时股骨头就正对着髋臼外上方的发育不成熟的位置。当孩子大腿的肌肉纵向收缩时，就可能将股骨头拉到髋臼的外上方，造成髋关节脱位。这样对宝宝的身体是有危害的。

2. 正确的包裹方法

怎样包裹婴儿才正确呢？他们除了吃奶外，一天的绝大多数时间都在睡觉，睡觉时间约为 20 小时，时间会随着月龄的增加而逐渐缩短。因此我们也不能说裹得那么紧的"蜡烛包"会带给孩子安静的睡眠。

正确的包裹方法，应该让孩子的双腿叉开，处于像青蛙腿那样（髋外展外旋）的自然姿势，或者用髋外展尿不湿包上后，为了防止孩子受凉，外面还可以松松地裹上毛毯等。这样不仅不会束缚他们的自由发展，而且还能治愈一部分轻度先天性髋关节脱位的病儿。婴儿不是蜡烛，捆绑是不能使之成型

的。只有采用正确方法，才能使孩子健康，形体美。

使用合适的包被很重要，比如在市场上购买的睡袋，宽松而且柔软，睡袋的下方开口，便于换尿布，而且保暖性能好。白天可以给婴儿穿上内衣、薄棉袄或毛线衣，再盖上一层小棉被就可以了。特别容易惊醒的婴儿，可以用包被将他包裹起来，但不可太紧，以免影响他的睡眠

婴儿同成人一样渴望自由地不加约束地发展自己，愿家长们能体谅宝宝，让他们的四肢可以自由地活动，这对孩子的身心发展，防止髋关节脱位等都有好处。

08 夏天如何防止宝宝起痱子

酷热的夏天，痱子是十分常见的皮肤病，一般多出现在头面、颈项、胸背、腋下、肘窝、腹股沟、躯干及面部等。因为新生宝宝的皮肤薄嫩，皮肤免疫力又低，汗孔阻塞后易感染致病微生物很容易起痱子。婴幼儿及肥胖、体质虚弱者都容易出现痱子，开始的时候表现为皮肤发红，慢慢的皮肤上出现针头大小的丘疹或丘疱疹，排列密集而不融合，并伴有不同程度的瘙痒、灼热和刺痛感。痱子可能会因为搔抓感染成痱毒，应及时预防和治疗。

宝宝一旦长了痱子，就会感觉很难受，也就出现烦躁、哭闹的现象，有时还会影响宝宝的饮食和睡眠。希望新妈妈能重视痱子的防治，让宝宝过个无痱的夏天。

1. 预 防

① 对于不会走路的宝宝，家长也不要整天都抱着，最好在凉爽通风（不要在对流风处）的地方铺一张席子，让孩子自由自在地玩耍。即使要抱，在抱的时候最好用一块毛巾搭在胳膊与宝宝的屁股之间，避免皮肤的直接接触。

② 有的妈妈喜欢让宝宝光着身子，以为这样会透气、凉快，不会长痱子。但是长时间让孩子光着身子，虽然透气性好，但皮肤却常会受到不良刺激，一样会生长痱子。

③ 因为天气炎热，宝宝和大人一样爱出汗，如果衣服太贴身，汗液就很难排出和蒸发，因此就会堵塞汗腺孔，痱子也就因

此出现了。要穿轻薄、柔软、宽大一些的衣服，因为吸水和透气好的纯棉织物可以减少衣服对皮肤的刺激，同时还有利于身体热量的散发。

④ 带宝宝做户外活动时，要避免在强烈的太阳光下玩耍，夏季最炎热的时间段尽量不要出门，气候凉爽的早晨和晚上可以带宝宝在树阴下玩耍。

⑤ 闷热潮湿的环境特别容易长痱子。因此，家中一定要保持通风散热，以减少出汗和利于汗液蒸发。也可通过空调、风扇等设备调节室内温湿度，室温最好保持在25℃左右，湿度也不能超过60%。在使用空调和风扇等设备时要注意，不要让风直接吹到宝宝。

2. 护 理

① 盐水治痱子。洗澡之后，在清水里加一点点盐，用纱布沾点盐水轻拍宝宝长痱子的地方，最后用温水清洗干净，每天一次，祛痱效果很不错。

② 尽量少用痱子粉。痱子粉虽然能缓解痱子的症状，但是如果使用不当，同样也会帮倒忙。因为痱子粉和汗水混合后会形成块状颗粒，宝宝的皮肤很幼嫩，这些颗粒不断摩擦，反而容易损伤皮肤。所以，痱子粉一定在宝宝身体清洁干爽的前提下使用。需要强调的是，不能给孩子用成人痱子粉，其中含有硼酸，对孩子的皮肤有损害。

③ 天热时每天至少要给宝宝洗两个温水澡。可在洗澡水中滴几滴炉甘石洗剂、"十滴水"或六神花露水。西瓜皮、黄瓜片、芦荟叶等，涂抹在痱子上也有消炎止痒的作用，家长不妨也试一试。

④ 如果宝宝的痱子被抓破出现脓点，最好到医院接受治疗，不要盲目治疗，以免耽误病情。

3. 防治痱子的洗浴方法

风油精浴：在洗澡水中加入十几滴风油精，洗浴后，宝宝会感觉精神抖擞，还能防止生痱子。

十滴水浴：在洗澡水里加入3～5支十滴水，洗浴后，宝宝双眼清明，体表凉爽舒适。尤其是初生痱子的婴儿，洗几次即可痊愈。

仁丹浴：准备一盆水，加入半包仁丹，充分搅拌后给宝宝洗浴，浴后皮肤沁凉，神志舒畅，有消暑祛热提神的功效。

菊花浴：取菊花适量，加水煎汁去渣，加入洗澡水中，泡洗20分钟左右，再用水冲净。此浴有解暑、明目、清火、醒脑之功。

金银花浴：取金银花适量，用水煎煮半个小时后，滤汁兑入浴水，洗泡20分钟左右，再冲洗干净，浴后凉爽舒畅，有很好的治痱效果。

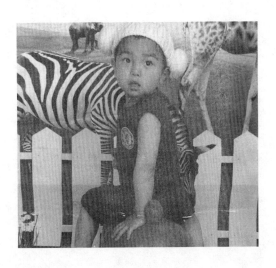

09 按时接种疫苗

从新生儿出生到婴儿满月，通常需要接种两种疫苗，一个是卡介苗，另一个是乙肝疫苗。

1. 卡介苗

卡介苗是预防结核病的疫苗，一般在婴儿出生后24小时之内接种。卡介苗一般接种在左上臂外侧，接种后2～3天内，注射部位可见有针尖大小、略有红肿的针眼，但很快即消失，恢复为正常皮肤。在此期间给新生儿洗澡时，应避免洗澡水弄湿注射部位，可用干净的手帕或纱布包扎。不要经常用手去触摸，以保持清洁，避免细菌感染。

在接种后2～3周如出现局部反应，尤其是有"化脓"现象时，应经常更换内衣，以免脓液沾在衣服上，使其经常摩擦，进而影响局部溃疡面的愈合，同时也要避免其他细菌感染。在局部形成脓疱时，切不可用手去挤压，以免加重反应。

接种卡介苗后的局部反应，需经过2～3个月才能结束。在这个过程中，应做到母乳喂养，以增强婴儿自身的抵抗力，保持新生儿室内空气新鲜。

在新生儿出院时，应主动向医院工作人员询问是否已经给新生儿接种了卡介苗，如未接种，了解原因并在适当的时间补种。接种后3个月，还应到指定的单位做结核菌素试验，以观察卡介苗接种是否有效。

2. 乙肝疫苗

我国是乙型肝炎的高发区，而围生期是乙型肝炎病毒传播的主要阶段。准妈妈在怀孕期间，如果乙型肝炎表面抗原（HBsAg）呈阳性，则会有95%的新生儿可通过胎盘感染乙型肝炎病毒，也可在母亲分娩时通过产道将病毒传播给新生儿，这种传播方式被称为母婴传播。

由于婴儿免疫耐受性的原因，感染后一般没有临床表现，大多数将成为持续病毒携带者，社会上慢性乙肝病毒携带者是主要传染源。这些人有可能发展为慢性肝炎、肝硬化或肝癌，传染后会严重影响宝宝正常的生长发育，因此必须对乙肝感染采取积极的防治措施。

新生儿出生后24小时之内，医院会为其注射乙肝疫苗第1针。婴儿满月后，父母要带宝宝去医院注射第2针，满6个月时注射第3针，均为皮下注射。全部免疫疗程结束后，有效率可达90%～95%，免疫力达3～5年之久。能使孩子自身产生抵抗乙肝病毒的能力，阻挡住母婴传播这条途径，防止母体的病毒传染给婴儿，防止外界其他途径（输血、注射、接触乙肝病人）的感染，以起到保护儿童健康的作用。

但如果新生儿先天畸形及有严重内脏功能障碍，出现窒息、呼吸困难、严重黄疸、昏迷等严重病情时，不可接种。

早产儿1个月以后方可注射。

宝宝需要接种的疫苗简表

年龄	接种疫苗	可预防的传染病
出生24小时内	乙型肝炎疫苗（1）	乙型病毒性肝炎
1月龄	乙型肝炎疫苗（2）	乙型病毒性肝炎
2月龄	脊髓灰质炎糖丸（1）	脊髓灰质炎（小儿麻痹）
3月龄	脊髓灰质炎糖丸（2）	脊髓灰质炎（小儿麻痹）
	百白破疫苗（1）	百日咳、白喉、破伤风
4月龄	脊髓灰质炎糖丸（3）	脊髓灰质炎（小儿麻痹）
	百白破疫苗（2）	百日咳、白喉、破伤风
5月龄	百白破疫苗（3）	百日咳、白喉、破伤风
6月龄	乙型肝炎疫苗（3）	乙型病毒性肝炎
8月龄	麻疹疫苗	麻疹
1.5～2岁	百白破疫苗（加强）	百日咳、白喉、破伤风
	脊髓灰质炎糖丸（部分）	脊髓灰质炎（小儿麻痹）
4岁	脊髓灰质炎疫苗（加强）	脊髓灰质炎（小儿麻痹）
7岁	麻疹疫苗（加强）	麻疹
	白破二联疫苗（加强）	白喉、破伤风
12岁	卡介苗（加强，农村）	结核病

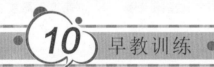

10 早教训练

根据宝宝的特点，可对其进行如下早教训练：

1.大动作能力训练

① 抬头：

抬头是宝宝出生后需要学习的第一大动作。学会抬头，可以扩大视野，促进智力发育与颈部肌肉张力的发展。

竖抱抬头：喂奶后，竖抱小儿使头部靠在父母肩上，轻拍几下背部，使其打个嗝，以防吐奶。然后让宝宝的头离开父母肩部，扶住宝宝头部的手稍放开，让头部自然立起片刻，每天4～5次。

俯腹抬头：宝宝空腹时，将他抱在你的胸腹前（与你面对面），然后你慢慢地斜躺或平卧在床上，此时宝宝便能自然而然地俯卧在你的腹部，扶宝宝头部至正中，两手放在头两侧，逗引其短时间抬头，反复几次。

俯卧抬头：空腹、清醒时，让宝宝俯卧在床，用小摇铃逗引宝宝抬头并左右转动。

注意：练习时轻抚宝宝背部，让他感到舒适、放松；完成后让宝宝仰卧休息片刻。

② 四肢运动：

体操运动：清醒状态时，给宝宝做四肢被动体操。让宝宝躺在铺好垫子的硬板床上，双手轻轻握住宝宝的手或脚，跟着音节节拍做四肢运动，每次 2～3 分钟，宝宝会感到新奇、愉快，如果紧张、烦躁，可暂缓进行。

练"走路"：托住宝宝的腋下，用两大拇指控制好头部，让宝宝用光脚板接触硬的床面或桌面，宝宝会做出踏步的动作。从出生第 8 天开始，到第 56 天，每天练习 3～4 次，每次迈 8～10 步。实际上，宝宝先天就具有行走反射的能力，这一反射在出生后 56 天左右就自然消失。父母要充分利用这一能力，每天加以动作训练，可是宝宝的下肢得到锻炼并促进智力发展。

2. 精细动作能力训练

多动手，大脑才能聪明。切勿怕宝宝抓脸便给他戴上手套，或捆起来不让动。应当创造条件，让宝宝充分地去抓、握、拍、打、敲、叩、击打、挖、画……使孩子心灵手巧。

手的运动：解开宝宝包被，让他舒适自在地平躺在床上，把指甲剪好，袖子不要太长，手露在外面，自由地挥动拳头，看自己的手、玩手、吃手。

抓握训练：轻轻按摩宝宝的手指，带来刺激。当手指接触宝宝手心时，它的小手能握住不放。也可把适合宝宝小手抓握的物品，如小摇铃、小绒布玩具、纸卷、小积木等，放在小手里，让他握一会儿，获得各种触觉经验。

3. 语言能力训练

悄悄话：用柔和亲切的声音、富于变化的语调与宝宝讲些"悄悄话"。当孩子哭时，用温和亲切的语调哄他："哦，宝宝不哭，妈妈在这儿呢！"并观察孩子的反应：喂奶时，轻轻呼唤他的乳名，反复对他说："xx，你饿了吧？妈妈给你喂奶了。"

无声的交流：宝宝的情绪好时，母子面对面，相距约 20 厘米，宝宝会紧盯着妈妈的脸和眼睛。母子目光碰在一起时，通过对视进行无声的交流。妈妈还可以做出多种面部表情：张嘴、伸舌、微笑。

逗笑：父母要经常逗宝宝笑，宝宝一定会报以微笑，与睡觉时脸部肌肉收缩的笑不同，这是宝宝学习的第一个条件反射。美国的科学家认为：越早笑的婴儿越聪明。婴儿常在 10～20 天左右学会微笑，如果 42 天仍不会逗笑应当密切观察，到 56 天还不会笑就有智力落后的可能。因此，父母要尽早逗宝宝笑，宝宝第一次被逗笑时，应记日期。

回声引导发音：宝宝啼哭时，父母发出与其哭声相同的声音。这时宝宝会试着再发声，几次回声对答，宝宝喜欢上这种游戏似的叫声，渐渐地学会了叫而不是哭。这是父母把口张大一点，用"啊"来诱导宝宝对答，对宝宝发出的第一个元音，家长要以肯定、赞扬的语气用回声给以巩固强化，并记录下来。

听儿歌：在宝宝清醒、愉快的时候，念一些简短、朗朗上口的儿歌、唐诗。每天坚持，有助于培养语感与阅读习惯。

4. 认知能力训练

视力集中：在卧床的上方，离宝宝眼睛 20 厘米的地方，挂一些图片或玩具，如一幅母亲头像的黑白图片，红色或绿色的、能响的、会动的玩具等，每次挂一件，让宝宝在觉醒时观看，父母用钟表记录婴儿观看的时间。新的图形或玩具会引起宝宝注视7～13秒。看熟了以后，注视时间缩短到3～4秒就换另一样东西。宝宝注视新图时间越长就越聪明，这是婴儿第一个智力测验方法。

追视：据宝宝眼睛20～25厘米处，将彩色带响声的玩具边摇边缓慢移动，使宝宝的视线随玩具移动。父母和宝宝面对面，待宝宝看清你的脸后，便呼喊宝宝名字，边移动脸，小儿会随着你的脸和声音移动，以此促进宝宝视听识别和记忆的健康发展。新生儿对盯人比盯物更有兴趣。

5. 情绪和社交能力训练

寻找：学习寻找，是适应能力的第一课。将宝宝放在明亮、空气新鲜的环境中，经常在其视线内走动，时时对他说话和微笑，让他的视线寻找并追随你移动的方向。喂奶时不要马上将奶头塞到小嘴里，要让宝宝灵敏的嗅、触觉得以发挥，让他能自己找到奶头。

随声舞动：在床前悬挂色彩鲜艳或能发声的玩具，拉线摇曳。让宝宝注视并随着发声、手足舞动。

熟悉环境：出生半个月后，每天将宝宝竖抱片刻，四处看看家中物品，告诉他："这是门。"

6. 生活能力训练

把大·小·便：出生半个月起，开始定时定点培养宝宝大小便的习惯。用"嗯"声表示大便，或用"嘘"声表示小便。通过看便盆、听声音，加上姿势形成排泄的条件反射，在满月前后就可为宝宝把大小便了。把大小便既培养了婴儿与大人的合作，又能锻炼膀胱括约肌应有的功能，很早就不尿床。

注意：大人挺胸坐正，不可压迫宝宝的背而妨碍呼吸，当宝宝打挺表示不愿意把便时，应马上停止，以免使宝宝疲劳。

11 亲子互动游戏

1. 四肢抚触

对孩子进行四肢的抚触，有助于新生儿的血液循环，促进皮肤的新陈代谢，增强宝宝皮肤抵抗疾病的能力，从而促进新生儿的皮肤健康。

四肢抚触的方法，是母亲用双手抓住新生儿的胳膊，交替从上臂向手腕方向轻轻捏动，好像挤牛奶一样，从上到下搓滚。对腿部的抚触方法与胳膊相同。

2. 认识妈妈

出生一两周后，就可以在宝宝醒着的时候抱起来，让孩子脸对着妈妈的脸，距离20～30厘米。母子眼睛对视，轻轻地跟宝宝说话，同时轻抚小脸蛋，或者让宝宝握住妈妈的手指，慢慢地摆动。

妈妈也可以轻轻哼着儿歌，或说一些亲

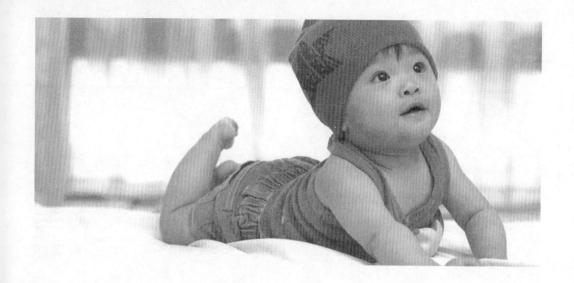

昵的话，每天抱着宝宝玩一会儿。

在简单的交流过程中，可以促进母子间感情交流，宝宝感受到母亲怀抱中的安全、温馨和母爱，会令宝宝重温在母亲子宫内包裹时候的安详与温暖，打消宝宝初到人世间对陌生环境中的孤独、恐惧感，有益于宝宝大脑的情绪中心发育，既可以促进宝宝感知能力的发育，又有益于宝宝熟悉妈妈的声音，认识妈妈。

3. "行走"游戏

具体做法：妈妈双手托在宝宝腋下，大拇指扶好头，不要给宝宝穿鞋袜，让孩子光脚接触床的平面。

这时候，就能惊奇地发现，宝宝竟然能协调地迈步。要把"行走"当成游戏来做，一边逗宝宝做，一边可以喊节奏。行走训练可从出生后第8天开始，在吃奶半小时后或睡醒后，每天3～4次，每次2～3分钟。

如果宝宝不喜欢走，就不要勉强；宝宝生病时不要让他"行走"；早产儿不宜做这项训练。

4. 俯卧练习

婴儿出生以后几天，就可以俯卧，俯卧抬头练习，不仅锻炼婴儿颈部、背部的肌肉力量，增加肺活量，同时婴儿能较早地正面面对世界，接受较多的外部刺激。

锻炼要在婴儿清醒、空腹情况下，即喂奶前1小时进行。床面要平坦、舒适，把婴儿两臂屈曲到胸前方，俯卧在床上，母亲可以把婴儿的头转至正中，手拿色彩鲜艳有响声的玩具在前面逗引，说："宝宝，玩具在这里。"诱使宝宝努力抬头，抬头的动作从抬起头与床面成大约90°角，并逐步稳定。到3个月时，孩子能稳定地抬起90°角，此时可以用玩具从宝宝的眼前慢慢移动到头部的左边，再慢慢地移到宝宝头部的右边，让孩子的头随着玩具的方向转头，每次训练从30秒开始，逐渐延长，每天练习3～4次，每次俯卧时间不宜超过2分钟。

Part 3 新妈妈的产后护理与保健

01 产后第一周护理要点

产后第一周，是整个围产期的最后一周，也是产褥期的第一周，经历了临产分娩以后，体力消耗量大，器官疲惫，体质虚弱，需要妥善照护以确保康复，日常护理是身体康复的关键时刻。

以正常分娩为例，介绍一般在这7天如何度过。

分娩当天：产妇经过分娩后，身体已经很疲惫，需要得到充分休息。在饮食上，可以吃一些清淡、易消化的蔬菜，不要吃刺激性食物。剖宫产者要36小时以后才能进食。如果伤口疼痛较厉害，可以向医生提出来，得到相应镇痛治疗。剖宫产者要注意下身移动时的体位，把双膝并拢，能使伤口的缝合部位疼痛减轻一些。

第1天：正常情况下，分娩8小时后，医生就会指导产妇下床适当活动，还要试着给新生儿哺乳。如有会阴切开者，通常在产后12小时下地，慢慢活动。做些排尿、排便、处理恶露的自理活动。

产后乳房高度胀满，要向医护人员学会授乳和乳房按摩等护理内容。另外，可以用腹带协助，恢复松弛的腹壁，也可以量力、适度地学做一做产后操，促进子宫肌肉收缩过程。

生产当天分泌的初乳，对新生儿来说是最珍贵的食物，虽然数量极少，要让宝宝反复多次地长时间吮吸乳房。只要坚持，乳汁一定会有，而且越是吮吸刺激会越多。在授乳后会有恶露增多的情况，不必担心，这是子宫受到宝宝吮吸刺激引起的，有利于子宫恢复。

第2天：自我感觉精神会恢复很多，乳房胀满、伴有丰富的初乳分泌，要尽量让宝宝吮吸，继续进行乳房按摩护理。最适宜活动量，以不感到疲劳为好，可以试着在室内缓缓步行。如果各方面都感觉很好，就可以洗淋浴，但时间不要太长。

第3天：自然分娩的新妈妈能在屋内散步了，剖宫产者也可以开始下床步行，但要量力而行，别累着。这一天医生要为产妇查血常规，了解有无贫血、感染等情况和恢复情况。个别恶露量过多者、有血块等症状，应当告诉医生，以免延误病情。

第4~5天：新妈妈的体力、精神都有了很大恢复，食欲也好多了，在哺育宝宝方

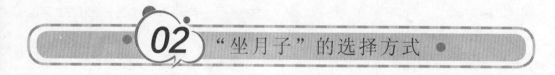

面会有很大进步，会阴伤口缝合部位要拆线。

宝宝在专门的儿科医护人员的关注下，会成熟许多，如果发现有异常情况，应及时处理，比如膝关节脱臼和斜颈等问题，可以及时接受治疗。如果一切正常，就要准备出院回家了。不要忘了领取母子健康手册，还有出生证明、新生儿防疫证等。

第6天：母子都要做出院前体检，体检情况正常，就可以出院回家休养。出院前尽可能想一想，有什么不清楚的事，可以尽管问医护人员，详细记录下来，回家以后慢慢地做。

出院回家后，还继续处于调养恢复阶段，在日常生活中应注意，可以洗淋浴，不能洗盆浴。有会阴伤口缝合者，不要使用肥皂刺激局部；继续做乳房按摩和产褥体操。

饮食安排方面，要按需就餐、品种丰富，每天可以吃到5餐，甚至更多。可以吃各种滋补汤类，不要太油腻，以免影响消化。肉棒骨、牛、羊肉汤、鲤鱼汤等均有利于补钙和催乳作用，但不要忘记吃一些新鲜蔬菜。

孕期患过妊娠高血压综合征的产妇，产后还要继续吃清淡口味，控制食盐的摄入量以使血压恢复正常。

产后应当少吃生、冷饭菜及辣椒等刺激性食物，更不要吸烟、饮酒，以免在哺乳过程中影响到宝宝的身体健康。要注意观察自己有无贫血的表现，如果贫血最好在医生指导下补充铁剂。

产后，会有一些症状属正常现象，了解之后，届时不会出现慌乱。

产后全身发抖或寒战。胎儿娩出后，产妇全身感到轻松，有人会出现全身不可控制的抖动，有人出现寒战。这是正常现象，喝一点红糖开水就会好。

出汗。产后出汗量多，睡眠和初醒时更多，有时会浸湿内衣，数日内自行好转，是正常生理现象，不是体虚表现。

体温。产后头几天内，体温可能上升到38度，是正常生理反应。产后3～4天，由于乳房发胀，体温也可能上升，但不超过38度，24小时内自然下降皆属正常。

会阴部肿痛。分娩时由于胎头的压迫，致使会阴部水肿疼痛，或由于胎头娩出时会阴部轻度擦伤，使会阴部疼痛，一般在数天内自然消失，不必处理。

02 "坐月子"的选择方式

历经了10月怀胎的辛劳和分娩时的紧张、消耗，接着就要面临养育、教育宝宝的严重挑战，产后"坐月子"阶段，应当是让自己休养生息的缓冲时段。

在现代人们的观念中，"坐月子"已经不再仅仅是一个"足不出户"和"大补特补"时间段，养儿、育儿问题和新妈妈本身的精力康复、生理和心理调整，当然是家庭中的最大问题，在家庭添丁加口的这个特殊时段中，最需要帮手。

固然，有不少行业能给新爸爸陪护假期来料理家事，毕竟仍然有限，乱七八糟、头绪众多的家事，照顾孩子又要兼顾新妈妈，忙乱、辛苦、紧张、疲劳还整理不出个头绪……，当然，新家庭也完全可以根据自己的喜好和经济实力，来选择一种方式，度过产后最重要的第一个月。

请人帮助，当然是必需的，一般家庭，在照顾"月子"里的母子方面，大多数会请双方父母来照顾"坐月子"，如果父母因为身体原因或者尚未退休、需要上班，才会考虑请"月嫂"或保姆。此外，有一些职业女性工作脱不开身，产假时间会休得很短，选择"月子中心"去度过产后"月子"期，把婴儿交给专业育婴师打理，自己在月子中心里专心致志地休养身心，调理康复自己，出月以后，即能精力恢复、重返职场。

各自家庭情况不同，各人具体环境有异，"坐月子"的选择方式也各自不同。

请父母照顾"月子"

小家庭添人增口，无论是爷爷奶奶，还是姥爷姥姥，大都会乐得喜不自胜，任劳任怨地放下手边的事，来照顾儿媳或闺女、孙辈，是绝大多数家庭的选择，也是比较传统的"坐月子"习惯。面对刚出世的孩子，初为父母的夫妻俩难免会手足无措，不知道该如何照顾好婴儿，以及如何恢复产后的身体，家里有一两位有过育儿经验的长辈，会非常有帮助。因此，由妈妈或婆婆照顾月子，是大部分家庭的选择。

值得注意的是，有一些长辈的思想较传统，总会认为坐月子有很多禁忌，因此伺候月子的方法不太科学。而长辈对禁忌的坚持，加上生活习惯、育儿观念不同，往往会在两代人之间造成矛盾摩擦，一个多月下

来，婆媳关系弄得非常紧张。另外，如果长辈的身体不太好，也不适合做照顾月子这种劳动强度较大的工作。如果父母一辈人尚且在上班工作，没有退休，抑或自身健康情况需要关照，则更难以和谐地处理。

请双方父母来照顾的经济好处，是除了日常生活开支，基本上不需要增加什么费用。

由亲人照顾坐月子是最好的，其中最佳搭档是夫妻俩加上岳母。新妈妈在经历分娩后，身心都处在一个大调整的阶段，由自己的妈妈来照顾，母女贴心，能保持心情愉快，对身体恢复和婴儿健康成长都非常重要。当然，请婆婆来照顾，也未尚不能，现代婆婆大都有工作、有文化，观念更新快，并非封建社会那种"家长式"旧脑筋，为了第三代人，一般都能与"坐月子"中的儿媳较好的沟通，享受含饴弄孙的天伦之乐，虽说辛苦一些，一个多月下来，会使两代人的亲情更为融洽，两代家庭关系更加和谐。

如果家有长辈，身体也都比较健康，自己又有产假，最好事先能多与双方长辈沟通、商量，请老人们决定是否来照顾产妇和新生儿，包括轮换着来照顾和具体时间的敲定，尽量能让双方的父母也都能享受到天伦之乐。

出"月子"以后，日渐康复的新妈妈、一天一变化的小宝宝，都能给家庭平添幸福感。享受之余，别忘了真诚地对长辈表示谢意，物质上、精神上的表示都要丰厚一些。

请保姆

很多育儿家庭因为人手不够，会临时请一个保姆来照顾新妈妈和宝宝。

但一般家庭的保姆，更注重的是做好日常家务事，没有护理新妈妈和婴儿的专业知识，新爸爸和新妈妈不仅要事先从各方面学习育儿知识，还得手把手把这些护理知识教给保姆。从贴心和专业的角度看，保姆远不如月嫂专业，但和保姆存在同样的问题：家里突然地增加一个外人，从彼此了解过程、到生活习惯的不同，需要有较长的一段时间来磨合。

家庭雇请育儿保姆，主要为负责照顾婴儿，包括辅助新妈妈喂养婴儿、给婴儿洗澡、清洁婴儿衣物，给产妇做饭。

请保姆的优点是，在自己家里"坐月子"，产妇对环境较熟悉，比较放松、有安全感，有利于身心康复。

请育儿保姆的缺点，是一般保姆普遍缺乏专业育儿知识，需要自己和家人指点。大多数保姆文化水平较低，不懂营养搭配，所以，产妇的食谱需要家里人自己制定。保姆一般只管带孩子、照顾产妇，更多的家务还需要家里人来做。

请一个缺乏专业护理知识的保姆，来家里照顾"坐月子"，最好要选一个有过生育经验的，当然也不能全依靠保姆自身的月子经验，最好要多从书刊、资料上学习围产和育儿知识。

从经济的角度看，请一位保姆到家里的费用，确实比请月嫂要经济实惠很多。

请保姆的另一个好处，在于能够通过保姆与家人的磨合过程，使宝宝和照顾者熟悉、了解和增加感情，等到妈妈产假休满、上班以后，可以继续照顾孩子，打理一般的家务事，不需再为此而专门耗费精力，让宝宝也减少了与照顾者的磨合过程。

月子中心

现代也有不少家庭的选择，是在医院分娩后，新妈妈不回家而是直接住进月子中心，把全部事情交给月子中心的医护人员来打理。产妇能在这里比较轻松、悠闲地当新妈妈，能有更多时间来享受育儿的乐趣，学习养育宝宝的知识，练习体形恢复体操，而且在饮食、生理、精神等各方面都能得到专业的护理，一般都能在较短的时间里，使产后的身心迅速恢复到最佳状态，及时投入工作。

受到的照顾专业、母子健康有保障、新妈妈身心康复快、家人省却精力，是到月子中心休养的优势。

但是，在"月子中心"，多数产妇会完全把婴儿交给护士照顾，自己腾出时间来恢复身体和形体，容易忽略自己和孩子的情感交流，从月子中心回到家后，对于怎么照顾宝宝的具体操作，仍然会有一筹莫展的可能。

月子中心的设备及提供的护理，是坐月子方式中比较专业的，但由于月子中心对产妇来说是一个完全陌生的地方，新妈妈仍然会有"住医院"的感觉，很难获得安定感，心情也很难像在自己家里一样放松。

月子中心一般都设有不同级别的房间，如普通间、标准间等，房间的大小和屋内配套设施的不同，收费标准也不一样。另外，还根据产妇入住的天数来定价格，相同的房间，住的时间越长，每天的收费价格就越便宜。

从经济角度看，到月子中心的开支也比较大，一个月的费用，平均要花销数千到几万元，有一些VIP护理收费更高，动辄到数万。

需要注意的是，月子中心一般需要事先预约，在预产期来临前就要考察好、预约好。还需要事先了解清楚，哪些项目是包括在总费用里，哪些项目的服务需要另收费。

月嫂

月嫂，指从事现代城市家政服务的从业女性中，新的行业分类的名称。月嫂一般是受过围产保健知识教育和训练的家政服务人员，懂得新生儿的照顾、保健、喂养和呵护知识及实际操作，也懂得产褥期产妇护理和康复知识的家政服务人员，是家庭育儿的好帮手。

月嫂一般经过专业培训，比起普通保姆来，有更科学的照顾月子的经验，能做到家务、母婴护理两不误。而且服务方式比较灵活，有全天、计时等多种价位供家庭选择。产妇在坐月子期间，还可以向月嫂学习产后康复和婴儿护理知识，月嫂还能帮助培训家里已经雇用的保姆。

月嫂行业正在规范化中，一般分为初级、中级、高级，甚至特级、星级等各种级别，费用从一千到数千元不等，一般以28天为单位收费，级别越高，收费越高。

相对家庭中长辈和一般雇请保姆照顾"坐月子"而言，月嫂的服务要更专业一些。月嫂可以为新妈妈和宝宝提供24小时专业月子护理，解决家庭的后顾之忧，让宝宝在月子里健康成长，养成良好的生活习惯，产妇本身也因此得到充分的休息和心理调整，避免出现产后抑郁症。

请月嫂时，一定要到正规的机构去找，不能图省事、图经济，去请一个完全没有专业知识的"月嫂"。需要看清月嫂的身份证明和培训资格证明，注意是否持有健康证，还可以看一看月嫂推荐机构档案记录，通过曾经受雇客户的评价，了解对方的专业能力、敬业状况和人际关系。

年轻的父母在面对新生儿时难免会手足无措，"坐月子"时，身边能有一个具备一定专业能力的人员提供指导、解答问题，并分担护理工作，可以帮助新父母更快进入角色，对产妇身体恢复和婴儿健康成长都很有帮助。当然，也不宜把所有的事都推给月嫂，要积极学习育儿操作经验，尽快熟悉掌握育儿知识，增加对孩子的亲情呵护能力。

03 "坐月子"的饮食

"坐月子"是东方人、尤其是亚洲人特有的习惯。因为在古代社会，医疗条件差，生活贫苦，女性平时营养状态就不好，加上怀孕、分娩和产后哺乳，本来就不很强健的身体会很虚弱。坐月子是休息、静养和补充营养的调理机会，月子里吃好，更是补充虚弱体质的必需方式。

西方发达国家对女性产后照护重点，是通过补充营养加强运动恢复体力。殊途同归，吸取传统坐月子方法的长处，结合现代医学知识，是产后康复最佳方案。

了解到"坐月子"的必要，需要更进一步了解"坐月子"怎样才能吃得健康，大的原则上，要注意几方面的细节：

产后的饮食原则，必须建立在均衡饮食的基础上，不要缺乏每一种来自食物的天然营养素。

少量多餐，补足所需热量：坐月子期间，为补足产后体力消耗的能量和营养素，需要的热量会比一般正常人多一些，每天所需的热量大约要比一般人多500卡左右（体重过重者不需要额外增加热量），哺乳妈妈对蛋白质、维生素、矿物质等的需求量也需要更多一些。坐月子结束后，如果没有继续哺喂母乳，热量就要恢复到正常值，以防止体重失控。建议每天分5～6餐来增加热量及营养素，包括三次正餐再加2～3次点心。

搭配中药材的药膳：中药材与食物的组合，除了提升菜色、汤品或点心的特殊风味外，还附加有中药材的不同疗效，如去恶露、活血化淤、补血补气等。但每个人的体质不同，建议一定要请中医诊察，针对个人体质对症选用坐月子调理药膳。

膳食纤维不能少：传统月子药膳多以肉类为主，缺少新鲜蔬菜、水果的纤维素，即使每天吃够2份水果再加上3碟蔬菜，也未必能达到每天纤维素需要量。建议通过下列方法获取足够的纤维质：

用五谷杂粮饭或糙米饭取代白米饭：五谷饭、糙米饭比白米饭含有更多纤维质和营养素，特别是B族维生素营养素。

适当的蔬菜：可以避免一些偏寒性的蔬菜，如白萝卜、大白菜、笋、瓜类等，不建议生吃蔬菜，最好要经过加姜烹调，或者与温热性食物（包括鸡肉、牛肉、核桃仁、松子、木瓜、南瓜、胡萝卜、黄豆芽、红枣、糯米、红糖等）一起烹调，缓和食物的寒性。均衡地吃到红、黄、白、黑、绿五种颜色的蔬菜，是最佳的选择。

适当的水果：水果中性味偏冷、偏寒性的很多，变化性不高，可选择苹果、葡萄、荔枝、龙眼、李子、木瓜、樱桃，其中以苹果的争议性最小，最好经常吃。

优质高蛋白，帮助体力复原：高蛋白类食物能帮助身体复原，也是哺喂母乳所需的营养素，产后摄取优质的高蛋白食物是必需的。增加的蛋白质食物，最好能有一半以上是动物性蛋白，如肉、鱼、海鲜、奶、蛋等。

对吃素食的新妈妈来说，豆类和豆制品也是优质的蛋白质来源；吃全素的妈妈在坐月子期间补充一些蛋、奶类，能避免某些营养素的缺乏。

剖宫产的新妈妈，产后会有产气和胀气等不舒服的现象，在短期间内暂时少吃蛋、豆、奶类的食物，减轻不适感。

高钙饮食补骨质：牛奶是最佳的钙质来源，可以在烹饪中多利用乳制品入菜，也可以在点心中加以变化，如牛奶花生、水果牛奶、奶酪、牛奶布丁等。

有乳糖不耐症或吃全素的新妈妈，则可以吃黑芝麻、豆腐、豆干等含有丰富的钙质食品，另外大骨头熬汤、小鱼干、小虾等含有丰富的钙质。

丰富铁质，预防贫血：铁质的来源以动物性食物为佳，包括红肉类，牛肉、羊肉、动物肝脏等。植物性来源有菠菜、紫菜、红苋菜等，植物性食物会有植物酸或草酸干扰，所以吸收率比动物性差。此外，也可以遵医嘱补充铁剂。

低油、低盐身体负担轻：烹调中尽量遵守低油、低盐的原则，避免油炸食物，改用蒸、煮的方式，防止发胖。低盐的烹调是为了减少体内水分的滞留，以免导致水肿。另外，不要吃加工或腌渍食品，减少甜食、零食、烟熏食物的摄取，这些食物都含有钠盐成分。

水分补充足：水担当着身体能量代谢的重要任务，如果水分摄取不足，最直接的影响是便秘，水分不足，肌肤会缺乏弹性、体内电解质不平衡等，甚至有可能会影响到乳汁分泌。

随康复进程调整在整个坐月子期间，每一天身体都会有很大的变化，因此，随着整个身体康复的进程进度情况，需要全面调整。

产后第一周，饮食以恢复体力为主：由于分娩过程会消耗许多体力，所以应多加休息来调养生息，因此产后的第一周，饮食应以恢复体力为主。应选择容易消化吸收的食物作为坐月子第一周的主要来源，应采取方便进食的烹调方式来烹煮食物，避免食用粗糙不易咀嚼、消化或是油炸的食物。尤其是剖宫产的妈妈，在手术后的头几天，因为可能有较长的麻醉效果，会使得肠胃蠕动的速度变慢，加上应避免剧烈的活动导致伤口愈合不佳，需要较长时间卧床休养，更要避免食用这些难消化的食物，以免造成明显的肠胃不适。

在肠胃蠕动较缓慢时，应根据自己的身体状况来调整食物的内容，容易胀气的豆类食物如红豆、花豆以及高纤维质的食物、牛奶等，则应暂时避免。

产后体内的恶露需要排出体外，传统的坐月子药膳"生化汤"有加速恶露排除、调节子宫收缩的功效，对于产后的妈妈来说，饮用生化汤促使恶露排净是有必要的。一般生化汤的饮用，在产后2～3天开始，自然产的新妈妈可以连续服用5～7剂；剖宫产的妈妈因出血量较少，可减少服用的剂量。剖宫产新妈妈要注意，由于酒精会延缓伤口的愈合速度，因此在产后的第一周最好先避免食用含酒精的食物，如需要加米酒烹调的食物，或用米酒浸泡、烹调的餐饮等，都需要小心注意。

不论自然产或剖宫产，在分娩过程中都会有大量的血液流失，所以第一周的饮食也须注意增加蛋白质、铁质、B族维生素、维生素C等的摄取，以利身体制造足够量的红细胞，达到补血的功效。

产后第二周，饮食以促进乳汁分泌为主：产后第二周的饮食，可以逐渐恢复成接近正常的饮食，此时婴儿宝宝哺乳情况已经渐渐稳定，吸吮时间与次数也逐渐增加，可以专门吃一些食物来增加泌乳量。如果乳汁分泌量不够，可以做一些乳房按摩来刺激乳腺分泌乳汁，也可以适量补充一些发奶的食物，如：花生炖猪蹄、木瓜炖排骨汤等，同时注意水分的摄取，多让宝宝吸吮乳汁，泌乳量自然就能慢慢增加。有一些食物像韭菜、麦芽等，食性具有退奶功效，喂哺母乳的新妈妈应注意避免。

加有米酒料理的催乳食物，因为米酒中含有酒精，少部分会通过吸吮母乳的渠道被宝宝吃进身体内。所以，建议这些会使用酒来烹煮的食物，在烹调时适当增加烹煮时间，让其中的酒精尽量挥发掉，以免宝宝摄食过量的酒精，影响睡眠。

由于母亲产后的饮食会影响母乳的质量，坐月子期间的饮食，大部分以蛋白质类的食物为主，相对而言新鲜蔬菜类和水果类的摄取量就不多，传统观念还认为蔬菜和水果的属性偏凉性或是寒性，有些人可能会在坐月子期间完全不吃，纤维质的摄取量变少，比较容易发生便秘。实际上，新鲜蔬菜和水果中丰富的维生素及矿物质，也是宝宝需要的营养，所以，坐月子期间，每天最好摄取3份以上的新鲜蔬菜和2~3份水果。

产后第三、四周，减少油脂并摄取足够蛋白质：

到了第三及第四周时，饮食可以稍加调整和修改，减少油脂的摄取量，以利恢复产后的身材。坐月子的饮食通常用香油烹调，一方面为了调整产后虚冷的体质，另一方面是因为吃较高脂肪的食物，可以增加泌乳量；所以，等到泌乳量稳定以后，高脂肪的食物就要适度地减少。像鸡汤不必全部喝完，或先把浮油撇掉、鸡肉去皮以后再吃，或改用以汤类取代部分高脂肪类食物的方式，不但可以吃到足够的蛋白质，也能明显地减少脂肪的摄取。

持续哺喂母乳，不但能为婴儿宝宝提供安全又富含营养价值的食物源，促进亲子间的互动，而且每天固定量的乳汁分泌，也能使母亲体内消耗掉一定的热量。所以，最好能哺喂宝宝母乳，有助于加速产后恢复身材的速度。

另外，从产后的第三周开始，由于体力已渐渐复原，新妈妈一定要适度下床活动，对增加体力和改善便秘都有帮助。

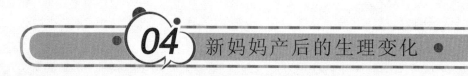

04 新妈妈产后的生理变化

产后"坐月子"，新妈妈的生理变化指征主要是与妊娠期间相比，会迅速朝着怀孕前的水平出现恢复性变化，具体地说来，身体有以下几个方面的重大变化：

子宫：分娩后，子宫重量约1000克。到产后第8周左右，才能恢复到妊娠前的60克左右。子宫体恢复的快慢，与多方面的因素有关，包括：新妈妈的精神状态、年龄和经历生产的次数；分娩过程中产程长短、顺利与否；分娩后对宝宝的哺乳能加速子宫恢复；如果出现感染和子宫体肿瘤情况的发生，则会使子宫恢复迟缓。

胎盘剥离娩出后，子宫壁上会留有圆形、手掌大小的创面。创面上闭锁的血管及血块会随产后恶露排出。到产后8周时，一般能完全愈合。

外阴：分娩之后，阴道外口有充血、水肿或不同程度的裂伤，或者为娩出宝宝时切开的会阴部伤口。轻者可以很快自愈，充血、水肿要在产后几天才会消失，会阴切开处缝合，一般在产后5天左右伤口可以拆线，逐渐痊愈。

卵巢：分娩之后，母体就很快会有新的卵泡发充成熟，但产后母体的乳腺分泌能抑制排卵，因此，在哺乳期的新妈妈大多数不排卵、也无月经。但也有个别女性体质有异，在分娩后便会开始规律的月经周期。

乳房：分娩之后，血液中雌性激素与孕酮减少，催乳素增加，在产后2~3天，乳房胀大并发硬，有时会伴有发热的感觉，并开始分泌乳汁。最初分泌的乳汁为灰白色，以后变为白色。乳汁的分泌量、乳腺的发育程度，与宝宝的吮吸能力成正比。另外，如果新妈妈有失眠、过度劳累、疼痛等身体症状，会阻碍乳汁分泌。

腹壁：产后，下腹部正中线的色素逐渐消退。腹壁上的紫红色妊娠纹会逐渐变成白色。因怀孕而胀大、松弛的腹壁，需要进行适度锻炼才能恢复。

其他：产后，排尿量会增加。这是因为妊娠晚期，潴留在身体内的大量水分需要在恢复期逐渐排出。产后因为腹部压力降低，膀胱容量增大，并且对腹内张力增高敏感，膀胱常常会滞留过量的小便，加上分娩引起的会阴部肿痛，会造成的排便困难，会很容易患上膀胱炎。

在产后10天左右，新妈妈的肠胃才能完全恢复正常，因此，产后要多吃容易消化吸收的食物，忌食生、冷、刺激性强的食物。由于腹肌松弛，缺少运动，产褥期的新妈妈常会伴有便秘现象。

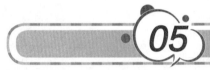

05　解读各种产后疼痛

为人之母，辛劳有加。母亲的天性使然，会让哺乳妈妈全心全意地扑在孩子身上，甚至往往忽视对于自身辛劳和恢复情况的关注，一些轻微的不适感，往往不会引起注意，天长日久、日积月累下来，攒成病痛后，即成为种种"月子病"。

有了宝宝以后，新妈妈每天都要忙着喂母乳、换尿布、抱孩子等细琐的照顾工作，晚上睡觉也会时刻警觉地关注宝宝，紧张劳累、神经紧绷、肌肉疲劳过度得不到放松和休息，不知不觉之中，全身上下也会产生大大小小的不适感，严重的甚至疼痛难忍。这些问题有可能成为产后疼痛症，俗称"月子病"。然而，这些病痛，通常并非是在"坐月子"期间形成，而是在日常生活种种不经意的细节中积攒而成的。

1. "妈妈手"

新妈妈经常会发生手掌虎口部位疼痛，称作"桡侧狭窄性肌腱滑膜炎"，是因为伸展拇指肌群因为过度使用，引发了肌腱炎，导致局部疼痛无力，严重的，发炎范围会扩散到整个手臂，导致日常生活能力丧失。

"妈妈手"的患者，常见于怀孕后期，但以刚生宝宝后的女性发生最多。因为在进行挤母乳、喂奶、洗澡、换衣服、换尿布等细琐活动时，必须重复多次使用手上的虎口部位拇指肌群。

怀孕后期的孕妈妈，为什么也会有患"妈妈手"的？因为激素的分泌，使孕妈妈的韧带较为松弛，尽管做的事情与怀孕前并无差异，但患上"妈妈手"的概率却会增高。

预防办法：预防"妈妈手"的原则，是适当地使用工具，不要光靠手做事。例如：给孩子洗澡时，不要光靠手托住宝宝的身体或头、腋下，可以使用让宝宝半斜躺靠躺在浴盆上；抱宝宝时候不要总是打开虎口，可以用双手并拢从下方托着宝宝抱起来；拿奶瓶时不要拿奶瓶最胖之处，而是瓶身较窄处；不要光靠手抱宝宝，可以用背带减轻负担；不要总是用手擦地，可以改用拖把。

2. 驼背、肩颈酸痛

哺喂母乳的妈妈，喂奶时为了迁就宝宝的位置而驼着背，或使用双手把宝宝抱到胸前可以吮吸母乳的位置，长期下来容易有驼背、肩颈酸痛的情况。

预防办法：建议喂母乳时，应当用自己最舒服的姿势进行。例如，采取摇篮式喂法，可以在宝宝身体下面垫一点东西，或者在自己的背部垫靠枕头，原则上尽量让自己以最舒服、不需要使力、身体放轻松的姿势喂母乳。

3. 肌肉酸痛、落枕

哺乳期间，新妈妈多数会和宝宝睡在同一张床，为方便喂母乳，也容易就近照顾宝宝。但长期和宝宝睡在同一张床上，会因为害怕睡熟后翻身压着宝宝，会无法真正熟睡，通常整个晚上身体都会固定在一个姿势，不敢乱动，常会全身蜷缩起来。这样一来，不仅睡眠质量不佳，全身的肌肉也会无法放松，容易导致肩颈僵硬，甚至发生落枕即急性颈椎关节炎症，是因为肩颈部过度疲劳、或僵硬而产生的急性疼痛症。

预防办法：如果要就近照顾宝宝，可以和宝宝同睡一个房间，但不要同睡一张床上，即使为警觉宝宝的情况，不能完全熟睡，至少肌肉可以稍微放松，否则，肌肉一直处在紧张状态，不能获得适当休息，会导致过度疲劳或拉伤。

类似的疼痛症并非"坐月子"期间会有，在整个哺乳期都有可能形成，需要特别注意。

1. 腰酸背痛、手臂拉伤

腰痛是一般人常见的毛病，当了妈妈以后如果姿势不正确，腰酸背痛的概率也会增高。通常在怀孕后期就有腰酸背痛问题，是因为腹部变大、挺出来，导致站立的姿势错误。生完宝宝之后，弯腰抱孩子、弯腰提重物等，都容易导致背部不适感。等到宝宝长得更大一些，有可能因为徒手抱起孩子很累，干脆用腹部当做平台顶住宝宝，免不了加重腰部负担。

抱孩子姿势不正确，除了让腰背不适之外，抱孩子过久或孩子过重，手臂也容易受伤。

预防办法：孕期使用托腹带可以减轻腰部的负担，也不会有错误的姿势。产后坐月子时，可以使用束腹带，帮助松弛的关节慢慢稳定下来。

坐月子时，比较适合的运动是走路散步，或有助于产后身体恢复的运动，如腹部运动。至于较为激烈的运动，应该等到关节状况稳定下来后再做，也就是至少一个月至一个半月之后，否则韧带容易受伤。

在照顾宝宝时，不要弯腰拿重物或弯腰抱孩子，更不要用腹部挺出来顶住孩子的重量，可以适当使用背巾、背带，减轻腰背、手臂的负担。做家务时，如拖地、扫地、整理床单时，要尽量避免弯腰。

2. 膝关节痛

膝盖承受过重的压力，或姿势不正确，容易造成关节周围组织受伤，导致膝盖疼痛。如果为孩子洗澡时一直蹲着，蹲太久膝盖就会痛，因为膝盖和关节过度弯曲，会对关节造成很大的压力。

预防办法：蹲或跪的时间不要太久，包括逗孩子玩时。多利用工具主设备减轻膝盖的负担，较重的物品可使用推车推，不要徒手提重量；多利用拖把或吸尘器清洁地板，不要经常跪或蹲着擦地。

类似疼痛症，在带孩子的妈妈身上发生较多，不要因为关注孩子而忽视了自己的健康细节！

3. 全身酸痛

前面说到的各种情况，有可能会同时发生，以抱孩子为例，如果抱的姿势不对，或是孩子过重，同时没有使用工具减轻负担，久而久之，肩颈可能因为用力过度而使韧带受伤，手臂也有可能产生肌腱炎，如果抱孩子时再用腹部去顶住宝宝，后腰也会不舒服。这样一来，即使一个动作的错误，都可能引发各种身体不适。

如果合并抱孩子、做家务常用错误姿势或动作，就容易产生全身性的酸痛和不适感。

各种疼痛的自我检测

感觉到身体某一部分有疼痛现象时，就

表示自己的姿势或使用身体的方式有误，如果身体的疼痛已经干扰到日常生活，就必须尽快就医，找出疼痛的原因，否则可能会发生肌肉代偿现象，造成疼痛的部位和程度扩大。

发生疼痛后，最好能做自我观察，留心自己做哪些动作时会痛，痛的部位、次数、时间、痛多久，这样就能够清楚地找到原因及时纠正。

肌肉代偿现象：人体要做一个动作，原本要有好几组肌腱负责，有的主要、有的次要，如果其中一两组肌肉因为过度劳累受伤无法工作，别的肌肉的工作量就会增加，导致其他肌肉也受伤。例如，右手痛就会多用左手，结果左手也会痛。

针对各类疼痛，通常要去医院做热疗、电疗，让受伤的肌肉组织休息，必要时用止痛药。当疼痛缓解到一定程度，再针对不同部位做运动锻炼肌肉，因为如果肌肉强健，并且正确地使用时，关节的负担会比较小。

发生疼痛就医，所能做的只是治疗不适症，根治的办法是找出病因，纠正错误的姿势和生活习惯。如果不做纠正，疼痛还会反复发生，甚至会变得更严重。

产后康复期，体力正在恢复中，又必须照顾孩子，自己身体的细节更是马虎不得，因为毕竟还要承担漫长的育儿过程，需要付出更多、更大的精力，爱护好自己，是为了更好地爱护宝宝。

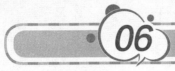

06　新妈妈产后保健护理要点

怀孕期间，孕妈妈的生理状况会有极大的变化，不仅是体重增加，血液、心脏、内分泌功能也会改变，乳房、子宫、骨盆等构造也有明显的变化。这些生理变化，是怀胎十月逐渐累积的成果，所以生产以后自然也需要一段时间才会恢复。

1. 生理卫生方面

产后两周之内，新妈妈的体重会减轻很多，包括属于胎儿、胎盘、羊水的5千克，以及乳房、血液、体液的3千克，加上子宫的减轻，大约为9千克。在产后运动的配合之下，3个月内可以逐渐恢复产前的身材。

产后要生理机能要恢复到怀孕前的水平，至少需要6个星期。恢复期间要注意：

要有充分的休息和睡眠；

保持外阴部清洁、勤换卫生棉及清洗，大小便后也要冲洗；

每天沐浴，维持皮肤正常排泄功能，避免盆浴，沐浴后应尽快擦干水分、吹干头发；

产后第2天即可下床活动，第一次应有人陪伴，以不会晕眩、体力可负荷为原则。

产后满4周后，不管有无哺喂母乳，即应当开始避孕；如果要再受孕，至少间隔6个月，让子宫及机体能获得充分的休息。

产后满6周，必须回到接生的医院做产后检查，若一切恢复正常，即能恢复性生活。

2. 必须就医的情况

产褥期是多事之秋，如果有下列情况，一定要去医院：

产后发热，体温超过38℃时。

产后大量出血：红色恶露不止，超过500毫升，或一个小时内一片卫生棉全湿。

乳腺炎：乳房局部红、肿、热、痛。

会阴部发红及肿痛。

排尿困难：排尿时感觉疼痛及烧灼感。

3. 产妇伤口的护理

产妇在分娩时，多少会对子宫颈口及阴道组织造成一些改变或破坏，有的还会发生阴道撕裂伤，必须借助外科修补术加以缝合；还有的做了会阴切开术；因为会阴及阴道的血管较为丰富，所以切开处的伤口大约要3～4周就会痊愈。剖宫产孕妇由于手术伤口范围较大，表皮的伤口在手术后5～7日即可拆线，要想完全恢复则大约需要1~1.5个月。

伤口必须要注意避免感染，保护身体的第一道防线是皮肤的完整，伤口局部的红、肿、热、痛绝对不可轻视，只要不适感仍将持续或者出现脓性分泌物时，要赶快到医院检查；此外，阴道大量出血或者排出大量血块也是不正常的情形，应尽速就医。

为了促进伤口愈合，要注意保持伤口的清洁和干燥；顺产要洗淋浴，剖宫产要坐浴；要摄取丰富的营养恢复体力；坚持适度地活动；不从事体力劳动，不提重物，不做重活；不要急于过性生活等。

4. 会阴部的保养

会阴部是恶露排出的必经之路，加上大小便的刺激，很容易造成细菌入侵，不注意的话就会引起产褥感染。所以会阴部要保持清洁，可用温开水兑上少许高锰酸钾（比例为1克5升水），或者半盆温开水放少许食盐，每日清洗两三次，也可以用0.2%的新苯扎氯铵溶液清洗清洗会阴的盆、毛巾必须专用。

调查发现，产后一周左右，50%以上的产妇容易产生忧郁症，产后伤口太痛是导致忧郁的一个重要原因。这一时期，产妇除了要应对持续2~4周的恶露，还要肩负起照料宝宝的责任，而体内荷尔蒙的变化、分娩时所承受的恐慌都使妈妈的生理、心理处于不稳定的状态，使用高品质专用卫生巾可最大限度减少产妇的疼痛，给产后妈妈最切身的舒适感受。

普通的卫生巾使用合成纤维制成，其中含有黏合剂、荧光增白剂等化学成分，杂质多，易起绒毛，易脱落，摩擦系数大，易产生静电，特别容易刺激皮肤，引起阴道感染。

此外，普通卫生巾吸水性一般，易侧漏、回流，无法应对产后大量恶露；在使用过程中，卫生巾表面潮湿、闷热，使产妇感觉湿粘不舒服。同时，排出的恶露中含有适宜细菌迅速滋生的营养物质，对伤口的愈合十分不利。因此，建议孕妇使用专用卫生巾，不仅安全、卫生，还能最大限度减少产妇疼痛。

5. 腹部的保健

产后腹部的松弛和骨盆的变形是两个值得注意的问题。在产后准备一个收腹带和一个骨盆恢复带，能在保障体形的同时，确保身体的健康。

收腹带使用的是弹力材料，可以更好地起到收腹的作用。在选材和设计上采用了立体设计和混棉动力网眼织物，只要对原来的腰部曲线集中施力，便会使孕妇松弛的腹肌恢复弹力。

骨盆恢复带主要针对的是产后骨盆松弛而引起的腰痛、耻骨疼痛、臀部疼痛、坐骨神经痛等。使用时将恢复带着力在腰骨下部，不应着力在腰间；腹部不能过度勒紧，骨盆下部需要勒紧。然后束紧辅助腰带，调节成适当强度即可。

收腹带和骨盆恢复带都属于功能性的保健带，一旦在使用过程中有不适，要马上找医生进行调整。

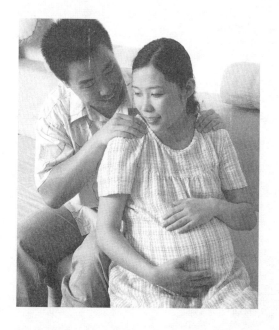

07 产后疾病与防治

产后，新妈妈常会出现各种疾病，增加了身心负担，所以一定要注意防治。其中常见的有以下几种：

1. 产后乳房胀痛

一般女性在产后两三天会感到乳房发胀，并可挤出少量乳汁，因此在产后的前三四天内，不要喝过多的肉汤，以免乳房胀痛不适。

在胀痛时最好用合适的文胸悬托乳房，以利于血液循环，减轻疼痛。如果仍然不减轻，并且更加严重，可能是由于刚刚开始下奶，乳腺管不通畅所引起的。此时，为了疏通乳腺管可以采用手法按摩，由乳房的四周开始，向乳头的方向轻轻按摩，也可以用干净的木梳背蘸些润滑油，从乳房的四周向乳头的方向，按顺序滑动。然后，让婴儿吸吮乳头或用吸奶器将乳汁吸出。乳汁排出后，既可避免乳汁淤积，乳房胀痛也会很快减轻。

2. 泌乳不足

母乳喂养是婴儿喂养中最理想、最能满足婴儿的营养需要的一种。因母乳中热量高，所含的蛋白质、脂肪、碳水化合物都适合婴儿的消化能力和需要。中医认为，母乳是产妇吃的食物经消化、吸收和脏腑的转化作用变为精血，通过经络的转输，到乳房后便成为乳白色的乳汁，所以乳汁是由母体的精血形成的。

乳汁的多少与母体脏腑气血的生乳功能和乳房脉络运行乳汁的功能都有直接关系，也与吃进食物的质和量有关。产妇吃的食物营养丰富，那么奶汁不仅量多，营养也丰富。

产妇由于饮食减少或脏腑功能虚弱，气血不足引起的乳汁少，应该鼓励产妇增加饮食，注意摄取富含蛋白质、维生素和矿物质的食物，如家禽、蛋类、鱼类和水果等。清淡味鲜的河鲫鱼汤和墨鱼汤是滋补和生乳的佳品。

当产妇的精神有较严重的创伤后，其肝脏的正常疏泄功能会受到抑制，气机受到阻碍，气血瘀滞，致使乳房脉络阻塞不通，乳汁减少或者全无。这时，要对产妇进行开导

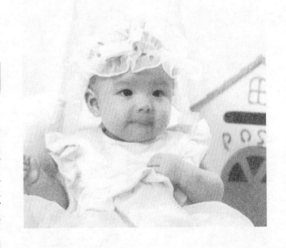

和安慰，解除肝郁因素，并用热毛巾放在乳房两侧，使其疏通乳房经络，促使乳汁畅通下行，同时配合中药煎汤服用。

猪蹄汤或者中药（党参、当归、麦冬各9克，桔梗6克）煎汤服用，更可以起到补气养血、生乳通乳的作用。

3. 生殖器官感染

产妇在产褥期抗病能力差，加上阴道、子宫因分娩而造成的创伤还没有愈合，极易侵入细菌，在分娩后阴道外口有不同程度的充血、水肿，易引起撕裂伤，要保持全身尤其是下身的清洁卫生。在产褥期要避免性交，容易发生外阴炎、阴道炎、子宫内膜炎、盆腔炎、子宫出血、会阴部撕裂伤等，严重者还会引起败血症、失血性休克从而危及生命。

4. 肛裂

由于产妇饮食质量过高、且精细，容易引起便秘。有的产妇还吃羊肉、姜汤等热性食物，很少吃蔬菜、水果，加上卧床休息时间长、活动少，以致肠蠕动减慢，大便在肠道内停留时间过久，水分被吸收而过于干燥、硬结，引起排便困难，导致肛裂，大便时肛门疼痛甚至出血。

为了防止肛裂，要改变饮食结构，多吃些新鲜蔬菜、水果等，以增加大便量，多食鱼汤、猪蹄汤，以润滑肠道和补充足够的水分。

5. 膀胱炎

在产后产妇的膀胱肌肉暂时还比较松弛，容易积存尿液。妊娠后期体内潴留的水分在产后主要通过肾脏排泄，从而增加了膀胱的负担，降低了膀胱的防病能力。这时细菌容易侵入尿道便会引起膀胱炎。

为了预防膀胱炎，在产后宜尽量多排尿，不要使尿在膀胱里贮存太久，以免细菌繁殖，经常清洗外阴部，保持清洁，同时要防止脏水流入阴道。

6. 乳腺炎

急性乳腺炎是产褥期的常见病，产妇在产后6周左右容易发生乳腺炎，因产妇乳头、乳晕的皮肤薄，易导致乳头破损而引起细菌感染；引起感染的细菌以金黄色葡萄球菌为主，感染多来自产妇皮肤上的细菌或是婴儿鼻咽腔内寄生的细菌。细菌多是从乳头上的裂口侵入，直接由乳管进入内，其临床表现为高热、寒战，发炎侧的乳房红、肿、热、痛，并有硬结和明显的触痛，患侧的腋窝淋巴结肿大，也有触痛，白细胞数升高，以中性粒细胞为主。此外，淤积的乳汁最适宜于细菌的生长繁殖。

出现乳腺炎后要立即去医院诊治，如果未能及时治疗，可形成乳腺脓肿，必须手术切开排脓，否则炎症会理进一步扩散。

预防乳腺炎应该重视产前、产后乳头的护理，采用合理的喂奶方法，而且产妇本人和家庭卫生也很重要。在哺乳时要保持乳头清洁，避免损伤，尽量减少感染途径。要常用干净的湿毛巾擦洗乳头和乳房，以保持清洁卫生，增强局部皮肤的抵抗力，从而杜绝细菌从裂口进入乳腺而引起感染。每次喂奶要将乳汁吸空，若婴儿吸不完，可用吸奶器吸空。不要让乳汁淤积在乳房中，这样可以减少细菌繁殖的机会。

对单纯的乳汁瘀积要及时处理，如按摩、热敷和及时抽出乳汁。病情较轻时，可用仙人掌去皮和刺，捣碎成糊状外敷于硬结处。

乳头破了要及时上药，必要时停止哺乳，经治疗炎症消散后再恢复哺乳。

7. 产后腰腿痛

产后腰腿痛多以腰、臀和腰骶部日夜疼痛为主，部分患者伴有一侧腿痛。疼痛部位多在下肢内侧或外侧，可伴有双下肢沉重、酸软等症状。此病是因骶髂韧带劳损或骶髂关节损伤所致。主要原因如下：

① 产后休息不当，过早地持久站立和端坐，致使产妇妊娠时松弛的骶髂韧带不能恢复，造成损伤。

② 产妇分娩过程中引起骨盆各种韧带损伤，再加上产后过早劳动和负重，增加了骶髂关节的损伤机会，引起关节囊周围组织粘连，障碍了骶髂关节的正常运动。

③ 产后起居不慎，闪挫腰肾以及腰骶部先天性疾病，如隐性椎弓裂、骶椎裂、腰椎骶化等诱发腰腿痛，产后更严重。

预防腰腿痛，要多注意休息和增加营养，不要过早持久站立和端坐，更不要负重。避风寒、慎起居，每天坚持做产后操，能有效地预防产后腰腿痛。

8. 产后骨盆疼痛

骨盆疼痛的原因是产妇分娩时产程过长，胎儿过大，产时用力不当，姿势不正以及腰骶部受寒等，或者当骨盆某个关节有异常病变，均可造成耻骨联合分离或骶髂关节错位而发生疼痛。此外，在韧带未恢复时，

由于外力作用，如怀孕下蹲或睡醒起坐过猛、过早做剧烈运动、负重远行等，均易发生耻骨联合分离。表现为下腰部疼痛，并可衍射到腹股沟内侧或大腿内侧，有时向臀部或腿后衍射。

一般来说，产后骨盆疼痛过几个月甚至1年左右，就会自然缓解。如果长期不愈，就可以采用推拿的方法来治疗，并可服用一些消炎止痛药，这样既可减轻疼痛，又可促进局部炎症吸收。

预防方法有：

① 患有关节结核、风湿症、骨软化症的妇女应在怀孕前治愈这些疾病，然后再考虑妊娠。

② 产后避免过早下床，或在床上扭动腰、臀部等。

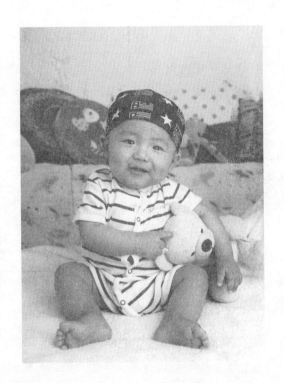

③ 产后要多休息，少活动，但不能绝对静止不动，要适当而不要做过分剧烈的劳动或体育锻炼，如做一些伸屈大腿的练习，尽量避免腰部、臀部大幅度地运动或急剧的动作。

9. 子宫脱垂

产妇在子宫尚未复原时，若过早干重活，可致子宫脱垂。病后会感到小腹下坠和腰酸，严重时子宫会从阴道脱出。

产妇要卧床多休息，不要过早下床活动，过早参加重体力劳动，不要走远路或者是跑步。

10. 手关节痛

孕妇分娩后，体内激素会发生变化，会导致关节囊及其附近的韧带出现张力下降的现象，引起关节松弛。此时如果过多地从事家务劳动，或过多地抱孩子，接触冷水，就会使关节、肌腱、韧带加重负担，引起手关节痛，且经久不愈。

在产褥期，产妇要注意休息，不要过多做家务。要减少手指和手腕的负担，避免过早接触冷水。

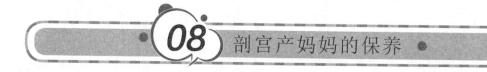

08 剖宫产妈妈的保养

剖宫产孕妈妈的产后恢复，与自然产的产妇有所不同。

剖宫产手术是在麻醉情况下切开产妇的腹壁及子宫壁，从子宫中取出胎儿及附属物，然后把子宫壁及腹壁各层组织缝合的一种手术，是解除孕妈妈及胎儿危急状态的有效方法。

需实施剖宫产的情况有：胎儿过大，无法自然分娩；孕妈妈骨盆狭窄或畸形；分娩过程中，胎儿出现缺氧，短时间内无法通过阴道顺利分娩；孕妈妈患有严重的妊娠并发症或并发症，无法承受自然分娩；高龄初产或有多次流产史、不良产史的孕妈妈。

剖宫产产后恢复的不同之处：剖宫产毕竟是手术，与正常的阴道分娩相比，术中出血量增多，术后易发生感染；剖宫产术后，不能很快恢复进食，可能会使泌乳减少，使哺乳的时间推迟，不能及时给孩子喂奶；通常，自然分娩的母子一般4天后即可以出院，剖宫产6～7天伤口才能愈合、拆线；选择剖宫产，新生儿因为没有经过产道挤压的过程，并发症会比自然分娩的新生儿高，尤其是新生儿湿肺等呼吸系统疾病发生率增高。至于对未来的夫妻性生活，不论是剖宫产还是自然产，均不会造成明显的影响。

目前，大多数医院对产妇施行的是子宫下段剖宫产。因为子宫下段肌层薄，出血少，再次妊娠出现子宫破裂的几率低，临床大多采用这种剖宫产方式。当然，也有不少医生采用"横切口"，这样的产妇即使做过剖宫产手术，以后还可以穿新潮泳装、时装，满足女性爱美的需求。随着手术技术不断提高，剖宫产伤口愈合越来越好，但毕竟是手术，不可能不留下疤痕。伤口的大小，疤痕的深浅与手术当时的情况，胎儿的大小，产妇皮肤的素质等许多因素有关。

剖宫产后护理原则

尽量少用止痛药物。剖宫术后，麻醉药作用逐渐消退。一般在术后数小时，产妇的伤口开始出现疼痛。为了让产妇能很好地休息，医生在手术当天或当天夜里会用一些止痛药物。在此之后最好不要再用止痛药物，因为它会影响产妇的身体健康，尤其是影响肠蠕动功能的恢复。所以，要做好思想准备，忍耐一些疼痛。

手术后多翻身。由于剖宫产手术对肠道的刺激，加上受麻醉药的影响，产妇在产后会有不同程度的肠胀气，会感到腹胀。如果多做翻身动作，会使麻痹的肠肌蠕动功能恢复更快，肠道内的气体会尽早排出，解除腹胀。

宜取半卧位。剖宫产的产妇，不能像正常分娩的产妇一样产后24小时就起床活动。因此，恶露相对不易排出。如果采取半卧位。同时配合多翻身，可以促使恶露排出，促进子宫复旧。

产后尽量排尿。手术后，医生会在产妇身上放置导尿管。一般在术后24～48小时、膀胱肌肉恢复收缩排尿功能后拔掉导尿管。拔管后，要尽量努力排解小便，否则，保留导尿管容易引起尿路感染。

另外，只要体力允许，在导尿管拔除后，要尽早下床活动，逐渐增加活动量，这样不仅可促进肠蠕动和子宫复旧，还可避免术后肠粘连及血栓性静脉炎的形成。

产后生活

饮食：实施剖宫产手术后第二天，可以吃清淡的流质食物，如蛋汤、米汤，切忌进牛奶、豆浆、含有大量蔗糖等物的易引起胀气的食品；待肠道恢复排气后，则可进半流质食物，如稀粥、汤面、馄饨等；以后再恢复正常饮食。

卫生：剖宫产除了和自然分娩的产妇一样要注意卫生，要勤刷牙、洗脸，勤换衣，每天冲洗外阴1～2次以外，还要注意保持腹部切口的清洁。

产后性生活：在产褥期内，绝对禁止性生活。产褥期结束，也就是产后42天以后，产妇恶露已经干净，可以逐渐恢复性生活，但要采取适当的避孕措施，防止再次怀孕做人流手术，而导致子宫疤痕破裂，引起子宫穿孔，发生危险。常用避孕方法以工具避孕为主。

剖宫产以后6个月可以考虑放置宫内节育环。如果尚在哺乳，要慎用避孕药物，以免影响婴儿，最好请教专业医生后再使用。

剖宫产后的疤痕护理

疤痕，是手术后伤口上留下的痕迹，一般呈白色或灰白色，光滑、质地坚硬。约在手术刀口结疤2～3周后，疤痕开始增生，局部发红、发紫、变硬，凸出皮肤表面。疤痕处有新生的杂乱无章神经末梢。疤痕增生期大约持续3个月至半年左右，纤维组织增生逐渐停止，疤痕也逐渐变平变软。颜色变成暗褐色，然后疤痕就会出现痛痒，以刺痒最为明显，特别是在大量出汗或天气变化时，常会感到刺痒到非抓破疤痕表皮见血的程度。天气变化时，由于冷热温差和干湿的变化比平时强烈，疤痕内的神经末梢能敏感测出这种变化，以痒和疼为信号，人们谐称为"天气预报"。

手术后刀口的结痂不要过早揭掉，过早硬行揭痂会把尚停留在修复阶段表皮细胞带走，甚至撕脱真皮组织，刺激伤口出现刺痒。

涂抹一些外用药如肤轻松、去炎松、地塞米松等止痒。

避免阳光照射，防止紫外线刺激形成色素沉着。

调整饮食结构，多吃水果，鸡蛋、瘦肉、肉皮等富含维生素 C、E 以及人必需氨基酸的食物，能够促进血液循环，改善表皮代谢功能。切忌吃辣椒，葱、蒜等刺激性食物。

保持疤痕处的清洁卫生，及时擦净汗液，不要用手搔抓痒痒，用衣服摩擦疤痕或用水烫洗的方法止痒，以防加剧局部刺激，促使结缔组织炎性反应，引发难忍的刺痒。

剖宫产后初乳少：初乳含营养十分丰富，是出生 72 小时内新生儿的天然食品，能确保新生儿的最初营养需求。

与自然阴道分娩相比较，剖宫产不利于产妇早期乳汁分泌，影响因素有：剖宫产的新生儿不能做到出生后 30 分钟内吸吮妈妈的乳头，从而延缓建立生乳反射和泌乳反射；产妇手术前后饮食受到限制，未能补充足够营养；产妇伤口疼痛和补液，影响产妇情绪和有效哺乳，疼痛产生肾上腺素有抑制乳汁分泌作用；剖宫产缺乏阴道分娩时应激反应所引起 5- 羟色胺分泌增加的应激过程，从而使泌乳素及催产素分泌减少。

从临床实践中看，经产后 24、48、72 小时组的调查对比，均显示剖宫产要比阴道产的产妇泌乳量少或无乳汁的比例高，使得多数剖宫产出生的新生儿在生后 3 天内得靠人工喂养或混合喂养来获取营养。随着时间推移，3 天后乳量渐增，宝宝才能从母亲那里获取营养。

对施行剖宫产手术的产妇，要加强早期母乳喂养指导，尽可能提高早期泌乳量，使孩子能尽早吃上母乳，促进早期发育及健康。

09 产后塑身日程

在产后 6 个月内，母体的激素会迅速恢复原有的状态，同时新陈代谢的速度也会逐渐恢复正常，甚至会加快，使身体自然进入到最佳状态，所以，产后 6 个月普遍被视为"减重的黄金时期"。

产后第 1 周，子宫和体内功能复原。

为了迎接艰巨的分娩任务，全身的关节与骨盆都会变得松弛，加上怀孕期间内脏的挤压，以及在生产的过程中，肌肉与韧带难免多少受到拉伤，再加上剖宫产后伤口的压迫，身体会有种种不适感。因此，在产后初期选择瘦身产品时，应该避免把自己缠束得太紧。

建议尽量挑选轻柔、舒适并可以 24 小

时穿着的束腹产品，搭配弹性适中、穿脱容易的紧缩裤，给子宫予适度压力，帮助体内功能慢慢恢复。同时，配合适度的产后运动，让骨盆、阴道恢复正常。

产后第 2 周，收缩腹部，恢复腹壁。

经过一段时间的调适和休息后，体内功能与体力大多已渐渐恢复正常，但产后腹壁的恢复速度，却远不如子宫收缩得快，因此，容易在腹部形成空间，让脂肪能"乘虚而入"囤积在空隙中，加上产后吃得脂肪类食物多，运动量小且不宜做过多运动，鼓鼓囊囊的肚腩会飞快地凸出起来。

这时候，如果只想依靠原有的力量来恢复身材，得耗费更大精力才行。建议在白天的时间，可以在腹部位置使用束缚力较强的束腹品，借助强劲的紧缩力度，贴紧腹壁，消除囤积在下腹部脂肪的空隙。同时，帮助腹直肌和左右骨盆恢复原状。到了晚上，建议还是要换回较舒适的穿着。

束腹产品选购方式

仔细看一看包装上的说明，挑选适合自己的设计功能。并且拉一拉看，感受一下产品是否具有很好的伸缩弹力，这样穿着时才会合身而不产生束缚感。另外，因束腹产品是要长时间穿着的，产品材质是否舒适、透气、闷不闷热等，都会影响到穿着时的舒适感。

产后第 3 周～产后 6 个月，加强塑造完美曲线。

到了这个阶段，原本受到子宫压迫而往上挤的内脏，会渐渐回复到原位，产后的恶露也减少了，可以开始针对自己体型的要求，加强身材曲线的塑造。

建议在白天换上功能性较强的束身裤，借助专业的塑身剪裁成品，达到下半身收腹、束腰、提臀的大腿紧实的强化作用，同时加速脂肪细胞的代谢，达到瘦身效果。

此外，怀孕时容易因为钙质流失及产后调适不良，造成驼背、乳房松弛、小腹微突的现象，会使下胸围到腰间的赘肉难以消除。可以穿着注重功能的调整型连体束身衣裤，或者长筒型的防驼背挺胸衣，搭配专业设计、高腰剪裁的束身裤，使下胸围到腰部完整束缚规范，重新塑造消失的腰线和臀型。

产后瘦身计划的进行，应该配合均衡营养的饮食习惯，搭配适当的运动，同时依体型的变化逐一挑选适当的产后瘦身产品，千万不能为了恢复身材，就有意去穿太紧的束腹或束身裤，这样臀部与腹部的脂肪会因受到过度的压迫，产生排挤效果，造成身体的变形，因此血液循环不良而影响到健康，得不偿失。

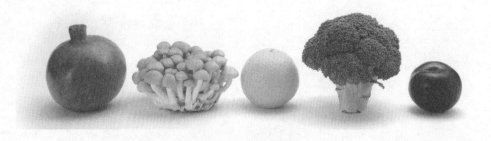

10　产后瘦身运动

生育过程中，女性的身体全部器官都要经受一次重大考验。生完宝宝之后，能否恢复到自己产前的靓丽、苗条状态，自然会是每一位妈妈关注的重要大事。

产后瘦身与健康恢复，是相辅相成的关系。适时适度运动、保持营养摄取平衡和为宝宝哺乳都是瘦身健美的较佳选择。

有不少的哺乳妈妈埋怨说，自己生过宝宝以后身材走样，简直有"喝凉水也长肉"的无奈。其实，真正要恢复到产前的体重，再造自己先前苗条、婀娜的身姿，也并不是难事，喝凉水长肉只是一种说法，认真反省和检视自己的食谱和进食情况，就会发现"胖从口入"，仍然是不二的真理，过多的脂肪肯定只会是吃出来的。

要再塑体形、产后瘦身，有几个瘦身减重的关键环节需要注意。

一是少吃盐和调味品

一般说来，母体在怀孕全程中，增加的体重约有 12 千克。这些重量如何减掉，成为产后妈妈们普遍关注的焦点。计算一下，婴儿连同胎盘的重量约 5.5 千克，水分要占到 60% 以上。换言之，因为怀孕各种因素而产生的水分，必须在分娩后慢慢地排出体外。因此，在哺乳期间，吃太咸的食物或含有很多调味品食物，或食用腌渍食品、罐头食品等，会使身体内的水分潴留，不易排出，体重自然不容易下降，这就是产后尽量少喝水的原因。如果在产后关键性的第一周

不能达到"利水消肿"的目的，反而没有顾忌地喝水，会对新陈代谢产生负面影响，接下来再瘦身会很难。

二是阶段性食补

产后第一周的主要目标，是"利水消肿"，使恶露排净，因此绝对不能大补特补。正确的进补原则，应当先排恶露、后补气血，恶露越多，越不能补。

需要掌握阶段性食补的概念，简单地说，就是生完孩子前两周，由于恶露未净，不宜大补，饮食重点要放在促进新陈代谢，排出体内过多水分。

此外，饮食上要力求清淡、少盐、忌脂肪、趁热吃饭、细嚼慢咽、少吃零食等，如能遵守这些原则，进补以后就不会有身体过分发胖之忧。

三是使用腹带和及时运动

分娩过后使用腹带，不但可以帮助身材恢复，还有预防内脏下垂和皮肤松弛、消除妊娠纹的作用。

正常情况下，女性盆腔内生殖器官，由各种韧带和盆底支持组织维持正常位置。妊娠期随着胎儿生长发育，母体内各系统会发生一系列适应性变化，以生殖系统变化最大。尤其是子宫，容积和重量分别增加到孕前 18 倍和 20 倍左右，固定子宫的韧带相应变软、抻长。分娩后，子宫开始复原，大约 10 天左右降入骨盆内，但需要 6 周才能

恢复正常大小。而固定子宫的韧带，因孕期的过度伸展，会比孕前略显松弛。阴道和盆底支持组织，会因分娩时过度伸展、扩张和损伤，弹性下降而不能完全恢复到产前状态。受到孕期子宫膨大的影响，产后腹壁松弛，需 6~8 周逐渐恢复。

要选用专用的腹带。腹带是一条长条形的带子，可以自由缚腹，由下往上，沿着身体曲线缠绑，帮助分娩后下垂的腹部完全提起，起到支撑、塑型作用。

分娩后，虽然要避免过劳，但适度运动，量力而行地做一做肢体健美操，以消除腰部、臀部的赘肉、恢复弹性很有必要。

一般来说，分娩 2 周以后就可以开始进行腹肌收缩、仰卧起坐等运动，喜欢有氧舞蹈的妈妈，则要等到 6 周以后才可以重新开始。

另外，产后运动要持之以恒，效果才能明显。

四是哺乳有利健身

产后为孩子哺乳，进行母乳喂养不仅有利于宝宝健康成长，也有利于妈妈身体的恢复。哺乳妈妈的身体为了制造乳汁，会一点一点消耗掉怀孕期间所储存的脂肪组织。身体每天要分泌乳汁，大约消耗 2.09~3.35 千兆（500~800 卡）的热量，一个月累计下来，会比不喂哺母乳的妈妈多消耗 62.08~100.4 兆焦（15000~24000 卡）热量，换算成脂肪的话，就是将近 2 千克左右的多余赘肉。

医学研究证明，哺乳妈妈较能早日恢复身材，并且降低乳腺癌、卵巢癌的发生率。

五是注意日常塑身小动作的使用

对于没有运动习惯的人来说，在日常生活中把握运动时机，既有塑身美体的功效，更能温和、有效地调动生活情趣，让人倍感精神。而哺乳期的妈妈整天忙于宝宝的照料，忙于琐碎的家务事，要调整出整段、大块的时间来专门塑身，显然是比较困难的事。

为此，专门推荐几款日常生活中随时随地能做的塑身小动作，适合产后康复期的妈妈养成习惯来做。只要能够有效地利用日常生活中一些时机，只要有心、有意识、养成习惯去做，天长日久，也能起到塑身美体、事半功倍的效果。

早上醒来——伸展运动：把枕头垫在背后，两手向后伸直并伸展身体。做伸懒腰等伸展运动时，人体会自然形成双手上举、肋骨上拉、胸腔扩大、深呼吸的态势，这样会使膈肌活动加强，牵动全身，能引发大部分肌肉收缩，达到加速血液循环、提神醒脑的目的。

伸懒腰——拉抻肌肉倍感轻松：仰面躺在地上或床上，双臂伸直过头顶，双腿也伸直，让自己的身体变长。尽可能地伸直手臂，同时也尽可能地向外拉抻双腿。保持这个伸展动作，做 3 次的深呼吸，然后放松，让身体休息一下。

穿衣时——后背手扩胸：双手在背后相握，伸直手的同时尽量向前挺胸。此外，扩胸运动、柔软背部都是简易有效的美胸运动，扩胸运动对防止乳房下垂有奇效。如果有心，随时都可以做加强胸部的保养和护理，无论任何年纪开始做，都不会嫌太迟。

如厕时——叩齿运动：即上下牙空口相互叩击，叩齿运动能使牙周膜内血管扩张，改善局部血液循环，刺激牙周膜表层结缔组织，更好地固定牙齿，减少患牙疾的机会。

同时，叩齿能使口腔唾液分泌增多，有助消化，长期坚持，有利身体。

刷牙时——做提肛：每天早晚刷牙时，坚持做一次提肛运动，具体做法是：吸气时提肛、收腹像忍大便的感觉，呼气时缓慢放松肛门，连做 20 ~ 30 次。中医认为，提肛运动能使中气升提、脏腑强壮，并能调节气血阴阳。提肛除了能预防便秘、痔疮外，对内脏下垂、胃肠功能紊乱均有效。

穿鞋时——屈膝蹲体：穿鞋是每天都要做的事，不要坐在凳子上，而应当屈膝、蹲下身体穿鞋系带。这个动作虽然小，却能刺激小腿肚子和脚踝的肌肉。这样会觉得腿部肌肉在使劲，为形成坚实紧绷的肌肉、塑造腿形创造条件。

长时间坐办公室——起身拍打身体：如果坐在办公室的椅子上，可以考虑坐姿甩手，并拍打身体的各个部位。拍打是一种很好的自我按摩，能震动身体内部的经络和器官使之放松，避免由于肢体僵硬和麻木造成的颈椎和腰椎病，拍一拍，打一打，对精神状态也有所改善。

电视播广告时——转动眼球：运动要注意细节，包括运动眼睛，白天如果要盯着电脑工作，晚上则可以乘着电视插播广告的时候，放松和休息一会儿。为了避免眼睛过于疲劳，给自己眼睛 10 分钟的运动机会，在插播广告时转动眼球，上下左右，以松弛眼肌和缓解视力的疲劳。

把握了上述几种产后瘦身的关键要素，分娩后的女性就能迅速恢复身材，甚至会比以前更轻盈苗条、体态婀娜，让自己以全新的绰约风姿重返职场。当然，怀孕期间也须注意控制，不至于增加过多体重，产后瘦身则会更加容易。另外，很多运动要持之以恒才会有效，对于忙忙碌碌哺乳妈妈来说，似乎不是一件容易做到的事，因此，您可以利用我们推荐的日常生活小运动，用零散的时间来解决集中运动时间不足的困难。而且，如果从产后康复期就养成这些不费事、不耗时的好习惯，会让自己受益终生。

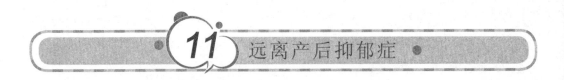

11　远离产后抑郁症

从妊娠到分娩，体内某些激素的分泌会发生较大的变化，当宝宝出生后，这些激素又会很快回落到很低的水平，从而会导致产后抑郁情绪的发生，使很多人出现食欲下降、情绪低落、失眠，严重的甚至会有自杀的意念或倾向。要想避免这种情绪的出现，产妇首先要学会自我调节，保持一定的社交圈子，要多与家人和朋友交流；积极地进行锻炼对改善情绪也有很大的帮助。

分娩后，初为人母，产妇尚未掌握抚育孩子的全部经验，只要孩子一哭，不管睡得多香，妈妈都得起来喂奶，换尿布，哄逗孩子，对女性来说要做到不急不躁的确很难。要使产后妈妈的身心能尽快恢复正常，就需要整个家庭以及其他成员特别是丈夫的帮助，更需要彼此心里的理解和行动上的支持。一段时间后，随着身体状况的逐渐好转，体内新陈代谢趋于正常，再加上丈夫的体贴照顾，同时在孩子成长时所带来的情感的极大满足，产妇的情绪会慢慢平静下来，会变得越来越快乐。

1. 产后精神上的变化

经过妊娠分娩后，女性的身体发生了很大的变化，再加上对宝宝的哺育，精神上也处于剧烈的转换期。在产后分娩的疲劳还未得到缓解的同时，就要开始照顾宝宝了。为了自己可爱的宝宝，妈妈们都希望成为贤妻良母，愿意付出自己的所有。在忍受产后体内激素急剧变化的同时，还要承受分娩所带来的疲劳、睡眠的不足、对育儿方面的担心，或丧失自信等精神上的高度紧张和混乱，甚至会患上产后抑郁症。

从产后第3～4天到第1～2周之间出现暂时的轻度抑郁状态。除了爱哭、失望、忧郁、不安、头脑模糊并且无法做家务，在失眠、头痛等外，还表现出对育儿有抵触感、对老公有敌意等表现出各种各样的症状。产后抑郁有各种各样的原因，如激素的影响、分娩育儿所带来的身心疲劳、家庭环境、自身性格上的原因等。

此时，产妇要以积极的心态来考虑，不焦虑、不对一切都过于追求完美、不与他人比较等，养成良好的心态是非常重要的。平时还要加强与丈夫相互沟通，让他了解自己的身体状况和心情。另外，多与好友或处于同样境况的朋友交流，充分利用周边人的帮助，也是很好的方法。

2. 如何防治产后抑郁症

大多数产妇都会患产后抑郁症，但是，多数产后抑郁症病人症状并不都十分明显，不容易被觉察，也不会严重影响其照顾宝宝和做家务。如果产后抑郁症状非常明显，并足以能引起周围其他人注意的话，那么问题就可能比较严重了。

对于大部分患者来说，产后抑郁症的症状经过一段时间将会自然消失，一切都会恢复正常。在宝宝睡觉的时候，母亲尽量休息或小睡一会儿；和丈夫一起出去吃晚餐或看电影，尽量放松身心。和好朋友一起吃饭、聊天；不要给自己提过高的要求，降低对自己的期望值；把自己的感觉和感受向丈夫、家人及朋友倾诉；多与其他新妈妈聊天，谈各自的切身感受等。在宝宝睡觉的时候学会让自己放松，比如读书、洗澡、看电影，或找点其他比较感兴趣的事情做。

据专家估计，有50%～90%的女性会患不同程度的产后抑郁症，有些比较严重不能自行恢复的则需要专家的帮助，甚至有的产妇很快便会发展成为产后精神病，所以如果发现某个产妇有严重的产后抑郁症状，一定要去找心理专家进行咨询和治疗。

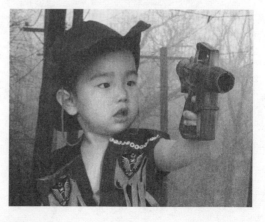

Part 4 异常情况

01 黄疸持久

新生儿黄疸是指新生儿时期，由于孩子体内胆红素代谢异常引起血中胆红素水平升高而使皮肤、黏膜及巩膜出现黄疸为特征的病症。这种病有生理性和病理性之分，医学上把出生28天内宝宝出现的黄疸，称之为新生儿黄疸。

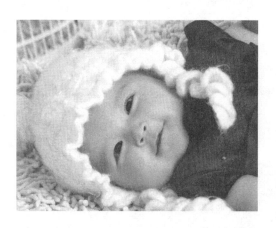

1. 新生儿黄疸的发病时间

一般地，新生儿在出生后的2～3天内，皮肤都会不同程度地变黄。先是面部，随之巩膜、皮肤都逐渐变黄，但精神、吃奶和睡眠都不受什么影响，只是尿色稍黄，这些都是正常的生理现象，不用担心。足月儿的黄疸现象，大约会持续4～6天，7～10天逐渐消退；早产儿情况稍差，大多在生后3～5天就开始出现黄疸，6～8天达到高峰，而且黄疸消退的时间也较晚，可能在2～3周后才能消退干净。除了有轻微的食欲不振外，并没有其他临床症状。

2. 新生儿黄疸出现的原因

通常人们都把新生儿黄疸病看做是皮肤发黄，也就不太在意。其实这只是表面现象。正常人体血液里含有一定量的色素物质，叫做胆红素，如果因生理和病理原因使血液里的胆红素增高，皮肤、眼白等处就会发黄。那么，哪些因素会引起新生儿体内胆红素升高呢？

①红细胞被破坏得太多太快。人体内约80%的胆红素是由衰老的被破坏的红细胞形成的。如果红细胞破坏太多，速度太快，胆红素的数量激增，就会引起黄疸。当血里的胆红素超过20%时，那些胆红素就可能进入脑细胞，干扰脑细胞的正常活动

和功能，引起核黄疸，威胁新生儿的生命安全。母、子血型不合引起的溶血性黄疸就属于这一类。

当今医学对严重黄疸虽已有了较好的治疗方法，但要取得最理想的疗效，还必须在发生核黄疸前及时抢救。家长在观察新生儿的黄疸程度时，应注意选择天然光线充足的地方，并反复多次察看是否有加重的现象。经反复细致观察后发现黄疸进展迅速的，要及时就医，一刻不能耽搁。

② 肝细胞摄取。有的婴儿吃母乳也会引起黄疸，是因为母乳内有一种含有脂肪成分的孕酮物质。婴儿吸收乳汁后，这种脂肪成分很快被体内的脂肪酶分解，释放出游离脂肪酸，这种游离脂肪酸会增加新生儿小肠对胆红素的吸收，从而导致黄疸，但患这种黄疸的婴儿是健康的，被称为肝细胞性黄疸。出生一周内的新生儿产生生理性黄疸，就是因为肝脏酶活力低下。

③ 如果新生儿出现胆管阻塞，胆汁黏稠，胆红素不能排泄到小肠，随胆汁淤积在肝细胞或胆道内而引起的黄疸，我们称它为阻塞性黄疸。

胆红素在机体内可循环产生，可很好地对抗自由基。婴儿的胆红素水平高于成人，可能与新生儿需适应外界变化较大有关。

3. 新生儿病理性黄疸症状

① 新生儿出生后 24 小时内即出黄疸，色泽轻者呈浅花色，重者颜色较深，但皮肤红润黄里透红。情况严重的，呈金黄色或黄疸遍及全身，手心、足底亦有较明显的黄疸，经探测血清胆红素大于 12～15 毫克/公升。

② 黄疸持久，出生 2～3 周后黄疸仍持续不退，甚至越来越严重，时而加深，时而减轻后又加深。

③ 新生儿有不愿吃奶、吃奶时吸吮力弱、精神不振、体温不正常、食欲很差、呕吐腹泻、发烧或体温低等表现，大便的颜色也不像别的宝宝那样发黄，同时伴有贫血。

④ 黄疸部位多见于面部、躯干、巩膜及四肢近端，一般不超过肘部和膝盖。其他部位情况好，没有出现贫血，肝脾不肿大，肝功能正常，没有发生核黄疸。

病理性黄疸，一定要引起父母的重视，因为它是新生儿身体某一器官出现疾病的表现，应尽快寻找病因，不要耽误治疗的最佳时机。此外，如果胆红素浓度达到一定程度，会强行通过人体内的血脑屏障损害脑细胞，也就是核黄疸，它不仅有引起智力发育障碍的可能，甚至会导致死亡，是新生儿的黄疸疾病中最严重的一种。所以一旦怀疑小儿有病理性黄疸，应立即就诊。

4. 母乳性黄疸

有些喂母乳的宝宝，黄疸持续时间较长，最长的甚至可达数月，这种情况被称为母乳性黄疸。患母乳性黄疸的孩子没有任何疾病的表现，吃奶、精神状态都正常，去医院就诊，包括做化验也检查不出任何异常。母乳性黄疸一般不会对婴儿的身体产生影响，无须停喂母乳。如果黄疸严重时，只要暂停母乳喂养 3～4 天，宝宝的黄疸症状就会马上明显减轻或逐渐消失。停喂母乳期间可改喂配方奶，如果黄疸特别严重，可以在医生指导下采用药物和蓝光治疗。

02　吐 奶

有过母乳喂养经验的妈妈都知道，婴儿吃完奶后常常会吐奶。一不小心就吐得满床都是或者吐妈妈一身，有时吐出的甚至是已开始发酵的酸臭奶液。可是仔细观察婴儿，好像并没有什么病症。那么，吐奶现象是如何发生的呢？

刚出生的婴儿，头三个月，胃的容量是很小的，胃部肌肉也很薄弱，支配胃部的神经调节功能发育都不成熟，加上胃上端的贲门部位的闭锁能力还较弱，所以婴儿吃饱奶后，常常会向口里回奶，尽管看起来像吐奶，这其实是溢奶。

我们知道，婴儿在吸吮母乳时，往往会同时吸进许多空气。哺乳完以后，当婴儿身体的移动或被翻动（如给他洗澡或换尿布时），吸进胃中的空气会上升，然后从气管里跑出来。由于婴儿胃部的肌肉控制力较弱，吃过的尚未消化完的奶会随着空气一起出来，就是所谓的吐奶现象。这种现象是婴儿早期的正常现象，不是病症，对婴儿的营养和生长发育不会有什么影响，所以父母不必因此太过担忧。

如何避免吐奶现象呢？其实只要母亲在哺喂时将婴儿的头部稍微抬高，在哺喂后把婴儿贴胸竖起来抱一会儿，轻轻拍打婴儿的后背，使他胃中的空气跑出来，半个小时内尽量不要翻动婴儿或给他洗澡，就可以很轻易地避免吐奶。婴儿长到三四个月后，随着胃肌肉功能和神经调节功能的逐步加强，这种现象也自然而然的不会发生了。

喂养牛奶的婴儿要特别注意，因为奶瓶橡胶乳头开口如较大易使婴儿吸入空气，这也就是喂养牛奶的婴儿更容易吐奶的原因；另外奶瓶中也会存有一定的空气，婴儿吸奶时不可避免地会吸进比母乳喂养时还多的空气，所以吃完牛奶后婴儿身体稍一翻动就会出现吐奶，尤其是早产儿，由于胃部括约肌发育还不完全，对上涌的乳液控制能力较弱，吐奶会更厉害。

1. 吐奶的处理方法

当宝宝发生轻微的吐奶时，一般来说他自己会调适呼吸及吞咽的动作，所以不会造成吸入气管的危险，所以父母只要密切观察他的呼吸状况及肤色就可以了。可是当发现宝宝有大量呕吐的情形发生时，引起呼吸困难、皮肤发暗，父母要就要采取一定的措施了。

①用手帕、毛巾卷在手指上伸入宝宝的口腔内，甚至咽喉处，将吐、溢出的奶水食物快速地清理出来，以保持上呼吸道的顺畅，免得阻碍呼吸。此时，清除口腔要比鼻腔重要，所以照顾宝宝的家长身边随时要配置小手帕、小毛巾，以备急需，鼻孔则可用小棉花棒来清理。

②如果宝宝在平躺时发生呕吐，应先迅速将宝宝的脸转侧向一边，以免吐出物因重力而向后流入咽喉及气管。

③如果发现宝宝出现憋气、不呼吸或脸色变暗时，就表示吐出物很可能已进入

气管了，此时要马上让他俯卧在大人膝上或床上（硬质床），用力拍打其背部四至五次，使其能把奶和食物咳出。

④ 如果上面的步骤都做了，宝宝还无反应，那就应立刻用力掐或捏其脚底板，使宝宝因感觉疼痛而哭泣（呼吸），此时最重要的是让宝宝吸气，使氧气能及早进入肺部，以免缺氧。

如果呛奶后宝宝呼吸很顺畅，也不表示就没有问题，最好还是想办法让他再用力哭泣一下，以此观察其哭泣时的吸气及吐气动作，如果出现任何异常，如声音变调微弱、吸气困难、严重凹胸等，要迅速送到医院治疗。若宝宝哭声洪亮、底气十足、脸色红润，则表示一时并无大碍，可再观察一阵子。

2. 防止吐奶的技巧

宝宝在 3 ~ 4 个月大之后，不仅可以很好地掌握吸吮技巧，而且贲门的收缩功能也已发育成熟，所以吐奶的次数也就会越来越少了。而在此之前，每次喂奶后妈妈都要帮助孩子拍嗝。

方法很简单，首先把孩子竖着抱起，然后轻轻拍打后背 5 分钟以上，如果孩子还是不能打嗝的话，可以用手掌按摩孩子的后背。

还可以支起孩子的下巴，让宝宝在自己的腿上坐起来，然后再轻拍后背。因为孩子坐着的时候，胃部入口是朝上的，也很容易打嗝。

03 先天性唇腭裂

每个家长都希望自己的宝宝健康可爱，可是有些新生儿，一生下来上嘴唇就是裂开的，同一侧或两侧、部分或完全裂开，使宝宝的上唇变成二瓣或三瓣，也就是我们常说的"兔唇"，医学上叫唇裂。如果上牙膛、小舌头也裂开，在医学上叫腭裂。这两种病都是新生儿生下来就有的，所以医学上称之为先天性畸形。

先天性唇腭裂是口腔和面部最常见的先天性畸形，不仅严重影响宝宝的面部美观，还因为口、鼻腔相通，直接影响宝宝的发育，并导致上呼吸道感染，引发中耳炎。而且宝宝也会因吮奶困难导致明显的营养不

良，在儿童和家长的心理上造成严重的创伤，有的还会留下终身的遗憾。

1. 唇腭裂的形成原因

这种先天性畸形主要是在怀孕第 4~10 周期间，由于某些疾病因素导致胎儿面部发育障碍所引起的。目前，医学家们认为导致该疾病发生的主要因素为：

① 遗传因素：患儿直系或旁系亲属中有过类似畸形的发生。大约有 20% 的唇腭裂患儿可查询出有遗传史。

② 母体在怀孕期间服用过某些药物：如镇静药、抗癫痫药及激素类药等。

③ 怀孕期间母体接受过大量 X 线照射。

④ 母体怀孕期间患有如贫血、糖尿病以及严重的营养障碍等慢性疾病。

⑤ 感染和损伤：怀孕初期（两个月左右）的母亲感染过病毒，如流感、风疹等，或者这期间母亲受过某种损伤。

2. 如何治疗唇腭裂

治疗唇腭裂通常都要做一些整形手术。为了恢复患儿上唇正常形态和正常的语言功能，为了获得满意的手术效果，整形手术的时间选择是非常重要的。目前，国内外公认唇裂最佳手术时间为出生后 3 个月。如果自己的宝宝不幸患有此症，3 个月后一定要及时地去做手术。

唇裂术后往往伴有不同程度的鼻畸形，即裂侧鼻孔扁平、塌陷、鼻尖歪等，应在 8 岁时做鼻畸形矫正手术。另外，唇腭裂小孩常有上颌牙齿排列不齐的现象，这就是人们平时所说的反地包天，也要及时做整形手术，以免影响孩子日后的生活。

3. 宝宝患有唇腭裂如何喂奶

为了有效地吸吮乳汁，宝宝需要一个良好的真空或密闭的口腔环境，舌头的位置也要正确。

有唇裂的宝宝不容易含住妈妈的乳头，也不能很好地用自己的嘴创造一个气体密闭的环境，因此，吃奶对这些宝宝来讲就比较困难。市场上有种专门针对唇腭裂宝宝设计的专用奶嘴，可以帮助宝宝顺利地用奶瓶喝奶。母乳喂养的妈妈可以用吸奶器吸出奶来再用专用的奶嘴来喂宝宝。

4. 唇腭裂会遗传吗

唇腭裂是由多种因素引起的，而遗传只是其中的一个原因。母亲在孕期接触放射线、曾经服用药物、头三个月内感染病毒性疾病或其他疾病，如感冒、风疹等，妊娠初期营养不良等都可能导致胎儿形成唇腭裂。父亲或母亲本人有唇裂时，其子女发生唇裂的概率也会比普通人群会高一些，因为唇裂本身是有遗传倾向的。但是遗传概率很低，有病史的父母也并不是一定会生出唇腭裂的宝宝。

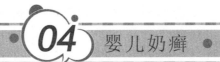

04 婴儿奶癣

奶癣是一种过敏性疾病，主要是因为接触了致敏的物质，如奶、鱼、虾、肉、蛋等中的蛋白质，再加上孩子皮肤娇嫩、皮肤角质层薄、毛细血管丰富、内皮含水及氯化物较多，此外，机械性摩擦、肥皂、唾液、溢奶等的刺激也是一种诱因。

有些地方把这种皮肤病称之为"婴儿湿疹"。奶癣这个称呼其实不准确，容易让人误认为是由于真菌感染引起的，从而采取错误治疗方法。

在出生 1～3 个月后，有的宝宝脸上会出现红色的丘疹或红斑，并且逐渐增多，有时还有小水疱和黄色的渗出液结的痂皮。出现湿疹后，宝宝会变得烦躁不安，甚至经常哭闹。大多数孩子在 6 个月后脸上的湿疹会逐渐减轻，在 1 岁半以后逐渐消失。

1. 宝宝长了湿疹怎么办

① 不要让孩子吃得过饱，尤其是吃母乳的宝宝，不要再让他吃易引起过敏的鱼、虾等食物。如果孩子是喝牛奶，煮奶的时间就要长一些。孩子的食物也不能太咸。添加鸡蛋做辅食时，不要先加蛋白，最好先加少量蛋黄，然后逐渐增量。

② 母亲和小宝宝都不要穿丝、毛织物的衣服，以免引起或加重过敏。

③ 绝对不要用热水去烫洗湿疹，也不要用肥皂给孩子洗脸以免刺激。洗脸后，可给孩子用一些儿童护肤霜。

④ 必要时，可在医生指导下用一些抗组胺药。如继发感染，应当适量使用抗生素。

此外，还可服一些中药或用中药液外擦。

新生儿患湿疹后，患处只能用消毒棉花蘸上一些消毒过的石蜡油、花生油等油类浸润和清洗，不能用用肥皂或水清洗。局部黄水擦净、痂皮浸软后，用消毒软毛巾或纱布轻轻揩拭并除去痂屑，然后涂少许蛋黄油或橄榄油。另外，过敏严重的可在医生的指导下用药。

2. 奶癣会传染吗

奶癣是不会传染的，其病因是宝宝自身的体质，食物过敏等因素。例如人工喂养的一般食品如牛奶、奶粉、鸡蛋等，都有可能使新生儿过敏生病。另外，奶癣与宝宝的一些内在因素如消化不良和外界刺激如碱性肥皂、皮肤摩擦等关系也很大。

如果是由于食物过敏引起的奶癣，那就应更换乳品和食品。

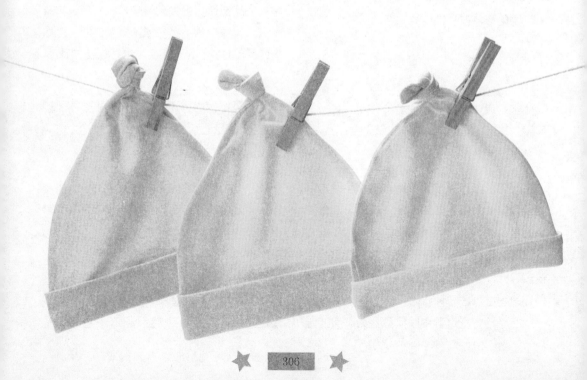

05 新生儿硬肿症

新生儿硬肿症是一种综合征，是指由于寒冷损伤、感染或早产引起的新生儿皮肤或皮下脂肪变硬，并常伴低体温，甚至还会出现多个器官功能损伤，其中以寒冷损伤最为常见，被称为寒冷损伤综合征。

新生儿体表面积相对较大，皮肤薄嫩，血管量丰富，散热很快。新生儿体内有一种棕色脂肪，进行代谢时是新生儿在寒冷环境中急需热量时的主要能量来源，饥饿时的能量则主要来源于白色脂肪。如果新生儿周围环境温度过低，散热过快过多，棕色脂肪很快会被耗尽，宝宝的体温就会下降。在这种状况下，新生儿的皮下脂肪容易凝固而变硬，同时低温令新生儿体表周围毛细血管扩张，渗透性增加，就容易发生水肿，导致硬肿的产生。

06 宝宝便秘了怎么办

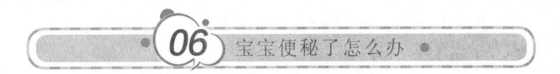

宝宝也会有便秘的情况发生。是什么原因呢？便秘是指大肠运动缓慢，需要吸收的水分过多，造成大便干燥硬结，排泄困难。食物中含钙多也会引起便秘，如牛奶含钙比母乳多，因而牛乳喂养比母乳喂养发生便秘的机会也较多。

1. 婴儿便秘的原因

患佝偻病、营养不良、甲状腺功能低下的患儿腹肌张力差，或肠蠕动减弱，便秘比较多见。肛裂、肛门周围炎症的患儿，大便时肛门口疼痛，因怕痛而不解大便，导致便秘。先天性巨结肠的患儿，出生后不久便有便秘、腹胀和呕吐。腹腔肿瘤压迫肠腔时大便不能顺利通过，也会引起便秘。

习惯因素：由于婴儿的生活没有规律或缺乏定时排便的训练，还有个别婴儿因环境突然改变，均可能会出现便秘。

2. 小儿便秘的治疗

不能常用开塞露、肥皂头通便，因为一旦养成习惯，正常的"排便反射"就可能消失，便秘就更难纠正了。

牛乳喂养的宝宝便秘时，可将牛奶中的糖含量增加到8%，并在牛奶中添加水果汁，较大的宝宝可添加蜂蜜。

便秘应减少蛋白质类食物，增加谷类食物，不要增加蔬菜、水果等含渣食物。

养成定时排便的习惯。等3个月以上时就可以训练宝宝定时排便。

绝对不能经常服缓泻药，因为小儿消化功能不完善，常用泻药可能导致腹泻。

饮食调整。大部分的便秘患儿调整膳食后都能得以缓解。

3. 小儿便秘的预防

改变饮食结构：主张母乳喂养，母乳喂养的宝宝出现便秘时，母亲可再另吃润肠食物，如加糖的菜汁、橘子汁、蜜糖水、甜炼奶等。母亲应注意自身的饮食均衡，不宜过多食用高蛋白食物，如鸡蛋、牛肉、虾、蟹等，应尽可能多吃蔬菜和水果，蔬菜中的纤维可以刺激肠蠕动，促使排便。

人工喂养的宝宝发生便秘时，可适当减少牛奶的喂入量，添加辅食，如在牛奶中加糖，喂患儿吃蜂蜜、梨汁、橙汁、番茄汁、菜汁等，以刺激肠蠕动，促进排便。还可以多进食蔬菜、水果、粗粮、红薯等。

让宝宝养成良好的排便习惯：建议宝宝要做到每天排便1次，最好是在每天晚餐后排便，不轻易更改排便时间，不随意减少排便次数。对于便秘患儿，便前可先让其做下蹲的动作，增加腹压，或以顺时针方向按摩腹部，促进肠管蠕动，达到排便的目的。

对营养不良的患儿应加强营养：这有助于增强患儿体质，使患儿的腹壁和肠壁增厚，张力增加，也能改善便秘的症状。

中药对小儿便秘有良好的效果：中医学认为，便秘为胃肠结热、津亏肠燥而致，宜以滋阴清热、润肠通便为原则，可用火麻仁、瓜蒌仁、牛膝、知母、玄参各10克，煎水饮用。

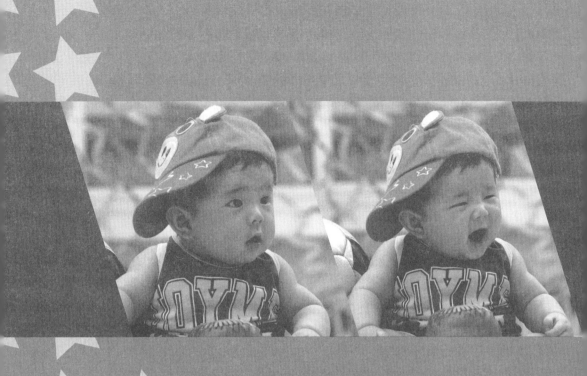

chapter
第七章
1 到 2 个月的宝宝

7

Part ① 这个月的婴儿状况

01 基本特征

宝宝一两个月，身体、视觉、听觉等各方面发育迅速。主要有以下特点：

① 宝宝满2个月时，男婴体重3.5～6.8千克，身长52.9～63.2厘米；女婴体重3.3～6.1千克，身长52.0～63.2厘米。

② 会翻身，如果宝宝仰卧时，父母稍拉他的手，头可以自己稍用力，就可以完全后仰了。俯卧时能抬头片刻，自由地转动头部。

③ 听觉：听到响声，能够转头寻找声源。

④ 触觉：有冷热和疼痛的感觉，喜欢接触质地柔软的物体。嘴和手是他触觉最灵敏的部位。手指能自己展开合拢，能在胸前玩，会吸吮拇指。

⑤ 视觉：移动玩具在他眼前，不超过50厘米为宜，他的眼睛会随玩具转动。

⑥ 逗引时会微笑；眼睛能够跟着物体在水平方向移动。

⑦ 大部分时间在睡眠，一天20个小时以上。

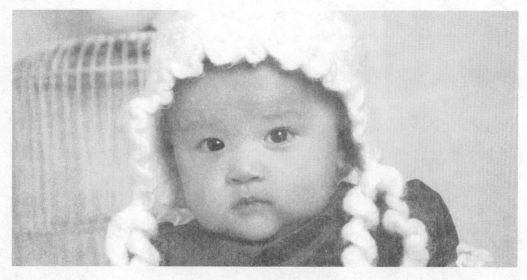

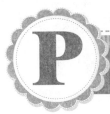

Part 2 养育方法

01 宝宝喂养常识

1、对牛奶过敏的宝宝怎样喂养

有牛奶过敏症状的宝宝，主要有乳糖耐受不良和牛奶蛋白过敏两种状况。其中乳糖耐受不良是由于宝宝的肠道中缺乏乳糖酶，对牛奶中的乳糖无法吸收导致消化不良。此类患儿只有胃肠方面的不适，大便稀糊如腹泻般，如果停止喂牛奶，症状很快会改善。

如确定宝宝为牛奶过敏，最好的治疗方法就是避免接触任何牛奶制品。目前市场上有一些特别配方的奶粉，又名"医泻奶粉"，可供对牛奶过敏或长期腹泻的宝宝食用。这种奶粉以植物性蛋白质或经过分解处理后的蛋白质取代牛奶中的蛋白质，以葡萄糖替代乳糖，以短链及中链的脂肪酸替代一般奶粉中的长链脂肪酸。其成分虽与牛奶不同，但仍具有宝宝成长所需的营养及相同的热量，也可避免宝宝出现过敏等不适症状。

2、吃母乳的宝宝需要喂水吗

一般来说，出生6个月内的宝宝用纯母乳喂养时，最好不要额外喂水。这是因为：

① 母乳中的水分基本能满足宝宝的需要。母乳中含有宝宝成长所需的一切营养，特别是母乳70%～80%的成分都是水，足以满足宝宝对水分的要求。

② 给宝宝喂水可能会间接造成母乳分泌减少。如果过早、过多地给宝宝喂水，会抑制宝宝的吮吸能力，使他们从母亲乳房主动吮吸的乳汁量减少，不仅对宝宝的成长不利，还会间接造成母乳分泌减少。

所以母乳喂养的宝宝最好不要额外喂水，但并不是说一点水都不能给宝宝喂，偶尔给宝宝喂点水是不会有不良影响的。特别是当宝宝生病发烧时，夏天常出汗而妈妈又不方便喂奶或宝宝吐奶时，宝宝都比较容易出现缺水现象，这时喂点水就非常必要了。

3、人工喂养的宝宝需要喂水吗

人工喂养的宝宝则需要在两次哺乳之间喂一次水。因为牛奶中的矿物质含量较多，宝宝不能完全吸收，多余的矿物质必须通过肾脏排出体外。此时，宝宝的肾功能尚未发育完全，没有足够的水分就无法顺利排出多余的物质。因此，人工喂养的宝宝必须保证充足的水分供应。

如果宝宝刚开始吃辅食时会因消化不良而拉肚子。拉肚子时钠和钾会随着水分而流失，所以要十分注意宝宝是否有脱水症状。这时候要给宝宝补充充足的水分，如喝一点白开水或稀释后的果汁。

4、宝宝添加果汁和菜水有什么讲究

最好先添加菜水，因为果汁的味道比较甜，而宝宝们都喜欢甜味。先加果汁的话，宝宝很可能因为菜水的味道比较淡而不接受。另外，1~4个月的宝宝消化系统还没有发育完全，消化功能很弱，太浓的果蔬汁不利于宝宝消化和吸收，所以要加水稀释。

5、及时补充维生素D，预防佝偻病

宝宝缺少维生素D的话，容易患佝偻病。维生素D的主要来源是太阳光，它会刺激皮肤，使其产生出维生素D。有资料表明，如果暴露着晒太阳，每1/2皮肤在半小时内可产生20个国际单位的维生素D。天然食物中维生素D的量并不多——母乳中含维生素D4约为100国际单位/升，牛乳中含有3~40国际单位/升，蔬菜和水果中含量极其少，不能满足宝宝生长发育的需要。冬春季节，日照时间短，此时出生的宝宝难以接收紫外线照射，不能使体内合成足够的维生素D，易患佝偻病。早产儿、多胎儿、奶粉喂养儿，可以在出生2周后补充维生素D，母乳喂养儿可在出生1个月后补充。每日需求量为400国际单位，需要在医生指导下服用，以免过量造成中毒。

6、如何服用鱼肝油

鱼肝油的主要制作原料是鱼的肝脏，主要含有维生素A和维生素D。其中，维生素A利于人体免疫系统，维生素D是人体骨骼中不可缺少的营养素。人体肠道对钙的吸收必须要有维生素D的参与，而母乳中维生素D含量较低，所以婴儿从出生后第1~3个月开始就应该酌情添加鱼肝油以促进钙、磷的吸收。剂型、药量和服药期限必须在医生指导下进行，否则摄入过量会引发中毒症状，导致毛发脱落、皮肤干燥皲裂、食欲不振、恶心呕吐，同时伴有血钙过高以及肾功能受损。一旦确认为"鱼肝油中毒"，就应该立即停止服用。

宝宝的鱼肝油用量应该随着月龄的增加而逐渐增加。此外，户外活动多时可以酌减用量，一些婴儿食品已经具有强化维生素A、维生素D的效用，如果规律服用也需要减少鱼肝油用量。

7. 宝宝需要补钙吗

一般说来，宝宝出生后从妈妈那里得到的钙会不断减少。母乳喂养的宝宝会从母乳中得到一定的补充，人工喂养的宝宝则经常有不同程度的缺钙。0~6个月的宝宝每天对钙的需要量是300毫克左右，除了从食物中获取，还可以通过为宝宝添加钙剂进行补充。服用的剂量可根据缺钙的程度分为预防和治疗两种。如果自己无法根据宝宝的食物摄取情况计算出应该补充的剂量，最好还是请医生为宝宝进行一下诊断，按医嘱行事。

8、早产儿要及时补铁

足月婴儿体内储存的铁是出生前就从妈妈的身体中"掠夺"而来的，尤其在妊娠后期得到更多一些。这些铁可以维持婴儿出生后4个月的生长发育所需，但早产儿失去了从妈妈体内获取更多储备铁的机会，所以其体内储蓄的铁只够出生后2个月的生长发育所需。一般的早产儿从出生后的第6周就应开始补充铁剂。

早产儿母亲所分泌的母乳在营养成分上与足月儿母亲所分泌的母乳有所不同，它更适合早产儿生长之所需，应当让婴儿吃母乳。宝宝的月龄大一点时，身体对铁的吸收能力有所增强，可以选择含铁量高的断乳食品。

如果早产儿的母亲因为某些原因而没有办法哺乳，应选用专为早产儿特别制备的奶粉，这种奶粉在制备时已考虑到早产儿的特点，在所需要的营养素上也给予了强化。

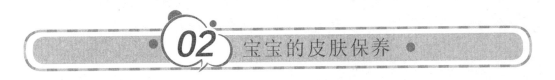

02 宝宝的皮肤保养

这个月龄的宝宝，皮肤极其娇嫩，稍微不慎，极容易伤害到小婴儿娇嫩、细腻的皮肤，甚至形成炎症。最为常见的情况是摩擦红斑和臀红症。

1. 摩擦红斑

小婴儿的皮肤娇嫩，极容易发生摩擦红斑，尤其是长得较胖的婴儿更常见。

摩擦红斑主要因为皮肤皱褶处的湿热刺激和互相摩擦造成，通常发生在宝宝的颈部、腋窝、腹股沟、关节屈侧、股部与阴囊的皱褶处。初发时，局部出现潮红充血性红斑，范围大小与互相摩擦的皮肤皱裂面积相吻合，表面湿软，边缘比较明显，较四周皮肤肿胀。如果继续发展，会使孩子表皮糜烂，出现浆液性或化脓性渗出物，造成皮肤浅表性溃疡。

预防婴儿摩擦红斑，主要是保持孩子的皮肤皱裂处的清洁和干燥。宝宝娇嫩的皮肤发生摩擦红斑后，要先用4%硼酸液冲洗，然后敷上婴儿专用爽身粉，要尽量让孩子的皮肤皱褶处分开，使皮肤不再摩擦。如果因红斑发生感染，用抗感染药膏涂治。

2. 臀红症

医学上称为尿布湿疹或尿布皮炎，是婴幼儿常见的皮肤病。这种病的产生主要原因，是尿布不够清洁，上面沾有大小便、汗水及未洗净的洗衣粉等，刺激宝宝娇嫩的皮肤引起局部皮肤发生炎症。此外，腹泻的婴儿常常会发生臀红。

发病开始，宝宝臀部红肿发炎，继而出现红色小皮疹，严重的会使皮肤破溃，呈片状，女婴能蔓延到会阴及大腿内侧，男婴会使睾丸部受侵损。

尿布皮炎发生的原因，是由于尿布换洗不勤，或者使用了橡皮布、塑料膜、油布等不吸潮透气的材料来包裹婴儿尿布，致使婴儿臀部皮肤经常受到温热的刺激而发生皮肤炎症。另外由于尿素被细菌分解，产生大量的氨，对婴儿娇嫩的皮肤产生刺激。

尿布皮炎的早期表现，只是在接触尿布的部位出现大片的皮肤发红、粗糙。如果发现及时、处理得当，皮炎会很快消退。否则，继续发展下去，可能会出现斑丘疹、疱疹，严重的还可能导致局部皮肤糜烂，甚至出现皮肤溃疡。

尿布皮炎重在预防，应当给宝宝勤换尿布，避免让尿湿了的尿布长时间接触宝宝细嫩的皮肤。尿布应当用旧的细棉布制作，要有足够数量的尿布以供洗换，并且要保持清洁、干燥、柔软。婴儿的穿衣、盖被子均不宜过多过厚，衣服也不宜穿得太紧，室内温度也应当适宜，要注意防止湿度和热度对宝宝皮肤的刺激。

已经发生尿布皮炎的宝宝，要切忌用热水和肥皂擦洗，以免刺激皮肤，加重炎症。轻度尿布皮炎无须专门治疗，只需要勤洗皮肤，保持局部皮肤干燥、清洁，一般在2～3天就能痊愈。如果发生皮肤溃烂等严重情况，则一定要及时到医院治疗。

把宝宝带到室外，每天适当晒一晒小屁股，可以防止尿布皮炎的发生。但要注意防止感冒，晒屁股的时间每次以3～5分钟为宜。

03 读懂孩子的哭声

婴儿不会说话，唯一表达自己愿望的方式就是啼哭。通常情况下，当宝宝没有任何不适（渴、饿、困、尿湿、冷、热、疾病等）时，总是安静地睡觉或高兴地玩耍，只有宝宝感到不太舒服时，才会用哭来提醒父母。因此，父母需要掌握宝宝哭的规律，要知道，哭声是宝宝表达意愿的主要方式。

一般来说，宝宝的哭声会表达这样一些信息：

需要爱抚。 宝宝不停地哭闹，一抱起来后就不再哭，是因为宝宝感到孤独，需要亲人的爱抚。宝宝出生前在母亲的子宫里时，无时无刻都受到羊水和子宫壁的轻抚。初来乍到人世间，孤零零地独自躺在小床上，会感到害怕。抱起宝宝在怀里，接触到亲人会使孩子感到安慰。这时候，可以把宝宝紧贴在胸前，宝宝听到熟悉的母亲心跳声，会慢慢地安静下来。

饿了。 饥饿是婴儿哭闹的最主要原因，吃饱了就不哭。有时只差几口，宝宝也会不答应，不吃饱就会使劲儿哭。只要宝宝饿了就喂，不用定时、按时喂养，不要教条地使用时间表，什么时候饿了就什么时候吃。

冷或热。 婴儿的房间不宜过冷或过热，宝宝盖的被子不要太多。室内如果冷，宝宝哭了要试一试看体温有无变化。

脱衣服。 宝宝最不喜欢脱衣服，因为脱衣服对于宝宝来说，是比较大的动作和变化，会使孩子感到紧张。因此，给宝宝换衣服时要尽量快一些。脱衣服时，要对宝宝说话，转移孩子的注意力。

尿湿。尿湿了或大便后，宝宝会使劲地哭，因为这使宝宝感到很不舒服，而哭声表达的意思就是，要求妈妈赶紧给自己换尿布。

累了。婴儿睡眠时间长，吃饱以后就要睡，不要总逗弄、打扰孩子。累了、烦了都会哭闹。

受到惊吓。宝宝受到光线、声音、物品的突然刺激，感到不安全时也会哭，应当抱起来安慰安慰。

疼痛。疼痛会使宝宝哭闹不止。妈妈要紧紧地抱着宝宝，找到宝宝疼痛的部位和原因。

生病。宝宝不舒服，除了哭还不爱吃奶。婴儿出现类似症状不可大意，要尽快去医院。

04 早教与启蒙

宝宝一天一个样子，父母看在眼里，喜在心头。他是这么的具有可塑性，四肢的发育日益产生着变化，动作也在日益增多，此时，早教应有相应的措施。

踢彩球：把几个塑料彩色气球（或者灯笼、哗啦棒、花手帕等）吊在宝宝床的上方约40厘米左右，保证他能看得见，也能用腿碰到。让宝宝仰卧，移动彩球，配合声音生动作，看宝宝的反应，一定会很兴奋，努力蹬腿，屈伸膝盖，双腿上举，或者随球而动，表现出兴奋的样子。如果宝宝只是看，妈妈可拉动彩球，让它碰到宝宝，宝宝一定会有反应。然后鼓励宝宝继续，他就会用脚去踢了。此游戏可活动宝宝的双腿，锻炼宝宝下肢肌肉。也可让宝宝用手碰，但要注意安全，不要让他吃到。而且五彩气球也可提高宝宝分辨着色的视觉能力。

小手游戏运动：让宝宝仰卧在妈妈怀里，面朝妈妈，给他的手上系一块彩色布条，或者一个响铃，吸引宝宝观察自己的小手。妈妈先拉着宝宝的手慢慢晃动，让他看到彩色，或听到铃声，并用手指轻轻抚摸宝宝的手指，然后拉着宝宝，用一只小手触摸另一只，让宝宝边看着自己的小手，边摆弄自己的小指头，或者摆弄手腕上的布条或响铃。妈妈可帮宝宝摆弄。

听觉训练：通过听音乐，或者给宝宝哼唱儿歌，或者用带声响的玩具逗孩子，以锻炼宝宝对声音的敏感。注意声音要柔和、欢快，不要离孩子太近，也不要太响，以免刺激孩子引起惊吓。给孩子做操时，也可以给孩子播放适宜的乐曲，优美的旋律，对孩子的智力发育十分有利。

语言训练：宝宝两个月时，就有发音能力了。此时，爸爸或妈妈可用亲切温柔的语音和宝宝对话，并且特别认真地对着宝宝说话，让他看到大人的口型，一个音一个音地发出"a、o、e"等母音。一天反复几次。同时注意让宝宝发笑，养成开朗的性格。

辨别颜色：两个月宝宝对颜色有了分辨的能力。可准备一些五彩卡片，或者是图片，或者是七巧板、积木块，或者是画一些彩图等，让宝宝躺床上，分别拿出红色、黄色、蓝色、绿色、白色等多种颜色的图片，在他眼前轻轻地晃动，并告诉他："这是红色，这是黄色……"他能否听懂没关系，关键是给他感受和记忆。游戏时间不要过长，让他眼睛感觉疲倦。

注意：不要因为忙事务，而让宝宝单独一个人躺着，没人主动去理他，没人哄逗，这样会影响宝宝的情绪和智力发展。

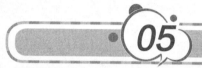

05 对宝宝进行适当锻炼

与新生儿手脚弯曲、不能完全伸直的状况相比，宝宝满了1个月以后，手脚能伸屈自如，尤其是在每次换尿布后，轻轻抚摸宝宝的大腿，孩子会很乐意地把双腿伸得直直的挺一挺。

随着手脚能自主活动，宝宝的双脚开始蹬动有力，能拍打得小床直响，双手的活动也变得频繁、有力，能经常把手伸到头部，抓一抓眼睛或耳朵，然后能把小手放进嘴里吸吮。1～3个月的孩子还不能有意识地活动手指头，如果小手碰到东西，会无意识地送往口里。每天给宝宝舒展舒展身体，活动活动腿脚，是促进宝宝智能发展的有效措施。

但是要特别注意，3个月以内的婴儿，最容易发生关节脱臼，千万不要用力牵拉宝宝的臂膀和腿脚。

婴儿天生的拥抱反射（是婴儿所具有的非条件反射，也叫惊跳反射，当母亲或家人突然走到孩子身旁或发出响声，会发现孩子出现两臂外展伸直，继而屈曲内收到胸前，呈拥抱状），在这个月龄还能见到，有些宝宝在2个月时拥抱反射会消失。如果孩子在4个月时，拥抱反射还能产生，则要怀疑宝宝有脑神经发育异常，应当找医生检查。

模仿，是婴儿学习的基本方式之一。

口唇模仿，是一种有益的婴儿游戏，在孩子面前学做唇形，能促进宝宝口唇模仿能力。从新生儿期开始，宝宝就能模仿妈妈的面部表情。而1～3个月的孩子，会经常独自做口唇游戏，抓住这种时机，和宝宝做一做唇部动作，引导孩子唇舌活动，能起到促进能力发展。

激发宝宝表情模仿的方法，是抱起孩子，在宝宝面前做张口、吐舌或者多种表情，这样婴儿逐渐会模仿妈妈的面部动作表情，也会模仿微笑。

发音模仿的方法，是经常用亲切的声音，与宝宝谈笑，注意口形和面部夸张的表情。偶然，孩子会发出单一的声韵，啊、呜、哦、喔或者咕、咯声，此时妈妈用宝宝发出相同的声音回应，引逗孩子再次发声回应。孩子啼哭时，妈妈学着哭声发出同样的声音，此时正在哭闹的宝宝会止住哭泣，看着妈妈。

学哭声，是一种良好的回应性反应，也是婴儿发音练习的正确方法。学着哭声和宝宝做一应一答，可以使孩子早一些认识到自己的声音和发音能力。

满了1~2个月时，可以逐渐竖抱宝宝，让宝宝练习抬头。

竖抱的方法成年人用两只手分别托住宝宝的背部和臀部，把宝宝竖直了抱起来，带孩子到室内或室外看看周围。这时，还可以用手指指点点，引导孩子对各种事物的关注和兴趣。这样做的好处，主要在于帮助孩子练习抬头的动作，锻炼孩子颈部的支撑力。同时，这项活动也可以帮助孩子认识周围的环境，培养孩子的视觉能力和观察事物的能力。

但是，由于此时孩子的骨骼发育还比较

差，不能长时间地竖抱，因此，竖抱宝宝持续时间不宜过长。

要提醒家长的是，每次做竖抱锻炼后，要用手轻轻抚摸宝宝背部，用以放松宝宝背部的肌肉，让宝宝感觉到舒适和爱抚。每次锻炼完以后，可以让宝宝仰卧在床上休息片刻。

竖抱的方法和练习时间，开始适宜每次做1~2分钟，应当选择宝宝吃饱、睡足、精神好的时候进行，结束后按摩宝宝的背部。逐渐形成习惯后，宝宝的腰、背、颈椎等部位得到锻炼，慢慢地，会形成自己直立的能力。

竖直，能使宝宝体力和智力都得到适当发展，视觉范围扩大，感知能力增加，脑部相应部位得到发展。因此，对孩子身心发展有利。

06 亲子互动游戏

1. 婴儿健身法

人们发现，人体脂肪细胞的生长增殖，在1岁以内是最活跃的高峰阶段，此时脂肪细胞数目的增多，将会遗留终身，是成年后肥胖症和冠心病的祸根。为此，婴儿时期的身体锻炼，被动运动的加强，作为预防医学中一个新兴领域已被人们所关注。

婴儿健身简便易行的有效方法是"抱、逗、按、捏"。

抱是婴儿最轻微得体的活动。当宝宝在

哭闹不止的时候，也正是需要通过抱而得到精神安慰的时候。为了培养好宝宝的感情思维，特别是在孩子那种哭闹的"特殊语言"的要求下，不要挫伤幼小心灵的积极性，要适当地抱一抱宝宝。

逗是婴儿期最好的一种娱乐形式。逗可以使小宝宝高兴得手舞足蹈，使全身的活动量加大。有人观察，常常被逗嬉的婴儿比起长期躺在床上很少有人过问的婴儿，不仅表现得活泼可爱，而且对周围事物的反应也显得更加灵活敏锐，会直接影响到宝宝今后的发育成长。所以，一定不能忽略这种在婴儿时期的智能培养和启蒙方法。但逗嬉宝宝要自然大方，不要做挤眉、斜眼等怪异动作，以免宝宝模仿。

按是指父母亲用手掌给宝宝轻轻地按摩。先取俯卧位，从背部到臀部、下肢；再取仰卧位，从胸到腹部、下肢，每个部位10～20次。按能增加胸背腹肌的锻炼，减少脂肪细胞的沉积，促进全身血液循环，增强心肺活动量和肠胃的消化功能。

捏是父母亲用手指捏宝宝。捏较按稍加用力，它可以使全身和四肢肌肉更加结实。一般从两上肢或两下肢开始，再从两肩至胸腹，每个部位10～20次。在捏的过程中，宝宝的胃液分泌和小肠吸收功能都会有所改善。

给宝宝健身时要注意，抱、逗、按、捏健身法，除了"抱"以外，其他均不宜在进食当中或吃奶过后不久进行，以免引起宝宝呕吐，甚至使吐出的食物呛入气管。健身时间一般应当选择在进食后2小时进行。操作手法要轻柔，不要用力过度，以让宝宝感到舒适为度。注意不要使宝宝受凉，以防感冒。

2. 婴儿被动操

从现在起，就可以开始对宝宝进行体操锻炼，即做被动体操，由家人协助进行。做四肢伸展屈曲运动。每次运动时间从2分钟开始，上下午各一次。6个月以后，宝宝活动量大了，可以进行翻身、爬行、坐等动作和进行有目的锻炼。这样的锻炼，可以增强肌肉的紧张度，促进血液循环，有利宝宝的健康成长。

经过新生儿时期的反复练习，妈妈和宝宝都会喜欢上每日必做的抚触。对宝宝说话时宝宝会发出声音来应答；做按摩手心抚触时，宝宝会张开小手等待；从仰卧变为俯卧时，宝宝会主动抬头。满月后到3个月时，可以循序渐进地增加一些新内容。

满1个月后，做双手抓握练习，和新生儿期一样。

屈肘手抓握练习之后，妈妈用手握住孩子小手及腕部，然后分别把宝宝左、右手依次向上臂或肩的方向屈曲，共做4～6拍。

扩胸两臂胸前平举，成为预备姿势，第1拍两臂侧平举，两臂向左右分开至身体两侧，掌心向上；第2拍两臂收至胸前；第3拍同第1拍平举；第4拍还原。共做4～8拍。

屈腿手握孩子足踝部，使孩子左、右腿分别做屈膝、屈胯动作。共做4～6拍。

抬头翻身呈俯卧位后，做半分钟抬头训练。注意要把孩子双手分别放在头两侧，起到支撑作用，同时到孩子头前方逗引宝宝抬头。训练宝宝俯卧抬头，让宝宝趴在床上，用音响玩具在孩子头顶的上方逗引，使宝宝抬起眼睛看，每天训练1～2次。通过训练，宝宝以后手的够取、坐和爬都学得比较快。

1个月龄的宝宝颈肌、背肌力量均不强，因此注意不要让孩子抬头时间太久，以免造成疲劳。

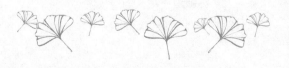

07 添加辅食

注：纯母乳喂养的宝宝在4个月内，除适当添加鱼肝油、钙剂外，不用喂其他辅食。本月辅食只针对人工喂养和混合喂养的宝宝。

1. 鲜橙汁

取鲜橙一个，洗净后切成小块，榨汁器里榨出鲜汁，用干净的纱布或不锈钢滤网滤出橙汁。在橙汁中加少许水和白糖调匀，即可。

鲜橙汁中含有丰富的维生素C、B族维生素、粗纤维、钙、铁等营养素，能补充母乳、牛奶中维生素的不足。

果汁、菜汁一般在宝宝出生后2个月开始添加，开始时可以先用温开水稀释，等宝宝适应了以后再用凉开水稀释，慢慢过渡到不用稀释。

2. 苹果汁

取苹果半个，削皮、去核后用擦菜板擦出丝，再用干净的纱布包住苹果丝挤出汁即可。

苹果富含大量的维生素和微量元素，具有生津止渴、润肺除烦、健脾益胃、养心益气、润肠止泻等功效，还可以预防铅中毒，很适合宝宝食用。

另外，苹果汁的制作分为熟制和生制两种，熟制即将苹果煮熟后过滤出汁。熟苹果汁适合胃肠道弱、消化不良的宝宝，生苹果汁适合消化功能好、大便正常的宝宝。

3. 番茄汁

取一个成熟的新鲜番茄，洗净后用开水烫软后去皮切碎，再用清洁的双层纱布包好，把番茄汁挤入小盆内。将适量白糖放入汁中，再用适量的温开水冲调后即可饮用。

番茄含丰富的果糖、苹果酸、柠檬酸、B族维生素和钙、磷、铁等矿物质，能够促进宝宝的细胞合成、骨骼生长和体内脂肪、蛋白质的代谢，还能帮助宝宝消化和吸收从奶水中获得的营养，对宝宝的生长发育有良好的促进作用。

4. 菜果汁

取白菜、萝卜、苹果、山楂各适量，将它们洗净后都切成丁，加入清水煮沸，滤去固体物，凉后即可。

菜果汁可补充B族维生素、维生素C、钙、磷、铁等物质。

另外，在给宝宝喂食这些营养汁水时，可用奶瓶，也可用汤匙喂食，注意汤水只要占汤匙的1/3就好，然后放在宝宝上、下嘴唇之间，让宝宝自己吸吮。

08 养成规律的生活习惯

宝宝满月以后，就应当开始让宝宝养成规律生活、起居的好习惯，对于今后的漫长育儿过程来说，具有举足轻重的作用。做好了，不仅宝宝"乖"、"好带"，也有利于孩子的健康和妈妈节省体力，有利妈妈早日康复。

睡眠，是健康的头等大事，趁着婴儿还小，睡眠时间较长，并且觉醒时间越来越长的特点，及早养成规律睡眠习惯，可以防止孩子出现"睡倒了觉"的情况，惹得妈妈疲劳不堪。当然，不仅睡眠习惯，孩子的排便训练，也可以伴随着越来越长大，开始训练，大小便排便好习惯形成，更是能让妈妈节省许多体力和精力，早日康复。

1. 睡眠

要让孩子养成良好的睡眠习惯，首先要按时睡觉，自然入眠。妈妈如果对宝宝"爱不释手"，吃饱以后还把宝宝抱在怀里，摇着、晃着、拍着，或让宝宝叼着乳头或空奶嘴，都是不良习惯。

一定要注意，在孩子睡觉前不哄、不拍、不抱、不摇，更不要吃东西、叼奶头。最好能从现在开始，就培养宝宝独睡。

到该睡觉的时候，把宝宝放到床上自己睡。如果婴儿在出满月前没有养成按时睡眠的习惯，可以播放一点轻柔的催眠曲，使宝宝逐渐建立起睡眠的条件反射。等到养成按时入睡的习惯后，就可以不再播放音乐。

2. 把尿

婴儿满月后，就可以开始训练把尿习惯。睡前睡后，饭前饭后，外出前和刚回来时，都可以把尿。给宝宝把尿时，可以发出"嘘——嘘"的口哨声，使宝宝对排尿形成条件反射，以后一发出这种口哨声宝宝就会有尿意。训练一段时间后，白天就可以渐渐不用尿布，睡前尿一次，夜里把一次，夜里也不会尿床。

3. 排便

从满月起，就应该训练良好的排便习惯，让婴儿按时排便，排便时间最好在清晨或晚上临睡前，也可以有意识地教孩子排便时发出"嗯——嗯"声。早晨排便最好，晚上大便可以使宝宝在夜里睡得踏实。餐前大便可以让宝宝吃得好，不要餐后马上就大便。要先观察宝宝排便情况，然后根据宝宝的具体情况，有意识地训练宝宝定时排便。

4. 保洁

婴儿每次哺喂完，都要擦干净小嘴。早晨起床后给宝宝洗脸、洗手，入睡前洗脸、洗手、洗脚、洗屁股，在固定时间洗澡，均能培养婴儿爱清洁的良好习惯。

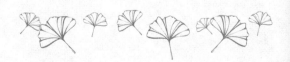

Part3 新妈妈的日常保健

 进行产后健康检查

怀孕期间，为适应宝宝成长身体会有很多变化。临产以后，这些变化会慢慢地恢复，经过"坐月子"和产褥康复期，身体究竟恢复得怎么样？及时进行产后检查，就是由医生检查这些生理变化是否已经回到正常状况；另外还会有一些产后可能碰到的健康问题，是产后检查时的重点。

产后检查，一般在产后6到8周之间为佳。

产科问诊。产后42天左右，要到医院做一次产后检查，了解身体恢复状况。发现异常情况，可以及时得到医生指导和治疗。

通过产后检查，能及时发现新妈妈的多种疾病隐患，能避免患病的新妈妈对婴儿健康造成影响。

询问生产史：医生会问新妈妈一些问题，如分娩时是否使用产钳或吸引器，分娩方式是剖宫产，还是自然分娩，是否患有某些疾病，如高血压、糖尿病等。

另外，产后无奶或奶水少的新妈妈，则应当请医生进行饮食指导，或者给予食疗指导、药物治疗。

妇产科检查时，医生需要检查盆腔器官，看子宫是否恢复正常、阴道分泌物的量和颜色是否正常、子宫颈有无糜烂、会阴和阴道的裂伤或缝合口是否愈合等。这项检查有利于母体康复状况的评价，及早、及时发现因生产遗留问题引发的疾病，为新妈妈的健康保驾护航。

妇科检查。产后检查的具体项目有很多，除了全身一般健康情况检查外，还有专业的妇产科检查。

量体重。如果发现体重增加过快，就应当适当调整饮食，减少主食和糖类食物摄入量，增加含蛋白质和维生素较丰富的食物。同时，体重增加过快者应该坚持锻炼，体重较产前偏低者则应当加强营养。

其次是测血压。如果血压尚未恢复正常，应该及时查明原因，对症治疗。

对于有产后并发症的新妈妈，如果患有肝病、心脏病、肾炎等，应该到内科检查。对于怀孕期间有妊娠高血压综合征的新妈妈，则需要检查血和尿是否异常，检查血压是不是仍然有继续升高趋势。如果有异常，则应当积极治疗，以防止转为慢性高血压。

新生儿产后检查。新生儿产后检查，包括出生后的健康检查和满月后的检查。

每一个宝宝降生后72个小时内，医院就会为宝宝采血，筛查宝宝是否有遗传疾病、苯丙酮症等。

在宝宝满月以后，爸爸和妈妈要带上婴儿去医院，进行保健检查。

检查项目，包括测量身长和体重在内的全身体格检查、脐部的愈合情况、婴儿的营养状况和智力发育等方面。同时，根据是采取母乳喂养、人工喂养，还是混合喂养等具体情况，请医生确定是否需要补充维生素或其他营养剂。

02 产后月经

产后月经复潮的时间，个体差异很大，有的妈妈产后一个月就迎来了"老朋友"，也有的妈妈要在产后一年才会恢复正常的月经。一般说来，产后月经的到访与产后是否哺乳、哺乳时间的长短、妈妈的年龄及卵巢功能的恢复有一定的关系。如果有规律地喂母奶，月经没有来，这是正常的现象；没有喂奶的妈妈，"老朋友"通常在产后6～8周内会来。要是超过了3个月还是没来的话，最好到妇产科检查一下。

如果哺乳月经就不会来吗

哺喂母乳的妈妈，在产后12周大约有25%的人会恢复排卵和月经，而大多数哺乳妈妈则要到18周才能完全恢复排卵机能。因此，在哺乳的过程中，很有可能就会迎来月经复潮。但在哺乳妈妈体内，泌乳激素维持在高于孕前的状态，还会因为受到宝宝吸吮的反应而增加，因此哺乳新妈妈的月经，一般比未哺乳新妈妈的月经来得晚。

月经复潮会不会影响母乳质量

月经复潮后，哺乳妈妈的乳量一般会有所减少，乳汁中所含蛋白质及脂肪的质量也稍有变化。蛋白质的含量偏高一些，脂肪的含量偏低一些。这种乳汁有时会引起宝宝消化不良，但只是暂时的现象，等经期过后，就会恢复正常。因此无论处在经期或经期后，都无须停止哺乳。

学会辨别月经与恶露

通常情况下，分娩后的妈妈产道内会流出血状分泌物，这种由胎盘着床位置的出血，混着残留在子宫的蜕膜、组织碎片及黏液等分泌物，就是恶露。正常情况下，起初的4～5天，恶露量多且呈红色；产后一星期左右，恶露量逐渐减少而变成褐色。第10天以后，颜色变得更淡，慢慢地由黄色转为白色，没有特殊的气味。恶露一般在产后4～6周消失。剖宫产的恶露持续时间要比顺产的长，如果褐色的恶露持续到产后数十天，应到医院诊治。通常情况下，恶露一般不超过月经量，超过月经量或有血块，阴道流出物呈烂肉样组织或有腐败臭味时，应当及时求医。

月经没复潮，就不用避孕吗？

处在产褥期的新妈妈即使没有月经，也有可能怀孕。因为能否怀孕，对女性来说取决于有无排卵。排卵的恢复，并不一定与月经的恢复同步，特别是没有母乳喂养的妈妈，排卵往往恢复较早。因此，即使月经还没有恢复的新妈妈，只要有性生活，随时都可能因为已恢复排卵而受孕。所以在产后，只要开始性生活，就应当采取避孕措施。

如果是还在哺乳的妈妈，最佳的避孕方法是采用避孕套。其他如子宫帽、阴道薄膜、阴道海绵等，则不适用于产后的两个月内。顺产后3个月、剖宫产后半年可以放置环。避孕药中的雌激素会使乳汁分泌减少、质量降低，还能进入乳汁对婴儿产生不良影响，所以哺乳期的妈妈不宜使用口服避孕药。

断奶很久后月经迟迟未恢复

母乳喂养的妈妈，由于较长时间闭经、子宫缩小，即使断奶以后也不来月经。尤其是哺乳期较长的妈妈，子宫不能很快复原。月经迟迟不来并不好，最好找医生进行治疗。一般可以采用雌、孕激素序贯疗法（又称人工周期）。经过1～2个周期治疗后，多数人能够复经。

月经变得不准时

有一些妈妈产后会出现月经不调的问题，量太多或太少，或是月经来的时间很乱。大约要2到3个周期才会恢复正常，如果有特殊状况的妈妈，如产后大出血、过胖、精神压力太大、卵巢功能有问题等，都会造成产后月经不调或晚到，此时，就要找产科医生检查，找出原因再对症治疗。

03 注意膳食营养的合理搭配

满月以后，大多数婴儿吃奶的量会明显增加，哺乳妈妈的乳房经过一段时间的适应，不太感到很胀，加上成熟乳汁的颜色显得较白，看上去有些稀稀的，有的哺乳妈妈会对孩子能否吃饱表示怀疑。其实在大多数情况下这种担心属于多余的。

孩子1个月，哺乳妈妈"坐月子"在家休息，充足调养，母子之间的依恋关系更密切，能促进乳汁分泌。因此，1～2个月之间哺乳妈妈的奶水量，往往会极其丰富，只要孩子需要，就会源源不断，没有必要怀疑自己乳汁量不能满足孩子的需要。

这个时期的母乳看上去是淡淡的，好像不如牛奶，是由于母乳中蛋白质、脂肪的颗粒较小，并非营养不好。当然，母乳的营养素含量与母体的膳食有较大的关系，每一位哺乳妈妈的乳汁营养素含量不尽相同，但母乳的营养成分都要比牛奶好。

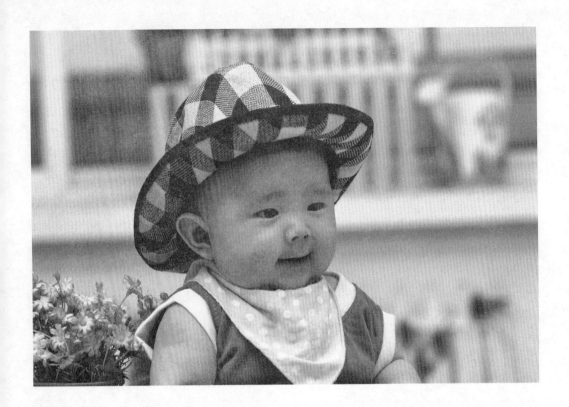

俗话说：母肥子壮。哺乳妈妈自己要保证每天都有合理的膳食，有利于提高母乳的质量，下面介绍如何安排哺乳妈妈的膳食。

哺乳妈妈每天应摄入的理想食物搭配方案：主食 450～600 克，肉类 100～150 克，蛋类 50～100 克，奶类 200～400 克，豆类及制品 100 克，新鲜蔬菜、水果 500 克，其中绿叶蔬菜不少于 250 克。

还可以采用如下食物搭配方案：主食 450～600 克（粗细粮搭配），肉类 200～150 克，蛋类 50 克，奶类或豆类及制品 200～300 克，新鲜蔬菜、水果 500 克，其中绿叶蔬菜不少于 250 克。

哺乳妈妈三餐食物分配：

早餐：主食 125～175 克，蛋类 50 克或肉类 25 克，奶类 250 克，蔬菜 50～100 克。

午餐：主食 200 克，肉类 50～100 克，豆类 50 克，蔬菜 200 克。

晚餐：主食 100～150 克，肉类 25～50 克，豆类 50 克，蔬菜 150～200 克。

零食可以是水果、糕点或乳类等，主要补充一些矿物质和足够的水分。如果乳汁分泌量较少，哺乳妈妈喝汤和饮料则不要限量。

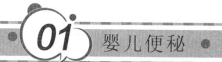 婴儿便秘

正常新生儿的宝宝最初每天的大便次数为3～6次，过几周后，可能会减少到每天1～2次，这都算正常。但是，有时候宝宝两天才有一次大便。这就要引起爸爸妈妈们的注意了：如果粪便在结肠内积聚的时间过长，水分就会被过量地吸收，导致粪便过于干燥，造成排便困难。如果宝宝的大便比较干结，偏硬，颜色发暗，宝宝就可能已经便秘了。

一、病因

1. 宝宝饮食搭配不合理：如果宝宝的食物中含的蛋白质较多，碳水化合物较少，食物在肠道内的发酵过程就会变得缓慢，造成宝宝大便干燥。喂养宝宝的时候如果不注意为宝宝补充含纤维素较多的水果、蔬菜等食物，也容易使宝宝出现便秘。牛奶中的酪蛋白及钙质比母乳多，含有多种不能溶解的钙皂，所以，人工喂养的宝宝也容易发生便秘。

2. 妈妈的不良饮食：妈妈所吃的食物很大程度地影响着宝宝。如果妈妈经常吃辛辣的食物，就会引起宝宝的便秘。

3. 排便习惯：没有养成定时排便的习惯。如果该排便时宝宝正在玩耍时，会抑制自己的便意。久而久之，宝宝的肠道就会失去对粪便刺激的敏感性，使大便在肠内停留过久，变得又干又硬。

4. 疾病影响：肛门狭窄、先天性肌无力、肠管功能不正常、先天性巨结肠等疾病也造成宝宝便秘。这时候应立即就医，及早诊治。

5. 精神因素的影响：如果宝宝受到突然的精神刺激（如惊吓，或生活环境改变等），也会出现暂时的便秘现象。

6. 乳量不足：新生儿宝宝的消化道肌层发育尚不完全，如果宝宝吃奶太少，或呕吐较多，可引起暂时性的无大便，同时还可能伴有吐奶。

二、预防措施

爸爸妈妈们想从根本上预防宝宝便秘，防患于未然，应该从调理宝宝饮食、养成定时排便习惯、保证适当活动量这几个方面入手。

均衡饮食：宝宝的饮食一定要均衡，五谷杂粮以及各种水果蔬菜都应该均衡摄入。适当地多给宝宝吃一些果泥、菜泥，或喂宝宝喝一些果蔬汁，都可以增加肠道内的纤维素，促进胃肠蠕动，使宝宝排便通畅。

定时排便：每天早晨喂奶后，父母可以帮助宝宝排便，以培养宝宝定时排便的好习惯。排便时要注意室内温度，并要注意不要让宝宝产生厌烦或不适感。

保证足够的活动量：每天都要保证宝宝有一定的活动量。爸爸妈妈可以多抱抱宝宝，或揉揉宝宝的腹部，而不要长时间地把宝宝独自放在婴儿床上。

服用合适的口服药：适合婴幼儿服用的治疗便秘的口服药有妈咪爱、整肠生、金双歧片、四磨汤口服液等，具体用法及用量请遵医嘱。

三、护理与治疗

出现便秘后，干硬的粪便刺激肛门会使宝宝产生疼痛和不适感。有的宝宝因为惧怕疼痛，不敢用力排便，会使便秘越来越严重。大便如果长时间存留在宝宝体内，会形成毒素淤积，影响宝宝正常的新陈代谢，还会使宝宝产生营养不良、抵抗力下降等健康问题。那么，如何才能使便秘宝宝积存的大便尽快排出体外呢？

1. 按摩法：

方法一：使宝宝仰卧，用手掌轻轻摩擦宝宝的腹部，以肚脐为中心，由左向右旋转摩擦并轻轻推揉，按摩10次，休息5分钟，再按摩10次。反复进行3回。这样做不仅可以加快宝宝的肠道蠕动，促进排便，还有助于消化。

方法二：使宝宝仰卧，抓住宝宝双腿做屈伸运动（即伸一下屈一下），共做10次，然后在做单腿屈伸，每条腿屈伸10次。

方法三：用油质外用药（如金霉素软膏）涂在宝宝的肛门口，垫上软纸，轻轻推按肛门，共做10次。

2. 开塞露法：

将开塞露的尖端封口剪开（管口处如有毛刺一定要修光滑），先挤出少许药液滑润管口，以免刺伤宝宝肛门，接着让宝宝侧卧，将开塞露管口插入其肛门，轻轻挤压塑料囊，使药液注入肛门内，拔出开塞露空壳，在宝宝肛门处夹一块干净的纸巾，以免液体溢出。

3. 甘油栓法：

将手洗干净，将圆锥形甘油栓的包装纸打开，轻轻塞入宝宝肛门，而后轻轻地按压，使甘油栓尽量在宝宝的肛门内多待片刻，等甘油栓充分融化后再帮助宝宝排便。

4. 肥皂条法：

洗净双手，将肥皂削成铅笔粗细、长约3厘米的圆锥形肥皂条。先用少量水将肥皂条润湿，再缓缓插入宝宝肛门内。尽量让肥皂条在肛门内多停留一段时间，以达到充分刺激肠道的效果。

5. 饮食调理：

材料：儿童蜂蜜两滴、香油一小匙

适用范围：新生儿宝宝可食用，但要适量。

做法：用一滴水调匀两滴儿童蜂蜜，把一小匙香油调进去，调成糊状即可。

宝宝吃起来又香又甜，不像单纯的香油那么油腻。

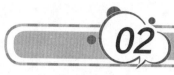

02 不宜进行母乳喂养的情况

母乳是婴儿最佳的营养品，一般都应力争母乳喂养，只有当哺乳可能危及婴儿和哺乳母亲健康时，才不得不终止母乳喂养。一般说来，有以下情况的哺乳母亲不宜进行或应暂停母乳喂养：

母亲患有严重心脏病、肾脏病、重症贫血、恶性肿瘤时，为了避免病情加重，不宜用母乳喂养新生儿。

母亲患有传染病，如活动性肺结核、传染性肝炎等，为了避免传染给新生儿，应采取母婴隔离，而不宜进行母乳喂养。

母亲患有精神病、癫痫病，为保护婴儿的健康和安全，不宜用母乳进行喂养。

哺乳母亲乳房患病，如严重的乳头破裂、乳头糜烂脓肿、急性乳腺炎等，应暂停母乳喂养。

母亲患糖尿病病情较重，血糖控制不住需要胰岛素治疗者，以及甲亢患者服用抗甲状腺药时不宜给婴儿哺乳。

母亲轻微感冒时，应戴上口罩才可喂奶，以防止把病菌传给宝宝。如果感冒发热，体温超过38.5℃时，应当停止给新生儿喂奶，待感冒痊愈后一段时期，再恢复喂奶。

艾滋病病毒感染者，不宜哺乳。

过敏性疾病、梅毒感染者，不宜哺乳。

另外，有少数的患某种先天性疾病的婴儿不宜用母乳喂养。

例如，患有苯丙酮尿症的婴儿由于体内缺少苯丙氨酸羟化酶，不能使苯丙氨酸转为酪氨酸，而使苯丙氨酸在体内堆积，严重干扰组织代谢，造成功能障碍，以致这类患儿智能落后，毛发和皮肤色素减退，头发发黄，尿及汗液有霉臭或鼠尿味。

确定孩子患有这种病时，应摄取低苯丙氨酸的饮食，虽然母乳中苯丙氨酸的含量较牛乳明显低，但这一类婴儿最好不吃母乳或仅吃少量母乳，应摄入无苯丙氨酸的特制奶粉或低苯丙氨酸的水解蛋白质，再辅以奶糕及米粉、蔬菜等，并应经常检测血中苯丙氨酸的浓度。

有一种疾病叫乳糖不耐受症，是由于人体内乳糖酶缺乏使乳糖不能消化吸收，婴儿表现为吃母乳或牛乳以后出现腹泻，长期腹泻影响到婴儿的生长发育，导致免疫力低下和反复感染，这样的婴儿应暂停母乳或奶制品的喂养，代之以不含乳糖的配方奶粉或大豆配方奶。

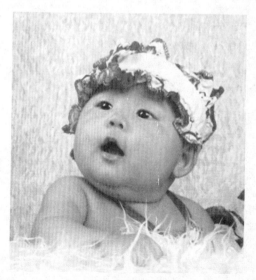

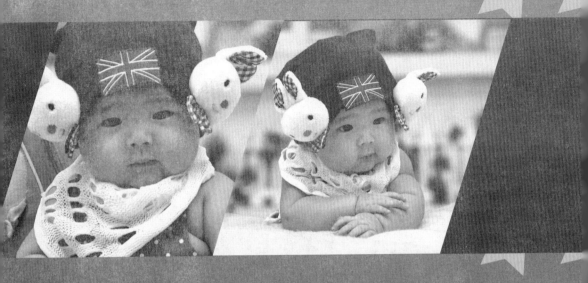

8 chapter
第八章
2 到 3 个月的宝宝

 基本特征

此阶段的宝宝，小手开始不老实了，见人就笑，看东西眼神会游移，显得灵活多了。宝宝的生长发育主要有以下特点：

① 宝宝满3个月时，男婴体重4.1～7.7千克，身长55.8～66.4厘米；女婴3.9～7.0厘米，身长54.6～64.5厘米。

② 俯卧时，能抬起半胸，用肘支撑上身。

③ 头部能够挺直。

④ 眼看双手、手能互握，会抓衣服，抓头发、脸。

⑤ 眼睛能随物体180度移动。

⑥ 见人会笑。

⑦ 会出声答话、尖叫，会发长元音。

⑧ 只要是不睡觉，即使是吃奶时，手脚都会不停地动。

⑨ 面部表情日益丰富，能在睡眠中哭出声来，撇着小嘴，表现出委屈的样子。

⑩ 已经十分习惯与家人交流，如果家人不理睬他时，他会感到寂寞，会哭。

⑪ 视觉：眼睛会随着眼前的物体转动，会注视自己手的活动。

⑫ 听觉：听到外界的声音会停止动作。

⑬ 语言预备：会咯咯笑，会发出"啊啊"等单音节的声音。

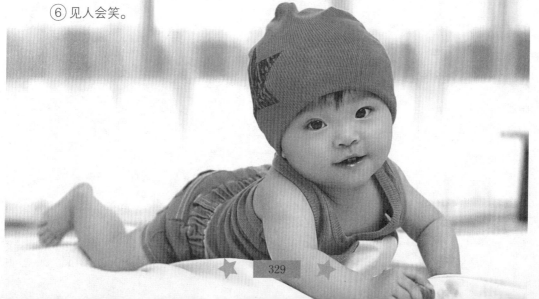

Part 2 养育方法

01 宝宝的营养

这个月的宝宝，生长发育迅速，俗语说孩子"一眠大一寸"，就是指孩子在这个时期里，不仅长个头、长体重，而且大脑、智力、能力也都会出现突飞猛进的变化和成长。

母乳喂养通过 2 个月的哺育，哺乳妈妈学习正确哺乳，已经普遍建立了奶水关系，乳汁通常供应充足，并且基本能做到与宝宝的需求量同步，奶胀孩子饿、孩子吃饱后奶空。

2 个月以后，基本上可以每 3 小时哺喂母乳一次。如果宝宝晚上睡得很香，就不必专门唤醒，可以减少一次哺喂，孩子也逐渐能在晚上睡得更久一些，胃里也能存食物了。

母乳不足如果母乳不够孩子吃，哺乳妈妈不要紧张，要让自己放松心情、稳定情绪，同时适度调整自己的饮食结构，多吃一些催乳的食物，包括粥、汤、饮，适度催乳、发奶。如果乳汁仍然不够宝宝吃，则可以添加配方奶，改为混合喂养措施。

人工喂养。如果一直是人工喂养的宝宝，这个月与上一个月的情况一般没有太大的变化，只是喂奶的间隔时间会变得更加规律一些。

准备添加配方奶。按照相关规定，哺乳妈妈的产假通常为 3 个半月，产假满后可能就要重返职场上班。

妈妈上班以后，就不能全部用母乳喂养宝宝。因此，从临近上班的前 3 ~ 5 周开始，就要做好相关准备，试着用奶瓶给孩子喂奶，先试着挤出母乳来放到冰箱里保质，到哺喂时间后，用奶瓶装上母乳，以温水隔水稍加热到近似体温后，哺喂宝宝，让宝宝先适应用奶瓶、奶嘴吃奶，然后，逐渐给孩子添加配方奶，让宝宝逐步适应配方奶的气味和口味。

一般说来，孩子需要有 1 ~ 2 周的适应期。因为从出生到现在，宝宝的嗅觉、味觉、触觉都非常灵敏，对于母乳与配方奶，母亲乳头与奶瓶、奶嘴区分得极其精细，甚至于拒食。

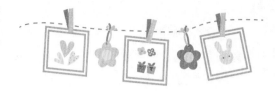

所以，未雨绸缪，提前做好准备，给孩子一个充分适应和过渡的过程，不要临近上班了再给宝宝改吃配方奶。

02 早教与启蒙

此时的早教，从较大的四肢动作训练，到视觉和听觉训练，都开始进行啦！

四肢运动：让宝宝两腿合并平躺在床上，双手垂直放在身体两侧。妈妈用手轻握住宝宝的小手，拉着他的胳膊做伸展、高举，内外小角度旋转，屈肘等动作，上肢做完再做下肢运动。

根据宝宝的反应，再做站立运动，爸爸轻轻扶住宝宝的腰，帮宝宝站立起来，让宝宝握住妈妈的两个拇指，妈妈用其他四指拉着宝宝的手和前臂，轻轻举到宝宝的身体两侧，以肘为轴做伸直和弯曲动作，然后将宝宝的手臂向上举起，超过宝宝的头，再回到平举，然后至身体两侧。如此反复两三次。注意动作要轻柔。

水中游运动：准备一个大浴缸，一手托住宝宝的脖子和肩膀，一手托住他的屁股，慢慢放入水中，托着他"仰泳"，任他踢打嬉戏。只要你牢牢把握住他的身体，不让他呛水、碰到浴缸四壁即可。宝宝对水中活动并不陌生，这个训练刺激能平衡智能，并能让宝宝十分舒服开心。

扩大视野：宝宝俯卧，妈妈一手从侧面插进宝宝胸前，帮助他撑起上身，另一手可以拿一个鲜艳的玩具逗引宝宝抬头。学会抬头，帮宝宝扩大视野，同时还可锻炼腹肌及背肌，为宝宝的爬行打下基础。宝宝仰卧时，抓住宝宝胳膊，轻而慢地把他拉起来，成坐着的姿势，随即慢慢地把他放下。坐起来又是一种新视野的体验，此训练还可以锻炼腹部肌肉。爸爸把宝宝举高、放下，也会让宝宝扩大视野，并会乐得宝宝咯咯笑。

玩娃娃：把几个不同表情的绒布娃娃缝合在一起，中间缝一根吊带，把娃娃头吊在宝宝手能够到的地方，让宝宝拍打。观察宝宝喜欢什么表情的脸。此时宝宝的手眼协调能力极弱，拍打完全是无意触碰，大人可以送上手去帮助他触碰。

宝宝喜欢看脸，不同娃娃的表情，可以刺激宝宝的视觉。手的运动也会刺激宝宝把动作和效果联系起来。

学会等待：从2～3个月开始，婴儿就需要学习等待。婴儿最爱听的，当然是妈妈的声音。因此，在婴儿哭闹时，高声应答"妈妈来了！"然后让宝宝适当等待，有利于培养孩子的忍耐性，有利于情绪培养。但是，值得注意的是，可以让孩子逐渐加长等待的时间，却不宜只答应而不来，否则，宝宝会一直哭闹，变得不容易安静。

听歌谣：把宝宝抱坐在你膝盖上，托住宝宝的背部边有节奏地前后摇晃，边念歌谣，让宝宝在动作配合中听简单的歌谣，刺激语言接受系统。

咿咿呀呀学说话：微笑地看着宝宝，模仿宝宝的声音，抑扬顿挫地，与宝宝交流。与他对话，刺激思维反应，刺激其语言发展。

猜猜我是谁：妈妈用手帕盖住自己的脸，然后掀开，冲宝宝笑，反复几次，促进宝宝思考，并逗宝宝开心。

对宝宝进行游戏训练要注意：

A、新生儿期的训练项目此时还可进行。

B、所有训练游戏必须在宝宝愉快中进行。

C、选择宝宝能接受的项目进行训练，如果他不开心，立即停止。

D、每次训练一项内容，每次1分钟左右，不能让宝宝感觉疲倦。

E、如果是裸体、半裸体的训练，要注意室内温度。

F、让宝宝在宽大柔软的床上或软垫上训练，不要直接在地板上进行。不能让他撞击到硬质的桌脚、椅子脚、柜子角等东西，不要让他触碰电插座。

G、不仅妈妈和爸爸，其他家人也都应积极投入到宝宝游戏中来，给他创造一个温暖的家庭氛围，让他感觉到爱和自己的重要性。

H、家长在与宝宝做游戏时，不要急于求成，而是怀着快乐的心情，陪伴宝宝成长，也从中得到乐趣。

03 亲子互动游戏

1. 抚摸保健

给0～3个月的婴儿做"抚触"保健操，近年来很流行。宝宝通过和妈妈亲密的按摩接触，不仅能促进生长发育、增加睡眠和饮食，还能增进母子间的情感交流，为宝宝健康成长营造温馨氛围。

做抚触要在合适的条件下进行，做抚触不仅要注意手法，更要控制时间，一般不要超过30分钟。当宝宝不配合妈妈按摩时，应该马上停止，让孩子休息。

2. 逗笑

这个月龄的宝宝，觉醒状态延长，白天吃饱、睡足、排便后的清醒状态下，能和爸爸妈妈一起玩一小段时间。

妈妈或爸爸在逗引宝宝一起玩的时候，可以轻轻抚摸或亲一亲孩子的鼻子、脸蛋，或者轻轻地挠一挠宝宝的痒痒，或者用带响声的玩具逗笑，对孩子说"宝宝笑一个"！亲子之间的这种游戏经常进行，逗引得宝宝手舞足蹈、挥臂蹬腿，甚至发出呀呀语声，或者能发出"咯咯"的笑声。

快乐、容易逗笑的孩子招人喜爱，也能合群，逗笑是培养孩子良好性格的开端。

逗笑宝宝，可以注意观察，看哪一种动作最能逗笑孩子，经常有意识地重复这种动作，既能带给家庭欢乐，又能给孩子形成条件反射和交流信息，有利于健康情绪的养成。

3. 爸爸抱一抱

在日常生活中，与孩子交流情感，爸爸的重要作用不可忽视。因为，爸爸通常与妈妈不同，和宝宝的交流有自己独特的风格。妈妈一般更多地用比较温柔的语言、抚摸、触抚来和宝宝交流，做爸爸的，则一般喜欢在嬉戏、玩闹中和宝宝进行另外一种方式的交流。形象地说，妈妈和爸爸跟宝宝的交流活动，一个偏重于静，一个偏重于动。

对于孩子来说，静有静的温馨，动有动的魅力。每一天，爸爸都能抽出时间，和宝宝亲密接触一会儿，交流一阵感情，体悟孩子每一天的成长和进步，感情联系会越来越亲密，亲情的共鸣会一天一天地浸润在父子之间，对于孩子的性格养成，具有重要作用。

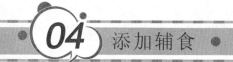

04 添加辅食

1. 西瓜汁

取西瓜瓤适量，去籽后放到碗内，用匙捣烂，用干净的纱布过滤。在过滤出的汁里加入适量白糖，调匀即可。

西瓜汁含有丰富的维生素C、葡萄糖、氨基酸、磷、铁等营养成分，维生素B$_1$的含量也很高。西瓜性凉，有清热利尿的作用，对发热的宝宝很有好处。

另外，西瓜汁性凉，喂宝宝的时候最好先用温开水稀释，防止伤害宝宝的胃。要注意控制喂养量，一次不要喂得太多。

2. 枣水

红枣（干、鲜均可）10～20枚，干红枣先在水中泡1个小时，涨发后洗净，捞入碗中。新鲜红枣洗干净直接放入碗中。将蒸锅内放适量的水，把装红枣的碗放入蒸锅进行蒸制。看到蒸锅上汽后，等15～20分钟再出锅。把蒸出来的红枣水倒入小杯，兑上适量的温开水调匀，即可喂给宝宝。

红枣含有丰富的蛋白质、脂肪、糖类、胡萝卜素、B族维生素、维生素C、维生素P以及磷、钙、铁等成分，维生素C的含量更是在各种果品中名列前茅。红枣还有补脾、养血、安神的作用，贫血的宝宝喝点枣水应该说是很有好处的。

另外，枣水含糖量较高，但喝多了容易上火，因此一天一次即可，而且注意一次不要超过50毫升，更不要天天喝。2个月的宝宝一周喝一次比较好。

3. 胡萝卜水

将适量新鲜的胡萝卜洗净，切成碎丁。

锅内加入水，将切好的胡萝卜丁放进去煮。水开后，再煮5～10分钟，熄火，凉至不烫手。用干净的纱布或不锈钢滤网过滤，只取汁水，加入白糖调匀即可。

胡萝卜中含有丰富的B族维生素和维生素C，还有大量的胡萝卜素，有助于宝宝身体的正常生长发育，还能预防夜盲症、干眼症、呼吸道感染等，增强宝宝的机体免疫力。

4. 黄瓜汁

取新鲜的黄瓜半根，洗净去皮后擦成细丝。用干净的纱布包住擦好的黄瓜丝，用力挤出汁。也可以把擦好的黄瓜丝放到榨汁机里，榨出黄瓜汁。

黄瓜含有丰富的维生素C、维生素B_1、维生素B_2和钙、磷、铁等矿物质，能帮助宝宝补充生长发育所需要的营养。

但需注意，黄瓜性凉，喝的时候最好先用温开水稀释。为了避免宝宝拉肚子，一次不要喝太多，一小勺就够了。

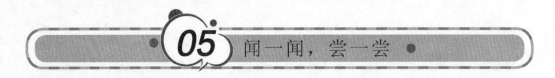

05 闻一闻，尝一尝

俗话说"三个月娃娃知饭香"，这个月龄的宝宝，在家庭开饭的时候，已经跃跃欲试，似乎有尝一尝饭菜香味的需求了。

对2～3个月龄的孩子，可以经常抱孩子到餐桌旁边，看一看家里人吃饭，让宝宝闻一闻饭菜的香味儿，还可以蘸一点菜汁，给宝宝尝一尝各种香味。要注意，不要给孩子尝味道过浓、刺激性过强的食物。

这种让孩子闻一闻香，尝一尝味道的做法，看起来虽说简单，但是对于婴儿未来感知觉发育有着重要作用，事关孩子成长过程中感知教育大事，于心理行为和人格健全有益。

无论是母乳喂养还是人工喂养的婴儿，随着孩子生长发育对营养的需求变化、消化功能的成熟，都应当适时地添加食物。

年龄较小的婴儿，消化功能比较脆弱，随年龄的增长而逐步完善，添加辅食要慢来，要按照由少到多、由稀到稠、由细到粗，由一种到多种的循序渐进的原则，千万不能操之过急，否则，就会使婴儿的消化功能负担过重，发生呕吐、腹泻等消化功能的紊乱。

开始，可以先试着添加一种食物，量要少一些，过3～4天或1周后，再增加辅食的量。再过一段时间，就可以添加另外一种食物，不要一开始就加几种食物，这样孩子会受不了。如果添加了某种食物之后，孩子大便次数多了，性质也不好了，就得停一停，等大便恢复正常后再吃，量也要从少到多。

给宝宝喂菜水、果汁的时候，要注意所采用的器具消毒和卫生，食物的新鲜清洁，这对孩子的健康很重要。

3个月以内的婴儿吃的食物中，不能放盐。孩子机体所需的盐分，主要来自于母乳和牛奶中含的电解质，因此，给宝宝吃的添加果菜汁水中也不宜放盐。

为补充营养需要，可以做一些菜泥和果泥喂宝宝，同时要注意观察添加辅食后宝宝的大便是否正常，有没有不适应的情况。每次添加量不要过多，使宝宝的消化系统逐渐适应。牛奶喂养的宝宝，食用果泥还可以防止便秘。

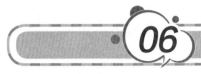

06 满足婴儿的抚慰需求

抚养宝宝，除了要给予及时周到的身体照顾以外，心理上、感情上的关怀和爱的抚慰同样十分重要。

一般人普遍认为，刚生下来不久的婴儿不会有什么情感需要和心理活动，其实不然。实际上，婴儿天生具备了情绪反应的能力、无意识幻想的能力，从出生后开始，母亲和婴儿就通过亲情的纽带来交流感情。如果婴幼儿能充分感受到母亲爱的表达，会对日后健康的身心发展奠定良好的基础。

所有的温血动物天生就有被触摸的需求，如果这种需求被剥夺，就会丧失欲望，导致生长迟缓，智力低下，甚至会产生不正常的行为方式。

"皮肤饥饿"是一个心理学名词，是指小时候极少得到母亲的拥抱、亲昵的孩子，长大后会形成一种潜在而又深刻地对被爱、被关心、被抚慰的渴望感，如果这感觉过于强烈，会导致一种病态的情感需求。

如果一个人在婴幼儿时期，能充分地享受到母亲的"皮肤接触"，就不会形成心理上的"皮肤饥饿"，会对自己所获得的爱感到满足，这对培养日后的情绪平衡能力、自信心以及关爱别人的能力都能起到很大的积极作用。其实，每一个成年人也或多或少会有被抚慰的需求和感受，尤其是现代人，面对着生存和发展的深重压力，人们会更渴望别人的爱抚，渴望类似母亲的爱抚。

常在亲人怀抱中的婴幼儿，能意识到同亲人紧密相连的安全感，因而会啼哭少、睡眠好、体重增加快、抵抗力较强，智力发育也明显提前。

相反，如果让孩子长时间处于"皮肤饥饿"状态，会引起孩子食欲不振、智力发育迟缓以及行为异常等。

生活中缺少抚爱、缺乏身体触摸的孩子，往往会自发地咬手指、啃玩具、哭闹不安，甚至把头或身体乱碰撞，这就是"皮肤饥饿症"的表现。

应对宝宝的抚慰需求，皮肤接触是一种最直接的关怀方式。当婴儿哭闹时，不妨抱一抱宝宝，同时用手指轻轻地抚摸宝宝脸蛋的周边，宝宝往往就会安静而又满足地进入梦乡。

对宝宝的皮肤接触，通常是指通过依偎和抱一抱的传达，把自己的感情传递给孩子；也可以慈爱地抚摸孩子的脖子和背部。

"皮肤接触"不仅仅指的是妈妈和宝宝肌肤接触，即通过皮肤接触让婴儿感到母体的温暖和柔软，同时也包括妈妈注视宝宝时的眼神、表情、温柔的话语、轻轻摇晃产生的韵律感，以及妈妈的呼吸、气味、微笑等，婴儿通过这些细节来感受母亲的爱。

Part 3 异常情况

01 厌食

厌食是很多宝宝都会得的儿科疾病。虽然患厌食症的宝宝没有什么明显的病变，只是不肯好好吃饭，却绝对不能掉以轻心。因为这样持续下去的话，很容易使宝宝发生营养不良，造成宝宝的形体偏瘦、贫血、体重减轻，严重影响宝宝的健康发育，还容易引起其他疾病。

一、病因

造成宝宝厌食的原因主要有以下几种：

① 宝宝吃零食过多。这在厌食宝宝中最为多见。一些宝宝每天在正餐之间吃大量的高热量零食，血液中的血糖含量过高，没有饥饿感，所以到了吃正餐的时候就根本没有胃口，过后又以点心充饥，造成恶性循环，于是就形成了厌食。

② 缺锌或缺B族维生素。缺锌的宝宝可以多吃一些含锌丰富的食物，如动物肝、瘦肉、鱼子鱼白、花生、核桃等。如果缺锌严重，就应根据医生的诊断通过药物来补锌。

③ 体质弱，经常患病。有的宝宝经常反复感冒、腹泻或患有其他慢性病，这会使他们的脾胃功能变差，影响了他们的食欲。碰到这种情况，需要请教医生进行综合调理，必要时可以服用一些中药，帮宝宝调理脾胃。

④ 感染寄生虫。宝宝的脾胃抵抗力较差，如果不注意卫生，很容易感染寄生虫。如果寄生虫在宝宝体内繁殖过多，会伤害宝宝的脾胃，扰乱宝宝的消化吸收机能，令宝宝厌食。

二、护理与治疗

① 给宝宝一个良好的进食环境，使他能轻松愉快的进食。宝宝的消化系统受情绪的影响，一旦出现精神紧张，就会导致食欲减退。所以，在宝宝进食时，不要逗引宝宝做其他的事。

② 宝宝的食物要营养均衡、丰富多样和容易消化。宝宝吃的食物要尽量多样化，并保证让宝宝吃一定数量的蔬菜和水果。尽可能做得色香味俱佳。饭不要煮得太干，以便于宝宝咀嚼。

③ 平时应定时、适量地给宝宝进食，

注意不要使宝宝吃得过饱。

（4）少给宝宝吃零食，甜食、肥腻食物、油煎食品也应少吃。饭前半小时最好不要给宝宝吃任何东西，即使是开水也别喝，以免抑制食欲和冲淡胃酸。

（5）不要在宝宝面前议论他的饭量，也不要谈论宝宝爱吃什么不爱吃什么。

（6）在宝宝进食前，一定要将所有玩具收起来，不能让宝宝边吃边玩。

三、按摩疗法

家长可以按照下面的方法为宝宝进行按摩，可以有效缓解宝宝的厌食症状。

①将宝宝的拇指屈曲，用拇指的螺纹面沿着宝宝拇指桡侧（拇指外侧）边缘向指根方向直推100次（注意：方向一定不能错）。

②将宝宝手心向上，用拇指指面或食指、中指两指指面自腕关节开始，沿宝宝小臂正面的外侧缘直推到肘关节，共推200次。

③用拇指或中指指端揉宝宝的大鱼际（手掌大拇指根部的大肌群）100次。

④用大鱼际揉宝宝肚脐上方2～3指处10分钟。

⑤用手掌或四指抚摩宝宝腹部10分钟。

⑥按揉宝宝的足三里穴、脾腧穴（第十一胸椎棘突旁开约一指）、胃腧穴（第十二胸椎棘突旁开约一指）各30次。

⑦先轻轻在宝宝背后沿着脊柱按摩几下，然后从颈后开始，自上而下捏脊柱后的脊皮，直至尾骨；捏第二遍时捏三下后将脊皮向上提一下，称为捏三提一法。以后交替进行，即：先自上而下地按顺序捏一遍，再用捏三提一法捏一遍，再按顺序捏。一共捏7遍。

02 婴儿疝气

如果宝宝的肚脐上、大腿根处有小包包出现，父母不能大意，宝宝很可能是得了疝气。疝气是指内脏经过体腔壁上或腔内的空隙脱出到异常部位而产生的异常症状。宝宝的疝气多见于腹股沟，可以看到或摸到肿块，严重时甚至会肿至阴囊部位。除了可以看到或摸到肿块外，有些宝宝会有便秘、食欲不振、吐奶等现象，也有些可能会变得易哭、不安等。如果宝宝腹股沟持续剧痛，同时肿块无法压回去，且症状持续2～3天，就有可能是掉入的肠管、输卵管等坏死导致。这种并发症非常严重，宝宝可能有生命的危险。

疝气多见于男宝宝（男宝宝发生的机会约为女宝宝的5～10倍）。这与男孩的睾丸下降过程及腹膜鞘突然闭锁有着密切的关系。

还有一种脐疝气，经常发生在低体重和早产宝宝身上，在宝宝咳嗽和哭闹的时候会特别明显。脐疝气是在胎宝宝腹壁发展后期，剩下的闭锁比较差，还没有关闭好，当宝宝咳嗽或哭闹的时候，肠管自肚脐处的环

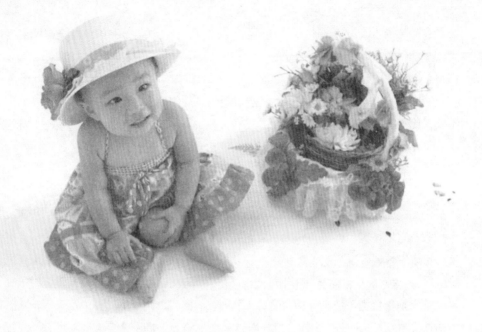

疝突出至皮下形成的。脐疝气有的很小，仅容得下一个小指头。这种疝气自愈的可能性比较大。

一、病因

造成宝宝疝气的原因是因为宝宝腹部压力的增大。别是在宝宝大声哭泣、咳嗽，排便、排尿的时候，腹部压力会突然增大，导致腹内脏器由正常位置经腹壁上孔道或薄弱点突出，于是就形成了疝气。

二、护理与治疗

1. 出现疝气，可让宝宝立即平躺，适当垫高下身，一般过一会疝气就会消失。也可以用手轻轻地将肿块推回腹腔。

2. 应尽量避免和减少宝宝哭闹、咳嗽、便秘、生气、剧烈运动等可以使宝宝腹部压力增大的因素。

③ 如果有疝气的宝宝出现的"气囊"很硬，又无法还纳回腹腔，同时伴有呕吐、腹痛、发烧等症状，预示着小肠出现嵌顿，应立即就医进行手术治疗，避免因肠坏死导致败血症，危及宝宝的生命。

4. 脐疝气不要用胶布和铜板压。也有许多家长以为用铜板把它压下去再用胶布贴起来，可以帮助它快些好起来。其实，用铜板贴起来这个方法根本无效，很多时候还可能引起宝宝皮肤过敏。

5. 脐疝气自行痊愈的机会很多，大约在1岁之前就会好起来。1岁之后，随着年龄的增加，自行痊愈机会会逐渐降低。

6. 若脐疝气并没有好起来，建议可以等到三四岁时看医生，听从医生的治疗。

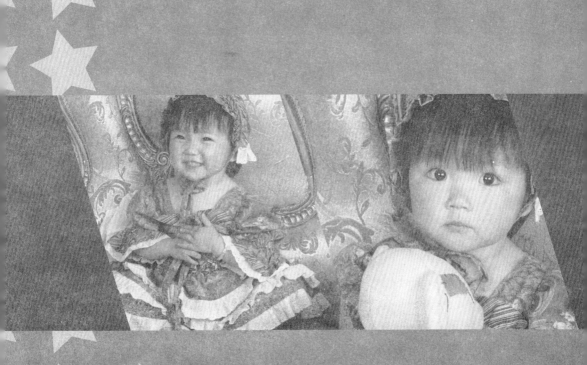

chapter

第九章
3 到 4 个月的宝宝

9

Part 1 这个月的婴儿状况

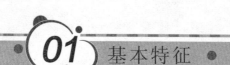

01 基本特征

此阶段的宝宝，有如下特点：

① 宝宝满 4 个月时，男婴体重 4.7 ~ 8.5 千克，身长 58.3 ~ 69.1 厘米，女婴体重 4.5 ~ 7.7 千克，身长 56.9 ~ 67.1 厘米。

② 俯卧时宝宝上身完全抬起，与床垂直。

③ 腿能抬高，踢去衣被及踢吊起的玩具。

④ 视线灵活，能从一个物体转移到另外一个物体。

⑤ 开始咿呀学语，用声音回答大人的逗引。

⑥ 喜欢吃辅食。

⑦ 头能随意转动，眼睛随着头而左顾右盼。

⑧ 父母如果扶着宝宝的腋下和髋部，宝宝能够坐着，如果扶他站起，他会抬起一条腿迈一步，这是一种原始的反射。

⑨ 当他独自躺在床上时，他会把双手放在眼前看和玩耍，喜欢玩弄他的小手，是这个月宝宝动作的标志。

⑩ 有了一定辨别方向的能力，听到声音后，头能顺着声响转动半圈。

⑪ 对颜色中的黄色和红色较敏感，已经认识奶瓶了，看到父母拿奶瓶就知道要给他喂奶，于是能安静地等待。

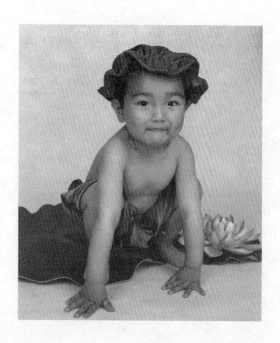

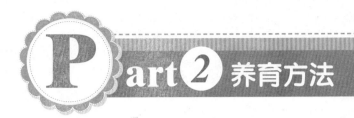

Part 2 养育方法

01 训练宝宝的排便习惯

俗语说，娃娃直肠子，指的是婴儿肠胃容量小，刚刚吃就要排便。往往正在喂奶时，就能听到宝宝的小屁股发出排便的声响，会令人纳闷"怎么这么快？才吃下奶，就变成大便排出来了？会不是宝宝的肠胃不好？"

其实不然，新生儿的肠道排空时间，即食物从口腔摄入到肛门排出的时间为 9 ~ 12 个小时，到 3 个月以后，大约需要 20 个小时。孩子的生理特征决定，食物从胃进入贲门时，会引发"胃—大肠反射反应"，会使得肠道的蠕动增加，肠道内的粪便随即排出体外。孩子越小，这种反射反应越强，所以会发生"刚吃就拉"甚至"边吃边拉"的现象。

一般说来，让母亲常常感到烦恼的是孩子的排便次数。

通常，在刚出生时，婴儿每天排便 4 ~ 5 次，满月后一天 1 ~ 3 次，到周岁以后，有的孩子两三天才排一次大便。6 个月以内的孩子，一昼夜要排尿 20 次左右，每次约 30 毫升，半岁至 1 岁时减少到 15 次，

每次约 60 毫升，到 2 ~ 3 岁时，每天仅 10 次左右。

3 个月以上的宝宝，往往会在大便时，显出与平时不同的表情，小嘴用力、扭腿、憋气、眼神发直、四肢僵硬、表情异样等。这些表现，往往能被细心的妈妈发现，以免排便弄脏衣物。

大小便习惯的形成，可以通过培养和训练，使宝宝在排便过程中建立起良好的条件反射。培养排尿习惯，可以从 3 ~ 4 个月开始，仔细观察宝宝排尿时的表情，记下间隔时间。把尿，可以在孩子睡醒后、喂奶后、喂水后 10 分钟、餐前、外出回家尿布未湿时进行。把尿时，可以发出声音信号，如"嘘嘘"声，逐渐形成孩子的听声排尿的条件反射。如果把尿一两分钟孩子不尿，可以过一会儿再把。把尿时间过长，婴儿会感到不舒服，容易造成拒把，习惯也不易养成。

排大便训练，可以选择早、晚进食后进行，用孩子憋气排便的"嗯嗯"声提示和鼓励排便，逐渐养成习惯。另外，孩子排便前，往往会有臭屁排出，也是将要排便的预示。

婴儿排尿时，如果发生遇尿则哭，要怀疑是否有不正常情况发生。因为当肾和膀胱感染时，就会出现排尿时的啼哭现象。同时伴有食欲不振、脸色发青、时常哭闹。遇到类似情况时，要给宝宝多喝水，加快代谢，还须在医生指导下用药物治疗。

02 流口水和夜啼

这个月龄的孩子，越来越招人喜爱的同时，却逐渐增添一个让妈妈颇感头痛和尴尬的表现——开始流口水，而且总会有口水挂在嘴角边，擦也擦不尽。这种现象，也是婴儿成长过程中的一个必经阶段。

口水即唾液，是由人的口腔黏膜中的大唾液腺、腮腺、颌下腺和无数个小唾液腺分泌出来的。唾液中含有多种消化酶，能帮助人消化食物，还能中和口腔中细菌产生的酸。如果唾液缺乏，易发生口疮、龋齿等疾病。

正常成年人一昼夜分泌唾液1000～1500毫升，这样大量的口水，几乎全部被不自觉地吞咽下去，所以不会有口水流出，并能不断地保持口腔卫生。

婴儿唾液腺不太发达，口水分泌得较少。宝宝长到3～4个月的时候，中枢神经系统和唾液腺均趋向于发育成熟，唾液分泌逐渐增多，而孩子还没有吞咽意识和挂在嘴角边不舒服的感觉，因此，会成天挂着"哈拉子"，让喜欢干净的妈妈很伤脑筋。

有的宝宝到3～4个月大时，就已经开始长牙，萌生的牙齿对口腔神经产生刺激，更加会使唾液分泌量增加。宝宝口腔较浅，又不会节制口腔内的口水，吞咽功能又差，所以经常会有口水流出口腔；当宝宝从卧位转换成坐位或直立位时，口水就更容易流出来。

此外，一般在4～6个月以后，宝宝开始出牙时对三叉神经刺激，或者食物的刺激等，均可能使口水流出口腔，这些都是生理性的，不是病态。随着宝宝的长大，这种现象会慢慢消除，一般无须治疗，切忌乱投医。

要注意的是，如果宝宝平时很少流口水，突然口水增多，伴有不吃奶、哭闹等现象，有可能与口腔溃疡等疾患有关，这种情况下就要去医院诊治了。

有的宝宝从满月以后起，总是在白天睡觉，夜里却总是醒着要玩，否则就会哭闹不止，弄得做父母的总是休息不好。

婴儿的这种现象，人称"睡颠倒了"。其实，婴儿夜啼并不奇怪，而且是自古就有的现象。因为婴儿一天一天长大起来，由新生儿期每天需要睡眠20个小时，逐渐睡得越来越少，而昼夜的起居规律、生物节律，则需要有一个适应成年人作息习惯的过程。而且，这个节律调整过程，还与孩子中枢神经系统、大脑和小脑的发育进程有关。

睡眠习惯时间颠倒，造成"夜哭郎"，是婴儿神经反应系统发育尚不完善的原因，需要反复培养，才能建立起白天活动、夜里睡觉的起居规律。

如果宝宝白天睡得太熟，要有意识地让宝宝多醒几次，少睡一会儿，多逗宝宝玩一会儿。必要时，可以看医生，遵医嘱使用适量的药物加以调整，建立起晚上睡觉的正常起居习惯。到了这个月龄，孩子是否能少量使用一些睡眠用药、有没有不良反应、会不会影响到智力发展等顾虑，往往会和睡不好觉的疲倦交替困扰着父母。因此，不如求助于医生，调整好孩子的睡眠，对家人和孩子都有利。

孩子的生物节律建立和调整都比较容易，只需要遵医嘱、少量使用药物调整几天，就能让小小"夜哭郎"一觉睡到天色亮。

当然，要让宝宝晚上睡好觉，睡眠环境一定要安排妥当。睡前要给宝宝换好尿布，被褥薄厚适宜，不要过暖。室内空气要新鲜，冷暖适当，不要有对流风，也不要让电扇和空调直接吹。夜间宝宝睡觉的室内不要高亮度照明，宜用可调光灯或地灯。

最好让宝宝单独睡婴儿床，不要和父母同床睡。

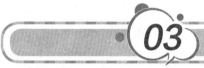

03 吃手是能力的表达

老辈人总是会为纠正孩子吃手的习惯，不厌其烦地制止。其实，孩子出现吃手的现象，是一个自然的过程，到了一定的月龄以后，不用制止，多数孩子也能自己改掉这个习惯。

3 ~ 4 个月龄阶段的孩子，逐渐能学会玩自己天生的"玩具"——小手。

到 2 个月左右，婴儿能自己伸出手，把小手拿到眼前看看，持续时间超过 10 秒。这个动作的出现，说明宝宝已经具备了初步的手眼协调能力。从能用眼睛看自己的小手，渐渐地增加手的活动能力，能相互握住，手指来回活动，成为宝宝自己娱乐自己的"玩具"。

如果宝宝还没有注意到自己的手，可以用红布条、红色小铃铛挂到宝宝的手腕上，吸引孩子看到鲜艳的颜色或听到声音，转而注意到自己的小手。还可以帮助宝宝抬起小手，放到宝宝的视线之内，以引起宝宝注意。

还可以用妈妈的手套，填满泡沫塑料或棉花，吊在宝宝的小手能够得到的地方，吸引宝宝去抓。使用妈妈手套的好处，在于它类似妈妈的手，让孩子有亲切感，孩子看到后会用小手去拍打并抓握它，手套有五个指头，抓住一个还有好几个，总是抓不完，孩子会玩得兴趣盎然。

婴儿学会了握物，并且能把东西送到口中，是一种本能，出自动物自己觅食的生存需求。婴儿只要能把东西抓握住，就会放进嘴里，尝一尝是不是能吃。而且，这种动作会持续很长一段时间，孩子会把能够拿到手的东西都放进嘴里。

孩子开始出现会吃手的现象，父母应当感到高兴，因为学会了吃手，证明宝宝又增加了新的能力。

到了这时，宝宝的先天性抓握反射能力逐渐减弱，有时常常会握不住，把抓住的东西掉下去。对这个时期的宝宝，妈妈要经常把手指放进宝宝的掌心，或者常常用小玩具放进宝宝手心，训练宝宝反复学习握住物品。

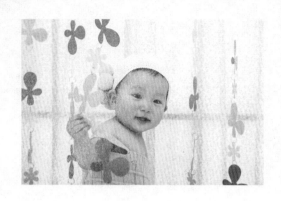

经过练习，宝宝抓握动作会从无意动作变成有意动作，而经常练习握物，能够锻炼手指的屈伸、抓握、对捏、协调配合等多种能力，把抓握行为从原始反射的无意识状态过渡到有意识抓握状态。

宝宝吮吸手指，可以看做是一种学习和自己玩的能力，等到婴儿大一些，手脚活动能力和范围大了，会玩玩具以后，把手指往嘴里放的现象会越来越少。因此，大可不必强迫孩子不去吮手指。只要注意保持宝宝小手的洁净，防止引起口腔炎或胃肠炎，还可以吸引孩子注意到别的东西，转移宝宝的注意力。

妈妈通常会抱怨宝宝"怎么又吃手了，脏死了！""什么东西都往嘴里放，真不讲卫生！"然而，不管妈妈怎么干涉都不起作用，宝宝照样会把手指头、或把能抓到的物件塞进嘴里有滋有味地吃起来，小小的手指头也会常常在嘴里被泡得皱巴巴的。

婴儿喜欢吃手指头、咬东西，并不代表孩子一定是想吃东西。吃手指头或咬东西，是婴儿想通过自己的能力，了解自己和对外部世界积极探索的表现，这种动作的出现，说明婴儿支配自己行动的能力有了很大的提高。

宝宝要用自己的力量，把物体送到嘴里，是很不容易的。就这么一个简单的动作，它标志着孩子能用手、口动作互相协调的智力发育水平，而且对稳定孩子自身情绪能起到一定的作用。

在孩子饿了、疲劳、生气的时候，吮吸自己的手指头，能使情绪稳定下来。因此，要充分认识到孩子吃手指头、咬东西的意义，不要强行制止宝宝的行为，只要孩子不把手弄破，在不影响安全的情况下，尽管让孩子去吃。否则，会妨碍宝宝手眼协调能力和抓握能力的发展，打击孩子正在萌生的自信心。

吃手指头和见什么都往嘴里塞的行为，在整个婴儿时期是一个过程性的阶段，一般到8～9个月以后，孩子就不再吃手指或见什么咬什么了，如果宝宝长到1岁左右还爱吃手指，就要注意帮助孩子纠正。

此外，宝宝吃手指头或见什么咬什么的时候，要注意卫生，保持宝宝小手的清洁，玩具也要经常清洗和消毒，保持干净，注意过硬的、锐利的东西或小物件如纽扣、别针、豆粒之类的东西不能让孩子有机会抓到塞进嘴里，防止发生意外。总之，要区分不同月龄孩子的吃手指头的行为，予以分别对待。低月龄宝宝开始会吃手了，作为父母应当为之高兴——因为孩子又增加了新本领。

05 早教与启蒙

此阶段的早教训练，大动作训练，准备让宝宝坐起来，然后教宝宝看得远一点，提高视觉能力。

前臂支撑运动：让宝宝趴在床上，将他的两臂放在胸前，做支撑状。妈妈站在宝宝前面，呼唤他，或者拿一个带声音的玩具逗引宝宝抬头，来看妈妈。然后拿着玩具在宝宝眼前晃动，引导他用前臂支撑身体，将胸部抬起，高高地抬起头。还可从左到右，从远到近移动玩具，观察宝宝的反应。此游戏可锻炼宝宝前臂支撑全身的能力。每次时间不要超过三分钟。

教宝宝学坐：双手扶着宝宝的腰背，让宝宝坐在床上，或在他后面放个靠垫或枕头之类的东西，让他依偎着坐起来。注意时间不要超过一分钟，否则对脊柱不好，他坐着时，注意他的坐姿要端正，腰背要直起来。也可以在宝宝躺着时，轻轻拉起他的双手，让他自己用力，呈坐姿状。逐日加力，有的宝宝可能五个月时才能坐起，要根据宝宝自身特点，不要急于求成。

抓玩具：在桌子上放几种容易抓握的小玩具，如积木块，毛绒小动物，彩铃等，把宝宝抱到桌子跟前，慢慢接近玩具，让他自己伸手去抓，如果他不主动，可摇动玩具以吸引他。也可以宝宝由妈妈抱着，爸爸拿玩具来吸引宝宝，让他来抓玩具，效果也不错。

学说话：妈妈让宝宝坐在她的腿上，面朝妈妈，做出各种丰富的表情，以提高宝宝的兴致。对着宝宝说话，发出"a、o、e"，或者"爸爸、妈妈、奶奶"等声音，让宝宝模仿。同时，像胎教时与宝宝说话一样，要经常和宝宝说话，不论他是否听得懂，都要表现出充满爱的话语，与宝宝交流。

追视滚球：妈妈把宝宝抱在膝上，在有镜子的桌前，把球从桌子的一头滚向另一头。这时，妈妈可从镜中看到宝宝的眼睛和头随着球转动。注意球滚动得不要太快。也可以左右推动惯性玩具车，宝宝的眼睛也能跟着小车转动。

踏步走，跳一跳：扶着宝宝的腋下，让宝宝两脚抵着床，站立着，然后双手向前带动宝宝迈步，边走边数着："一二一，一二一"，或者"一、二、三、四……"等，大约十五步左右。抓着宝宝的双腋，将宝宝轻轻向上提，然后再轻放下来，每提一次，数一个数，如"一个、两个，跳一下，跳两下……"，宝宝借助大人的力气，蹬着床向上跳，一蹦一蹦地，一定会很兴奋，锻炼他的四肢活动能力，同时把数字概念潜移默化地传递给他。动作要轻，并注意鼓励宝宝。

认识世界：经常抱宝宝出去玩，见识更多的人，看到更多的事物，听到更多的声音，对他智力发展有益。

06 亲子互动游戏

1. 抚触被动操

3～4个月龄宝宝的抚触被动操，第一个动作继续做扩胸交叉双臂上举，动作同2个月时的动作。

手碰手。握着宝宝腕部让小手相碰4~6拍。这时妈妈一定要和宝宝说话。可以告诉孩子"看看这是宝宝的小手，多可爱啊"。"原来小手可以碰到一起呀，宝宝试一试！"做这节操，可为促进2~3个月孩子看手、玩手、吸吮小手的能力发展创造条件。

屈腿。双下肢交叉，稍屈后放平，双手握住膝关节，伸直下肢向上举90°。共做8拍。

侧身翻。从仰卧位变为俯卧位时，不要把孩子抱起来再趴下，而把一侧下肢放在另一侧下肢上面，然后轻轻推后背，帮助孩子翻身。左、右侧身翻各练2次。

俯卧抬头90°。练习2分钟，做法同宝宝2个月时。

趴着玩。母子抚触总共15分钟，其中抬头练习不宜时间太长。为补充练习抬头，可以在床上和孩子趴着玩。母子头对头地趴着，脸和眼睛处于同一高度，便于孩子观察妈妈并和母亲的目光相接，这是加强和孩子沟通的好机会。可以叫宝宝，让宝宝头看妈妈；也可以用手摸摸宝宝的脸或小手引起他的注意，使宝宝抬头。每当宝宝抬头时间太长，感到累了时会主动趴下，这时要让孩子休息。

2. 玩腿

婴儿在这个阶段，上下肢活动能力较强，运动自如，手能抓到小脚丫。因为婴儿的腿相对比较短，宝宝常常喜欢把腿举起来，伸直膝盖，眼睛看到自己的腿以后，伸手去抓，把自己的腿也当做有趣的"玩具"。很快，就能把腿伸到嘴边，双手抱住小脚丫，吮吸脚趾头。

仰卧举腿玩脚和送脚趾头进嘴，是婴儿肢体发育的一个过程，表明宝宝的下肢可以屈曲到90°接近180°。

如果孩子不能做到小手抓脚丫，则有可能是有的家庭听信老辈人的传统，把婴儿的腿脚捆扎成了"蜡烛包"。

07 添加辅食

1. 草莓汁

取新鲜的草莓3个，洗净、切碎，放入小碗，用勺碾碎。倒入过滤漏勺，用勺挤出汁，加水拌匀即可。

草莓富含蛋白质、糖类、钙、铁、磷，以及丰富的维生素C，并含有维生素B_1、维生素 B₂、烟酸、胡萝卜素、纤维素等营养成分，营养丰富，口感又好。草莓还含有果胶和丰富的膳食纤维，可帮助消化，通畅下便。

2. 油菜水

取新鲜的油菜叶 6 片，洗净后放在适量清水里泡上 20 分钟，以去除叶片上残留的农药。在锅里加 50 毫升水，煮沸，把菜叶切碎，放到沸水中煮 1 ~ 3 分钟。熄火，盖上盖凉一小会儿，温度合适后，用干净的纱布或不锈钢滤网过滤，即可。

油菜含有丰富的维生素 C、钙和铁，是一种营养价值较高的绿叶蔬菜。除了帮助宝宝补充营养，油菜还具有消毒解毒、行滞活血的功效，便秘的宝宝喝点油菜汁，应该是很有好处的。

3. 果味胡萝卜汁

取新鲜的胡萝卜 1 个，新鲜苹果半个，削皮并洗净后切成小丁。将丁放到锅里，加水，煮 20 分钟。熄火凉凉，用干净的纱布滤出胡萝卜汁，加入适量白糖调匀，即可。

胡萝卜、苹果都含有丰富的维生素和矿物质，对帮助宝宝补充营养很有好处。因胡萝卜有种特殊的气味，有的宝宝可能不喜欢喝。因此加入既营养又美味的苹果进行调和，不但提升了营养价值，还改善了口味，一举两得。

需要注意的是，苹果泥或苹果汁中如果添加了胡萝卜，会很容易变质，因此最好是一次性吃完，不要存放。

4. 雪梨汁

取新鲜雪梨 1 个，洗净、去皮、去核后，切成小块。再将梨块放入榨汁机榨成汁，兑入适量的水调匀即可。

雪梨性微寒，汁甜味美，有生津润燥、清热化痰、润肠通便的功效。雪梨里含有丰富的果糖、葡萄糖、苹果酸、烟酸、胡萝卜素、维生素 B₁、维生素 B₂、维生素 C 等营养物质，对宝宝补充维生素和各种营养有很大的好处。

5. 米汤

取大米 3 大匙，洗净用水泡开，放入锅中加入三四杯水煮，小火煮至水减半时关火。将煮好的米粥过滤，只留米汤，微温时即可喂食。

米汤性味甘平，含有大量的烟酸、维生素 B₁、维生素 B₂ 和磷、铁等矿物质，还有一定含量的碳水化合物、脂肪等营养素，能起到益气、养阴、润燥的功效。

6. 蔬菜泥

嫩叶蔬菜如小白菜或纤维少的南瓜、土豆等，牛奶半杯，玉米粉少量。将绿色蔬菜嫩叶部分煮熟或蒸熟后，磨碎、过滤。取碎菜加少许水至锅中，边搅边煮。快好时，加入 2 汤匙牛奶和半小匙玉米粉及适量水，继续加热搅拌煮成泥状即可。

可补充各类维生素，如胡萝卜素、维生素 A、维生素 C 等，维生素 A 能促进骨髓与牙齿的发育，有助于血液的形成。

 咳 嗽

咳嗽是宝宝最常见的呼吸道疾病症状之一。宝宝支气管黏膜娇嫩，抵抗病毒感染能力差，很容易发生炎症，引发咳嗽。咳嗽是一种自我保护现象，同时也预示着宝宝身体的某个部分出了问题，提醒父母要注意宝宝的身体健康了。

一、病 因

咳嗽一般都是由于疾病引发的。感冒、呼吸道感染、肺炎、咽喉炎等许多疾病都会有咳嗽的症状。不同病症引起的咳嗽需要进行不一样的护理。

二、护理与治疗

1. 普通感冒引起的宝宝咳嗽

特点：多为一声声的刺激性咳嗽，好似咽喉瘙痒，无痰，白天和晚上都可能发生，没有气喘、呼吸急促等现象。

症状：嗜睡，流鼻涕，有时可伴随发热，体温不超过38℃；精神差，食欲不振，出汗退热后，症状消失，咳嗽仍持续3～5日。

原因：四季流行，温差变化大时多见，一般都有受凉经历，如晚上睡觉蹬被、穿衣过少、洗澡受凉等。

护理意见：一般不需特殊治疗。多喂宝宝一些温开水、姜汁水或葱头水，尽量少用感冒药。宝宝烦躁、发热时，可给少许宝宝专用的退热药物，切忌使用成人退热药。不宜喂止咳糖浆、止咳片等止咳药，更不要滥用抗生素。

2. 流感引发的宝宝咳嗽

特点：喉部发出略显嘶哑的咳嗽，有逐渐加重趋势。痰由少至多。

症状：伴随明显眼泪、鼻涕、呼吸道分泌物增多症状，常伴有38℃以上高热，一般不易退烧，持续一周左右。高热时伴有呼吸急促现象。宝宝精神较差。

原因：病毒感染引起，多发于冬春流感流行季节，常有群发现象。

护理意见：疑似流感，应立即就医，明确诊断，在医生指导下治疗。

3. 冷空气刺激造成的宝宝咳嗽

特点：刺激性干咳。

348

症状：痰液清淡，不发热，没有呼吸急促和其他伴随症状。

原因：冷空气是单纯物理因素，好发于户外活动少的宝宝。宝宝突然外出吸入冷空气，娇嫩的呼吸道黏膜就会出现充血、水肿、渗出等类似炎症的反应，因而诱发咳嗽反射。最初没有微生物感染，但持续时间长了，可能继发病毒、细菌感染。

护理意见：让宝宝从小就接受气温变化的锻炼。经常带宝宝到户外活动，即使是寒冷季节也应坚持。只有经受过锻炼的呼吸道才能顶住冷空气的刺激。

4. 咽喉炎引起的宝宝咳嗽

特点：咳嗽时发出"空、空"的声音。

症状：声音嘶哑，有脓痰，咳出的少，多数被咽下。较大的宝宝会描述咽喉疼痛；不会表述的宝宝常表现为烦躁、拒乳。

原因：咳嗽多为炎症分泌物刺激，常因受寒引起。

护理意见：及时就医，明确诊断后对症治疗。

5. 过敏性咳嗽

特点：持续或反复发作性的剧烈咳嗽，多呈阵发性发作。宝宝活动或哭闹时咳嗽加重，夜间咳嗽比白天严重。

症状：痰液稀薄、呼吸急促。

原因：由抗原性或非抗原性刺激引起，以花粉为多。

护理意见：对家族有哮喘及其他过敏性病史的宝宝应格外注意，一旦咳嗽要及早就医诊治，明确诊断，积极治疗，阻止发展成哮喘。

6. 气管炎引起的宝宝咳嗽

特点：早期为轻度干咳，后转为湿性咳嗽，喉咙里有痰声或咳出黄色脓痰。

症状：早期有感冒症状，如发热、打喷嚏、流涕、咽部不适等。

原因：多见于年龄稍大的宝宝，主要由呼吸道感染引起。

护理意见：初期感冒症状明显时可用感冒药，发热可用退热药、祛痰剂，不宜使用止咳药。痰多或呈脓性表明是继发细菌感染，应根据医生意见选用抗生素治疗。若不能有效控制，可能发展为肺炎。

7. 细支气管炎引起的宝宝咳嗽

特点：刺激性干咳，可以咳出较多痰液。

症状：咳嗽伴发热、呼吸急促和喘憋。

原因：病毒侵犯细支气管的黏膜引起炎症，以6个月内的宝宝最多见。

护理意见：如果宝宝出现呼吸困难或是无法进食、喝水，应及时就医。如果症状较轻（只是气喘，未出现呼吸困难等症状），可以在宝宝房间里放一个加湿器，帮助宝宝祛除肺部的黏液，并给宝宝喝足够多的水。

此外，异物吸入和肺炎也会引起咳嗽，具体的护理方案，可以参考后文的"肺炎"和"气管进异物"。

三、预防措施

预防宝宝咳嗽需要注意的事情很多，主要有：

调养脾胃：宝宝咳嗽大多是因为肺经受到了侵害。只要调理好肺，寒气和外邪就不容易入侵人体，宝宝也就不容易咳嗽。中医上补益脏腑，讲究"虚则补其母"，肺脏的母脏为脾胃，只要调养好宝宝的脾胃，对宝宝的肺脏大有好处，自然也就不容易咳嗽了。哺乳期的宝宝一定要坚持母乳喂养，已经断奶的宝宝可以多吃一些山药、扁豆、莲子等具有补脾胃助消化作用的食物。平时的饮食中，要注意多给宝宝吃汤、羹、糕类食物，少吃煎、烤、炸类烹调手法做出来的食物，还要多吃蔬菜，以保护宝宝的呼吸道及胃肠道黏膜，使其免受病毒或细菌的侵袭。

注意双足的保暖：寒从脚底起，宝宝的脚受了凉，上呼吸道黏膜微血管便会立即收缩，潜伏在鼻咽部的细菌和病毒就会迅速繁殖起来，引起感冒、咳嗽等病症。所以，为宝宝做好足部保暖工作，对预防咳嗽有十分重要的意义。由于足部离心脏较远，供血相对要少，宝宝的皮下脂肪少，保暖功能相对要差，最好坚持每天晚上睡觉前用温水给宝宝洗洗脚并浸泡三五分钟。

加强体育锻炼：室外体育运动可以促进宝宝的肺功能的发育，增加肺活量，增强呼吸道的防御能力。因此，应该多带宝宝去户外活动，呼吸新鲜空气，增强宝宝中枢神经系统对体温的调节功能，提高他们的御寒能力。

尽量少去公共场所：冬季是呼吸道传染病流行季节，家长应尽量避免带宝宝去人多拥挤的公共场所。当地流行呼吸道传染病时，更应尽量不带宝宝外出，这样可避免通过空气和接触感染病原体而发病。另外，家中若有成员患感冒等传染病，也应尽量将宝宝与其隔离。患者要戴上口罩，并勤洗双手，以防通过接触等方式传染给宝宝。

营造良好的生活环境：定时开窗换气，保持宝宝卧室内空气新鲜。污浊的空气对呼吸道黏膜会造成不良刺激，使呼吸道黏膜充血、水肿、分泌异常，加重咳嗽，严重的

可引起喘息症状。更不可在家吞云吐雾过烟瘾。气候干燥时，可用空气加湿器。

防治宝宝过敏性咳嗽：避免使宝宝食用海产品、冷饮等容易引起过敏的食物。家里不要养宠物和花，不要铺地毯，避免使宝宝接触花粉、尘螨、油烟、油漆等容易引起过敏的事物；不要让宝宝抱着长绒毛玩具入睡。

四、如何护理咳嗽多痰的宝宝

宝宝咳嗽多痰时，家长要格外小心，一定要防止宝宝被痰憋住，造成窒息。常见的家庭护理有以下几种：

保持适宜的温度。室内温度过高时，会大大降低宝宝呼吸道纤毛运动功能，使呼吸道抵御病菌的能力下降，反复遭受致病菌的侵袭，呼吸道内膜受到损伤，使宝宝的咳嗽经久不愈。对宝宝来说，室内最适宜的温度是 18℃ ~ 22℃。

避免环境干燥：病毒和细菌常吸附在比它们大数倍的浮尘上，浮尘通过宝宝呼吸进入人体，长期积累，从而导致严重病变。空气干燥导致尘土飞扬，使夹带病菌的尘埃被吸入呼吸道，引发呼吸道感染，并有利于一些病毒、细菌生长繁殖。宝宝房间的湿度应保持在 50% 左右。

房间与房间的温差不能过大：宝宝的调节能力较差，对温差变化不能做出相应的反应，很容易因为不适应不同房间的温度变化而生病，使病毒、细菌乘虚而入。

保证宝宝充足的睡眠：睡眠不足，不但影响宝宝生长发育，还会降低宝宝的抵抗力。抵抗力低下的宝宝会反复感冒，这是导致宝宝咳嗽的最主要原因之一。

多给宝宝喝点水。 咽部干燥是导致宝宝患咽炎的原因之一，咽炎容易导致宝宝慢性咳嗽。让宝宝多饮水，还对咽部有冲洗作用，能避免咽部干燥。

少让宝宝吃辛辣甘甜食品： 辛辣甘甜食品会加重宝宝的咳嗽症状，妈妈常常喜欢给咳嗽的宝宝煮冰糖梨水，如果冰糖放得过多，不但不能起到止咳作用，反而会因过甜使咳嗽加重。

五、宝宝斜置拍痰法

如果宝宝咳嗽痰多，除了带宝宝看医生进行治疗外，妈妈可以参考以下方法，给宝宝除痰。

① 用枕头做成一个有斜度的平面，倾斜度约为 20 ~ 30 度，让宝宝俯卧在枕头上，头低脚高，利用地心吸力，使宝宝肺部的痰液自动流出。同时妈妈可以一只手护住宝宝背部，另一只手窝起来，用空心掌轻拍宝宝背部。

② 让宝宝侧身睡在枕头上（左侧卧或右侧卧都可以），同样是头低脚高，并不断变换身体的位置，令肺内不同部位的积痰容易排出。拍击宝宝背部的方法同上。

③ 让宝宝仰卧在枕头上，头低脚高，令痰液容易排出。拍击宝宝背部的方法同上。

特别提示：

① 每个位置约停留 5 分钟。如果宝宝出现不适的现象，应立即停止。

② 宝宝吃完食物后 2 小时内不宜做除痰运动，避免发生呕吐。

③ 在除痰过程中，一定要不断观察宝宝的面部表情变化，若宝宝出现气喘或任何不适现象，立即停止。

④ 宝宝在痰咳出时，可能会将痰吞下去而不是吐出来，不必担心，痰会随着粪便排出体外，对身体无碍。

02　口腔异味

口腔异味也就是常说的口臭。正常情况下婴幼儿是不会有口臭的。口腔异味不是一种独立的疾病，却有可能是一种或几种疾病的警示信号，应当引起重视。

不同的口腔异味反映出不同的疾病，家长可以据此判断宝宝得了什么病。

① 烂苹果味提示酮症酸中毒。

② 臭鸡蛋味提示消化不良或肝脏疾病。

③ 血腥味提示有鼻出血或上消化道出血。

④ 酸臭味提示胃肠功能紊乱。

⑤ 腐败性臭味提示口腔内有炎症。

⑥ 脓性口臭提示宝宝可能有鼻窦炎、鼻腔异物、化脓性扁桃体炎、支气管扩张等疾病。

一、病　因

口腔是人体进食的第一通道，内有牙齿、牙床、扁桃体、唾液腺，上通鼻腔、呼吸道，两端通中耳，下通消化道。这些部位有了病，都会引起口腔异味。

宝宝患有龋齿、牙龈发炎、口腔溃疡、扁桃体炎，或者口腔内有食物残渣，就会使口腔里散发出异味。

宝宝患有鼻炎、鼻窦炎、鼻异物、鼻衄、气管炎、肺炎、肺脓疡等疾病也会导致口腔异味。

喂养不当、消化不良、胃炎等因素也可导致宝宝口腔异味。

二、护理与治疗

① 如果宝宝有口腔异味，首先要考虑是不是其他病变导致了宝宝口腔异味，如果宝宝同时伴有其他症状，最好及时就医检查。

② 如果是细菌感染所致，可用3%过氧化氢溶液或0.1%高锰酸钾溶液反复含漱，一日3～4次。还可以用杀菌剂漱口。

③ 2～3岁的宝宝早晚及饭后都要漱口、刷牙。1岁以下的宝宝则可以在吃奶后用含淡盐水的棉签为宝宝擦口腔。

④ 让宝宝多吃水果、蔬菜。晚餐饮食要清淡，少吃油腻食品，不要过食。

⑤ 及早治疗龋齿，少吃甜食，特别在睡前不要给宝宝吃甜食或酸奶。

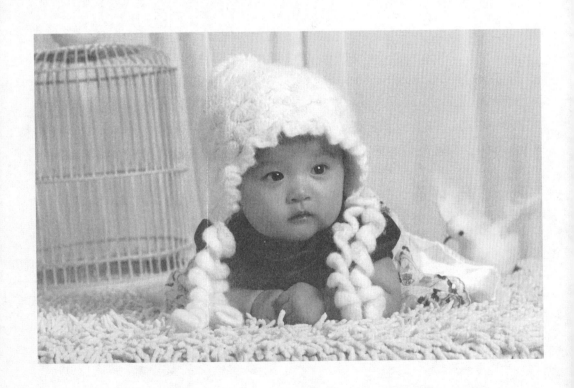

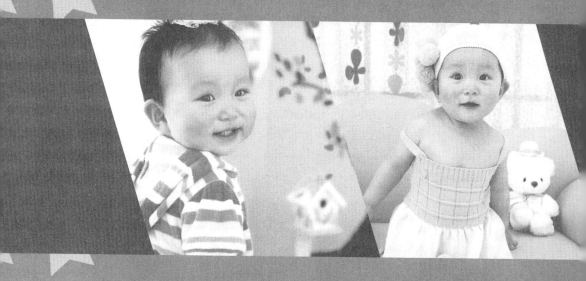

chapter
第十章
4 到 5 个月的宝宝

10

Part 1 这个月的婴儿状况

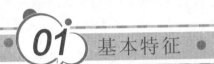

01 基本特征

此阶段的宝宝，有如下特点：

① 满 5 个月的男婴体重 5.3 ～ 9.2 千克，身长 60.5 ～ 71.3 厘米。女婴 5.0 ～ 8.4 千克，身长 58.9 ～ 69.3 厘米。

② 能够从仰卧翻身变成俯卧。

③ 可靠着坐垫坐一会儿，坐着时能直腰。

④ 大人扶着，能站立。

⑤ 能拿起东西，往嘴里放，能够抓起玩具了。

⑥ 会发出一两个辅音，而且声音清脆悦耳。当你和他说话时，他也发出"咿呀"声，好像与你对话。

⑦ 宝宝的成长速度很快，妈妈双手扶着宝宝的腋下，可以站立一段时间，他轮流抬脚，就好像在走路似的。

⑧ 已经能够较稳定地看事物了，对于他周围的固定物，他可能会伸手去拿。

⑨ 喜欢和人玩捉迷藏，摇铃铛，还会注意到电视，对着镜子里的自己会盯视，并笑。

⑩ 听觉已经较发达，妈妈如果跟他讲话，他会十分专注地倾听。

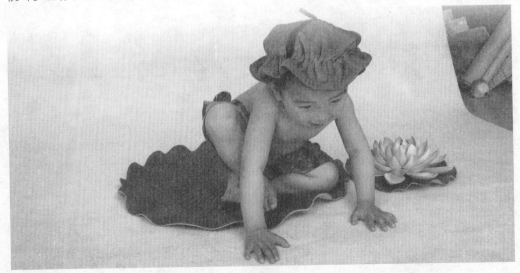

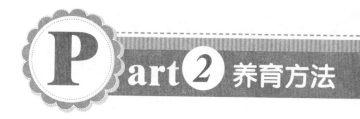

Part 2 养育方法

01 宝宝的营养

从4~6个月起开始，需要给孩子添加辅食，以补充母乳中营养成分的不足。人工喂养的孩子添加辅食时间可以适当提前，但应根据婴儿的生理情况及身体需要，选择适合的食物，制定添加辅食的计划。

添加辅食的同时，要遵循这样的原则：从少量到多量，从稀到稠，从细到粗，从一种到多种。

添加辅食时一定要在宝宝健康、消化功能正常时进行添加，孩子患病时最好暂缓添加，不能随心所欲或急于求成，要遵循科学规律，否则容易引起婴儿消化不良、呕吐、腹泻等不良反应。

在4~5个月时，先添加液体类辅食，如米汤、番茄汁、菜泥和粥汤类等，以补充维生素C、维生素A和矿物质。

一日食谱

主食

母乳；母乳＋配方奶：餐次及用量每次90~180克，每隔3~5小时1次。每天总量约800克。

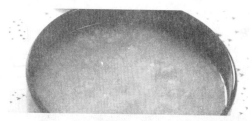

辅助食物

开水：温开水、凉开水；

水果汁：橘子汁、番茄汁、山楂水等可以轮流在白天两次喂奶中间饮用，每次90克左右。

菜类：胡萝卜、土豆泥；

粥类：豆腐蛋黄粥；

浓缩鱼肝油：每次1滴，每日2次。

另外，从第4~5个月起，哺喂孩子可以开始添加含蛋白质的食物，如蛋黄、鱼、肉、豆腐等。但要注意不能喂蛋清，以免造成宝宝过敏。因为孩子的肠道还不能适应蛋清，要发育到半岁以后，才具备接受、消化鸡蛋清的能力。

食物的形态可从汤汁或糊状，渐渐转变为泥状到固体。

02 养成良好的睡眠规律

睡眠，是人生中最重要的大脑恢复与机体休整方式，在人一生中占有极其重要的地位。婴儿的睡眠时间一般要比成年人多1／3。睡眠质量好，是健康成长的关键，养成良好的睡眠习惯至关重要。

睡眠习惯。良好的睡眠习惯养成，首先要让宝宝按时睡觉，自然入睡。有的妈妈对宝宝爱不释手，让孩子习惯于在母亲怀抱中摇晃着、拍打着入睡，或者让孩子叼着乳头、空奶嘴睡觉，这些都是不良习惯。孩子从小就要注意养成睡前不哄、不拍、不抱、不摇，更不要吃东西、叼奶嘴的习惯。到该睡觉的时候，把孩子放到床上自己睡。对起初没有养成按时睡眠习惯的宝宝，可以放一点轻柔的催眠曲，帮孩子建立起睡眠条件反射。等到孩子养成按时入睡的习惯，就可以不再播放音乐。

婴儿小时候可以仰卧，大一点则可以侧睡，再大一些最好能养成"卧如弓"的睡眠姿势。

侧卧睡眠时，以右侧卧位最好，有利于胃中食物向十二指肠方向移动，同时减少对心脏的压迫。

不要让宝宝蒙头睡觉。注意不要压住宝宝耳朵，以防习惯后变成"招风耳"。

孩子仰卧睡觉时，要注意把小手放在身体两侧，不要放在胸上。

婴儿喜欢朝光亮的方向睡觉，要注意帮助孩子转换体位睡眠，以免总是朝一个方向睡觉，影响到头形发育不端正。

晚上不睡的宝宝。夜间，婴儿入睡的方式因人而异，多种多样。有的孩子睡前玩个不停，想睡时，躺在妈妈怀里就睡着了。有的孩子到规定的时间睡进被窝，倒下就睡着了。也有的孩子会在被窝里折腾好久才入睡。有的孩子睡前要吃奶，临睡还要叼着空奶头、用小手抚摸着妈妈的头发才入睡。

不容易入睡的宝宝，一般精神充足。必须在白天多活动，让孩子玩得很疲劳了，就能睡得快、睡得好。半夜醒来的孩子，如果吃着母乳能睡着，就可以让宝宝吃一点，或喂一点牛奶。一边吸奶一边睡觉，是婴儿的特长。只要不养成半夜起来玩一会儿的习惯就成。

睡眠起居规律，是一种生活习惯，可以通过日常生活来适度调节，要有意识地训练孩子，养成宝宝良好的睡眠习惯。白天，要尽量让孩子少睡觉，而夜间除了喂奶和换一两次尿布之外，不要打扰孩子的睡眠。在后半夜，如果孩子睡得很香，也没有哭闹，就可以不用喂奶。随着孩子月龄的增长，逐渐过渡到夜间也不换尿布，不喂奶。

如果母亲总是不分昼夜地辛劳来呵护宝宝，反倒会让宝宝养成昼夜不分的生活习惯。

03 添加辅食

1. 小米粥

取小米 30 ~ 50 克，用清水淘洗干净，放到锅里，加上适量的水煮成稀粥。加入红糖，拌匀，取上层的米汤喂给宝宝。

小米营养丰富，含有丰富的维生素和矿物质。小米中的维生素 B_1 是大米的好几倍，矿物质含量也高于大米。小米有健脾和胃的作用，对脾胃虚热、容易反胃的宝宝来说是一种理想的食物。但小米的蛋白质中赖氨酸的含量较低。

2. 土豆泥

取没有发芽的新鲜土豆 1 个，洗净去皮后削成小块。将土豆块放到锅里，加上适量的水煮至熟软。或放到小碗里，上锅蒸熟。取出土豆，放到一个小碗里，用小勺捣成泥，即可。

土豆营养丰富，除了含有淀粉、蛋白质、脂肪和膳食纤维外，还含有丰富的钙、磷、铁、钾等矿物质和维生素 C、维生素 A 及 B 族维生素等营养素。

3. 胡萝卜泥

取新鲜胡萝卜 1/8 根，去掉根须，洗干净，竖切一刀，把胡萝卜剖开，去掉里面的硬芯，切成 1 厘米见方的丁。把胡萝卜放到锅里，加上适量的水煮至熟软。或放到小碗里，上锅蒸熟。取出胡萝卜，放到一个小碗里，用小勺捣成泥，加上少量的油或牛奶，搅匀即可。

胡萝卜是一种质脆味美、营养丰富的家常蔬菜，素有"小人参"之称，对宝宝的生长有极好的促进作用。

4. 南瓜泥

取新鲜南瓜一块（大小可以根据宝宝的饭量确定），洗净削皮去籽，切成小块备用。将南瓜放到一个小碗里，上锅蒸 15 分钟左右。或是在用电饭煲焖饭时，等水差不多干时把南瓜放在米饭上蒸，饭熟后再等 5 ~ 10 分钟，再开盖取出南瓜。把蒸好的南瓜用小勺捣成泥，加入适量米汤、食用油，调匀即可。

南瓜营养丰富，含有多糖、氨基酸、活性蛋白、类胡萝卜素及多种微量元素等营养元素，而且不容易过敏，对刚刚开始添加辅食的宝宝比较适合。

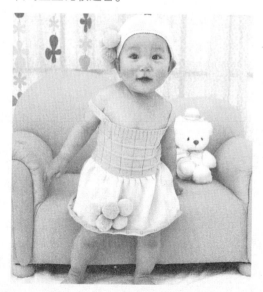

5. 茄子泥

嫩茄子 1/2 个，洗净去皮，切成 1 厘米左右的细条，放到一个小碗里，上锅蒸 15 分钟左右。把蒸好的茄子用小勺在干净的不锈钢滤网上挤成泥，即可。

茄子含有蛋白质、脂肪、糖类、维生素及钙、磷、铁等多种矿物质，特别是维生素 P 的含量很高。维生素 P 能保护心血管，帮助宝宝防治坏血病。

6. 香蕉糊

熟透的香蕉半根，剥皮后用小勺把香蕉捣碎，研成泥状。把捣好的香蕉泥放入小锅里，加两勺鲜牛奶，调匀。用小火煮 2 分钟左右，边煮边搅拌。盛出即可。

香蕉里含有丰富的糖类、蛋白质、膳食纤维、维生素 A、维生素 C、叶酸和钾、磷、钙、镁等营养物质，不但能为宝宝补充能量和其他营养，还具有润肠通便、消炎解毒、清热除燥的作用。

7. 蛋黄羹

取新鲜鸡蛋 1 个，打入碗里，取出蛋清，只留下蛋黄，加上等量的清水，用筷子搅成稀稀的蛋汁。把盛蛋黄的碗放到刚刚冒出热气的蒸锅里。用小火蒸 10 分钟即可。

鸡蛋黄除了含丰富的卵黄磷蛋白，还含有脂肪、铁、磷、维生素 A、维生素 D、维生素 E 和 B 族维生素等营养物质，又能被消化吸收，对预防宝宝缺铁性贫血，促进宝宝的大脑和神经系统的发育及增强智力都有好处，是宝宝辅食添加初期最好的食品。

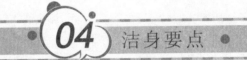

04 洁身要点

从新生儿期开始，已经为宝宝养成了勤洗澡、爱洗澡的习惯。一般来说，婴儿在这个年龄阶段都很爱洗澡，喜欢在洗澡的过程中，开心地玩水。

给婴儿洗澡和清洁身体，有几个细节是需要注意的。

皮肤清洁。婴儿的皮肤一般是干性的，干性皮肤的孩子头皮也会有干性、薄屑状的皮肤碎片。

宝宝不需要每天洗澡——每周三次就足够。从头到脚全身清洗，能保持宝宝重要器官的清洁。由于孩子的免疫功能正在成长中，因此，要用温水为宝宝洗脸，使用小毛巾或者更柔软的纱布团。在能吃固体食物前，孩子的脸是不会很脏的。有时，用奶瓶喂哺宝宝时，乳汁会从嘴里溢出，流到脖子上，要及时擦拭下巴和脖颈上的乳汁。宝宝的头部和脖子容易出汗，注意用清水清洗，避免发生痱子。宝宝几周大的时候，鼻子和脸颊上可能会出现红色小疹子，这多为喝牛奶所致，妈妈不必担心，它对宝宝没有伤害，会在几天至几周内消退。

保护眼睛。孩子的各种器官功能都在成长中，宝宝眼睛的瞬间反射以及泪腺分泌功能也在逐步成熟，给宝宝洗澡时，要避免使用沐浴液与洗发液，用清水为宝宝洗澡最好。

清洗眼睛周围区域时，可以使用纱布团蘸温水轻轻按压。注意两只眼睛用不同的纱布团擦拭，以防眼病互相传染，例如沙眼或结膜炎。

关注耳朵。宝宝小耳朵能自动清洁，千万不要用棉花棒清洁耳朵里面。给宝宝洗脸后，用干纱布团轻轻按压净耳朵边的水迹。

宝宝也会有耵聍（耳屎），这是正常的。如果看到宝宝耳朵里有液体流出，一定要带宝宝及时去医院，这可能是感染、发炎的症状。

手指清洁。应当为宝宝修剪指甲，以免孩子抓伤自己。为宝宝修剪指甲所用的工具，最好是专用的圆头指甲钳或特制的婴儿修甲刀。如果宝宝总是不停地晃动胳膊，可以试着唱歌谣来稳定宝宝的情绪，或者趁孩子睡熟时进行。洗澡后是修剪指甲的好时机，温热水会把宝宝的指甲泡软利于修剪。

牙齿与牙龈清洁。出牙期在 4～6 个月，这时可以每两天为宝宝清洁一次牙齿，如果宝宝不喜欢洗牙，就别强迫他。为宝宝清洁牙齿的工具可以是特制的婴儿牙刷、清洁过的成人手指以及一片细长、柔软的小纱布，也可以使用一点婴儿牙膏。注意要清洁齿龈，保证宝宝长出的每颗牙齿都是健康的。清洁牙齿时，可以让宝宝拿一个婴儿牙刷玩，从小让孩子知道刷牙的必要性。

私处清洁。男孩子在半以岁前，都不必刻意清洗包皮，因为大约 4 岁时，包皮才和阴茎完全长在一起。过早的翻动柔嫩的包皮会伤害生殖器。也不要过早地清洗女孩子的生殖器外侧，以免弄破宝宝柔嫩的皮肤，幼小宝宝的生殖器有自动清洁的能力。

防止尿布湿疹。要注意定时察看、更换尿布，保持宝宝小屁股的干燥和清洁。如果使用棉布质地的尿布，在清洗时不要使用洗衣粉类的化学品。每次换尿布和洁净小屁股后，不要立刻换上尿布，先要等待宝宝的小屁股自动变干。为宝宝护理小屁股时，注意避免使用肥皂或者其他含有酒精以及香精的清洁用品。

确保洁身安全。孩子进入浴盆之前，试一试水温，注意水温在 30℃ 为宜。洗澡中要添加热水时，注意事前抱起孩子或用厚毛巾包好，避免宝宝被热水烫伤。

注意在浴盆中放置防滑的垫子。半岁孩子洗澡时，浴盆中的水可以深 10～13 厘米，新生儿浴盆中水深 5～8 厘米为宜。保证洗澡时的室温在 24℃ 左右。千万不要让宝宝有单独在浴盆中的时候，哪怕几秒，以防止发生意外。

现代家庭尤其要特别注意，给宝宝洗澡的时候一定要做到专一化，手机也罢、电话也罢，宝宝洗澡时间内最好一概不接不答，没有任何事情比宝宝的安全更加重要！千万不要扔下宝宝在水里面去接电话，注意力一旦转移，是最容易发生危险的。

05 早教与启蒙

5个月的宝宝，已经变得活泼可爱，手舞足蹈的，十分好动，非常喜欢出去，要急于认识这个多彩的世界。这个时期，也是早教的重要时期，所以父母一定要重视，不要错过机会哦！

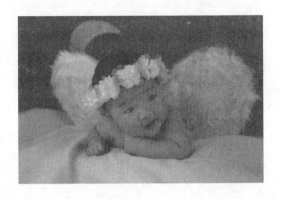

翻身训练：用双手抓住宝宝的脚，慢转至另一方向，由下往上带动身体的翻转。妈妈的动作一定要轻柔，以免扭伤宝宝的小胳膊小腿。练习时间和次数不要太长，要逐渐增加。一般来说6个月时才能较熟练从仰卧翻成俯卧，因此妈妈要耐心、细心。

扶坐、扶站、扶蹬练习：所谓"三翻、六坐、七滚、八爬、周会走"。训练时也要循序渐进的原则，扶坐，扶站，扶蹬时间不要太长，不能让宝宝感觉不适了。毕竟宝宝的骨骼还比较娇嫩，轻举轻放。宝宝学坐时，妈妈不要让他坐的时间太久。宝宝的脊椎骨尚未发育完全，如果长时间坐着，对脊柱的发育不利。宝宝的腰椎在要1岁左右，才能够逐渐发育成熟，爬、走路、跌倒、再站起，有一个过程。

拉大锯游戏：宝宝仰卧，妈妈站在他面前，让他的小手各握住你的一个拇指，同时用手掌握住他的小手，慢慢向上提，让宝宝借助你的力量坐起来，然后再把他放下。反复几次，同时念儿歌"拉大锯，扯大锯，姥姥家，唱大戏……"此游戏可锻炼宝宝手臂、躯干部肌肉，为坐立打基础。

玩手指：宝宝背靠着妈妈，坐在妈妈腿上，妈妈用两手分别握着宝宝的两手食指，和他的食指对指尖，对食指时，说"逗逗——"，然后指尖分开时说"飞飞——"，宝宝会乐得眉开眼笑。之后，还可以教他拇指相对，中指，小指相对。此游戏可锻炼手指肌肉，在游戏中发展触觉与手眼协调能力。

抓、握训练：给宝宝选择一些容易抓握、色彩鲜艳、能发出悦耳声音的玩具，让宝宝练习抓握，把宝宝抱在桌前，桌面上放不同的玩具，一次放一种，并教给他玩法，同时告诉宝宝玩具的名字，激发孩子主动够取玩具的欲望。

学爬行：让宝宝俯卧在床上，妈妈从宝宝背后扶着宝宝的双臂，帮宝宝支起双手，让宝宝用上肢和膝盖支撑身体。爸爸拿着玩具在前面引逗宝宝，让宝宝爬行过来拿，妈妈在后面挪动宝宝的一个膝盖到腹下方，然后再挪动另一个膝盖，帮助宝宝向前爬行。在妈妈的帮助下，宝宝会爬向爸爸……这种爬行游戏有助于锻炼宝宝的身体平衡力，早日学会爬行。

06 亲子互动游戏

1. 单独玩

有一些孩子在 4 ~ 5 个月以后，只要妈妈一走开，马上就会哭闹。如果整天抱着、背着、哄着，会使孩子变成溺爱型亲子关系，不利于身心健康发育。

因此，培养孩子具有独自玩的习惯也很重要。如果妈妈一不在身边就哭，可以试着先让孩子在能看到妈妈的地方自己玩，然后逐渐拉长拉远距离，慢慢地孩子就能自己在床上或者家中安全的地方单独玩上半小时左右。

溺爱过度的孩子，任性、爱撒娇、很难自制，只要身旁一没有人就不高兴，大吵大闹，哭闹不止，这样对孩子成人以后的心理和人格都不利。因此，培养孩子的自制力和忍耐力，也是育儿过程中一大重点，及早培养宝宝自己单独玩的能力，是一项很重要的能力。

2. 藏猫猫

妈妈把毛巾蒙在脸上，俯身在宝宝面前，然后，让孩子把脸上的毛巾拉下来，在孩子成功拿掉毛巾后，笑着对宝宝学小猫叫："喵呜！"

这样玩过几次以后，孩子能很兴奋，很期待地跟妈妈玩"藏猫猫"游戏，每次拿下毛巾，都会咯咯直笑。

玩熟练以后，宝宝会把小脸也藏在衣被里，跟妈妈做"藏猫猫"游戏。在做游戏的同时，可以和宝宝有意识地、较夸张地做出笑、哭、不高兴等表情，让孩子边玩边熟悉妈妈不同的面部表情所表达的意思。

3. 找灯

抱起婴儿，用手打开电灯开关，然后，用手指引婴儿看发亮的灯光。反复多次地开关电灯，用手指向灯光的同时，对宝宝说"灯"、"这是灯！"使婴儿的注意力，从妈妈的嘴唇转而注视明暗变化的灯。反复多次练习，每天可以做五六次，直到妈妈说到"灯"时，宝宝的眼睛就会盯住灯看。

对婴儿进行看灯的练习，可以提高孩子的认知能力，从具备光线变化的灯光，逐渐扩大认识日常用品的能力。由孩子熟悉和感兴趣的物体开始做，从知道"灯"是什么，到妈妈问"灯在哪里？"孩子就会知道转移视线看着灯。

从观察、认识灯开始，利用孩子的逐渐发育成长，从物到人进行观察活动。可以从灯开始，逐一认识室内的较大家具、物品、玩具，带孩子看一看家庭成员的活动情况。

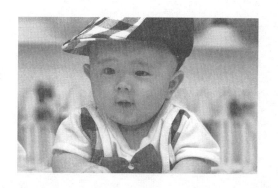

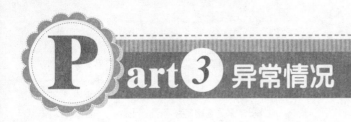

Part 3 异常情况

01 食物过敏

食物过敏也称为食物变态反应或消化系统变态反应、过敏性胃肠炎等，是由于某种食物或食品添加剂等引起的 IgE 介导和非 IgE 介导的免疫反应，而导致消化系统内或全身性的变态反应。

通常而言，食物诱发过敏的途径有五种：胃肠道食入、呼吸道吸入、皮肤接触或注射、通过人乳和胎盘进入。

4～6 个月龄的孩子，是食物过敏的高发年龄段。宝宝出现食物过敏，一般会表现出湿疹、哮喘、支气管炎、呕吐、腹泻等症状。宝宝食物过敏的主要原因是宝宝体内某种蛋白质的结构的变异缺陷或功能的发育迟缓。能引起过敏的食物主要有以下八类：蛋、奶、花生、小麦、大豆、坚果（如核桃、腰果等）、鱼（如金枪鱼、三文鱼、鳕鱼等）和甲壳类水产（如虾、蟹、贝类等）。另外，食物添加剂也可引起宝宝的过敏反应。

一、病　因

① 肠道屏障功能尚未发育成熟。宝宝年龄小，小肠结构不成熟、肠黏膜通透性

高，大分子物质容易被小肠吸收，从而导致过敏。

② 胃肠道局部免疫水平较低。新生儿肠道中免疫球蛋白含量相对较低，可造成大分子物质转运增加，导致食物过敏。

③ 肠道菌群量少、抵抗力差。宝宝小时候，肠道内起抗感染、抗过敏作用的双歧杆菌、乳酸杆菌数量少，易食物过敏。

二、预防措施

① 坚持母乳喂养。只有母乳喂养才能既满足 6 个月以内宝宝全部营养，又可以大大降低过敏的发生率。容易过敏的宝宝，哺乳时间应当延续到宝宝对食物过敏的自发消失期，即最好等宝宝 10～12 个月，再尝试给宝宝断奶。

② 逐步添加辅食。进食不仅可以摄取更多营养，还有锻炼进食能力、提高食物适应能力的作用。宝宝 3 个月后就可着手为宝宝添加辅食。当宝宝在试食一种新食物时，常有拒食、不合作的表现，这是宝宝的防御本能，不能看做是过敏反应。正确的做法

是：如宝宝拒食，可停喂二、三天，等宝宝有点饥饿感的时候再试喂。连喂几天，使宝宝适应并喜欢吃后，再换喂新的食物。但是要注意，同一食物不要一次喂得太多。过量的进食单一食物也是诱发食物过敏的原因之一。

③ 科学添加辅食。给宝宝添加辅食要按先素后荤、先少后多、由细到粗、由稀到稠的原则进行，循序渐进。水果、蔬菜、大米，素食可以安排在 4～5 月添加。宝宝6～7个月，辅食添加的重点是试食鱼、肉、荤菜，为断乳期做准备。

④ 过量的糖、脂肪、化学添加剂、盐、味精对宝宝有百害无一利，因此，婴儿辅食品绝对不要加太多盐，也不能加味精等调味品，而应尽量选用高钾低钠的食物为宝宝补充营养。另外，宝宝吃生冷的东西也容易过敏，食物最好加热后再给宝宝吃。

三、护理与治疗

① 如果宝宝总是在吃过某种食物后2小时之内出现过敏症状，应该带宝宝到医院检查。

② 严重的过敏反应绝对不能耽搁。几分钟内，宝宝的呼吸道可能就会被堵塞。如果宝宝进食后出现严重呕吐或腹泻，或出现呼吸困难、面部或嘴唇肿胀等症状，应立刻送医院抢救。

另外，为了防止婴儿食物过敏，在开始为宝宝试用新的食物时，最好从少量开始，如果没有发现过敏现象，再逐渐增加，而在经过 7 到 10 天后，再增添另一种新的食物。

02 腹　胀

宝宝腹胀多数是由于消化不良、肠胃疾病引起肠道内积聚过多的气、液体所致。如果宝宝腹胀明显，并伴有频繁呕吐、精神差、不吃奶、腹壁较硬、发亮、发红，可见到小血管（医学上称为静脉曲张）、可摸到肿块、伴有黄疸，解白色大便、血便、柏油样大便，发热等症状，说明宝宝已经患了比较严重的疾病，需要尽快到医院诊治。严重而顽固的腹胀往往表示病情危重，更不能耽误。

一、病因

① 宝宝吞食的空气过多：用奶瓶给宝宝喂食时，宝宝如果吸吮太急容易吸入过多空气，奶瓶的奶嘴孔大小不适当或瓶身倾斜时，空气也会经由奶嘴缝隙让宝宝吸入体内。宝宝过度哭闹也容易导致胀气。

② 宝宝消化不良：肠道粪便堆积使产气的坏菌增生、牛奶蛋白过敏、乳糖不耐、肠炎等疾病引起宝宝消化吸收不良，都容易产生大量的气体。

③ 宝宝肠胃蠕动障碍：有两种类型。一种是单纯功能性的，称为"假性肠阻塞"；一种是肠胃道真正缺乏神经节的"先天性巨肠症"。

④ 器官病变造成的胀气：如果腹腔内

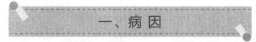

器官肿大或长了肿瘤，肠阻塞，腹水，也会引起腹胀。器官病变导致的宝宝胀气发生得比较少。

二、预防措施

① 尽量避免宝宝哭泣。宝宝哭的时候很容易胀气。遇到这种情况，爸爸妈妈应该多给予安慰，多抱抱宝宝，通过调整宝宝的情绪来避免胀气。

② 避免宝宝太饿后才喂奶。宝宝饿的时间太长，吸吮时就会过于急促而吞入大量的空气。所以，要按时给宝宝喂奶，并且在喂奶后为宝宝拍背，促使宝宝适当排气。

③ 给宝宝进行腹部按摩。这样做有助于宝宝的肠胃蠕动和气体排出，改善消化吸收的情况。

④ 喂奶时要注意细节。应当注意让奶水充满奶瓶嘴的前端，不要有斜面，以免让宝宝吸入空气。

⑤ 尽量少让宝宝食用甘薯、苹果等容易在消化道内发酵并产生气体的食物。

三、护理与治疗

① 宝宝腹胀时如果时胀时消，特别是哺乳后腹胀明显，偶尔还会呕吐，放屁后腹胀减轻，按摸腹部没有摸到粪样物，没有日渐消瘦的，可能是由于喂养方法不当。这时需要改进哺乳方法：不要给宝宝吮空乳头。每次哺乳后，要抱起宝宝，轻轻拍打其背部，帮助宝宝排气。

② 妈妈在哺乳期间，要少食红薯、蒜薹、土豆等含淀粉过多、产气较多的食物。要让宝宝多吃清淡的食物，不要吃海鲜，不要吃过冷和过热的食物，水果也要有选择，以平性为主，还要多喂宝宝喝一些白开水。

③ 给宝宝按摩腹部。隔着衣服，以宝宝肚脐为中心，按顺时针方向轻轻按摩。每次按摩 10 次，最多不超过 30 次，有利宝宝促进肠胃的消化和吸收功能的完善。

④ 宝宝腹胀哭闹不止，可用少许风油精涂擦在宝宝肚脐周围。

⑤ 当宝宝出现以下症状时，要及时带宝宝就医：腹胀合并呕吐、食欲不振、体重减轻等症状，甚至有发烧、解血便的情形。宝宝肚子有压痛感，肚子鼓胀，有绷紧感，在腹部能摸到类似肿块的东西，合并呼吸急促。

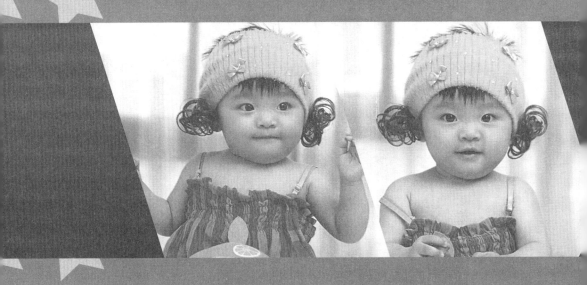

chapter
第十一章
5 到 6 个月的宝宝
11

Part 1 这个月的婴儿状况

01 基本特征

宝宝半岁了，越来越可爱了，主要有以下特点：

① 宝宝满6个月时，男婴体重达5.9～9.8千克，身长62.4～73.2厘米，女婴体重5.5～9.0千克，身长60.6～71.2厘米。头围约44厘米，出牙两颗。

② 手可玩脚，能吃脚趾头。

③ 头、躯干、下肢完全伸平。

④ 两只手各拿一个玩具，都能拿稳。

⑤ 能听声音，看目的物。

⑥ 会发两三个辅音。

⑦ 在大人背儿歌时会做出一种熟知的动作。

⑧ 照镜子时会笑，用手摸镜中人。

⑨ 会自己拿饼干吃，会咀嚼。

⑩ 他会不厌其烦地重复一个动作，那是他在自我锻炼，自我表现呢。

⑪ 能辨别各种味道，对喜欢的食物表现出强烈的兴趣。

⑫ 叫他的名字会有反应，喜欢带声音的玩具。

⑬ 经常认真地研究妈妈的脸，从不同角度，而且总想摸摸妈妈的脸，说明他开始知道他和妈妈不是同一个人了。

⑭ 在他仰卧时，他的四肢十分不老实，双脚下不停地乱踢蹬。

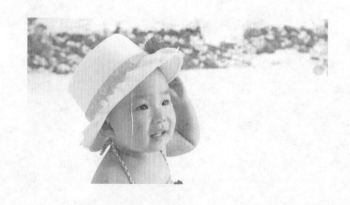

01 宝宝的营养

这个月龄的孩子食物摄入量差别较大，此时，仍然希望能继续坚持纯母乳喂养，如果是人工喂养的孩子，一般每餐150毫升就能吃饱，而有些生长发育快的孩子食物摄入量会明显多于同龄婴儿。一次吃200毫升也不够，有的还要添加辅食。在孩子能吃一点粥时，可以把奶量减少一些，但这个月龄的孩子主要食物，还是以奶为主。

除了吃奶之外，要逐渐增加半流质的食物，为以后吃固体食物做准备。婴儿随着年龄增长，胃里分泌的消化酶类增多，可以开始吃一些淀粉类半流质食物，先从一两匙开始，以后逐渐增加，孩子不爱吃就不要喂，千万不能勉强。逐渐加粳米粥类固体食物那一餐的量，适当逐步减少奶的摄入量。

这个月龄的孩子容易出现贫血，因为从母体带来的微量元素铁，已经被孩子的快速生长发育消耗掉。如果日常食物比较单一，就会跟不上身体生长的需要。因此，要在孩子的食物中注意添加含铁量高的食物。例如，蛋黄中的铁含量就比较高，可以在哺喂孩子的牛奶中加上蛋黄，搅拌均匀，煮沸以后食用。贫血较重的孩子，可以由医生指导给予口服补血剂，千万不可以自己随便给孩子服用铁剂药物，以防发生不良反应。

为补充体内维生素C的需要，除了继续给孩子吃水果汁和新鲜蔬菜水外，还可以做一些菜泥和水果泥喂孩子。在添加固体食物的过程中，要注意观察孩子的大便是否正常，有没有不适应的情况，每次添加固体食物的量不宜过多，逐步使孩子的消化系统适应。

喂养时间可以放在上午6：00、10：00、18：00、22：00，夜间不喂。在两次喂食物之间，加喂一次鲜水果汁，钙片可以一天喂3次，每次2片。鱼肝油一天喂2次，每次2～3滴。

由稀到稠，由少到多，由细到粗，由一种到多种，是添加辅食的原则。根据宝宝的消化吸收情况具体决定。每添加一种食品，都要注意观察孩子消化吸收的情况，严密注意宝宝排泄粪便中未消化食物残余。如果出现腹泻，则要立即停止添加，待孩子消化功能恢复。

在上个月已经开始给宝宝添加果泥、菜

泥的前提下，从本月起可以添加一些粥或汤面条，可以吃一些蛋黄泥或鱼肉泥。

主食仍然以母乳或配方奶为主。人工喂养的孩子主食喂养仍以乳类为主，牛奶每次可以吃200毫升，除了加一些泥、糊、汤类外，还可以把蛋黄增加到一个。如果孩子大便正常，粥和果菜泥都可以增加一点。现在，可以用水果泥来代替果汁。有一些宝宝出牙较早，可以试着吃一点饼干，锻炼孩子的咀嚼能力。

一日食谱

主食：母乳

餐次及用量：每隔4小时1次，每天900毫升。上午：6：00、10：00；下午：2：00、6：00；晚：10：00。每次喂110～200毫升。

辅助食物：温开水、凉开水、各种水果汁、菜汁、菜汤等，可任选1种，每次喂奶时添加95毫升左右。

浓米汤：在上午10：00时喂奶时添加，每天1次，每次2汤匙，逐渐加至4汤匙；蛋黄泥：每日上午10：00、下午2：00各喂1次，用量适当。

浓缩鱼肝油：每天2次，每次2～3滴。

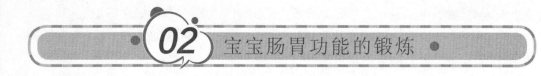

02 宝宝肠胃功能的锻炼

"民以食为天"，食物是生命动力的来源。婴儿肠胃消化功能的快速进步，也正是适应生存环境能力增强的进程。

对于成年人食物，婴儿从出生后就有天然"兴趣"。新生儿从母乳中能品尝到妈妈吃过的"食谱"，不仅能品尝，新生儿对味道还会有记忆，小时候尝到的味道越是多样化，对食品味道的记忆库存就越丰富，长大以后对不同食谱的接受能力和适应性也就越强。任何人都能对自己熟悉的事物坦然地接受，对从没有遇到的新事物会有本能的警惕和拒绝。

5个月的婴儿，闻到成年人饭菜香会流口水，说明孩子已经不甘于自己的食物仅仅是奶水，强烈要求吃多种多样的食物。会有着强烈的对固体食物的口感需求，因为孩子需要磨牙。如果吃不到，宝宝会抓住所有遇到的东西送到嘴里。其实要求很简单就是要尝一尝、啃一啃，让痒痒的牙床舒服一点儿。此时，宝宝的胃肠也做好了迎接固体食物的准备。

应当及时、大胆地给宝宝添加固体食物。而且食物越粗糙，对宝宝口腔、胃肠壁的刺激越大，肠壁肌肉的推动力也就越大，才能锻炼出强有力的消化道推动力。吃什么都消化，才能吃什么都香。

慢慢地，宝宝会在训练中适应，对吃进去的食物也能完全地消化、吸收，大便的形状也能好转。

如果家长此时退缩，宝宝也会失去肠胃锻炼的最好时机，肠道的推动力及适应能力便会出现发育停滞，只要食物的冷热、硬度、数量略有变化，宝宝的胃肠道都会难以适应。

如果在婴儿期哺喂过于油腻的食物，容易造成热量过剩，而宝宝脂肪组织的增多并不明显，因为大多数人都觉得，孩子越胖越好看，越逗人喜爱。但是一旦孩子长到青春发育期，体内激素水平就会发生迅猛的变化，会激活孩子在婴儿时期的进食模式，产生亢奋而导致孩子肥胖。

应当抓住婴儿成长阶段的不同心理和生理需求，及时添加辅食、添加粗"饲料"，切勿失却良机，延误孩子的终身。

03 早教与启蒙

5个月的宝宝既可爱又淘气，同时具有很强的探索精神，只要助一臂之力就能学会更多的新本领，变得更加聪明活泼。

创造丰富的环境刺激。父母应尽可能提供不同的物品、不同的景象，任宝宝看、任宝宝玩，要避免让孩子一天六七个小时自己玩或待在床上。如果经常抱起宝宝在室内走一走，看一看。一边看，一边告诉宝宝各种物体的名称——这是桌子、沙发、电视机……或者让宝宝坐在小车里，到户外散一散步，看一看飞过的小鸟，院子里的绿树鲜花等，逐渐帮助宝宝在语言和实物之间建立最初的联系，同时帮助宝宝开阔眼界、丰富知识。

发展宝宝的感觉动作技能。感觉动作技能是感觉系统（视觉、听觉和触觉）与肌肉活动的联合，是宝宝智力发育的重要表现。

手眼协调能力训练手在宝宝智力发展中，扮演着极其重要的角色。5～6个月的宝宝在拿东西的时候，会先用眼睛去看，然后很快地、很准确地伸手去拿。可以通过多种玩具和游戏，来促进宝宝手眼协调能力的发展。如布娃娃、小球等各种可抓握的玩具，开展抓、握、扔、拍等游戏。有意识地教孩子自己用小手扶奶瓶往嘴里送奶嘴，在生活中培养手眼协调能力。

眼耳协调能力，是指宝宝听到周围的声音，转动眼睛和身体的能力。经常在不同的位置播放音乐，或者与宝宝说话，帮助宝宝自如、准确地找到声源，都可以锻炼孩子的眼耳协调能力。

此阶段的早教，在动作方面，教宝宝学会坐，增加手的灵活性，语言上也要重视啦！也应该开始开阔宝宝视野了。不妨带宝宝上街吧！

让宝宝独坐：独坐是婴儿能力发育的一个转折，说明其自主性进一步提高，这有助于小儿接触和学习更多的东西。锻炼时，可先让宝宝短时间坐一会儿，坐稳后再逐渐延长时间，直到独立坐着玩。

玩具倒手：妈妈故意只向一个手递玩具，引导宝宝自己递到另一只手里，细心观察宝宝双手的活动是否正常和一致，两只手是否能对在一起。

抓取小物体：给小儿一些小物体，如小糖豆、小米花等，先训练小儿的注意，以后反复练习抓取直到能熟练的捏取小物体。

撕纸训练：准备各种质地的纸，让宝宝在床上坐稳，将纸放他面前，妈妈先撕几张给他看，鼓励宝宝撕，锻炼他的手部精细能力，同时带给宝宝游戏的快乐。

语言练习：继续教宝宝发出"baba、mama、dada"等音，让宝宝模仿，并鼓励之，使其模仿的欲望增强，并唤着他的乳名。平常可重复宝宝熟悉的妈妈、爸爸、奶奶或他的玩具的名字，以使之增强记忆。

提高"交际"能力：带宝宝多认识其他人，尤其是其他的小朋友，鼓励他们对话，观察其反应。

添加辅食

1. 鲜玉米糊

取新鲜玉米半个，用刀削下玉米粒，放到搅拌机里打成浆。用干净的纱布进行过滤，去掉渣滓。将过滤出来的玉米汁放到锅里，煮成糊糊，即可。

玉米含有钙、镁、硒、维生素A、维生素E、卵磷脂、氨基酸等30多种营养活性物质，能帮助宝宝增强免疫力，促进大脑细胞的发育。

2. 鱼菜米糊

取米粉（或乳儿糕）、鱼肉和青菜各20克。将米粉加清水适量浸软，搅成糊，入锅，旺火烧沸约8分钟。将青菜、鱼肉洗净后，分别剁泥，一起放入锅中，续煮至鱼肉熟透，加入少许白糖即可。

鱼菜米糊能提供动物和植物蛋白、碳水化合物，对宝宝大脑发育有良好的功效。

3. 蒸鱼肉泥

取质地细致、肉多刺少的鱼类，如鲫鱼、鲤鱼、鲳鱼、带鱼等50克，除去鱼鳞和内脏，洗净后放到一个碗里，加上料酒、姜，上锅清蒸10～15分钟。待鱼肉冷却后，用干净的筷子挑去鱼皮和鱼刺，将鱼肉用小勺压成泥状。锅内加少许植物油烧热，加入鱼肉泥和少许盐、料酒，在文火上把鱼泥炒成糊状，即可。

鱼肉中含有丰富的蛋白质、脂肪及钙、磷、锌等营养物质，口感细嫩，容易消化，很适合宝宝吃。

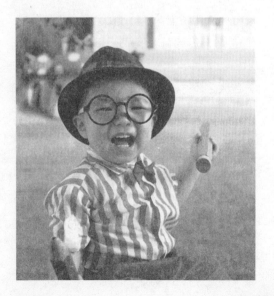

4. 猪肉泥

取新鲜的猪瘦肉50克，洗净去皮后，挑去筋，切成小块，放到绞肉机里绞碎或用刀剁碎。加上淀粉、料酒、盐、葱花、姜末拌匀，放到锅里蒸熟。锅内加少许植物油，下入肉末，加入少许高汤，在文火上炒成泥状，即可。

猪瘦肉中含有丰富的动物蛋白质、有机铁和促进铁吸收的半胱氨酸，脂肪的含量比较低，能帮助宝宝补充铁质，预防缺铁性贫血。

蒸猪肉泥的时候，先在肉里加些淀粉，蒸出来才不会硬。可每隔3～5天给宝宝喂一次。

5. 多彩水果餐

取高蛋白奶米粉5大匙、温开水1杯、香蕉泥糊1大匙、草莓切丁1大匙、苹果泥1大匙、蜜桃蓉1匙。将高蛋白奶米粉加入温开水中冲调，再加入材料中准备的各种果泥搅拌均匀后即可喂食。

此水果餐可以补充母乳、牛奶内维生素的不足，增强抵抗力，促进生长发育，防治宝宝营养缺乏病。

注意，在制作前可以先试做各种果泥给宝宝喂食，确定无过敏现象后才可喂食此水果餐。

6. 鱼肉糊

取海鱼肉50克，鱼汤适量，水淀粉少许。将海鱼肉切条、煮熟、除去骨、刺和鱼皮，研碎。把鱼汤煮开、下入鱼肉泥，然后用水淀粉勾芡。

此鱼肉糊含有丰富的蛋白质和珍贵的多不饱和脂肪酸，是促进宝宝大脑发育的绝好营养品之一。

另，如果选用黄鱼做肉糊，可加少量豆腐同煮，因为黄鱼与豆腐同食，可促进人体对钙的吸收。

05 亲子互动游戏

5个月的孩子，醒着的时间要多于睡眠时间了，醒着时，孩子就不再静静地躺着不动，宝宝会看着周围环境中感兴趣的物件，或者会玩自己的手，或者翻身。由于生理功能和手的活动能力还很差，独立玩的能力还不强，教孩子玩、带着孩子一起玩是正常需求。

可以给孩子提供适合月龄特点的玩具，花铃铛、手铃串、一握就响的塑料小动物等都很适宜。先把玩具一个一个地示范给宝宝看，同时用愉快、亲切的口吻给孩子说玩具的名称，教给孩子玩，然后鼓励孩子成功地自己玩响玩具。

婴儿喜欢模仿成年人，这个月龄孩子的行为活主要还是无意性的，注意力也是无意性的，而且极不稳定。因此，家人要多和孩子一起玩，在玩的过程中，通过看一看、听一听、摸一摸、摇一摇等动作，不仅可以培养宝宝的视听能力、触觉等感知能力和手的协调动作，也能让孩子在地客观事物产生浅表的认识和感觉。

在孩子情绪愉快的时候，要运用各种方法逗引宝宝发音，训练"说话"，与宝宝"交谈"。

说笑逗引抱起孩子，与宝宝面对面，用愉快的口吻和表情与宝宝说笑和逗乐，使宝宝发出满意的"呃——、啊——"声或笑声。

玩具逗引。用孩子喜爱的玩具、图片逗引孩子发声，一旦逗得高兴了，宝宝兴奋得手舞足蹈时，自然会发出各种不同的声音。

户外活动在户外活动时，遇到让宝宝感兴趣的人或物体时，宝宝也会高兴地咿呀作语。

轮流逗引。家庭成员轮流逗乐宝宝，快乐的亲情逗乐，会令四肢和全身松弛，身心愉快。家庭游戏适宜体现活泼的气氛，但要注意不要对孩子有任何勉强。如果宝宝情绪不好时应当停止，而且要注意效果，不要乐极生悲，过分逗得孩子哭闹。

"……在哪里呢？"可以作为日常生活中和孩子经常玩的游戏。

开始，训练宝宝知道自己的名字，问孩子"……在哪里呢？"孩子应当能听到自己名字就有所反应，如果在孩子的另一面呼唤，孩子马上会回头。

进一步，用小铃铛或者类似能发声响的小件玩具，在孩子面前晃动，然后拿掉，问孩子"铃铛在哪里呢？"孩子也会追寻，这也是对宝宝认知能力的一种锻炼。将铃铛换成不发声音的毛绒玩具，如果孩子能继续用视线寻找，就把毛绒玩具拿给孩子以示鼓励。

配合以前的照镜头练习，可以在镜子前面问："哪里呢？"孩子应当能够迅速地在镜子里看向自己的像。

在宝宝懂得妈妈问："……在哪里呢？"这句话的含义以后，可以进一步给孩子指认物品名，指认以后，还可以用孩子小手去摸一摸物品质感。

孩子从听物名到指认物品，有一个逐渐过渡的过程。包括触摸在内的认识物品名称，有利于促进手——眼——脑的协调发展，也有利于训练宝宝的记忆力。

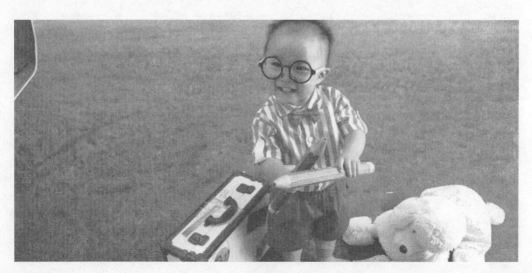

06 认生，宝宝的进步

3～5个月龄的婴儿，对于自己周围环境的认识进一步扩大，能认识妈妈熟悉的脸庞，一见到妈妈就会露出愉悦的神情，会笑。如果妈妈离开，婴儿会哭闹。一般从5～6个月起，婴儿对于周围的人开始持自己的选择态度。看到陌生人的面孔时，会变得敏感、紧张，表情僵化甚至躲避和哭闹，不喜欢被生人抱和逗玩，这种行为一般称为"认生"或者"认人"。

抱着婴儿到户外活动时，孩子会开始警惕生人，往妈妈的怀里躲藏。妈妈带婴儿外出散步，遇到妈妈的熟人，宝宝对待人家的态度发生根本变化，完全不像一两个月以前，那种见人就爱笑的可爱样子，小面孔也会板起来，显得神情紧张、警惕地听着妈妈和别人说话。

出现这种表现，妈妈一般会感到很奇怪，怎么宝宝变成这样了，远远不如早先那么大方、见人爱笑、招人喜欢了呢？

其实，这是宝宝新的进步：能区分陌生人和熟悉的人了。并且，孩子会对妈妈产生依恋的情绪，在这个年龄段，孩子对亲人萌生依恋，才是正常的情感发育经历。婴儿会在遇到生人时，把自己的身体藏到妈妈身后或者躲藏进妈妈的怀里，因为孩子感到只有在妈妈身边才能得到安全。从6个月龄一直到一岁半时，孩子对妈妈的依恋感会越来越明显。应当保护孩子的依恋情感，经常不断地给予宝宝爱抚和呵护，使得孩子能从父母亲的爱抚和呵护中，得到安全感和依靠，才能放心大胆地继续去探索和适应周围环境中的人和事物。

一般来说，随着孩子认识能力的逐步提高，认生现象会逐渐好转。

在这个阶段，可以有意识地带孩子见一见陌生人，开始可以只和生人说说话，等到孩子逐渐放松警惕性后，再让生人拿一件玩具逗一逗孩子玩，对着孩子笑，表示亲热。等到孩子的面部表情放松，露出笑容后，还可以让对方抱一会孩子，但是，妈妈要待在旁边，让宝宝随时可以投回妈妈的怀抱中。经过几次这样的锻炼，孩子对生人会渐渐地熟悉，下次再见到就不会躲避和怕生。

处在人口较多的大家庭、或者家住大杂院的婴儿，比起住在单元楼房中的孩子容易接近生人，就是因为平时有比较多接触生人的机会。为此，居住住宅楼中的家庭，应当常常带孩子到户外、大院、小区里有意识地接触人，使孩子习惯于经常见到生人，减少对于陌生人的畏惧。

从小减少孩子怕羞、怕人的环境，多给孩子提供与人接触的机会，有益于宝宝形成开朗、大方的性格，对于孩子的情绪教育来说，看似事小，实则事关重大。

Part 3 异常情况

01 枕秃

婴儿的枕部，也就是脑袋跟枕头接触的地方，出现一圈头发稀少或没有头发的现象叫枕秃。

有人说，宝宝出现枕秃就意味着缺钙了，得赶紧补钙才行。其实，这种说法并不准确。

引起枕秃的原因有很多种，如妈妈在孕期营养不足、宝宝的枕头太硬、生理性的多汗，甚至是缺钙或者佝偻病的前兆。不过，大部分枕秃的出现，是因为生理性的多汗、头部与枕头经常摩擦而形成的。

因为宝宝大部分的时间都是躺在床上，所以头跟枕头接触的地方很容易发热出汗而使头部皮肤发痒。而婴儿这时还不会用手抓痒，也无法用语言来表达自己的痒，所以宝宝通常会通过左右晃头的动作来"解痒"。时间长了，宝宝枕部的头发就可能被磨掉，从而发生枕秃。另外，如果枕头太硬，会使宝宝喜欢经常把头偏向一侧（一般以右侧居多），因此这一侧的头发就会明显比另一侧少，从而诱发单侧枕秃。

这样的枕秃无需治疗，孩子大了自然就会好了。

如果宝宝出现枕秃，同时伴有睡眠不好、出汗等症状，又没有按规则补钙，就要考虑枕秃出现的原因可能是缺钙。

而平常我们所说的"缺钙"，实际是维生素 D 缺乏性佝偻病。婴儿体内一旦缺少

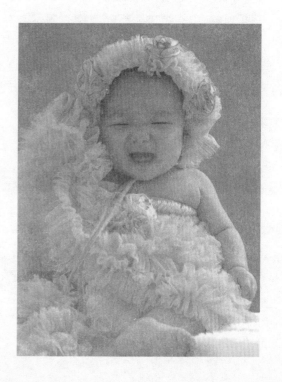

维生素 D，会直接影响婴儿对钙的吸收和钙在骨骼中的沉积，从而影响婴儿骨骼的正常发育。所以，足月出生的婴儿应在出生后 2 ~ 4 周开始补充维生素 D，并且应该持续到两岁左右。而幼儿在 2 岁以后，随着户外活动量的增加（每天应在 2 到 3 小时），以及饮食种类的逐渐多样化，就不需要再额外补充维生素 D 了。

如果发现孩子有枕秃等缺钙表现，可以在体检时告诉大夫，并将孩子的吃奶量等详细信息反应给医生，让医生帮助你计算出钙剂的用量，从而科学地进行补充。

那么，如何应付枕秃呢？

如果枕秃的出现是由于客观原因，妈妈们可以通过以下方法解决：

1. 加强护理。给宝宝选择高度和柔软性适中、透气性好的枕头，并多关注宝宝的枕部，保持干爽，一旦发现有潮气，要及时更换枕头。

2. 调整室内温度。注意保持适当的室温，不要太高或太低。

如果出于生理原因，妈妈们可以及时地给宝宝进行血钙检查，并遵照医嘱，有目的地补钙，切不要盲目补钙。另外，补钙的方式有很多种，常用的如晒太阳、补钙剂、食补等。

02 肠套叠

肠套叠是婴幼儿常见的一种急腹症，是一部分肠管套入相邻的肠管之中，造成了肠道梗阻的病变。婴幼儿时期的宝宝肠管蠕动规律变化较大，容易发生肠蠕动紊乱。当吃了不易消化的食物，过食冷饮及有刺激性的食品时，就会使胃肠负担增加，诱发肠蠕动紊乱，导致肠套叠的发生。

肠套叠的主要症状是：宝宝尖声哭叫，阵阵发作，伴有呕吐，甚至出现果酱样血性大便。肠套叠在发生前，妈妈常常不会发现宝宝有什么明显的异样。发生时，宝宝突然发生阵发性腹痛、呕吐、大声啼哭、双膝卷起，表情甚为痛苦。和一般胃肠道感染最大的不同是，在剧烈阵痛后，宝宝似乎又和平常一样玩笑，可是下一波阵痛开始时，又哭嚷不已，很难安抚，而且间隔越来越近。在开始发病的前 12 个小时，宝宝还可以解出正常的大便，但随着套叠的时间加长，可能排出黏黏的血便。在触摸宝宝腹部时，会摸到一团像"香肠"的东西。这种像西瓜汁或草莓果酱一样的大便，是肠套叠最特别的征状之一。

肠套叠多在宝宝 6 个月左右发生，家长要尤为注意。一旦发现宝宝有肠套叠症状，应立即送医院，如超过 1 ~ 2 天，会伴有严重的脱水、休克等，需手术治疗。

一、病因

婴幼儿肠套叠的发生与他们的消化系统特点有关。这个时期的宝宝生长发育迅速，需要添加辅食来保证营养摄入，而此时肠胃道的发育尚不成熟，消化功能较差，各种消化酶分泌较少，使消化系统处于"超负荷"工作状态。如果吃了不易消化的食物，或有刺激性的食品，就会增加胃肠负担，诱发肠蠕动紊乱，导致肠套叠的发生。

婴幼儿肠套叠的发生跟他们的肠道特点也有很大关系。婴幼儿期，宝宝肠道的回盲部系膜尚未固定完善，使这一部分容易出现游离度过大，从而发生肠套叠。

此外，宝宝的肠管比成人相对地长一些（成人的肠管长度是身体的4.5倍，新生儿为8倍，婴儿是6倍）。这样的生理特点也使婴幼儿时期的宝宝比较容易发生肠套叠。

二、预防措施

① 保持宝宝的肠道功能正常。不要突然改变宝宝的饮食，辅食要逐渐添加，使宝宝娇嫩的肠道有适应的过程，以防出现肠管蠕动异常。

② 平时要避免宝宝腹部着凉。要适时为宝宝增添衣被，预防因气候变化引起肠功能失调。

③ 防止宝宝肠道发生感染，讲究哺乳卫生，严防病从口入。

④ 不擅自给宝宝滥用驱虫药，避免各种容易诱发肠蠕动紊乱的不良因素。

三、护理与治疗

一经发现宝宝患有肠套叠，必须立即送医。这样会减少宝宝的痛苦，避免危险发生。

在送医过程中需注意：

① 立即给宝宝禁食禁水，以减轻胃肠内的压力。

② 不能给宝宝服用止痛药，以免掩盖症状，影响医生的诊断。

③ 途中，家长应注意观察宝宝病情变化，如呕吐物、大便的次数、量等情况，在向医生讲述病情的时候要尽可能详细。

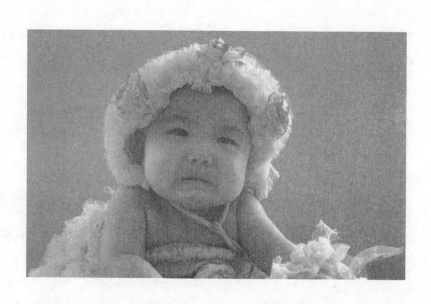

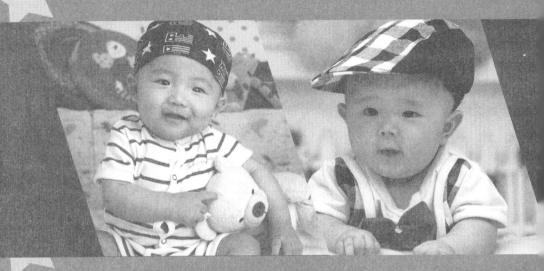

chapter

第十二章
6 到 7 个月的宝宝

12

Part 1 这个月的婴儿状况

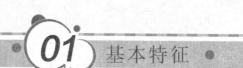

01 基本特征

此阶段的宝宝，有以下特点：

① 宝宝满 7 个月时，男孩的平均体重为 8.69 千克，女孩的平均体重为 8.07 千克。如果男孩的体重在 6.77 千克以下，女孩的体重在 6.25 千克以下时，需要去做体检，检查一下瘦的原因是由于生病还是喂养不合理。身长男孩平均为 69.9 厘米，女孩为 68.3 厘米。一些宝宝已经长出 1 ~ 3 颗牙齿。

② 会坐，在大人的帮助下会爬。

③ 手能拿起玩具放到口中。

④ 会表示喜欢和不喜欢。

⑤ 能够理解简单的词义，懂得大人用语言和表情表示的表扬和批评。

⑥ 记住离别一星期的熟人 3 ~ 4 人。

⑦ 会用声音和动作表示要大小便。

⑧ 如果扶着他，能够站得很直，而且喜欢在扶立中跳跃。

⑨ 对各种声音更加灵敏，能够分辨，并学着发声了。

⑩ 能够注意到远处活动的东西，比如小鸟、飞机等。

⑪ 拿到东西后，尤其是自己喜欢的东西，会反复看、摸、摇，表现出强烈的求知欲。

⑫ 有自己的情绪反应，他会向熟人表示友好的微笑，不高兴时会撇嘴，或者是扔摔东西来表示内心的不满。

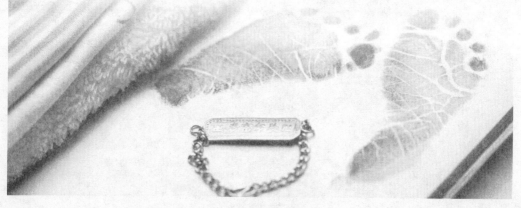

Part 2 养育方法

01 宝宝的营养

半岁以后的孩子由于活动量增加，热量需求也随之增加，以前人们认为只吃母乳或牛奶远不能满足孩子生长发育的需要。现在人们认识到，母乳喂养完全可以满足孩子生长发育的需要。

如果是人工喂养，6个月的孩子主食喂养仍以乳类为主，牛奶每次可以吃到200毫升。除了加一些米粉、健儿营养粉类外，还可以加蛋黄一个，在大便正常的情况下，粥和菜泥都可以增加一点，可以用水果泥来代替果汁。已经长牙的婴儿，可以试吃一点饼干，锻炼咀嚼能力，促进牙齿和颌骨的发育。

本月龄在过渡性食物方面，还可以增加一些鱼类，如黄鱼、鲫鱼等，以海鱼为最好，选择肉多刺少的鱼类，便于加工成肉糜。鱼肉含磷脂、蛋白质很高，且细嫩易消化吸收，最适合婴儿发育的营养需要，但注意一定要选购新鲜鱼。

在喂养的时间方面，仍可以按5个月时的安排进行。只是添加的食物种类和量要略多一些。鱼肝油每次仍然喂两滴，每天3次，钙片每次2片，每天两三次。

长到6个月以后，宝宝不仅对母乳或牛奶以外的食品有自然欲求，对食品口味的要求也有所不同，开始对有咸味的食物感兴趣。

无论是吃母乳还是牛奶，主食仍以乳类食品为主，代乳食品只能试喂，让宝宝练习吃。

增加半固体的食物，如米粥或面条，一天加一次。粥的营养价值与牛奶、人奶相比要低得多。此外，米粥中还缺少宝宝生长所必需的动物蛋白质，因此，粥或面条一天只能加1次，而且要制作鸡蛋粥、鱼粥、肉糜粥、肝末粥等含动物性食物的粥来给宝宝吃。

要注意观察体重，每隔10天给宝宝称一次体重。如果体重增加不理想，哺乳量就不能减少。体重正常增加，可以停喂一次母乳或牛奶。

有不少孩子在这个月龄，已经能断奶。当然，所谓断奶，是指停止母乳哺喂，并不是让宝宝一下子就不吃所有的乳品。

给孩子断奶，是一个循序渐进的过程，要慢慢让孩子适应。从 4～6 个月开始要给婴儿添加辅食，逐步使辅食变为主食。

开始时，每天少喂一次奶，添加辅食补充。在后几周内慢慢减少喂奶的次数，逐渐增加辅食，最后停止夜间喂奶，直至最后完全断奶。

自然断奶法，是不断诱导孩子渐渐习惯于吃成年人吃的食物，同时也允许孩子吃奶，逐步使宝宝自己停止吃奶。但是，断奶最晚也不要超过一岁半。

半岁以后的宝宝参考食谱：

早晨 6：30：母乳或牛奶 180 毫升。

上午 9：00：蒸鸡蛋 1 个。

中午 12：00：粥或面条小半碗，菜、肉或鱼占粥量的 1／3。下午 16：00：母乳或牛奶 180 毫升。

晚上 19：00：少量固体辅食，牛奶 150 毫升。晚上 23：00：母乳或牛奶 180 毫升。

6 个月以后，宝宝可以吃一般的水果。可以把香蕉、水蜜桃、草莓等水果压碎吃，苹果和梨用匙刮成果泥吃，也可以吃葡萄、橘子等水果，但要洗净去皮。

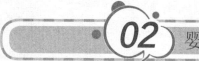

02 婴儿出牙及乳牙的保养

人一生共有两副牙齿，乳牙和恒牙。最先长出的是乳牙，乳牙共有 20 颗，出牙有先后顺序，最先萌出的是下腭的 2 颗中切牙，然后是上腭的 2 颗中切牙。出第一颗牙的年龄每个孩子都不一样，早的 4 个月就开始出牙了，迟一点可能到 10～12 个月，平均在 7～8 个月龄出牙，以后陆续萌出，到两岁半时，20 颗牙出齐。6 岁以后开始脱乳牙换恒牙。

有些父母看到人家孩子出牙了，自己的宝宝还不出牙就感到非常奇怪，一般地讲只要在周岁以前，能萌出一颗牙齿都不算迟。如果宝宝 1 岁以后还没有出牙的，就应该去儿科医院检查一下。

婴儿的乳牙一般要持续使用 6～10 年时间，这段时间正是孩子生长发育的高峰期，如果牙齿不好，会影响到孩子对营养物质的消化吸收，妨碍健康，还会影响到孩子的容貌和发音，因此，必须注意保护乳牙。

孩子的乳牙早一点萌出的会在 4 个月左右，乳牙萌出以后，应当注意：

保持口腔清洁。 婴儿期虽然不刷牙，但每次进食后和临睡前，都应当喝一些白开水，以起到清洁口腔、保护乳牙的作用。

保证足够的营养。 及时添加辅食，摄取足够营养，以保证牙齿的正常结构、形态以及对齿病的抵抗力。如多晒太阳、及时补充维生素 D 可帮助钙质在体内的吸收。肉、蛋、奶、鱼中含钙、磷十分丰富，可以促使牙齿的发育和钙化，减少牙齿发生病变的机会。缺乏维生素 C 会影响牙周组织的健康，所以要经常吃些蔬菜和水果，其中纤维素还有清洁牙齿的作用。饮水中的微量元素氟的含量过高或过低时，对牙齿的发育都是不利的。

注意用药。四环素以及某些抗生素，会使孩子的牙齿变黄及牙釉质发育不良，因此，服用药物要慎重。

正确的吃奶姿势。人工喂养的孩子，会因吃奶姿势不正确或奶瓶位置不当，形成下颌前突或后缩。孩子经常吸吮空奶嘴，会使口腔上腭变得拱起，使以后萌出的牙齿向前突出。这些牙齿和颌骨的畸形，不但会影响孩子的容貌，还会影响咀嚼功能。因此，孩子在喂奶时要取半卧位，奶瓶与孩子的口唇成90°角，不要使奶嘴压迫上、下唇。不要让孩子养成吸空奶嘴的习惯。

适当锻炼牙齿。出牙后要经常给孩子吃一些较硬的食物，如饼干、烤面包片、苹果片、白萝卜片等，以锻炼咀嚼肌，促进牙齿与颌骨的发育。1岁以后臼齿长出后，应当经常吃些粗硬的食物，如蔬菜等。如果仍然吃过细过软的食物，咀嚼肌得不到锻炼，颌骨不能充分发育，但牙齿却继续生长，就会导致牙齿拥挤、排列不齐或颜面畸形，会很难看。

发现乳牙有病要及时治疗。乳牙因病而过早缺失，恒牙萌出以后位置会受影响，使得恒牙里出外进，造成咬合关系错乱，会导致多种牙病的发生。因此，如果发现孩子的乳牙有问题，必须及时诊治，否则会影响孩子日后的容貌。

03 添加辅食

1. 鸡肝糊

取新鲜鸡肝15克、鸡架汤15克。将鸡肝洗干净，放入开水中余烫一下，除去血水后再换水煮10分钟。取出鸡肝，剥去外皮，放到碗里研碎。将鸡架汤放到锅内，加入研碎的鸡肝，煮成糊状，加入盐调味，搅匀即成。

鸡肝含有丰富的蛋白质、钙、铁、锌、维生素A、维生素B_1、维生素B_2和尼克酸等多种营养素，维生素A和铁的含量特别高，可以防治贫血和维生素A缺乏症。

2. 蛋花豆腐羹

取鸡蛋黄1个，豆腐20克，骨汤150克，小葱末适量。将蛋黄打散，豆腐捣碎，骨汤煮开。骨汤放入豆腐用小火煮，适当进行调味，并撒入蛋黄，最后点缀小葱末即可。

为宝宝大脑发育提供维生素A、维生素E和丰富的钙、铁等。

需要注意的是，日常饮食中，鸡蛋最好不要与白糖、豆浆、兔肉同食。

3. 肝肉泥

鸡肝（牛肝或猪肝也可以）50克，猪瘦肉50克。将鸡肝和猪肉洗净，去掉筋、皮，放在砧板上，用刀或边缘锋利的不锈钢汤匙按同一方向以均衡的力量刮出肝泥和肉泥。将肝泥和肉泥放入碗内，加入少量的冷水和盐搅匀。将调好的肝肉泥放到蒸笼里蒸熟，或者直接加到粥里和米一起煮熟即可。

鸡肝营养丰富，维生素A和铁的含量特别高，能帮助宝宝预防贫血和维生素A缺乏症。猪瘦肉含有丰富的蛋白质、脂肪、铁、磷、钾、钠等矿物质，还含有丰富而全面的B族维生素，但是维生素A的含量比较少。两者搭配，不但能给宝宝补充足够的铁，还能补充到比较全面的维生素。

4. 蔬菜猪肝泥

取新鲜猪肝10克，新鲜胡萝卜10克，新鲜菠菜叶15克，牛奶10克。将新鲜猪肝洗净，除去筋、膜，放在砧板上，用刀或边缘锋利的不锈钢汤匙按同一方向以均衡的力量刮出肝泥。胡萝卜去掉根须，洗干净，剖开后去掉里面的硬芯，切成1厘米见方的丁，放入锅内加水煮至熟软，盛出后用小勺捣成泥。将菠菜叶洗干净，先用开水汆烫1～2分钟，再捞出来切成碎末。把猪肝泥、胡萝卜泥、蔬菜末一起放到锅里，加入盐和清水，用小火煮5分钟，边煮边搅拌，加入牛奶，搅拌均匀后煮开即可。

猪肝含有丰富的蛋白质、维生素A、B族维生素以及钙、磷、铁、锌等矿物质，其中的铁和维生素A对这一时期的宝宝来说显得特别重要。铁的补充可以帮助宝宝预防贫血；维生素A则具有维持正常的生长机能的作用，还能帮宝宝预防夜盲症。

5. 熟肉末

取猪瘦肉250克，洗净。在锅里加上水，加入少许盐和料酒，把整块瘦肉放到锅里煮2个小时左右，直到肉块被煮烂为止。用消过毒的刀从肉块上割下一次吃的量（25～50克），在砧板上剁成碎末即可。

猪瘦肉含有丰富的蛋白质、脂肪及铁、磷、钾、钠等矿物质，还含有丰富而全面的B族维生素，能给宝宝补充生长发育所需要的营养，并帮宝宝预防贫血。

6. 红薯泥

取鲜红薯50克，洗净、去皮。把去皮红薯切碎捣烂，放入锅内，盖上锅盖，煮15分钟左右，至烂熟即可。

红薯含有大量的碳水化合物、蛋白质、脂肪和各种维生素及矿物质，能有效地为人体所吸收，防治营养不良症，且能补中益气，对小儿疳积等病症有益。

需要注意的是，红薯不宜与香蕉搭配吃，以免产生消化不良、胃疼、腹泻。另外，红薯里的钙质需要经过4～5个小时才能被人体吸收，因此，最好在午餐时吃，且吃完红薯后去晒晒太阳。

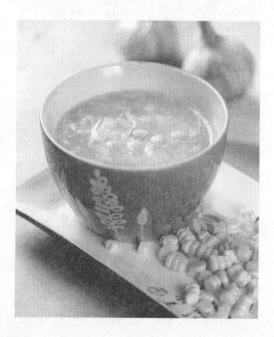

04 早教与启蒙

此时的宝宝，动作方面还要训练其手部的灵活，让他多坐坐，开始学着爬，进一步提高视觉和听觉了。

视觉训练：不断更新视觉刺激、扩大宝宝的视野。教宝宝认识、观看周围生活用品、自然景观。可激发宝宝的好奇心，发展观察力；利用图片、玩具培养观察力。教宝宝认识、观看周围生活用品、自然景观，并与实物进行比较。

听觉训练：辨别声响。将同一物体放入不同制品的盒中，让宝宝听听声响有何不同，以发展宝宝听觉的灵活性；发展对音乐的感知。仍以轻柔、节奏鲜明的轻音乐为主，节奏要有快有慢，有强有弱。让宝宝听不同旋律、音色、音调、节奏的音乐，提高对音乐的感知能力。家长可握着宝宝的两手教宝宝合着音乐学习拍手，也可边唱歌边教宝宝舞动手臂。这些活动即可培养宝宝的音乐节奏感、发展孩子动作，还可激发宝宝积极欢快的情绪，促进亲子交流；敲敲打打。让宝宝敲打一些不易敲碎的物体，引导宝宝注意分辨不同物体敲打发出的不同声响以提高宝宝对声音的识别，发展对物体的认识能力。

继续锻炼独坐能力：让宝宝独坐在床上或地铺上，训练宝宝坐着转头转身寻找。还可准备一张适中的小凳子，宝宝坐上去时，双脚刚好可触及地面，而且脚掌与小腿、小腿与大腿、大腿与躯干的角度均成直角。家长用手扶住宝宝大腿，不要扶他的背，让他自己寻找平衡点。待宝宝坐直后，成人可试着松开一只手，只用一手扶住宝宝的一侧大腿，另一手以玩具吸引宝宝转头转身寻找玩具。左右交替诱使宝宝左右侧转，在学习转身中寻找平衡点，并且练习用脚来支撑身体。

多爬行：爬行使宝宝能够主动地移动身体、去探索周围的事物，大大地提高宝宝的认知范围。爬行动作也可锻炼宝宝颈背部及四肢肌肉的力量和协调性。

站立训练：训练宝宝站立时，可将其双腿略为分开，以降低重心，使之站得更稳些。每次扶站时间不宜过久。有两种训练宝宝站立的方法：一是可扶着宝宝腋下让他练习站立。二是让宝宝扶着小车、床、栏杆及椅背等练习站立。

学习拇、食指准确捏取东西：选择一些小的、可食用物品如米花、小饼干等，让宝宝捏取。教的时候家长可给予示范，如用拇食指捏取饼干放入口中，让宝宝模仿练习，此运动可加强宝宝手指动作的灵活性和视觉－触觉活动的协调性。

双手玩玩具：在宝宝准确抓握的基础上可给宝宝多个玩具，训练他抓住一个玩具后再抓另一个玩具，或向宝宝同一只手上送玩具两次，教宝宝学会将玩具从一手换到另一只手上后再取第二个玩具。

双手对击运动：当宝宝两手均有玩具时，可教宝宝两手对击玩具。还可让宝宝两手持细柄玩具如摇铃或汤匙，模仿敲鼓动作，双手轮回敲打面前的小桶或空奶粉罐。

投掷游戏：准备一个容器（如纸盒或小桶）和一些彩色塑料小球，先给小儿做示范说："我们来比赛扔球"，将小球一个个扔进容器里，然后让小儿模仿。开始时，可将容器和球放在接近孩子身体的地方，随着小儿能力的提高，可逐渐将纸盒前移。此游戏可增强小儿上肢的运动能力与手的控制技巧，提高视觉定位能力，激发小儿积极愉快的情绪。

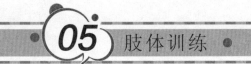

05 肢体训练

1. 学坐

宝宝到了6个月大时，脊部、背部、腰部已渐渐发育强壮，从翻身到坐起，连贯动作会自然发展；通常宝宝会先靠着呈现半躺坐的姿势，接下来身体会微微向前倾，并且会用双手在两侧辅助支撑。

一般来说，6～6个半月的婴儿时期，宝宝会开始学会独立的坐姿。但如果倒了，还无法自己恢复坐姿，一直要到8～9个月大时，才能不要任何扶助，自己坐得很好。

宝宝能坐得稳，表示骨骼发育神经系统、肌肉协调能力等发育渐渐趋于成熟，此时颈部发育也开始稳定。在宝宝学会坐的时候，应该特别注意坐的时间不宜太久。因为孩子脊椎骨尚未发育完全，如果长时间让宝宝坐着，脊椎侧弯，形成生长发育损伤。

不要让宝宝采取跪姿，使两腿形成"W"状。或者把两腿压在屁股下，容易影响到将来腿部的发展，最好的姿势是采用双腿交叉向前盘坐。

辅助方式：一般说来在宝宝4个月左右，可用手支撑宝宝的背部、腰部，维持短暂的坐姿。到了6个月开始学习坐稳时，可以在宝宝的面前摆放一些玩具，引诱孩子抓握玩具，逐渐练习放手之后也能坐稳。

床对刚学会翻身的宝宝而言，无疑是最危险的。从床上滚下、坠落容易使宝宝的头部受到严重的伤害，切不可轻视。建议在小床边安装护栏，避免宝宝在享受翻身乐趣的同时遭到意外。

宝宝会坐时，切不可让孩子单独坐在床上。如果把宝宝置于床上，床面最好与孩子身体呈垂直的角度，以防动作过大而摔下床的危险。

2. 学会连续翻滚

学会连续翻滚，是婴儿爬行之前，唯一独立移动身体的方法。

已经会翻身的孩子，要学会打滚儿，需要用玩具引导孩子做。拿宝宝喜欢玩的玩具放到孩子一侧，让孩子翻过身来拿；再移到头侧，引导婴儿俯卧后，再移到前方，引导孩子翻滚1周。然后，可以把玩具扔得远一点，轻轻扶着婴儿的肩膀和臀部推动，帮助孩子连续翻滚几周，拿到玩具。反复几次后，以后只要把玩具扔到孩子附近，宝宝就会连续翻滚着去拿取。

婴儿在连续翻滚时，会抬起头来防止自己的头碰到地面。如果孩子头抬得不够高，妈妈可以用手扶持一把，帮助孩子抬头。还要注意，在孩子连续打滚时，使劲使身体朝着一个方面滚动，要给孩子清理净滚动途中的障碍物，避免孩子撞碰或受到伤害。还要给孩子提供足够的打滚用的面积，防止婴儿从床上滚掉到床下摔伤。

学会连续打滚儿移动身体取物后，婴儿可以开始学习匍匐移动，又称匐行。匐行，是以腹部为支点，用手向前方使劲。但是，孩子学会在床上打滚以后，一般会双腿跪起来，手上使劲时，腿也会跟着使劲。腿上的劲肯定大于手劲，越是使劲，身体反倒越会向后退。后退时，妈妈可以用手帮助推抵宝宝的脚底，协助孩子学习向前方匐行。

学会匍匐前行后，只需要用大浴巾或围巾，帮助孩子抬起腹部，婴儿就能够自己用手和膝盖爬行。因此，匍匐是爬行的预备阶段练习。

06 亲子互动游戏

1. 认识左右手

妈妈和孩子可以一起诵唱儿歌："右手举高高，左手碰碰天，左手、右手，拍拍拍，右手、左手，好兄弟！"根据歌词做动作，分别举起宝宝的左右手。可以让孩子通过双手的摆动来练习双手的灵活度，另一方面也可进行方位的认知。本游戏适合6个月的宝宝玩。

2. 感觉能力培养

在宝宝6个月至1岁时，可以每天抽出几分钟时间，和孩子来做指认身体的游戏活动。帮助孩子了解身体构造、器官，使孩子感受实际身体经验、特征、意义及功能，是成长中必要的课题。而这个月龄的孩子开始有了自我认识，可以进一步了解自己。

3. 玩水

夏天，给孩子洗澡时，可以在水盆里放一些软木塞、塑料玩具、小皮球之类的玩具，让孩子坐在水里边洗边玩。玩水，可以让孩子获得关于流动、漂浮等感性知觉，对孩子的智力发展有利。但玩具一定要干净、无锐角、不会伤着孩子。这一类玩具因为与孩子洗澡时的皮肤接触，一定要保持清洁和消毒。

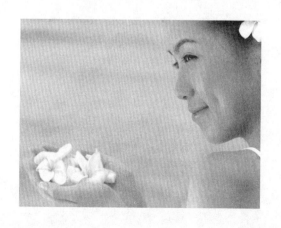

4. 从箱子向外拿玩具

为孩子准备一个装满物品、玩具的箱子，如绑有铃铛的手帕或绒布熊等，给宝宝做示范，一件一件地把箱子里的物品拿出来，孩子模仿着做会玩得很高兴。

5. 揉撕纸

5～8个月的婴儿非常喜欢玩揉纸和撕纸的游戏，这是训练婴儿手指灵活的好办法，可以给孩子各种不同质地的纸，如广告纸、包装纸、塑料纸、卫生纸等，玩过几次，孩子会知道每种纸摸起来的感觉和撕揉的声音不一样。

6. 听听里面

准备两个空箱子，把玩具放在里面，拿到婴儿身边摇出"咔咔、沙沙"的声音，引起孩子的好奇心。如果宝宝伸手想拿箱子，就把整个箱子递给孩子。打开盖子看到玩具，妈妈可以很高兴地说："里面有玩具啊！"同时，把玩具递给孩子。接着再试着让孩子自己把玩具放进箱子里。

7. 声音在哪里

让孩子听闹钟、门铃、电话等声音，启发宝宝寻找声音的来源。妈妈要边找边说："是什么声音？"找到以后说："原来是电话在响啊！"

敲打。给婴儿一把尺子或小棍儿，让孩子敲打不同的物品。尽管没有节奏感，但宝宝还是很喜欢听"咚咚"、"当当"的声音。开始只是喜欢乱敲，不久就能分辨出声音的高低，敲打会变得有节奏。然后，可以给孩子示范敲打不同的节奏，让宝宝模仿。

随音乐跳舞。教婴儿伴随音乐起舞，培养乐感。妈妈开始可以抱着孩子，握着孩子的手，拉着孩子随着音乐的节奏舞动。婴儿会很喜欢和妈妈一起摆动身体。

07 培养宝宝有规律的生活习惯

规律的生活，对于宝宝来说十分重要，在宝宝各方面都开始发育时，良好的生活习惯当然也是他日后成功人生的必须。对于此时的宝宝，最重要的就是让他吃、睡、玩、大小便等都开始有规律了。

睡眠：7个月的婴儿不仅具有一定活动能力，而且容易接受任何环境，是培养小儿独自入睡习惯的良好时期。小儿半夜惊醒时，家长可去看看，安抚小儿，但不要将小儿抱回自己床，否则一旦养成习惯，孩子会要求大人陪伴，这会给家长带来不必要的麻烦，尤其对睡觉时间较晚或有夜间工作习惯的家长来说更是如此。此年龄小儿白天睡眠次数，一般仍为2～3次，每次2～2.5小时。

饮食：此阶段，每日给小儿喂养的次数可减为每日5次，间隔4小时左右，夜间停喂一次。可开始训练小儿用杯喝水、用手拿东西吃，这既可发展小儿手眼动作的协调，还可为其今后的独立吃东西做准备。

大小便：7个月后，小儿已能较稳当地独坐，而且由于辅食增加，大便次数也相应减少，每日约1～2次，大便性状也逐渐接近成人，可根据婴儿排便规律安排小儿坐便盆的时间。一般在饭后10～15分钟或睡醒后立即坐盆，但最好安排在晨间起床时。便盆要放在固定的地方，每次用完洗净。婴儿坐盆要有专人照顾，每次坐盆时间不要超过5分钟，一日次数也不宜过多。坐盆时不能给小儿吃食物或让小儿玩耍。若小儿不愿，不要强迫其坐盆，以免对坐盆产生抵触情绪。

独自玩耍：成人不必始终陪伴在小儿身边，小儿已有一定活动能力了，能翻身、独坐、并逐渐学会爬行，只要注意玩耍环境的安全，就可让小儿独立玩玩。如果孩子醒很早，家长还想多睡一会儿，家长可让闹钟在小儿通常醒来的时间五分钟以后再响，两天以后再推迟五分钟，以此类推，等闹钟响后，家长再起床。这样，小儿醒来，可能又会重新入睡，或自己独立玩一会儿，等大人起床。如果小儿哭醒，大人也不必急于去照料他，因为他很可能会自己安静下来。家长应该抽出时间陪孩子玩，但不要在孩子每次哭闹后才陪孩子玩，以免小儿养成用哭闹要求家长陪伴的习惯。

社会交往：培养小儿懂礼貌、乐于与人交往。这时期小儿已经能分辨出家人和陌生人，会出现"认生"现象，但他和不认识的小朋友交往却没有这种情况，他尤其喜欢和小朋友玩乐，并从中获得乐趣。因此，家长应努力创造条件，让婴儿多与小伙伴们接触、交往，从而促进其社会性发展。也要有意识地让宝宝多接触大人的世界，多走访亲朋好友，让宝宝看到更多的人，学会与不同人交流。训练上，可先从他熟悉的家人开始，鼓励他多与人"说话"，逗他玩乐，然后，慢慢引导他多接触人，并主动地鼓励他多与人交流，让周围人都喜欢上宝宝，那说明宝宝就是一个善于交际的人了。宝宝见到人就笑，见到陌生人，他先是观察一两分钟，很快就朝对方示以友好的笑，如果他喜欢你，会一下子扑到你怀里，让人不喜欢他也难。说明这样的宝宝是十分善于"交际"的。家长要多培养宝宝的这种能力。

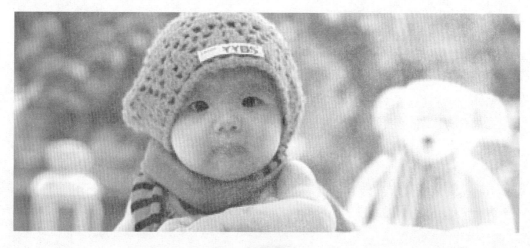

Part3 异常情况

01 惊厥

惊厥就是人们常说的"抽",是宝宝在婴幼儿时期最为常见的急症。惊厥常常表现为24小时内突然出现全身或局部痉挛性抽搐，伴有意识障碍、双眼上翻、凝视或斜视。发作持续时间短，严重者反复多次发作，甚至可以转变为癫痫，造成严重后果。炎热的夏季是惊厥的高发期，家长们一定要多加注意。

一、病因

宝宝发生惊厥的原因有很多，在没有颅脑疾病或外伤的情况下，多是因为发热。由于婴幼儿的神经系统发育不完善，对大脑皮层的抑制作用较差，神经髓鞘形成不良，热调节功能弱，机体发热刺激大脑很容易引起强烈的兴奋与扩散，导致神经细胞异常放电，从而发生惊厥。家长给宝宝穿过多衣服的时候，往往也会诱发惊厥。

另外，惊厥还有遗传倾向。宝宝家长的一、二代亲属中有惊厥病史，宝宝就很容易发生热性惊厥，而且复发率较高。

二、预防措施

任何感染都可以导致婴幼儿体温不同程度的升高。当体温超过机体承受的范围时，宝宝就会发生惊厥。所以，合理做好降温措施，避免使宝宝持续处于高热状态，就能有效地预防惊厥。

① 尽快给宝宝降温。以物理降温为主。可以按医嘱口服或注射退热剂，辅以冷毛巾敷额、温水擦浴或温水沐浴，促使宝宝机体尽快降温。

② 体温处于高热持续期时，给宝宝穿衣服要合适，以有利于机体散热为准。

③ 让宝宝多喝水，多吃易消化富含维生素饮食，维持机体足够的营养与水分，促进机体康复。

三、护理与治疗

① 当宝宝突发惊厥时，应让宝宝平卧，松开衣领，头偏向一侧，以防呕吐窒息；双齿间垫以木质的压舌板或木质的勺子，以防舌头被咬伤；也可以用拇指压宝宝的人中穴，能够起到定惊作用。千万不要强烈摇晃宝宝，或对宝宝大声喊叫，否则会加重宝宝的惊厥。

② 宝宝患病期间，要特别注意高热的护理。

02 囟门闭合异常

在宝宝的头顶上，有一块柔软的没有骨头覆盖，看上去还一跳一跳的地方，这就是囟门。囟门在出生时有两个：一个称前囟，在头顶前部，由两侧顶骨前上角与额骨相接而组成；另一个是后囟，由顶骨和枕骨交接而组成，在头顶后部。

囟门一般呈菱形，囟门的大小指的是菱形两条边之间的距离。前囟在出生时一般为2.5厘米×2.5厘米大小（早产儿的囟门大于足月儿），在出生后的数月里，前囟门会随着头围的逐渐增大而略微增大，在宝宝6个月后，由于颅骨逐渐发生骨化，囟门才会渐渐变小，约在12~18个月时闭合。后囟门一般出生时就很小或已闭合，一般不太引人注意，最晚在2~4个月时闭合。

小小囟门是反映宝宝头部发育和身体健康的一个重要窗口，对周岁之内的宝宝，妈妈尤其要细心观察这个小窗口，及早发现有无异常现象，并做好相关的护理工作。

1. 囟门早闭或晚闭会影响宝宝智商吗？

囟门早闭是指囟门在宝宝满6个月前过早闭合。爸爸妈妈发现宝宝囟门早闭时，必须请医生为宝宝测量其头围大小（一般出生时头围约为32~34公分，6个月时约42公分，1周岁时约46公分，2周岁约48公分）。如果头围发展正常，不会影响智力的发展，则不必担忧。如果头围过小，囟门早闭则可能是由于脑不发育或发育太慢所造成，可能引起头小、畸形或脑发育不全。

补钙过多也可使婴儿囟门过早闭合，这则有可能限制宝宝脑发育。

囟门闭合过迟（宝宝已经过了18个月，前囟门还未关闭）也属于异常症状。这类宝宝通常还表现为生长停滞、发育落后、智力低下、聋哑、身体矮小等等。导致囟门闭合过迟的原因一般都是由于妈妈孕期缺乏一些微量元素。脑积水、呆小病、佝偻病等也可能导致宝宝囟门迟闭，妈妈一定要注意及时带宝宝去医院诊治。

2. 怎样护理宝宝的囟门？

囟门处可以洗，但动作一定要轻柔，并且注意不要用手指抓挠。给宝宝洗头的时候要用温水，洗头水不能过热；还要注意用刺激性小的中性香皂。前囟门颅骨结构很弱，只有一层皮肤和脑膜，没有骨片保护，不能用力重压，更要避免撞击。此外，还要定期为宝宝量头围，并要注意观察宝宝囟门的变化，如果发现异常应及时检查和处理。平时多带宝宝晒太阳，适时补充钙和维生素D，检测体内微量元素情况。

宝宝生病时，摸一摸囟门，有助于父母掌握宝宝的身体情况。如果囟门饱满或明显突起，说明宝宝可能有脑积水、脑炎、脑膜炎、硬脑膜下水肿、四环素及维生素A中毒等病症；如囟门明显凹陷，则多为小儿腹泻引起的严重脱水。不管出现哪种情况，都应该及时到医院就诊。

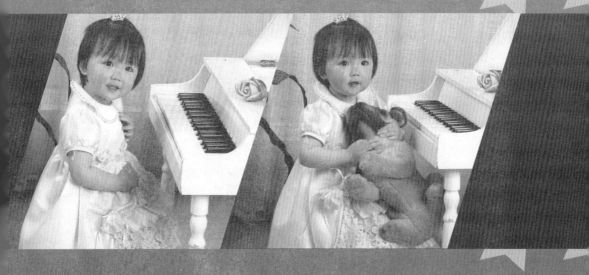

13 | chapter
第十三章
7 到 8 个月的宝宝

Part 1 这个月的婴儿状况

01 基本特征

此阶段宝宝，有以下特点：

① 宝宝满8个月时，男婴体重达6.9 ~ 10.8千克，身长65.7 ~ 76.3厘米。女婴体重达6.3 ~ 10.1千克，身长63.7 ~ 74.5厘米。本月可出2 ~ 4颗牙。

② 能够扶着栏杆站起来。

③ 可以坐得很好。

④ 会两手对敲玩具。

⑤ 会捏响玩具。

⑥ 会把玩具给指定的人。

⑦ 会展开双手要大人抱。

⑧ 会用手指抓东西吃。

⑨ 会用1 ~ 2种动作表示语言。

⑩ 能听懂妈妈简单的语言，对语言更敏感，更加"通情达理"了。

⑪ 不用大人扶着，就可以独立站几分钟，手指也更灵活了。

⑫ 对远距离的事物观察更细致，带他上街，他会认真地看在他眼前闪现的事物，对什么都表现出兴趣。

⑬ 已经能够独自坐着玩了，更喜欢坐在浴盆里洗澡时戏水，用小手拍打水面，溅起许多水花。

⑭ 扶他站立，他会不停地蹦。

⑮ 嘴里咿咿呀呀地叫着"爸爸"或者"妈妈"，而且开始模仿，经常是一张幸福的笑脸。

⑯ 训斥或赞许宝宝，宝宝会产生委屈或兴奋的表情，已能懂得大人的面部表情。

⑰ 表现出对家庭成员的喜爱，对陌生人表现出各种行为，如怕羞、转过身、垂头、大哭、尖叫，拒绝玩耍或接受玩具。

⑱ 你会发现，他开始越来越招人喜欢，越来越好玩。

Part 2 养育方法

01 宝宝的营养

食物中能被人体消化吸收和利用的物质称为营养素，包括蛋白质、脂肪、糖类（碳水化合物）、无机盐、维生素和水共六大类物质。前3种能产生热能，也称为产能营养素；后3种不能产生热能，称为非产能营养素。人体对这6种营养素的需要量，随着年龄的不同而有所不同，婴幼儿期是人一生中生长发育最快的阶段，所以对营养素的需要量也相对较大。人体必需的氨基酸、脂肪构成成分的脂肪酸以及维生素、无机盐人体自身都不能合成，因此必须从食物中获得，称为必需营养素。

近年来，婴幼儿中严重的营养缺乏症并不多见，但由于父母缺乏必要的营养知识，同时一些不良的饮食习惯如长期偏食、挑食、吃零食等，都会造成某些营养素的缺乏症。实际调查发现，近年来孩子比较容易缺乏的营养素有维生素A、B₁、B₂、C、D以及无机盐中的铁、锌、钙等。

为了保证孩子能获得足够的营养素，提倡母乳喂养，断奶后或人工喂养的孩子，应该选择合适的代乳品和必要的辅助食品。孩

子出牙以后，要充分注意食物来源的多样化，各种食物搭配，以保证维生素不至于缺乏。

宝宝在6～7个月时开始长牙，对营养的需求更大。这时候，光靠喂奶（牛奶或配方奶粉）已经无法供应宝宝快速成长所需要的营养，应准备一些半固体食物给宝宝吃，并开始准备断奶了（注：断奶并非不让宝宝再喝牛奶，而是换成以一般的固体食物为营养的主要来源）。

从4个月开始，宝宝已经添加一些固体的食物，如米、麦糊、蔬菜汤、果汁等。到半岁宝宝陆续长牙时，逐渐开始有咀嚼能力，加上因为长牙的关系而喜欢乱咬东西，所以这个时期可新添加供应蛋白质的蛋、豆、鱼肉类及稀饭、面条、面包、馒头等五谷、根茎类食物。在食物质地上视宝宝的发育状况，由流质（汤汁）或半流质（糊状）转换成半固体（泥状）或固体。

虽然宝宝可以开始吃一些固体食物，但这个时期的宝宝仍然是以奶类（母奶或婴儿配方奶粉）为主要的营养来源，建议每天喂

4次奶，另2餐给固体食物。给孩子准备食物时，应包括蛋黄、豆、鱼肉肝类、五谷根茎类、蔬菜类、水果类等四大类食物。

随着孩子逐渐长大，蛋白质食品如鱼、肉类（瘦猪肉、牛肉、猪肝）需要及时补充，以逐渐替代乳类食品，为断奶做准备。

鱼肉细嫩，可较早吃，婴儿自3个半月开始，即可以吃一点鱼肉。肉泥则从8～10个月开始较为适宜。初食时量应少些，每天10克，以后逐渐增加到每天50克。在鱼、肉类不易供应的地方，可以用豆腐替代食

用，亦须从少量开始到每天25～50克。烹调的方法应根据不同年龄分别制作。2岁以下的婴儿所用食品应切碎煮酥烧烂，不能用油煎炸。在托儿所生活的婴儿，从吃粥的6个月龄开始，即可开始吃各类蛋白质食品，如鱼、肉、鸡鸭、肝脏等，孩子们会适应得较好，因为经历了一段时间的试吃，且食量较少。

因此，添加任何新食物时，必须掌握从少量开始到逐渐增多的原则，这样做虽然开始时间较早，孩子却能适应。

02　添加辅食

1. 蒸肉末

取猪瘦肉50克，洗净后用刀在案板上剁成细泥，盛入碗内。加入少许盐和料酒调味，再加入水淀粉，用手抓匀，放置1～2分钟。把放猪瘦肉的碗放入蒸锅，蒸熟即可。

猪瘦肉含有丰富的蛋白质、脂肪及铁、磷、钾、钠等矿物质，还含有丰富而全面的B族维生素，能给宝宝补充生长发育所需的营养，并预防贫血。

2. 炒肉末

猪瘦肉50克，洗净用刀在案板上剁成细泥。加入少许盐和料酒调味。加入水淀粉，用手抓匀，放置1～2分钟。锅里加少量的植物油，待油八成热时把肉末放进去煸炒片刻。加入少量清水，用小火焖5分钟，

闻到肉香后熄火即可。

需要注意的是，猪脖子等部位的猪肉里经常有一些灰色、黄色或暗红色的肉疙瘩（通称为"肉枣"），含有很多病菌和病毒，宝宝吃了很容易感染疾病，最好去掉。

3. 蒸什锦鸡蛋羹

取新鲜鸡蛋1个，海米末3克，新鲜西红柿1/4个（番茄酱也可以，15克左右），菠菜末12克。将鸡蛋洗干净打到碗里，加上一点盐和100克温开水搅匀；将西红柿洗干净，切成碎末待用。将准备好的鸡蛋放入蒸锅里蒸15分钟。另起一只锅，加入200克清水，用旺火烧开，加入海米末、菠菜末、西红柿末（番茄酱）和少量的盐，煮至菜末熟烂。用水淀粉勾芡，淋上香油，浇到蒸好的鸡蛋羹上，搅拌均匀即可。

蒸什锦鸡蛋羹含有丰富的蛋白质、铁、

磷、钾、钠、胡萝卜素、维生素A、B族维生素、维生素C等多种营养素，能促进宝宝各器官的生长发育。

4. 胡萝卜荸荠汁

取新鲜荸荠10个，新鲜胡萝卜1个。将荸荠削皮，洗干净，切成小块备用；胡萝卜洗净切碎备用。将准备好的荸荠和胡萝卜放入炖锅内，加水煮沸，再用小火煮30分钟。用干净的纱布或不锈钢滤网过滤，将滤出来的汤倒入杯中，凉凉后即可食用。

荸荠中含的磷是根茎类蔬菜中较高的，能促进人体生长发育和维持生理功能的需要，对牙齿骨骼的发育有很大好处，同时可促进体内的糖、脂肪、蛋白质三大物质的代谢，调节酸碱平衡。

5. 草莓豆腐羹

取高蛋白奶米粉5大匙，豆腐1大匙，草莓酱1大匙。将高蛋白奶米粉加入温开水冲调、再加入煮熟捣烂的豆腐。将草莓酱浇汁后即可食用。

草莓豆腐羹可以提供丰富的蛋白质、碳水化合物和多种维生素及矿物质。

另外，如果加入草莓汁，让味道更香甜可口，引发宝宝食欲，而且草莓对胃肠道疾病和贫血等症有一定的滋补调理作用。但需注意，草莓不宜与胡萝卜同食，会降低营养价值。

6. 红薯饭

取红薯30克，鳕鱼肉50克，白米饭半碗。将红薯去皮，切块，浸水后用保鲜膜包起来加1大匙水，用微波炉加热约1分钟。把鳕鱼肉用热水烫一下。将白米饭倒入小锅中，再将水、处理过的红薯、鳕鱼肉以及绿色蔬菜放入小锅一起煮熟即可。

红薯含有大量黏液蛋白，能够防止肝脏和肾脏结缔组织萎缩，提高机体免疫力，预防胶原病的发生。

同理，可以用南瓜或芋头代替红薯做同样的南瓜饭、芋头饭。

7. 骨汤面

取骨头200克，龙须面50克，青菜50克。将骨头砸碎，放入冷水中用中火熬煮，煮沸后酌加米醋，继续煮30分钟。将骨头弃去，取清汤，将龙须面下入骨汤中，将洗净、切碎的青菜加入汤中煮至面熟烂，加少许精盐搅匀即成。

此汤面含钙丰富，能有效预防小儿佝偻病。而且猪骨头中的脂肪可促进胡萝卜素的吸收。胡萝卜素能促进生长发育，维持和促进免疫功能。

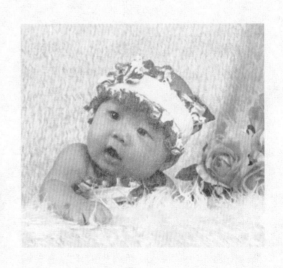

03 早教与启蒙

此阶段早教，继续训练宝宝的四肢动作能力，尤其是手的灵活性，也要对他的视觉能力，分辨颜色上进行训练了。

1. 精细动作训练

捏塑料玩具：大人把软塑料玩具在宝贝面前捏出叫声，再鼓励宝贝自己把玩具捏出叫声，训练宝贝的拇指和食指的小肌肉动作。

用拇指和食指扒取东西：通过这个训练，使宝贝的拇指和食指小肌肉的灵活性得到提高，增强宝贝探索环境的能力。训练拇、食指的捏取能力时，大人可为宝贝提供一些果味维生素 C 片，每日训练数次。但一定要陪宝贝一起玩，以免宝贝将这些小物品塞进口腔、鼻腔，发生危险。

练习用拇指和食指对捏小丸：当宝贝逐渐学会用拇指和食指扒取小丸后，就可以重点练习拇指和食指对捏的动作。这个动作标志着宝贝大脑发育水平，难度较高，需要宝贝经常反复地练习，才能掌握得较好。

倒手动作发展：宝贝的手里拿到两块积木后，再给宝贝一块积木，他试图去取第三块积木，但不一定能取到。

促进训练：

① 把两个拨浪鼓让宝贝一手拿一个摇动；

② 让宝贝一手拿一个玩具，然后在宝贝身旁放两个玩具，让宝贝双手交换着玩玩具，并取玩具。

2. 大动作训练

翻身动作：仰卧时，大人用玩具逗引，宝贝能熟练地从仰卧位自行翻滚到俯卧位。

练习翻身取物：让宝贝平卧，用鲜艳带响的玩具在他一侧摇响，逗引他去取，当宝贝想取玩具时，大人将其胳膊轻轻推向有玩具的一方，帮助宝贝翻身抓住玩具，在此基础上逐步训练宝贝连续翻滚。

坐立动作：能两手拿玩具自己坐在床上，坐姿平稳地独坐 10 分钟以上，并自如地伸手拿玩具，身体能随意向前倾然后再坐直，不用支撑也可以独坐。

练习拉物站起、坐下：将宝贝放入有扶栏的床内，先让宝贝练习自己从仰卧位扶着拉杆坐起，然后再练习拉着床栏杆站起。待熟练后，训练宝贝反复拉栏杆站起来，再主动坐下去，而后再站起来和坐下去。

爬行动作：宝贝俯卧时，能够手和膝挨床面做爬的动作；能够用手和膝盖向前爬时，腹部挨床面，拖着自己匍匐向前，还可扭着屁股拖着自己一点点向前移动。

促进训练：

① 宝贝趴着时能用双臂支撑和腹部蠕动，使身体匍匐爬行，双腿在后面拖着。但肚皮离床面很近，可将宝贝的肚子托起，把他的双腿交替性在腹部下一推一出，每天练习数次。

② 当宝贝的双腿具备一定交替运动能力后，在前面放一个吸引他的玩具，宝贝为

了拿到玩具，会使出全身的力量向前匍匐。但他往往开始时不但没有前进，反而后退了。用手轻推一下宝贝的脚掌，或指一下他的臀部协助其爬行，也可双手稍用力顶住宝贝的双腿，使他得到支持力而往前爬，由此慢慢学会用手和膝盖向前爬行。

站立动作：在小床上、围栏里或地板上时，宝贝不需要任何帮助，胸部不靠在栏杆上，能自己扶着栏杆站立5分钟以上。

促进训练：

① 先让宝贝仰面躺在床上，然后拉住宝贝的手，稍加用力将宝贝拉成坐姿，再拉成蹲位，最后拉成站立姿势。扶着站立几分钟后让宝贝躺下，接着进行如此训练。将宝贝放入有扶栏的床内，先让宝贝练习自己从仰卧位扶着拉杆坐起，然后再练习拉着床栏杆站起。待熟练后，训练宝贝反复拉站起来再主动坐下去，而后再站起来和坐下去……

② 在扶栏床里挂些玩具，将宝贝放在里面，让宝贝在扶栏里主动站立起来的基础上，跟随着栏内慢慢移动的玩具，练习挪动脚步。

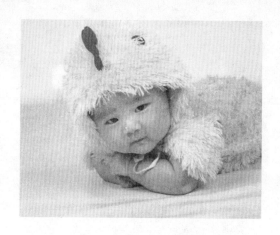

3. 模仿声音

爸爸妈妈可教宝宝模仿大人弄舌和咳嗽的声音，还可训练宝宝发"da—da"的音。经过一段时间的训练后，宝宝能连接两个或两个以上的辅音，但发音内容无所指。此外，父母还可鼓励他模仿大人的声音和动作，如点点头表示"谢谢"，摆摆手表示"再见"等。

4. 辨认颜色

准备好各色雪花纸，放在盆子里。过一会儿，妈妈从纸盒里任意取出一片纸，告诉宝宝颜色，比如"这是红色，"然后将纸片放回盆里。妈妈让宝宝自己在纸盆里找出来刚才拿的纸片来，交给妈妈。当然，刚开始，这对宝宝一定有难度，但反复几次，宝宝就可能认识那个颜色了。此游戏提高宝宝的语言理解能力，颜色辨别能力和表达能力，帮其建立颜色感官。

5. 分点心识数

每次吃点心时，妈妈特意将点心分成两堆，一堆只有一个，另一堆有多个。妈妈指着一个说："这是一个"，宝宝先吃完了。然后，告诉宝宝："那边还有很多呢。"再从那一堆里拿出一个，给宝宝吃，说："这是一个。"一直到最后，当只剩下一个的时候，妈妈就对宝宝说："只剩下一个了！吃完就没有啦！"宝宝又吃完了。如果还想要时，妈妈就可摊开两手说："吃完啦。"宝宝一般如果不是太饿，不会哭的。这样几次下来，宝宝就会明白"一个"和"多个"的区别。在陪宝宝玩积木时，妈妈也可以培养宝宝对一个和多个的概念，而且有意识地教给他"1"和"2"等数字。

04 学爬

爬行，有利宝宝健康发育的运动方式：

进行过爬行训练的宝宝，四肢肌肉动作会更加协调，活动更加灵巧。爬行，可以扩大宝宝的视野和活动范围，让宝宝及早接触周边事物。

爬行运动，能消耗宝宝较多的体力，加速新陈代谢，能促进食欲，增进睡眠。

爬行，可以增加大脑内神经细胞之间的联系，为条件反射的建立打下稳定的基础。经历过"爬行"的宝宝，将来动作会更敏捷、协调，学习积极性会更高。

现代家庭育儿，有很多孩子没经过爬行，就直接进入行走阶段，对宝宝的动作和智力发展是一个较大的损失。妈妈们理应重视"爬"的训练，及时给宝宝补上。

可以在家庭中专门为宝宝开辟一间活动室或一块活动空间，也可以在地板上铺塑料板块或毛毯，创建一个安全、卫生、舒适的环境，供宝宝学爬用。在孩子练习爬行的环境中，桌子角最好是圆形的或有软包装，墙上插座最好有插头盖，居家空间小则可以在床上训练。

宝宝出生后不久，进行俯卧抬头训练，为爬的动作做好准备。

训练宝宝双手撑地、挺胸，胸廓抬得越高，以后学爬行会越快。

4～5 个月的时候，让宝宝俯卧抬头、挺胸。为增加爬行的乐趣，可以在宝宝的前方放一件色彩鲜艳会发声或会动的玩具，吸引宝宝伸手去够。

当宝宝想拿又够不着时，下肢会乱动。如果宝宝的两膝关节屈曲后伸直，就表示要爬了，妈妈用手掌向前推宝宝的双脚，使其身体向前移动，手就可以拿到玩具。

反复训练，宝宝逐渐就会爬了。刚开始时，孩子还不会收腹，爬时腹部离不开地面，会出现横爬或倒爬，都是正常现象。

宝宝努力爬到"终点"时，要适时给予鼓励。另外，教宝宝爬行时，父母通力合作效果最好。

既然爬行这么重要，有些家长会担心自己的宝宝不会爬行是否正常？没有经历过爬行的宝宝，智力发育会不会差一些？

其实，爬行是孩子站、走的准备动作，但并不属于宝宝生长发育的必经阶段，不要因为宝宝不会爬而担心会影响孩子的生长发育。虽说爬行有利于宝宝胸部发育和四肢的协调能力，但是不经历爬行的宝宝同样可以在今后成长过程中加以完善。

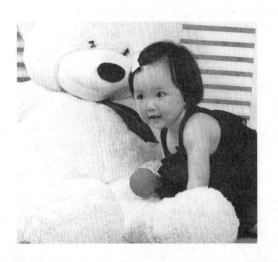

05 家庭监护需注意的细节

7个月的孩子，在家庭日常生活中，以养成良好的生活习惯和防止意外为主要内容。首要的是培养良好的大、小便习惯。

1. 坐便盆

从孩子学会坐以后，就可以培养和训练孩子坐盆大便的习惯。

训练孩子坐盆大便，最好定时、定点让孩子坐盆，并教会宝宝用力。在孩子有大小便的表示，比如说，正在玩着突然坐卧不安，或者凝神、用力发出"嗯嗯"声的时候，就要迅速让孩子坐盆，逐渐形成习惯，不要造成孩子在床上、在玩的时候随处大小便的可能。

一开始孩子还不一定能坐稳，一定要扶着。从培养习惯入手，如果孩子不习惯，一坐就打盹就不要太勉强，但每天都坚持让孩子坐，多训练几次就能形成习惯。

孩子坐便习惯培养，最好用塑料的小便盆，盆边要光滑。这样的便盆不管是夏天还是冬天都适用，如果用搪瓷便盆，到了冬天因为凉，孩子会不愿意坐。

2. 控制小便

训练孩子小便，要比大便困难得多。因此，需要的时间也要长得多。因为孩子小便的生理信号没有肠蠕动那么明显，训练孩子小便时，必须学会抑制小便信号，即膀胱紧张的反射性反应。训练孩子控制小便，包括清醒时和睡眠中两种状态。一般清醒时的控制较容易，刚开始时，孩子知道自己尿湿了，继而知道正在尿湿自己，渐渐地会表达出自己尿湿了，然后，才会预知到自己要撒尿。

在训练孩子之前，可以帮助孩子把这几层意思表达出来，教宝宝一些相关的语句如"宝宝尿尿了"，或"宝宝要小便了"等，让孩子了解表达生理功能的这些简易词汇。等到开始进行膀胱控制时，让孩子注意到自己已经可以在便盆上小便，让宝宝顺其自然地排出小便。

3. 选择合适的鞋

7个月的孩子会坐、能翻身后，渐渐地开始能扶着栏杆站起来，平时，也喜欢站在父母的腿上又蹦又跳。因此，给孩子选择一双合适的鞋子很重要。

鞋子最好选择软底布鞋或用粗毛线织的，鞋子大小一定要合适。太大了，孩子活动不方便，一动就容易掉；太小了，容易挤压孩子的脚。一般孩子穿上鞋子前后面都应当有一点空余，因为在孩子走的时候，每一步都会使脚尖挤到鞋子前面去。给宝宝试鞋大小时，一定要让孩子穿上鞋子站起来，再判断鞋子大小，因为孩子站立时，比坐的时候脚在鞋子里占据的面积大。一般孩子站着的时候脚尖前有半个拇指大小的空余为宜。

孩子脚长得快，2个月左右就须更换一次鞋子，父母应当经常给孩子量一量脚的大小，以便于及时更换鞋子，保证孩子穿得舒适，活动方便。

4. 家庭防意外

孩子会爬行以后，发生危险的机会也随着增多。宝宝会在小床上转来转去，会从婴儿车里爬出来翻倒在地上，摔得太重会留下后患。因此，孩子的婴儿床一定要有护栏，孩子在婴儿车里坐时，跟前不能离开人，因为事故往往就在一瞬间发生。

孩子如果和父母一起睡大床，要让孩子睡最里边。会爬行的孩子放在大床上，光用枕头和被子来隔离是挡不住的。

小粒的食物不要给孩子吃，也不要让孩子能够到这类食物。花生、瓜子、栗子、葡萄干、榛子仁之类的一定要防止孩子放进嘴里，误吸入气管造成事故。

能爬行的孩子，烫伤的机会也增加得多，饭桌上放一桌热菜，孩子一把抓下桌布，就有可能把饭菜全扣在身上，烫伤孩子。家庭熨烫完衣服，把熨斗放在一边，孩子有可能上去触摸而被烫伤。家里的一只热水瓶、一杯开水、一锅热汤、一碗热粥都有可能伤害到孩子。

家庭中的水缸、水池、鱼缸、澡盆都会对孩子造成威胁，给孩子洗澡时如果去接电话，把孩子单独留在澡盆里，也可能发生危险。

不要给孩子吃带棍棒的雪糕和糖葫芦，也不能让孩子自己拿到筷子和勺子，以防戳伤。

最危险而最不受人注意的，是现代家庭处处都有的塑料袋，孩子如果抓到塑料袋，有可能套住头造成窒息，发生危险。因此，一定要收好塑料袋，不要让孩子拿到。

带孩子坐婴儿车外出散步时，在半路上遇见熟人说话，千万不要光顾说话，忘记了宝宝。因为孩子可能会从婴儿车里爬出来，摔倒在地上。去公园玩时，要避开大孩子们玩较剧烈活动的场所，以防大孩子们跑动中意外冲撞到宝宝。

住在楼房里，更要防止孩子打开通往走廊的门，爬到楼梯口从楼梯上摔倒下去。

冬天取暖和夏天降温，都要防止伤害到孩子，冬天防烫伤，夏天要防止电风扇风叶碰伤或卡住孩子的小手。

家庭护理一定要处处悉心呵护好宝宝，容不得丝毫闪失。

06 学习自己吃饭

越来越长大的孩子，越来越喜欢自己动手，包括吃饭。妈妈喂饭，会被宝宝推开，用不张嘴、转开头来表示拒绝，不是不吃，只是为了能自己动手吃！开始，自己动手吃可能会弄得到处都是，还吃不进嘴里——这没关系！孩子的精细动作能力，需要进一步锻炼和提高。

半岁到1岁孩子，手的动作更加灵活，总是想自己动手，可以手把手地教一教孩子自己动手吃饭。只要让孩子把小手洗净，尽可能地让孩子自己动手拿食物，训练手指的精细动作和协调能力。包括吃饭时，孩子学着在餐桌上用小勺子把饭菜往自己嘴里送。

好奇心强的孩子，见到父母在餐桌上用筷子吃饭，也会感兴趣，会有自己也动手学用筷子的要求，对于孩子的这种积极性，要多给予鼓励，做好了要多多表扬、多称赞孩子。

家长要明白，孩子的自信心是在鼓励中逐渐培养出来的，家长鼓励的越多，孩子做得就会越好。相反，如果家长因为觉得孩子自己做事太慢，或感到给自己添了很多麻烦，而总是处处代劳，或呵斥孩子，久而久之，宝宝的自信就会消失，而且还会变得什么都不会做、更不愿做。

因此，家长要尽可能地让孩子去探索和试验，不要怕麻烦。不要嫌孩子学不会使用筷子，把饭菜弄得满桌子都是，却喂不到嘴里多少，即使宝宝把饭菜沾到手上、脸上、头发上、衣服上甚至桌椅上，洒得到处都是，也没有多大关系。因为多鼓励孩子自己去做，自己去动手，锻炼孩子的自信和手指头精确运动能力，才是最重要的。家长虽然一时麻烦些，但只要给孩子锻炼的机会，让孩子多多练习，孩子总会越做越好的。要知道，有许多成年以后仍然用不好筷子的人，都是源于这个时期父母给的锻炼和尝试机会不够。

另外，这个时期的孩子，正是边吃边玩，进食量时多时少的时期。因此，无论吃不吃，一顿饭要固定时间，过了二三十分钟后，不管吃没吃好，都要把饭菜撤掉，以防止孩子养成边吃边玩的习惯。

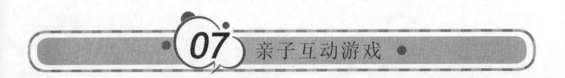

07 亲子互动游戏

玩的自主权属于宝宝，最好让孩子自己发现游戏的方式。如果宝宝对新玩具和新游戏不感兴趣时，妈妈可以示范着玩给孩子看，激发兴趣。要避免强迫孩子玩不喜欢或不会玩的玩具。

小·狗追大狗：练习爬，训练平衡能力，增进亲子情感。妈妈扮成大狗爬着追小狗宝宝，或者小狗追大狗。可以假装爬得很慢，或者中途突然加速，或者"汪汪"叫，可用各种变化增加游戏的气氛。抓住宝宝，或者被宝宝抓住了。妈妈可以把宝宝抱起来"妈妈大狗被抓住啦，小狗真厉害！""宝宝爬得真快，妈妈好不容易才抓住宝宝呢！"

爬行时，宝宝可以抬头转颈四处看，不仅颈部肌肉得到锻炼，接受环境刺激的机会增多，能促进大脑发育。

爬山：妈妈搂着宝宝顺势平躺下来，让宝宝从一侧爬越妈妈的身体到另一侧，"宝宝爬山喽！""宝宝好厉害！"然后妈妈侧躺，增加"山"的高度和爬的难度，锻炼宝宝动作的灵活性。还可以把卷紧的被子卷放在妈妈身体的一侧，约距伸展一臂的距离，让宝宝在被卷上和妈妈的身体之间来回爬，上下爬。妈妈躺在一边保护宝宝，并为宝宝加油鼓劲。

选择在地毯上玩比较安全，玩起来也更

自在。鼓励能激发宝宝继续玩的意愿。

找爸爸、妈妈：准备几张爸爸或者妈妈的照片，和宝宝一起看照片。"这是爸爸呀！"把照片放在地毯或床的对面，诱导宝宝朝照片方向爬，"过来找爸爸！"然后，移动照片，鼓励宝宝继续爬，夸张地给宝宝加油；"找到啦，亲亲爸爸！"

缺少爬行而直接学走路的孩子，迈步时脚会有一点偏内，走不稳当。主要原因是大脚趾缺乏锻炼和力量，脚跟先着地，步法就显得软弱无力。

骑马：训练动作的灵活性和平衡力，练胆量，增进亲子感情。爸爸平躺在地毯或大床上，宝宝坐在爸爸身上，大手握小手；坐稳后拉着宝宝做骑马奔跑"得儿得儿"——爸爸忽而上下颠动身体，忽而左右摇晃身体，嘴里发"得儿"声，感受着颠簸和晃动，宝宝会感觉很开心。站在马背上"得儿得儿"，先保持身体不动，让宝宝在爸爸的腹部站一会儿；适应了再开始颠簸摇晃，由慢到快，晃动幅度由缓和到剧烈。

要根据宝宝的情况掌握调整动作幅度，自由发挥；尽量鼓励宝宝主动做动作，如伸屈膝盖、摇晃身体、爬上坐下；保持欢快的气氛，让孩子玩得开心。

小鸟倒飞：练习平衡，感受速度，锻炼婴儿的胆量。爸爸或妈妈双臂凌空托起宝宝，仰面朝天，或俯身面下；前后、左右来回晃动宝宝，"小鸟飞高高，小鸟飞低低！""小鸟俯冲喽！"双手抓住宝宝的脚踝，让宝宝头朝下俯冲；宝宝习惯以后，还可以提着孩子的脚慢慢地上下摆动，宝宝会玩得很开心。

摇晃感、速度感和倒立感，有助于训练孩子走路时所需要的平衡感。做俯冲的动作，要循序渐进，确保安全。

捉迷藏：练习站和蹲，训练下蹲时的平衡感。让宝宝扶站桌子旁，妈妈站在桌子的对面或者侧面，"宝宝，看，妈妈在这里！"然后，妈妈躲入桌子下，"宝宝，妈妈在哪里？"诱导宝宝下蹲；母子在桌下对视，"妈妈在这里！"妈妈站立，"宝宝，妈妈在哪里？"逗引宝宝站立。

这款游戏适合已经会扶站的宝宝，除了站立和下蹲，还应逗引宝宝扶桌子做弯腰、伸腿等动作，学习控制自己的身体，为独立站立和走路打好基础。

装进去、倒出来：练习坐和手的动作，了解"里面"和"外面"简单的空间概念。准备一只大小适合的纸盒或塑料筐，质地较轻，光洁不毛糙。宝宝坐，纸盒或者塑料筐放在宝宝面前，确认宝宝正注意妈妈的动作。妈妈把玩具、积木等各种东西——放入盒子里，"小汽车放在盒子里"；把着宝宝的手，"哗啦啦"倒空盒子或塑料筐。诱导宝宝反复做填装倒空的动作。

反复做放入、倒空的动作，直到宝宝自己跃跃欲试。宝宝不会别勉强，孩子很快就会热衷于玩"填装倒空"的游戏；"纸袋填满倒空"的游戏也一样会喜欢。

模仿游戏：学习交往，发展良好的情感。妈妈先做"再见"、"谢谢"、"好呀"等动作给宝宝看，然后，把着宝宝的手模仿；妈妈抱娃娃，亲娃娃，对宝宝说"宝宝也抱抱娃娃！""哦，娃娃喜欢宝宝抱！"妈妈把苹果递给爸爸，爸爸说"谢谢"；爸爸把饼干递给妈妈，妈妈说"谢谢宝宝"；"宝宝把苹果递给妈妈，好吗？"如果宝宝不会，妈妈就轻轻取过来，然后说，"谢谢，宝宝真乖！"

对于婴儿来说，把东西交给别人，就像东西被抢走了一样。这款游戏能让宝宝懂得"把东西交给别人，别人很高兴；而交出去的东西又能回到自己手里"。如果宝宝不愿意交出东西，则不要勉强。

做家庭亲子游戏的时候，要尽量和孩子多说话。

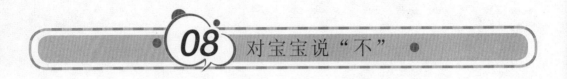

08 对宝宝说"不"

到这个月龄，孩子应当开始了解什么是不能做的、什么是被禁止的。因为，作为社会性的人，必须生活在各种各样的规范中。

当然，作为全家的宠爱中心，孩子无论做什么都会被父母欣然接受，甚至于到了"无法无天"的地步。到了这个月龄，只有通过妈妈严厉的表情和坚决地说出"不行"、"不准"等表示禁止的语句，孩子才能了解到，世界上还有不能做的事情。

婴儿学会爬行，并且随着月龄的增长，行动范围扩大，随之而来的危险也不断增加。宝宝在家里兴奋地到处爬，发现稀奇的东西就想冲上去，用自己刚刚会使用的认识方式，摸一摸……突然听到妈妈一声断喝"不行，很烫！"吓得一哆嗦，慌忙地缩回正要靠近炉火的小手，然后会很诧异地看着妈妈。

平时很慈祥的妈妈一反常态地严厉，会让宝宝的眼泪眼眶里转，委屈得快要哭出来。

制止孩子的手上动作、不至于让宝宝被烫伤，并不是"不行"这句话，而是语调一反常态的气氛。因为宝宝并不能理解"不行"这句话的意思，妈妈的语气却传达了制止宝宝行为的喝阻力。虽然，妈妈这一声喝阻不是轻易说出来的，对于已经能自由活动却没有判断能力的孩子来说，如果不能及时赶到宝宝身边时，这一句"不行"、"不准"至少能起到暂时的制止作用。

要制止孩子做的事，必须严厉。如果不是非做不可，妈妈们当然不会说。临到出危险之前一声喝止，吓得孩子哭起来。然后，妈妈可以抱起宝宝，等到孩子哭声止息平静下来以后，拉着宝宝小手靠近火炉感受热度，对孩子说"看，很烫吧？不小心被烫到会很痛！"

正如前人曾用针尖来教会孩子：顶端尖细的东西很可怕一样，虽然有时候危险要实际经历才了解到可怕性，但及时用语言传达出禁止的信息，让宝宝了解到世界上存在着各种被禁止的危险事物。

随着孩子的逐步成长，以社会的各种规范为基础的被禁止行为越来越多，这个时期，应当让孩子开始认识到，这个世界上还有被禁止做的事，开始初次接触到规则和制止自己行为的"不"字。

01 误吞异物

家庭养育过程中，这个年龄阶段的孩子，最容易出现种种意外事故，是宝宝安全隐患最高发的"多事"阶段。

孩子误把外形好看、色彩鲜艳的药片当做糖果吃下去，是常发生的事。孩子好奇心强，又不懂事，有时候会把家里到处放的清洗剂或者药水拿来喝，也属常见。

一、误吃药物

发现孩子误吃了药，一定要镇定，不要因为家长的紧张情绪影响，让孩子受到惊吓。然后要耐心细致地查看和想方设法了解清楚孩子到底吃了什么药，吃了多少，是否已经发生危险……如果训斥孩子或惊慌失措，会令孩子恐惧和哭闹，影响急救。

确定孩子误服了药物后，若送医院路程较远，可以先在家中做应急处理如果是刚刚吃下，可以用手指轻轻刺激孩子咽部，引起发呕，让孩子把误服的药物吐出来。如果误服的是药水，可先给孩子喝一点浓茶或米汤后再引吐。初步处理后，要抓紧时间送往医院观察和做进一步处理。

二、耳入异物

婴幼儿常常会误把小物件塞入耳内，或者有小虫子进入耳内，发生类似情况，可让孩子把头偏向一侧，患侧耳洞朝下，让异物掉出来。小虫入耳，可以往耳朵里滴几滴温水，使虫冲出。

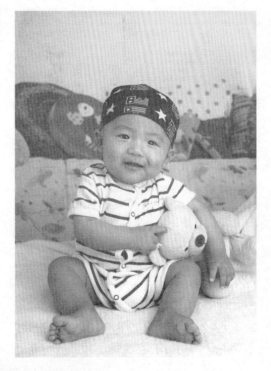

三、鼻孔异物

如果是豆粒、纸团等物尚未泡胀，可用擤鼻涕办法把它擤出来，若已经泡胀则须到医院处理。小虫子进了鼻腔，可用纸捻成细条刺激孩子鼻腔，让孩子打喷嚏喷出虫子。如果异物较大，不可以胡乱给孩子掏挖，否则易进入咽喉、气管引发窒息。

四、咽部异物

发生咽部异物后，可让孩子张大嘴，用匙柄压住舌头，拿镊子轻轻夹出。如果是鱼刺卡住咽喉，不要让孩子吃馒头、吞饭团，因为这样会使刺扎得更深。如果自己动手取不出来，须送往医院。

五、异物入气管

异物入气管首先会引起剧烈咳嗽，并有气喘、呼吸困难、呼吸声音异常等表现，较大的异物堵塞气管会引发窒息。婴幼儿出自好奇，喜欢将小物件含在嘴里，稍有不慎便会滑入喉部。在跑、跳、跌倒时口中含的糖块等食物也会呛入气管。边吃饭边逗孩子玩儿，容易使食物呛入。发生气管异物，属危险急症，应当立即送往医院处理，决不能耽误。医生会根据异物进入和卡住的具体部位，在直接喉镜或气管镜的检查支持下，取出异物。

家庭护理婴幼儿发生上述情况，要迅速判断准确情况，最好在简单处理后，到医院处理。

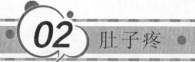

02 肚子疼

肚子疼是宝宝在婴幼儿时期最常见的疾病，也是父母最担心的疾病。宝宝肚子疼时，父母经常看不到明显的器官病变；不会说话的宝宝只会哭闹，更加让父母着急。只有了解宝宝肚子疼的各种可能病因，才能及时采取措施，保障宝宝的健康。

一、病因

造成宝宝肚子疼的原因主要有以下几种，家长需密切关注：

肠痉挛：宝宝肚子疼绝大多数是小儿肠痉挛（肠子抽筋）造成的，0～3岁的宝宝经常发生。造成肠痉挛的主要原因是吃得不合适，比如吃多了、吃凉了等等。这时宝宝没有一定的压痛点，摸上去肚子也是软软的，能吃能喝，精神挺好。

急性胰腺炎：大多是因为宝宝暴饮暴食，吃得油腻、不易消化的东西摄入过多引起的。主要症状是肚脐左上侧疼痛。胰腺炎一般情况下都可以治愈，但急性出血性坏死性胰腺炎很快就能导致休克。如果抢救不及时，可能有生命危险。急性出血性坏死性胰腺炎的症状是肚子剧烈疼，宝宝不让父母摸肚子，呕吐，精神状态不好，脸色发灰。宝宝得了胰腺炎急救的第一条是禁食，然后是流食调节。

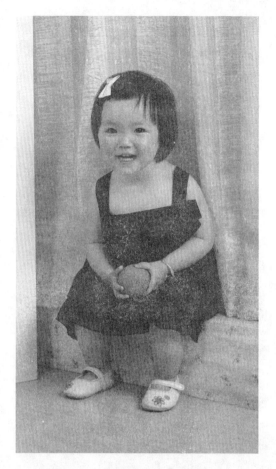

肠炎：宝宝以脐周为中心整个下腹部疼痛，伴有呕吐、腹泻，肚子摸起来软软的，没有固定的压痛点。肠炎一般是吃了不洁的饮食造成的，日常生活中注意饮食卫生即可。

阑尾炎：主要症状是右下腹疼痛，并且有明显的腹胀、呕吐等症状，全腹都有压痛，不让摸，可能发烧到38度以上。宝宝2～3岁时更应该重视，因为很容易造成穿孔，成为腹膜炎。

肠套叠：如果6个月～1岁的宝宝10～20分钟哭闹一次，每次持续5～6分钟后恢复正常，就要考虑是不是肠套叠引起

的肚子疼。

肠梗阻：主要症状是宝宝肚脐周围一阵一阵疼，呕吐出没有消化的食物，哺乳期的宝宝会吐奶瓣，然后吐胆汁样的东西；宝宝的肚子上有压痛点，因为位置不固定，宝宝一般不愿意让人摸；有时，宝宝的肠子可以一排一排地看得很清楚。

肿瘤：宝宝肚子疼也可能是肿瘤造成的，但极为少见。

二、护理与治疗

宝宝肚子疼时，家长一定要慎重，首先要观察宝宝的症状，根据宝宝的症状判断宝宝属于哪类疾病，需要就医的要尽快就医。平时护理中要记住以下几点：

① 不能乱给宝宝吃止痛药。宝宝肚子疼时，有些家长会给宝宝吃止疼片，这样做其实很不妥。因为有些引起肚子疼的诱因在止疼后会被掩盖，造成严重后果。例如：阑尾炎造成的肚子疼如不及时诊治，会造成穿孔，危及生命。

② 不能乱给宝宝吃驱虫药。很多家长认为，宝宝肚子疼是肚里有虫，只要吃点驱虫药就行了。这更是大错特错。因为驱虫药对人体有一定副作用。如果不对症，只能给宝宝的身体造成伤害。

③ 不要随便给宝宝揉肚子。如果宝宝患有肠套叠等疾病时，给宝宝揉肚子只会加剧宝宝的病情，所以一定要谨慎。

④ 家长不要过度紧张。幼儿期的宝宝已经能通过家长的表情推测自己的病情，如果家长过度紧张，反而加剧宝宝的恐慌和疼痛。

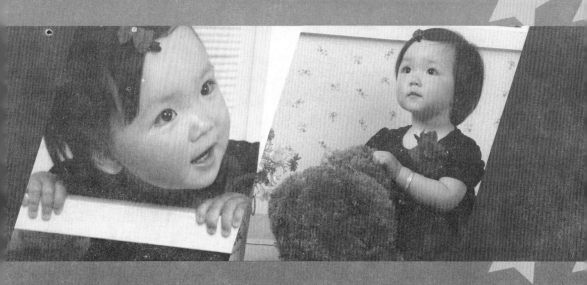

14

chapter

第十四章

8 到 9 个月的宝宝

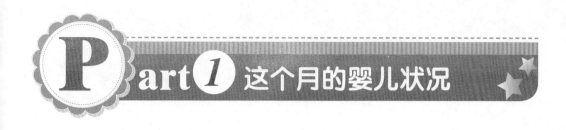

Part 1 这个月的婴儿状况

01 基本特征

宝宝大小动作都在迅速发育变化着，手脚功能日益发达，知觉能力进一步提高，主要有以下特点：

① 宝宝满9个月时，男婴体重达7.2 ~ 11.3千克，身长67.0 ~ 77.6厘米．女婴体重达6.6 ~ 10.5千克，身长65.0 ~ 75.9厘米。牙齿2 ~ 4颗。

② 不仅会独自坐着，而且能从座位躺下，能扶物站立，双脚横向跨步。

③ 拇指和食指能捏起细小的东西。

④ 有人叫他名字，他知道是在唤他了。

⑤ 能用简单语言回答问题。

⑥ 会随着音乐有节奏地摇晃身体。

⑦ 认识人的五官了。

⑧ 会做3 ~ 4种表示语言的动作了。

⑨ 知道大人谈论自己，懂得害羞了。

⑩ 会配合穿衣。

⑪ 俯卧时，自己能用手和膝趴着挺起身来。

⑫ 会拍手，会用手挑选自己喜欢的食物和玩具，但常咬玩具。

⑬ 发音早的宝宝能够发出双音节词了，如 "ma-ma,ba-ba"。

⑭ 有了怯生感，怕与熟悉的父母离开，能准确地分辨人了。

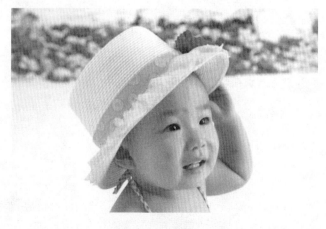

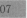

Part ② 养育方法

01 教宝宝自己用勺子

半岁以后的婴儿，逐步添加了辅食，开始接触到包括小勺子、杯子、小碗等餐具。而孩子一般最先使用的是小勺子。

婴儿被哺喂果泥、菜泥、蛋黄、面条汤、米汤、稀粥等食物，都要用小勺子来完成。开始喂哺时候，孩子有可能会不适应，会把喂进嘴的食物用舌头尖顶出嘴巴以外。等到多喂几次以后，孩子就会适应，接受更换的食物和小勺子。

7～9个月龄的孩子，情况会大不相同。每次再喂婴儿吃饭，宝宝会动手抢抓妈妈手里的勺子，拿到手里以后会乱敲一气，甚至还会戳痛自己，引起父母们的担心和不快。

其实，这是孩子认识事物的一个必经过程，不必为此而烦恼。婴儿通过用勺子的敲敲打打，了解勺子的功能，能用勺子敲打出声音，也是一种新的能力。到现在，孩子已经不再满足于让妈妈喂自己吃饭，拿到勺子以后，会模仿着妈妈的动作，在碗里面乱捅一气，虽说不会用，盛不出饭来，却会兴趣盎然地尝试。

这个过程，是孩子学习用餐具、自己动手吃饭的必然经历，不但不应该责怪孩子，而应当耐心地帮助和培养、引导孩子学习用勺子。不管宝宝拿到勺子后，吃饭有多慢，浪费洒落多少饭菜都没有关系，要给予鼓励，哪怕通过尝试，孩子能有一点点进步，也要及时肯定和赞许孩子的行为。

婴儿学习使用勺子，能锻炼大脑、眼睛、手、嘴等多个身体部位的灵活性和协调能力。对于孩子勇于探索尝试，培养自主能力也十分必要。引导教会孩子自己动手，使用勺子吃饭以后，还有利于孩子的成功感和兴趣，不失时机地注意培养孩子使用杯子和碗等餐具。

学会使用勺、杯、碗，是婴儿学习生活自理能力的开端，如果抓住机会，鼓励孩子多多练习，宝宝的进步是会很快的，在日常生活中，既学会了生活能力，又锻炼了综合协调能力。

02 宝宝的睡眠

睡眠教育，要从培养孩子早睡早起的生活规律开始。让孩子拥有良好而充足的睡眠，是保证孩子健康的重要内容。早晨睡懒觉和晚上熬夜，是因果关系的恶性循环。所以，早上要尽可能让孩子早起。

婴儿如果无法区分昼夜，在这时候决定起床时间，是一件很勉强的事。并不是要把熟睡中的孩子强行唤起，而是在每天早晨定时地把窗帘打开。在这个时间段里，即使不叫醒孩子，也营造了早晨起床的气氛。相反，到了晚上，就要把窗帘拉上，使房间暗下来，营造睡眠气氛。

哄孩子入睡是头痛事，几乎所有的家庭，都曾为让小家伙按时睡觉伤脑筋。孩子喜欢预先知道下一步要做什么，所以，定时做睡觉准备，就会使孩子想到上床睡觉的时间要到了。

对宝宝来说，吃喝拉撒睡几乎就是生活全部，虽然事情不多，但护理好孩子却并不容易。

由于孩子每天大部分时间是在睡眠中度过，睡眠问题应当成为育儿大事。有些父母认为，孩子那么小，吃了就睡，应该没有问题。就算一时睡不着也没关系，只要摇一摇，哄一哄，自然会安然入睡。

俗话说："睡得好，长得高，胃口好"，是有道理的，近1岁的孩子每天有一半时间在睡眠中度过。在睡眠时，大脑生长激素分泌量较多，这种生长激素能刺激骨骼、肌肉等人体组织的增长，白天清醒状态下，生长激素分泌很少，婴儿入睡时生长速度是清醒时生长速度的3倍。因此，可以说，孩子是在睡眠之中不知不觉长高的。睡眠充足的宝宝，大脑功能恢复得好，精神良好，对什么都感兴趣，吃饭也吃得香，营养吸收也能得到保障。所以，给孩子充足的睡眠时间很重要。

这个年龄段的孩子每天最好应当睡14～16小时，一般可以安排一次午睡2小时，晚上睡12～14小时。在孩子睡觉时，创造一个良好的睡眠环境，保证宝宝睡眠的质量。卧室要空气新鲜，经常通风换气，但不要有风直吹孩子。室内要保持清洁、安静，白天要挂窗帘，晚上要熄灯睡觉。

往往有一些孩子白天睡足了，到了晚上，却怎么也不睡，弄得父母疲惫不堪。

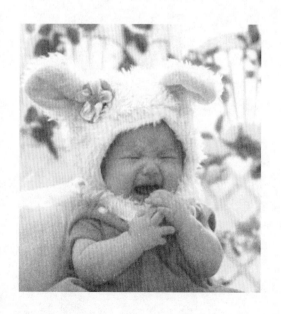

人类昼出夜伏的习惯，是在长期的生活中形成的，是一种普遍的生活习惯。如果有意识地培养自己白天睡觉的习惯，那么到了晚上也就不会发困。孩子更是这样，如果睡够了，不管什么时候醒来，都会显得很精神。当然，如果白天睡够了，夜间醒来不睡，就会搅扰得家人全都不得安宁。

睡眠既然是一种生活习惯，就可以调节。需要妈妈有意识地来训练孩子，养成宝宝良好的睡眠习惯。白天，要尽量让孩子少

睡觉，夜间尽量不要打扰孩子的睡眠。后半夜如果孩子睡得很香，也没有哭闹，就可以不用喂奶。随着孩子月龄的增长，逐渐过渡到夜间也不换尿布、不喂奶，一觉睡到大天亮的规律性睡眠习惯。

如果调整孩子生活和睡眠习惯有困难，采取措施不起作用，可以在医生指导下，服用一点镇静药，只要剂量适当，服用上两三天的镇静药，不会影响孩子大脑的发育，也不会引起什么不良后果。

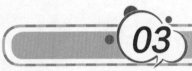

03 养成良好的饮食习惯

要让孩子养成良好的饮食卫生习惯，应当每天在固定的地方、固定的位置给孩子吃饭，给孩子一个良好的进食环境。

在吃饭时，不要和孩子逗笑，不要分散孩子的注意力。可以让孩子自己拿饼干吃，也可以让孩子自己试着拿小勺子，开始等着用勺子吃东西。不要因为孩子吃得到处都是就坚持要喂哺孩子。每一个孩子的成长都要有这么一个过程，但如果孩子只是拿着勺子玩，而不好好吃饭，就要收走手上的小勺子。

吃饭是一种饮食行为，需要在孩子饮食的过程中进行正确的示范和引导，让孩子从小养成正确的饮食习惯和行为。

1. 定时定量，少吃零食

养成孩子定时定量吃东西的习惯十分重要。如果给孩子太多的零食，一会儿吃糖，一会儿吃饼干，胃里不空，到正常吃饭的时

间，孩子就会没有饥饿的感觉。

家庭可以通过固定时间、固定地点、特定餐具和语言来让孩子意识到要吃饭了。通过条件反射的方式来使孩子有吃饭的意识，当热气腾腾的饭菜放在桌上时，宝宝就会意识到"吃饭的时间到了"。另外，不要让孩子养成吃零食的坏习惯。

专心吃饭，培养孩子对吃饭的兴趣。许多孩子喜欢边吃饭边看电视或者边玩玩具，这对孩子的健康是很不利的。吃饭需要专心，父母必须让孩子养成专心吃饭的习惯。如果孩子不喜欢吃饭，父母就要培养孩子对于吃饭的兴趣。在吃饭时可让幼儿自己参与，捧饭碗、拿小勺，挑选自己爱吃的食物，这样孩子既学会了吃饭，又培养了对吃饭的兴趣。

2. 营造吃饭的愉快氛围

有的孩子吃不下饭或不想吃饭，父母因

此大动肝火，甚至辱骂批评孩子，造成孩子每次吃饭都泪水涟涟。这样，孩子就会在潜意识里讨厌吃饭，害怕吃饭。吃饭成了一件不开心的事情，难免会导致厌食。

建议父母们在家庭中，一方面要营造愉快的吃饭氛围，让孩子开开心心地吃饭，尽量不要在饭桌上斥责孩子，影响孩子就餐的情绪；另一方面，如果孩子不愿意吃或不想吃，不要勉强，就让孩子饿一饿也并不是什么坏事。

04　添加辅食

1. 蛋花粥

取大米 100 克，新鲜鸡蛋 1 个。将大米淘洗干净，先用冷水泡 2 个小时左右。将鸡蛋洗净，打到碗里，加入温开水，用筷子沿一个方向均匀地搅两分钟左右，打到表面起小泡为止。锅内加水，将大米下进去煮成稠粥，再将打好的蛋液转着圈倒入粥里，用勺子搅拌均匀即可。

蛋花粥富含蛋白质、铁、维生素 A、维生素 B_2、维生素 B_6、维生素 D、维生素 E 等营养成分，能促进宝宝健康成长。

注意，该粥不能和牛奶、豆浆、鹅肉一起吃。

2. 南瓜红薯玉米粥

取新鲜红薯 1 小块（20 克左右），南瓜 1 小块（30 克左右），玉米面 50 克。将红薯、南瓜去皮洗净，先切成小块，再剁成碎末。或放到榨汁机里打成糊（需要少加一点凉开水）。将玉米面用适量的冷水调成稀糊。锅里加水烧开，先放入红薯和南瓜煮 5 分钟左右，再倒入玉米糊，煮至黏稠。加入红糖调味，搅拌均匀即可。

南瓜含有充分的热量、水分、蛋白质、糖、纤维素、钙、磷、铁和维生素 A、维生素 B_1、维生素 B_2、维生素 C 等营养物质，有补中益气、清热解毒的功效。红薯含有丰富的碳水化合物、胡萝卜素、纤维素、维生素 A、B 族维生素、维生素 C、维生素 E 以及钾、铁、铜、硒、钙等 10 余种微量元素和亚油酸等营养物质，特别是含有丰富的赖氨酸，能弥补大米、面粉中赖氨酸的不足。

注意，红薯一定要煮透，否则里面的"气化酶"不经高温破坏，容易使宝宝产生腹胀感。另外，红薯不要和羊肉同吃。

3. 猪血菜肉粥

取米粉 3 勺（30 克左右），新鲜猪血 20 克，猪瘦肉 20 克，嫩油菜叶 5 克。将猪瘦肉洗净，用刀剁成极细的蓉；将猪血洗净，切成碎末备用；油菜洗干净，放入开水锅里汆烫一下，捞出来剁成碎末。将米粉用温开水调成糊状，倒入肉末、猪血、油菜末搅拌均匀。把所有材料一起倒入锅里，再加入少量的清水，边煮边搅拌，用大火煮至 10 分钟左右，加入少量的盐调味即可。

猪血菜肉粥含有丰富的铁、蛋白质及多

种维生素，能预防宝宝贫血。

该粥不要和海带、黄豆一起吃。

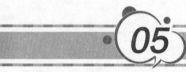

4. 西红柿鸡蛋什锦面

取新鲜鸡蛋1个，儿童营养面条50克，西红柿半个（30克左右），干黄花菜5克，花生油10克。先将黄花菜用温水泡软，择洗干净，切成1寸长的小段；西红柿洗净，用开水烫一下，剥去皮，去掉籽，切成碎末备用；鸡蛋洗净，打到碗里，用筷子搅散。锅内加入植物油，烧到八成热，下入黄

花菜和盐，稍微炒一下。加入西红柿末煸炒几下，再加入适量的清水，煮开。下入面条煮软，淋上打散的蛋液，煮至鸡蛋熟时熄火即可。

黄花菜含有丰富的糖、蛋白质、维生素C、钙、脂肪、胡萝卜素、氨基酸等人体所必需的养分，特别是含有丰富的卵磷脂，具有比较好的健脑功效。西红柿含有维生素A、维生素C、维生素P等多种维生素及钙、磷、铁等矿物质，是宝宝补充维生素和钙的理想食物。

05 宝宝皮肤的护理

皮肤是人体最重要的组织之一，皮肤在人体功能中有极重要作用。皮肤因为在人体表层，受伤的机会较多。婴幼儿的皮肤娇嫩，更加容易受到伤害。家庭护理时，对孩子的皮肤保健是极重要的内容。

护理好婴幼儿的皮肤，首要的是保持清洁和干燥。冬天至少每周洗一次澡，夏季应当每天洗澡。洗完后换上清洁柔软的衣物。用尿布的婴儿要经常更换尿布，保持婴儿臀部皮肤干燥，防止发生尿布性皮炎。婴幼儿皮肤娇嫩且易受损，家庭要选用刺激性较小的中性洗涤用品，最好用婴幼儿专用洗涤香皂和护肤品。夏季做好散热防痱子，冬季到户外注意防冻疮。

此外，要保持居室空气的通畅，勤晒被褥和衣物。室内物品要摆放有序，利器、电器、加热器具要放到孩子够不着的地方，防止孩子被碰伤、划伤、撞伤和烫伤。

合理的营养是保持皮肤健康的保证。要培养孩子不挑食，粗细搭配，平时的饮食中，要多让孩子吃到新鲜蔬菜和水果，特别是胡萝卜和绿叶类蔬菜，以保证皮肤上皮细胞新陈代谢所需要的维生素。

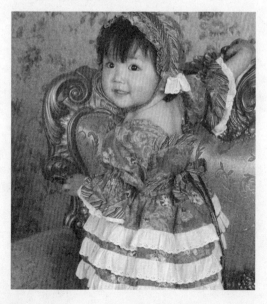

充足的阳光有促进皮肤健康、抑杀细菌的功效。阳光中的紫外线有助于孩子骨骼正常发育，还能刺激血液再生，提高血红蛋白，使皮肤红润，还能增强机体免疫力，减少疾病发生，应当多带孩子到户外活动，接受阳光的合理照射。

婴幼儿天生皮肤细腻娇嫩，丽质天生，有一种清纯、天真的自然美，人见人爱。因此，用不着用化妆品来给孩子"增色"，无论什么化妆品，难免含有对皮肤有害的物质，少用一点对皮肤无大碍，但时间长了，会成为损害孩子皮肤的"杀手"。所以，尽量不要使用成人化妆品给婴幼儿化妆，描眉、勾眼、画腮、抹唇，都无必要，反倒会掩映了孩子的天真无邪之美，还会遗隐形祸患于孩子娇嫩的皮肤。

一旦孩子皮肤发生疾病，应当立即到医院诊治。

06 早教与启蒙

此阶段的宝宝，早教除了动作训练，开始鼓励宝宝站起来了，做迈步动作了。语言上，也要加强了。

把蒙在脸上的手绢拉下来：这个看似简单的动作，对婴儿来说是极为重要的。当手绢、纱巾、塑料薄膜蒙到婴儿脸上时，婴儿不会把它拿开，这就使得婴儿面临着一种危险，一旦蒙在婴儿脸上的东西堵住了婴儿的呼吸道，宝宝没有反抗的能力，就会危及宝宝的生命。但此时，宝宝有了自我解救的意识，而且有了能力，通过做这个游戏来训练宝宝的自救能力。

两手同时抓起胶皮球：以前，当婴儿手里拿着一个物体时，如果再递给另一个物体，婴儿就会松开手里的物体，去拿另一个物体。现在可以同时用另一只手来接另一件物体，两手还能同时抓握起比较大的物体，比如婴儿可以两手配合抓起皮球。

两手来回交换玩具：过去，抓住玩具时，只会单纯地摇晃，现在可以把玩具在两手间来回交换玩耍了。把玩具从单手抓握到双手配合一起玩耍，是婴儿手技能的进一步发展。

敲、摇动作：爸爸妈妈可相继给宝宝两块方木或是两种性质的小型玩具，鼓励宝宝两手对敲玩具，或者用一只手中的玩具去击打另一只手中的玩具。也可给宝宝一只拨浪鼓或是摇动铃，鼓励宝宝主动摇摆，随之发出悦耳的声音。此动作可锻炼手的灵活性，开发手的功能。

迈步运动：在宝宝初学迈步时，可以让他先学推坐行车。开始宝宝可能后蹲后退，这时爸爸妈妈可帮助他扶车，向前推移，使宝宝双脚向前移步前进。还可以将宝宝放在活动栏内，爸爸妈妈沿着活动栏，手拿鲜艳带响的玩具引逗宝宝，让宝宝移动几步，并且要不动地鼓励宝宝前进。有助于学习迈步。

语言训练：训练宝宝模仿大人发音，除了"爸爸"，"妈妈"之类的称呼，还可以训练宝宝说一些简单动词，如"走"、"坐"、"站"等，在做运动时，同时说出这些词语，以引导宝宝发出单字的辅音来。妈妈同时要做示范，以帮助宝宝理解这个词的意思，培养他对于语言的理解能力。

宝宝行为注意事项：

不要鼓励宝宝打人：婴儿用手打妈妈爸爸的脸，爸爸妈妈不能报以笑脸。否则就是鼓励宝宝这么做，以后见谁都打，养成不礼貌的行为。

咬衣物怎么办：喜欢吸吮手指的婴儿，到了这个月，可能开始吸吮身边的物品，如枕头上的小枕巾、毛巾被角、衣服袖口等。这种吸吮物品的倾向，发展下去的，也许会成为恋物癖的开端。父母也应该努力削弱这种倾向，咬衣物毕竟不是正常现象。如果发现您的宝宝有这种倾向，要不断更换宝宝身边的衣物，让宝宝没有固定的衣物可以依恋。多和宝宝玩，不要让宝宝咬着衣物睡觉。

咬指甲怎么办：婴儿咬指甲的现象是比较少见的。吸吮手指的婴儿可能会转成咬指甲。在乳牙萌出时，可能会出现这种现象。没有任何干预地让婴儿咬下去是不对的；不能采取强硬的措施；转移婴儿注意力，当发现婴儿咬指甲时，用玩具来占据宝宝的手；在向婴儿表示不能咬指甲的同时，和宝宝做亲子游戏；父母和看护人把和宝宝玩当做重要任务，而不是收拾卫生、做辅食、抱着宝宝看电视；忽视婴儿，就可能导致婴儿养成不好的习惯。

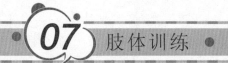

07 肢体训练

1. 独自站立练习

站立动作的出现，需要婴儿的腰部和下肢骨骼和肌肉组织发育完善。婴儿在6个月龄以后，下肢就有了一定的支撑能力，可以练习孩子扶持站立的能力。

满8个月以后，只要家长稍加扶持，孩子就能越来越久地独自站立。在8到9个月龄里，有意识地进行扶持站立练习，能起到立竿见影的效果，因为孩子不仅能越来越站得久，而且，很快就能自己扶持着婴儿床围栏、家具边缘等能够扶持的小心翼翼地独自站立起来，扶站对于今后独立学步也有重要作用。

人类远古的先祖在进化的过程中，站立对于大脑发育的促进、四肢的分工协作和解放，意义非同寻常，因而，对于发育中的宝宝来说，扶持站立的意义也是可想而知的。

扶持站立最初训练，可以从6～7个月龄时开始，由成年人扶着婴儿的腋下，使婴儿的两条腿伸直，站立在床上。开始练习时间不宜太长，也可以把宝宝轻轻地举起来，使脚离开床面，然后再放下，帮助婴儿反复地做跳跃动作。这样做有利于激发孩子的欢乐情绪，也有利于锻炼腿脚的支撑能力。

到7个月龄后，可以训练婴儿扶手站立，扶着孩子的手，使孩子站立在床上。到

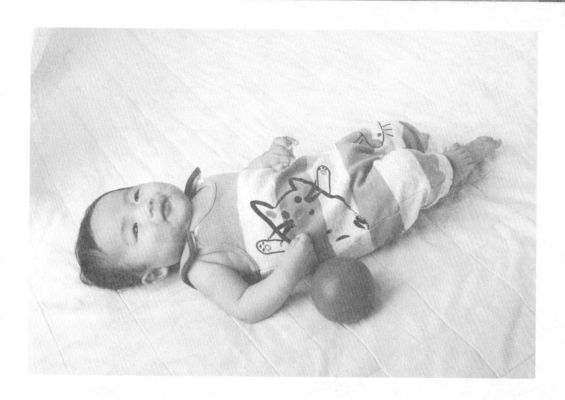

8个月以后，只需要扶着婴儿的一只手，孩子就能站立。

扶持站立的过程，可以从开始的紧紧扶抓到逐渐放松，让婴儿自己体会直立和平衡的感觉。

能站稳以后，每次站立的时间可以由短到长，然后从扶持站立，变为让孩子自己扶着栏杆站立。

到了9个月的婴儿，就逐渐能扶站得很稳当。到了10个月时，站立训练就可以进入独自站立阶段。

随着婴儿动作能力的进一步发展完善，会逐步形成无须成年人扶持、自由地从坐位站立起来，再由站立位自主完成蹲下、坐下的动作能力。

等到孩子具备双腿稳定站立的能力以后，可以再接着训练只用一条腿支撑全身重量的能力，即做"金鸡独立"的模仿动作。把双手向前方展开，用一条腿支撑身体，站立片刻。

2. 动手能力

半岁以后的孩子，会特别喜欢感受物体，要尽量给孩子不同质地、不同形状的东西。躺着的时候，孩子可能会抓住自己的脚，再放进嘴里。但还不理解物体有什么用途，如果给一个方块积木，孩子就会抓住，如果再给一个方块，便会丢掉第一块，去接第二块。这时，孩子开始用自己的手学习拿东西吃。孩子的手眼协调能力有了很大的发展，能抓起小块食物，放在自己的嘴里，但放得还不太准。

8 个月龄的孩子，能把东西递给妈妈，但还没有学会怎样松手、怎样给。能完整地做出这一点必须在 1 岁以后。这时的孩子，很有可能喜欢从高处或童车上故意扔掉东西。

从 8 个月起，孩子的抓握精确性越来越好。到 9 个月，婴儿不再把东西夹在手指与手掌之间，而是夹在拇指与食指中间。到 1 岁以后，孩子可以用拇指尖与食指尖抓起很小的物体，还可以把物体从一只手放到另一只手，两只手可以同时各拿一件物品。

到了 8 ~ 10 个月，孩子开始学习动手操作能力，会在物体上进行挤、拍、滑动、捅、擦、敲和打等多种动作。孩子用手探索所有的东西，包括食物，并且能混合在一起，可以涂抹或倒出小瓶子里的水。还可以准确地把大多数固体物质放入嘴里，如脚丫、手指、塑料玩具或瓶盖。

随着孩子动手操作能力的提高，孩子不再喜欢总是把东西放进嘴里尝尝，转而开始玩一些类似于拍捏橡皮泥饼的游戏。

08 亲子互动游戏

1. 撕纸

宝宝偶然拿到手的书刊、纸张，会被小家伙撕得乱七八糟——不要把孩子的行为当做是毁损、破坏和捣乱。要明白，宝宝的小手能精细、协调配合，准确地撕破纸张，又是一种体能、智力的较大飞跃性进步。

因此，孩子爱撕纸不是坏习惯，不用把孩子旁边的纸拿开，可以应势利导，教会孩子把大张纸撕成小纸片，然后再撕成碎纸屑，使宝宝初步认识到，自己具有改变外界环境的能力，从中得到乐趣。与此同时，也训练了宝宝手眼之间的协调能力，促进脑功能的健全和成熟。

因此，发现孩子学会把纸撕破后，不仅不要阻止宝宝撕纸，相反还要多鼓励孩子多撕、撕碎、撕出花样来。这样做，有益于训练婴儿手部动作的精确性和感觉的灵敏度。

2. 抓球

8 个月龄的孩子已经能在床上坐稳一会儿，双眼会注视自己喜欢的东西，对于不喜欢的东西能表达出"不"的拒绝反应。这时候，对孩子的手指动作能力进行训练是好时机，在孩子跟前放一些平时喜欢的玩具，小球、彩色积木等，通过给孩子示范动作，引导孩子用小手抓捏，学会用拇指和食指的对捏。

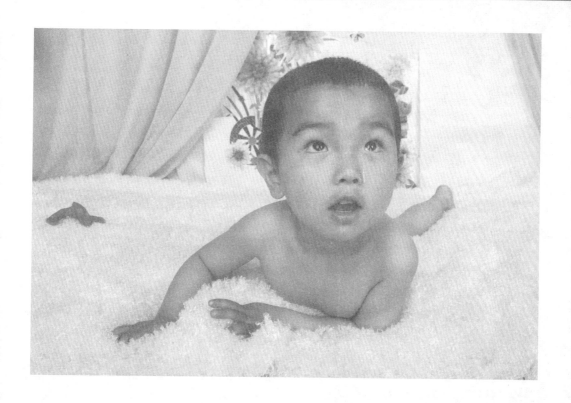

在学会用小手熟练抓住较大物件的基础上，进一步锻炼婴儿手部的精细动作。最好的办法，是把小球投入广口瓶子里。让孩子反复把小球放进瓶子里，然后再倒出来，再放进去，反复多次，孩子会玩得很有兴趣。以此来锻炼孩子手部的灵活性。手与大脑相关联，锻炼用手的精细动作的同时，促进了大脑的发育。

3. 捏取

让宝宝练习用手指协调运用，捏取较小的东西，如小粒糖球、爆玉米花等。这个月龄的孩子，开始是用拇指、食指和中指一起来捏取，以后会逐渐发展到只用拇指和食指就能相对捏取得很稳。每天都可以练习几次，但要特别注意，捏取小东西时候，一定要有成年人在旁边陪同和监护，防止孩子把小件物品误塞进口、鼻，发生呛噎甚至引起危险。捏取练习完以后，一定要把小件物品收拾好，不要放在孩子伸手能拿到的范围里，防止发生意外。

4. 找玩具

把孩子正在玩的小件玩具拿走，然后藏起来，试试看孩子是不是知道找寻的方法。比如，用手绢盖住孩子喜欢的塑料玩具，看孩子是不是能揭开手绢拿出玩具来。也可以用纸盒或者塑料杯子、一张纸把孩子正玩得有兴趣的玩具遮盖住，8～9个月龄的孩子，一般都能马上拿开遮盖物，把玩具取出来。

Part 3 异常情况

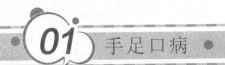

01 手足口病

手足口病是一种由数种肠道病毒引起的传染病，主要侵犯对象是 5 岁以下的宝宝。手足口病常常表现为：起初宝宝出现咳嗽、流鼻涕、烦躁、哭闹症状，多数不发烧或有低烧。发病 1～3 天后，宝宝口腔内、口唇内侧、舌、软腭、硬腭、颊部、手足心、肘、膝、臀部和前阴等部位出现小米粒或绿豆大小、周围发红的灰白色小疱疹或红色丘疹，不痒、不痛、不结痂、不结疤、不像蚊虫咬、不像药物疹、不像口唇牙龈疱疹、也不像水痘。口腔内的疱疹破溃后即出现溃疡，导致宝宝常常流口水，不能吃东西。重疹患儿可伴发热、流涕、咳嗽等症状。如果疱疹破溃，极容易传染。手足口病具有流行面广、传染性很强、传播途径复杂的特点。病毒可以通过唾液飞沫或带有病毒之苍蝇叮爬过的食物，经鼻腔、口腔传染给健康的宝宝，也可直接接触传染。重症患儿病情发展快，甚至可引起宝宝心肌炎、肺水肿、无菌性脑膜脑炎等并发症，容易导致死亡。

一、病因

是由肠道病毒 71 型和柯萨奇病毒等数种肠道病毒引起的传染病，且该病没有免疫性，患过一次后还可以再患。

二、预防措施

手足口病传播途径多，婴幼儿容易感染，注意卫生是预防本病的关键。

① 饭前、便后、外出后要用肥皂或洗手液等给宝宝洗手。

② 不要让宝宝喝生水、吃生冷食物，避免接触患病的宝宝。

③ 看护人接触宝宝前、给宝宝更换尿布时、处理粪便后均要洗手，并妥善处理污物。

④ 宝宝使用的奶瓶、奶嘴使用前后应充分清洗。

⑤ 本病流行期间不要带宝宝到人群聚集、空气流通差的公共场所，

⑥ 注意保持家庭环境卫生，居室要经常通风，勤晒衣被。父母要及时对宝宝的衣

物进行晾晒或消毒。

⑦ 宝宝一旦出现相关症状要及时到医疗机构就诊。

⑧ 轻症宝宝不必住院，宜居家治疗、休息，避免交叉感染。

三、护理与治疗

① 隔离消毒

一旦发现宝宝感染了手足口病，应及时就医，避免与外界接触。一般需要隔离2周左右。

宝宝用过的物品要彻底消毒：可用含氯的消毒液浸泡，不宜浸泡的物品可放在日光下曝晒。

宝宝的房间要定期开窗通风，保持空气新鲜、流通，温度适宜。有条件的家庭每天可用醋酸熏蒸进行空气消毒。家人尽量少进出宝宝房间，禁止吸烟，防止空气污浊，避免继发感染。

不要让宝宝接触花草，不要让宝宝玩沙土。

② 营养饮食

如果宝宝在夏季得病，容易造成脱水和电解质紊乱，需要给宝宝适当补水和营养。宝宝宜卧床休息1周，多喝温开水。

宝宝患病后因发热、口腔疱疹，胃口较差，不愿进食。宜给宝宝吃清淡、温性、可口、易消化、柔软的流质或半流质食物，禁食冰冷、辛辣、咸等刺激性食物。治疗期间应注意不要让宝宝吃鱼、虾、蟹等水产品。

③ 护理口腔

口腔疼痛会导致宝宝拒食、流涎、哭闹不眠等，所以要保持宝宝口腔清洁。

饭前饭后用生理盐水漱口，对不会漱口的宝宝，可以用棉棒蘸生理盐水轻轻地清洁口腔。

可将维生素B_2粉剂或鱼肝油，直接涂在口腔糜烂的部位。口服维生素B_2、维生素C也可。如果能辅以超声雾化吸入，可以减轻疼痛，促使糜烂早日愈合，预防细菌继发感染。

④ 护理皮疹

注意保持宝宝的皮肤清洁，防止感染。

宝宝衣服、被褥要清洁，衣着要舒适、柔软，经常更换。可把宝宝的指甲剪短，必要时包裹宝宝双手，防止抓破皮疹。

手足部皮疹初期可涂炉甘石洗剂，有疱疹形成或疱疹破溃时可涂0.5%碘氟药酒。臀部有皮疹的宝宝，应注意随时清理大小便，保持臀部的清洁干燥。

⑤ 注意降温

体温在37.5℃～38.5℃之间的宝宝，要注意给宝宝散热、降温。可以通过多喝温水或洗温水浴等方法降温。

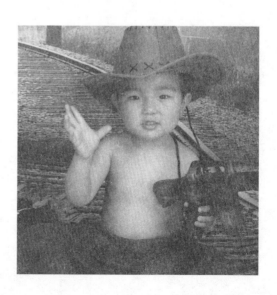

02 麦粒肿

麦粒肿俗称针眼，是婴幼儿期的宝宝常见的眼病。宝宝年纪小，经常哭闹，细菌容易乘虚而入。

一、病因

引起麦粒肿的细菌多为金黄色葡萄球菌、链球菌，所以麦粒肿多为化脓性炎症。在眼皮边缘长出的麦粒肿称为外麦粒肿，是指睫毛根部的皮脂腺或毛囊发炎。出现在内侧时称为内麦粒肿，是指睑板腺发炎。患有屈光不正，营养不良，睑缘炎等病的宝宝容易反复发生麦粒肿。宝宝患有其他全身性疾病时，抵抗力下降，也容易引起麦粒肿。

症状表现：麦粒肿发作初期，宝宝眼部发痒，随后出现眼皮红肿，睁不开眼，有触痛，甚至伴有发热，全身不适，眼球结膜充

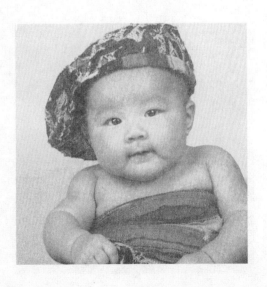

血等症状。2～3天后，脓肿成熟，局部隆起，出现黄色脓点，最后破溃，排出脓液，疼痛缓解，红肿逐渐痊愈。

内、外麦粒肿的表现基本相似，只不过内麦粒肿疼痛较为明显，炎症持续时间长。外麦粒肿在眼皮外面破溃排脓；内麦粒肿在眼皮内破溃排脓。

二、预防措施

① 平时要注意保护宝宝的眼部卫生。不要用脏手为宝宝除眼屎、擦眼睛，不要修拔宝宝的睫毛。

② 注意保持宝宝大便通畅。多让宝宝吃蔬菜、水果，定时排便。

③ 如果宝宝患有屈光不正、营养不良和睑缘炎等疾病，需积极治疗。

④ 可用不刺激眼睛的婴儿洗发精，以1：20的比例用冷开水稀释，清洗宝宝睫毛上的油脂，防止出现皮脂阻塞。

⑤ 平时多带宝宝进行日光浴、水浴、空气浴，提高宝宝身体的抵抗力。

三、护理与治疗

① 脓头未形成之前可进行热敷处理，以促进化脓，轻的炎症也可在热敷后完全消失。

② 全身及局部使用抗生素也可促进炎症的消失。抗生素口服、肌注或静脉注射均可，对化脓菌的作用都很好。

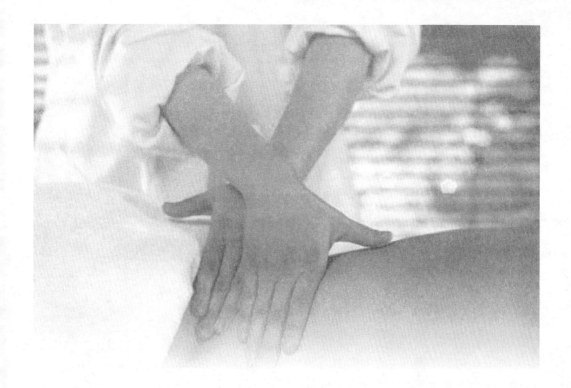

③ 局部点眼药。一般使用 0.25% 氯霉素眼药水即可，可在宝宝入睡后涂金霉素眼膏。

④ 脓头出现后不要用手挤压。眼睑血管丰富，眼的静脉与眼眶内静脉相通，又与颅内的海绵窦相通，而眼静脉没有静脉瓣，血液可向各方向回流，挤压脓头会使炎症扩散，引起眼眶蜂窝织炎、败血症等严重并发症，危及宝宝生命。

⑤ 一旦脓头出现，应及时切开排脓，不要等到自行破溃。这样可以减少疼痛，并可缩短疗程。但是要去医院切开，切勿在家自行处理。

⑥ 避免宝宝用脏手揉眼睛。以免将细菌带入眼内，引起感染。适当的时候可以给宝宝戴手套。

四、按摩疗法

通过按摩可以有效地减轻宝宝的症状，再辅以药物治疗和调养，宝宝很快就能恢复健康。

① 让宝宝坐下或仰卧，家长以双手拇指指腹由印堂穴向上直推至发际，交替操作 1 ~ 3 分钟。

② 用手指点按宝宝双侧攒竹穴 1 分钟，然后由印堂穴沿上眼眶向两侧分抹至太阳穴，反复操作 10 ~ 15 次。

③ 用手指按揉宝宝太阳穴 1 分钟。

④ 用拇指指腹轻轻按揉患处周围 1 ~ 3 分钟。

⑤ 宝宝采取坐位或俯卧为，家长以拇、中二指点按宝宝双侧风池穴 1 分钟。

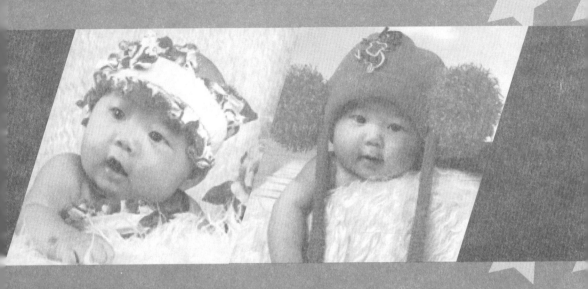

15 chapter
第十五章
9 到 10 个月的宝宝

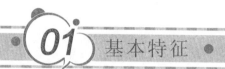

01　基本特征

语言发展迅速，主要有以下特点：

① 宝宝满10个月时，男婴体重7.6～11.7千克，身长68.3～78.9厘米，女婴体重6.9～10.9千克，身长66.2～77.3厘米。牙4～6颗。

② 大人牵着手会走了。

③ 会叫妈妈、爸爸。

④ 能够独自站立片刻。

⑤ 能迅速爬行。

⑥ 能认识常见的人和事物了。

⑦ 喜欢被表扬。

⑧ 语言表达不好，但能主动用自己的动作来配合表达。

⑨ 会主动亲近小朋友。

⑩ 别人叫他名字，他会答应。

⑪ 女宝宝说话比男宝宝稍早些，说话能力的强弱并不表示宝宝的智力高低。

⑫ 开始懂得简单的语言了，如果宝宝拿某件东西，妈妈说："别动！"宝宝立即会缩回手来，停止动作。

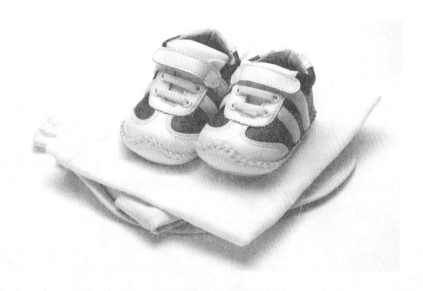

Part2 养育方法

 宝宝衣物的选择

俗话说"人配衣冠马配鞍",为天真活泼、可爱的宝宝选择衣着打扮,也是一个很重要的内容。

一般谈到婴儿,讲得较多的在喂养、健康和生长发育方面。对宝宝的穿着却考虑得少,或许因为市场上可供选择的服饰太多,或者认为只要穿得暖、穿得舒服就可以,没什么太大的讲究。

其实,为孩子添置合适的衣着,很有讲究和学问。

1. 衣服

0~1岁以内的婴儿长得快,一定要选购宽松式样的衣物。应挑选棉布制成的衣物,既吸汗,又不会引起皮肤过敏。

更大一些的孩子在穿着方面,要求不像成年人那么多。比如睡衣,不论白天、晚上孩子都能穿,天气凉爽时,可以穿长睡衣,这样可有效防止睡着后把被子蹬掉,天热时则可以选择短睡衣。应当备上3~4件,以方便替换。

婴儿的衬衣分为三种类型:

侧开口式:适合较小婴儿用,较小的婴儿腿伸不直,用侧开口的衬衣方便穿着。有些型号的衬衫上有一块垂片,可以把尿布别在上面,能防止尿布掉下来。

单片式衬衫:优点在于可以防止婴儿的腹部受凉。

套头式:前面不开口,没有扣子,不会硌着孩子。

婴儿睡觉起来后,可以把套头衫穿在睡衣里面或外面,保护孩子不受凉。选购时,应注意领口是否宽松。如果是肩上开口的,按扣一定要结实牢固。宝宝穿衣应当简单、方便、舒适。购买时要选择适合1周岁内穿。给孩子穿衣前,别忘记把标签和说明取下来,避免擦伤孩子皮肤。

2. 裤子

为了护理方便,1岁以内一般都给孩子穿开裆裤。开裆裤也应选择较为宽松的,一些家庭为了防止孩子裤子掉,就用力帮宝宝系紧裤带,这种做法非常错误。孩子的裤带不宜扎紧,否则容易引起孩子肋骨外翻,裤腰上的松紧带也不宜过紧。

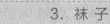

3. 袜子

穿袜子对孩子是必需的。因为婴儿身体的各项功能发育都尚未健全，体温调节能力也差，尤以神经末梢的微循环最差。如果不穿袜子，极其容易受凉。随着宝宝不断长大，活动范围扩大，两脚活动项目增多，如果不穿上袜子，容易在蹬踩过程中损伤皮肤和脚趾。穿上袜子还可以保持清洁，避免尘土、细菌等对宝宝皮肤的侵袭。

注意选择透气性能好的纯棉袜，尼龙袜不吸汗，且影响宝宝的皮肤。还应注意选择适合宝宝脚型的袜子，避免过大或过小的袜子影响宝宝脚的发育。

4. 鞋子

给婴儿选购鞋子应当注意：

婴儿生长发育很快，鞋子要买得稍大点，鞋尖部必须有空间，让宝宝的脚趾自由活动。选购鞋底松软的鞋子，鞋底较硬的鞋子会使孩子脚部感觉不适。

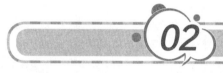

02 宝宝需要的营养

孩子长到9个月以后，乳牙已经萌出四颗，消化能力也比以前增强，喂养应该注意：

白天停喂母乳：母乳充足时，除了早晚睡觉前喂一些母乳外，白天应当逐渐停止哺喂母乳。如果白天停喂母乳比较困难，宝宝不肯吃代乳食品，则有必要完全断掉母乳。

用牛奶喂养的宝宝，仍应当保证每天500毫升左右牛奶。代乳食品可以安排3次，因为此时宝宝已逐渐进入离乳后期。

适当增加辅食：可以是软米饭、肉（以瘦肉为主），也可以在稀饭或面条中加肉末、鱼、蛋、碎菜、土豆、胡萝卜等，数量应当比上个月有所增加。

增加点心：可以在早、午餐中间增加饼干、烤馒头片等固体食物。

补充水果：宝宝自己已经能把整只的水果拿在手里吃。要注意在宝宝吃水果前，一定要把宝宝的小手洗净，把水果洗干净，削完皮后让宝宝拿着吃，一天可以吃一个。

给宝宝喂米饭：从给宝宝喂粥开始，每次只喂少量，看孩子是否对粥有兴趣，能不能大口大口吞下，如果孩子能适应粥，就可以逐渐换成大米饭。

到了这个月龄，孩子一般可以吃大米饭。给宝宝喂米饭，先作示范，把米饭放入自己的口中，表现出对米饭的兴趣，然后再喂宝宝。

喂时用语言表达，如：宝宝今天真乖，能吃大米饭了，吃了大米饭，宝宝能长得又白又胖。在以后喂米饭时，可以加一些肉汤、鱼汤、菜汤等，以供给宝宝足够的热量以及蛋白质、脂肪、维生素等，促进宝宝的生长发育。

参照下列标准，掌握好宝宝一天米饭的用量：

当宝宝 6 ~ 7 个月时，即可盛半碗软米饭（150 毫克左右），分两次加入 3 勺肉汤或菜汤，半个蛋黄。

8 ~ 10 个月时，软米饭半碗，4 勺汤，鱼、肉、菜等适量，一个蛋黄。

11 ~ 12 个月时，软米饭 1 碗，5 勺汤，鱼、肉、菜等适量。

孩子 1 岁到 1 岁半时，软米饭 1 碗（250 毫克小碗），6 ~ 8 勺汤，鱼、肉、菜等适量，一个鸡蛋。

9 个月龄宝宝的参考食谱：

早晨 7:00 粥半碗，肉松适量，鸡蛋一个。

上午 9:00 牛奶 100 毫升，饼干 1 ~ 2 块。

中午 12:00 面条半碗，加蔬菜、肉、鱼。

下午 15:00 牛奶 200 毫升，小点心一个。

晚上 18:00 粥一碗，碎菜、肝末。

晚上 20:00 临睡前加一次牛奶，约 150 毫升。

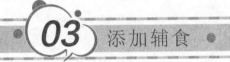

03 添加辅食

1. 糖水樱桃

取熟透的樱桃 100 克，洗净去核去蒂，放入锅内，加入适量绵白糖及水 50 克，用小火煮 15 分钟，煮烂备用。将樱桃搅烂，倒入水杯内，凉凉后喂食。

樱桃含有丰富的蛋白质、碳水化合物、钙、磷、铁、维生素 A、B 族维生素、维生素 C 等营养成分，都是大脑所必需的营养物质。

注意，樱桃不要与动物肝脏同时食用，否则会使食物的营养价值降低。

2. 鱼肉蒸糕

取鱼肉 20 克，洋葱末 10 克，鸡蛋清 1 个。将鱼肉切碎，加洋葱末、鸡蛋清、少许精盐放入搅拌器搅拌好。将拌好的材料捏成有趣的动物形状，放在锅里蒸 10 分钟。

提供丰富的蛋白质、脂肪及多种微量元素，具有益智健脑、提高身体免疫力的功效。洋葱能稀释血液，改善大脑的血液供应，从而消除心理疲劳和过度紧张。

3. 牛肉蔬菜燕麦粥

取新鲜牛肉（瘦）50 克，新鲜西红柿半个（60 克左右），大米 50 克，快煮燕麦片 30 克左右，新鲜油菜 1 棵。将大米淘洗干净，先用冷水泡 2 个小时左右。将燕麦片与半杯冷水混合，泡 3 个小时左右。将牛肉洗干净，用刀剁成极细的蓉，或用料理机绞成肉泥，加入盐腌 15 分钟左右。将油菜洗干净，放入开水锅里氽烫一下，捞出来沥干水，切成碎末备用；西红柿洗干净，用开水烫一下，去掉皮和籽，切成碎末备用。锅内加水，加入泡好的大米、燕麦和牛肉，先煮 30 分钟。加入油菜和西红柿，边煮边搅拌，再煮 5 分钟左右即可。

燕麦含有大量的优质蛋白质，并富含宝宝生长发育的 8 种必需氨基酸、脂肪、铁、锌、维生素等营养物质，其中 B 族维生素的含量居各种谷类食物之首。牛肉里含有大量的铁，西红柿和油菜含有丰富的维生素，能够为宝宝补充足够的营养，促进宝宝的健康成长。

4. 虾仁金针菇面

取龙须面一小把，新鲜金针菇 50 克，虾仁 20 克，新鲜菠菜 2 棵，高汤适量。将虾仁洗干净，煮熟，剁成碎末，加入料酒和盐腌 15 分钟左右。将菠菜洗干净，放入开水锅中焯 2 ~ 3 分钟，捞出来沥干水，切成碎末备用。将金针菇洗干净，放入开水锅中余一下，切成 1 厘米左右的小段备用。锅内加入植物油，待油八分执时，下入金针菇，加入少许盐，翻炒至入味。加入高汤（如果没有高汤也可以加清水），放入虾仁和碎菠

菜，煮开，下入准备好的龙须面，煮至汤稠面软，滴入几滴香油调味，即可出锅。

汤汁鲜香，面条软烂，还可以为宝宝补充丰富的蛋白质、钙、铁、锌等营养物质，除了促进宝宝的生长发育，还对增强宝宝的智力有很好的作用。

5. 虾肉泥

取新鲜虾肉（河虾、海虾均可）50 克，洗净后放到碗里，加上少量的水，放到蒸锅里蒸熟。将虾肉捣碎，加入精盐、香油，搅拌均匀即可。

虾肉肉质松软，含有丰富的蛋白质、钙、磷、镁等营养物质，且其易消化，对宝宝来说是极好的补益食品。

需要注意的是，在洗虾的时候，要把虾背上的虾线挑出去。另外，虾肉泥不要和猪肉、狗肉、鸡肉、南瓜、果汁等食物一起吃；也不要在吃虾肉泥前后 2 个小时内，吃葡萄、石榴、山楂、柿子等含有鞣酸的水果。

04 学步

9 个月以后的宝宝，已经基本熟练地掌握了爬行的本领，自己能够从卧姿坐直起来，下一步，就要开始学习站立和行走。

独立站立，是学走的基础。学"开步"前，可以先做站一站练习，开始可以让孩子扶着婴儿床的栏杆或者妈妈的一只手，由坐姿慢慢地站起来。一般到 11 个月的婴儿就能独自站立，不必扶持物体也能基本保持平衡。但要注意不宜让孩子站得时间太久，且

一定要在有成年人监护下站立。这个阶段的孩子脊柱开始出现腰部前凸，有利于婴儿直立行走和保持身体平衡。有个别发育较早的孩子已经能扶持着栏杆或妈妈的手迈步行走。

训练孩子站一站和走一走的同时，能使婴儿的手和脚的活动更加灵活、自如，同时促进智力发展。此时的孩子手脚动作会变得更加灵活，两只手可以分别做不同的动作，给孩子穿衣服和穿鞋子时，能听着妈妈的指

令，抬高、伸出、向下、向后做出动作来配合。孩子还能攀爬上一定的高度。

可以先训练婴儿扶着小车站立，站几分钟后改成坐姿，还可以从坐姿变成爬行姿势。通过反复来回的训练，能锻炼宝宝手和脚的灵活性。

能独自站立后，宝宝开始学习扶着东西走路。最初会很谨慎，尝试探索着像是螃蟹横行，还常常会有双脚绊在一起的情况，但不久就逐渐能改为直行。此时，可以让宝宝尝试着一个人慢慢走。当然，妈妈爸爸的赞许和鼓励是必不可少的。

一般情况下，孩子"开步走"要经历五个发展阶段（见下表）

时间	特征	训练要点
10～11个月	开始学走的阶段，如果发现放手以后孩子能站稳，就可以开始尝试学走。	家长在左右陪伴，帮助孩子消除走路的恐惧感，体会到能自己走的乐趣。
11～12个月	"蹲"是这个阶段的最显著特点，应当着重训练从站到蹲，再站起来的连贯动作。	家长可以把玩具放到地上，让孩子自己动手去捡，训练宝宝腿部肌肉的力量。
12～13个月	可以扶着东西行走，开始训练孩子的平衡能力。	父母分别站在两边，让孩子慢慢地从爸爸这边走向妈妈。
13～14个月	放开手，孩子可以走几步，重点训练宝宝在不同的地面行走的能力。	教孩子爬楼梯，学会如何在不同的地面上行走。
14～15个月	孩子已经能平稳地行走。	多带孩子去户外，遇到斜坡让孩子自己走。

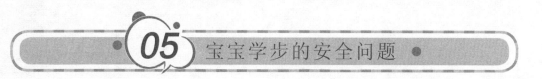

05 宝宝学步的安全问题

一般发育好的宝宝，到1岁时已经会走了，有的宝宝要等到2岁，这与孩子肌肉力量、平衡和协调能力有关。经常训练翻、爬、站的宝宝，早走的概率要高得多。

此外，宝宝个性的影响也不容忽略。平时行为比较冲动、好动的宝宝学会走路的时间一般较早；个性温和，对事物采取观望、等候态度的宝宝，走路比较迟。

偏瘦的宝宝动作相对比较敏捷，比起胖一些的宝宝要先学会走。

一般来说，说话早的宝宝学会走路的时间，比说话晚的宝宝要迟一些。但是，学会走路的时间早或晚，与宝宝今后的智力和运动技能的发展，并没有直接的联系，不必为此担忧。

在孩子学步初期，如果出现以下情况，不必感到意外：

受到挫折，如跌倒、碰伤、与亲人分离或生病以后，孩子走路的能力会出现"下降"现象，与宝宝学走的自信心下降、肌肉力量减弱有关。这种走路能力下降现象只是暂时的，短期内就能恢复，不必怀疑宝宝的能力。

孩子开始学步时，每移动一步时，注意力都应非常集中，不能分神在同一时间内做两件事，否则容易摔倒，不能误认为孩子反应迟钝。如果宝宝正在走路，又要听妈妈的指令，孩子一定会先停下脚步，再听妈妈说什么。

爸爸妈妈静止不动时，宝宝会在面前走来走去，走的距离会长一些。如果爸爸妈妈自己在不停地走动，宝宝会走得更少，甚至会停下不再动。

对孩子来说，开始学走路，并不是朝着一个方向直走，而是来来去去，围绕着一个中心走动。

如果带孩子到户外玩时，宝宝在玩，妈妈却总是变化方位，再叫宝宝走到自己面前，宝宝会突然不肯再按照指令往前走。这是因为宝宝要走到变化的位置有困难，而且用尽各种方法都不见成效，除非妈妈回到原地，宝宝才肯走动。

安全问题——会走以后的宝宝，在家庭环境中会面临种种威胁：

摔倒：刚学会走路的宝宝，迈步走的时候身体重心不稳，一直向前冲，及时停下步伐很难，所以，应给宝宝创造一个平坦、无障碍物的空间，防止孩子摔倒。

走失：对外界事物充满好奇，而初步学会走动的诱惑，会驱使宝宝四下走动。因此，妈妈带宝宝外出时一定要看管好，防止走失。在人多拥挤的场所，最好不要让宝宝单独走，以免走散。

扭伤：刚学会走路的宝宝，最容易扭伤脚，又不能清楚表达伤痛的诉求，需要妈妈细心观察宝宝的一举一动。如果发现宝宝走路时一拐一拐，或者轻轻压腿部时宝宝会感到疼痛，则提示宝宝可能扭伤了。

创造安全环境要多费心，学会走路的宝宝所碰到的危险要远比翻、爬、站要多，在环境安全上就要多费一些心思。

鞋袜：在学走路时，最好给宝宝穿上防滑的鞋袜，防止跌倒。

阳台：宝宝一旦会走，阳台就应当成为妈妈特别关注的地方。阳台上不要放有小凳，以免宝宝爬上去；阳台围栏要高于85厘米，阳台的栏栅间隔要在10厘米以内。

家具：家具要尽量靠墙边放置，有可能导致危险的物品要放在高处或拿开，家具的尖角，要用防护软垫包好。

门：孩子在开关门时容易夹伤手，最好在门缝处装防夹软垫。宝宝自己动手开关门时，最好要有人在旁边看护。

训练走路的同时，让宝宝多与外界接触，克服怕生情绪，养成开朗大方的习性。

06 训练宝宝说话

9个月的宝宝模仿成年人说话发音，好像鹦鹉学舌，一会儿爸爸，一会儿妈妈，帽帽、哥哥……无所指地乱说一气。有时候会连续几天发同一个音，不管什么东西，都会用这一个音来替代，如说出"舅舅"，指代所有想要的东西，包括玩具、杯子都只发这一个音。孩子的发音器官还不够协调，较难发出的语音还模仿不出来。

这时的孩子，已经能熟练准确地完成一些手势表达语言指令。比如和客人再见时招手，妈妈说"再见"，宝宝会招手表示；在客人来访的时候，妈妈说"欢迎"，宝宝能拍手表示欢迎。

理解语言，是对这个阶段孩子进行语言教育的主要内容。在日常生活中，可以通过示范动作配合语言，告诉孩子怎么做，让孩子能理解更多的语言表达的含义。例如，"坐起来"、"拿来"、"等一等"，宝宝就是在日常生活中逐渐理解语言的。

模仿发音，能使用一些有意义的单词，例如称呼"爸爸""妈妈""奶奶""姐姐"等简单的词组。同时，也要练习说一些简单的动作用词，例如"拿"、"走"、"坐"、"站"等。引导孩子完成模仿发音以后，要诱导孩子主动发音表达意图，见到父亲知道叫爸爸，需要妈妈帮助懂得叫妈妈，要某样东西知道说"拿"。

联系语言动作，练习能执行简单的指令，懂得话语和动作的联系。例如，"姐姐到咱家玩，欢迎她！"孩子做出拍手欢迎的动作以后，要鼓励和夸奖，让孩子懂得自己正确理解了语言指令并做对了动作，宝宝会很高兴。

听儿歌，学习语言和积累期的孩子，最喜欢听有韵律的声音和欢快的语言节奏。经常对孩子诵读一些节奏欢快、押韵的简短儿歌，以加深语言的感觉，渐渐地，孩子就能跟着妈妈念的儿歌，一起发出儿歌每一段最后一个押韵的字音来，这是提高语言能力的重要方式。例如，"小鸭嘎嘎，爱说大话，嘴会唱歌，脚会画画。画把雨伞，没有伞把，唱歌跑调，呀呀——呀——呀！"如果天天听，孩子就渐渐地能跟着妈妈诵读的节奏，开口跟上"……嘎，……话，……画，……把，呀……呀！"妈妈诵读时，配合以丰富的表情和动作，最后的几个字，宝宝会和妈妈一起做出夸张式表演的动作，玩得很开心。

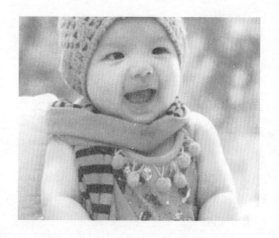

07 早教与启蒙

这个阶段，宝宝开始要学习走路了，由此相应地，进行开阔视野和知觉能力等训练。

我们要走路了：在客厅里腾出一块空地，告诉宝宝："我们要走路了！"然后母子面对面，将宝宝的两只脚底分别放在妈妈的两只脚背上，妈妈两手抓着宝宝的肩膀，向后移动步子，告诉宝宝："宝宝走路呢，宝宝加油！"让宝宝体验"走"的感觉，并引导宝宝的脚步与妈妈的同步用力，妈妈速度要缓慢，步子要很小。

或者，妈妈还可以扶着宝宝的胳膊，适当地用手向前牵拉宝宝，让宝宝自己在地板上迈步前进，最好让宝宝光着脚，如果怕冷的话可穿上袜子。此游戏可锻炼宝宝的脚部肌肉，为学习行走做准备。

此时宝宝已经能够独自站立片刻，如果运动发育比较好的话，还会扶着东西挪动脚步或者独自站立。有的宝宝不需要扶东西，有的则需要，父母要根据自己宝宝的具体情况不失时机地训练。

宝宝过来拿玩具：给宝宝创造一个可以走得安全环境，把可能伤着碰着宝宝的东西挪开。让宝宝穿上袜子，让他扶着沙发站稳。妈妈拿着一个玩具在沙发的另一头引逗他："宝宝，你看这个小青蛙，呱呱呱，宝宝来拿呀！"鼓励宝宝过来取。宝宝看到玩具会兴奋，于是会扶着沙发过来，但可能又不敢迈步子，妈妈就要鼓励宝宝："宝宝过来呀，看，你会走路了！好棒啊！"如果宝

宝还是不敢动，大人可及时帮他一下，帮他走上一两步，然后再鼓励他自己迈步子。一天训练三到四次，每次时间不要太长，以免累着宝宝。做此游戏时，大人要监护着，但也不必怕宝宝摔倒，只要没危险就行了。摔倒了，宝宝会自己爬起来，不是更好吗？这时，你表扬一句宝宝，他会再接再厉的。

使用勺子：给宝宝预备上小围嘴，小勺子和小碗等餐具。吃饭时，给宝宝装罩衣，戴上围嘴。告诉宝宝："宝宝要自己吃饭了！"十个月大的宝宝正是学习吃饭的最好时机，宝宝对自己拿勺子筷子吃饭也是十分积极，跃跃欲试。所以父母就不妨给宝宝一把小勺子，一个小碗，让他自己在碗里乱戳乱搅去吧。刚开始宝宝会满手抓着勺子，这时妈妈可手把手帮宝宝，摆正姿势，但宝宝可能不听，此时妈妈也不必勉强，任由他按自己的方式去做。宝宝还不太会从碗中给自己舀饭，妈妈可把饭放到他的勺子里，帮他把勺子递到口中，然后鼓励一句："真棒，宝宝会自己吃饭了！"宝宝会十分开心，会兴奋地拿着勺子乱敲起来。注意宝宝的碗里的食物不能多，温度也要适中，勺子不能带尖，不要让宝宝拿到筷子，一定要注意安全。

在哪里：让宝宝看着娃娃，妈妈问："娃娃的眼睛在哪里？""娃娃的嘴巴在哪里？"宝宝可能一片迷茫，正想知道呢。然后，妈妈就拿着宝宝的小手分别指点娃娃的眼睛或者嘴巴，最好拿一面镜子照着，效果

会更好。然后，用同样的提问和动作来问宝宝自己的眼睛和嘴巴。此游戏可教宝宝认识人体器官，强化自我意识。

装模作样：在宝宝心情不错时，妈妈让宝宝与自己相对而坐。妈妈开心地做拍手、摇头、撅嘴、叉腰、做鬼脸等动作，边说边动，让宝宝模仿。此游戏目的让宝宝模仿成人生活，学习交往，发展良好的情感和情绪。

其他如梳头、刷牙、洗脸等动作，都可以有意识地做给宝宝看，以鼓励其模仿。如果看到宝宝跟着大人模仿，一定要表扬他，如果宝宝帮妈妈拿某件东西，或者把垃圾模仿大人自觉地放到垃圾筐里，妈妈一定伸出大拇指表扬他："宝宝，真棒，宝宝真懂事！"下次，他一定会表现得更积极。

大纸盒里的宝宝：准备一个样子像小房子的玩具，里面是中空的，可放进去几件微型小玩具，比如小汽车，小昆虫等。让宝宝打开小房子的一扇门，从里面取出小玩具来，说："出来玩了，上街去了！"让宝宝拿着小汽车或小动物等出来，在地上走。边走边嘴里说着："嘀嘀嘀，车来了，让路啊！"一会儿，又把小汽车开进去，说："好了，玩够了，回家了！"然后，让宝宝推着小汽车回到小房子里，把那扇小门关上。

或者，妈妈准备一个大的纸箱，让宝宝能站进去，说："这是宝宝的家"，一会儿又推着大纸箱说："开车了，嘀嘀嘀！"宝宝会十分开心。这是一个很有趣的综合训练游戏，宝宝非常喜欢，可帮宝宝建立空间概念、并学着自己玩。

小瓶盖在哪里：准备一个小瓶盖或者其他大人能一手握住的玩意儿。宝宝和妈妈对面坐，先当着宝宝的面把小瓶盖藏在妈妈的手里，让宝宝找。逐渐增加难度，把小玩意儿藏在身后、毛巾下等。宝宝虽不会说，但能听懂一些话了。现在需要给宝宝多多练习"听的同时看大人的动作"，以帮助宝宝理解语词。这个游戏一定要边玩边说，用手势和动作来辅助你的语意，"给我"，"给宝宝"，"放到里面"，"拿出来"等。此游戏目的为发展宝宝的语言和记忆能力。

拉着妈妈站起来：宝宝坐，妈妈抓着他的双手，轻轻帮助他站起来。一站一坐，反复练习，"宝宝站起来喽，真棒！"，"宝宝坐下去啦，真厉害！"妈妈使的力由大到小，逐步发动宝宝自己的力量和主动控制意识。此运动可使宝宝伸曲膝盖，学习控制宝宝脚底脚跟的重心和力量。经常玩这个游戏可以锻炼脚跟和腰部的肌肉力量，练习将身体重心移到脚底，有助于孩子学习走路。提示：请继续上个月的游戏，让宝宝多运动，多看图，多听大人说话。

拉绳玩具：拉绳玩具是指一端系着绳子的玩具，嘎嘎鸭、拖拉小火车等，都是宝宝喜欢的适龄玩具。一开始，可由妈妈在前面慢慢拉，诱导宝宝爬过来追逐玩具。妈妈千万别拉得太快，宝宝老是抓不到会失去玩的兴趣。以后，可以让宝宝握住绳子向前爬行，当他爬了几步回头看见玩具也紧跟着他时，会兴奋不已。以后，当他学习走路时，有玩具热热闹闹跟着他，宝宝会走得更起劲。此游戏可培养孩子的爬行能力，更重要的是要让宝宝享受游戏的乐趣，诱导其爬行及步行，拉过来真有趣。

吹喇叭：练习吹，口腔多做吹气的动作，可增进说话的能力。"吹"的动作对宝宝说话发音有帮助。这个时期，大多数宝宝已经开口学说话了。我们应该进一步训练宝宝的说话能力。日常生活中宝宝有机会经常练习张、闭、吸、吞、咀嚼等口舌运动，而很少有"吹"的动作。因此，能训练"吹"这个动作的就是吹喇叭了。当宝宝第一次拿到喇叭，不知道如何去吹，妈妈可对着宝宝的脸轻轻吹气，然后再吹喇叭给宝宝看。

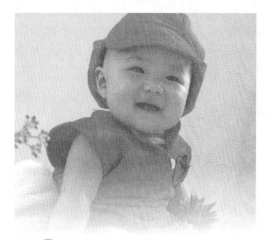

这一阶段早教需要注意的几点：

① 给宝宝提供丰富的玩具，吸引宝宝操作摆弄。

② 宝宝已经有属于自己的意识，情绪易怒，家长要多鼓励宝宝与同伴友好交往。

③ 鼓励宝宝做力所能及的事，比如自己脱简单的衣物，帮家长做简单家务等，使宝宝的社会行为得到发展。

④ 教宝宝背儿歌、唱歌曲、多给宝宝讲故事，培养宝宝的感受力和表达力；同时鼓励宝宝跟着一起念。宝宝能主动用语言来表达自己的意愿时一定要表扬他，不要因他说得不好或发音不够准确而责备他，以免打消宝宝的学习积极性。

⑤ 创设家庭环境，教宝宝认识常见的汉字和简单的英语口语，比如在家中的日常用品上贴上相应的汉字等，使宝宝能用较完整的句子表达自己的意愿。

⑥ 宝宝学会爬行，就会常常主动离开妈妈的怀抱，带着旺盛的好奇心到处活动。但当遇到挫折，他仍会回到妈妈的身边。母亲就像是宝宝的避风港，发生任何使他害怕和不安的事，只要回到妈妈身边就能让他安心。妈妈对寻求慰藉的宝宝置之不理，或不耐烦甚至把宝宝推开，孩子太小，会因缺乏安全感性格变得胆怯。但也不必过分保护溺爱宝宝，使之失去探索欲望。

⑦ 宝宝有自我意识了。变得爱发脾气了，动不动就摇头、甩手、叫嚷嚷。其实，这正是宝宝的"自我"意识开始萌芽。宝宝有主意了，可是，他还不会用语言来表达，而且，脚不会走路，手不能灵活地运用，挫折多，心烦，脾气就大了。妈妈要理解宝宝。宝宝想自己吃饭，就让他拿着调羹自己吃，趁他张嘴，你送上一口饭菜；宝宝打定主意自己穿衣，就让他自己穿，趁他不注意，悄悄帮他提一提裤腿和袖管。尊重孩子的意志，是鼓励孩子走向独立的第一步。

⑧ 喜欢布娃娃，布娃娃充满温柔，手感也柔软，给人安全感。十个月左右的宝宝，特别喜欢拥抱布娃娃，甚至是毛毯或大毛巾等。这种柔软的触感是其他东西难以替代的。甚至连出门、睡觉都要抱着，悲哀、寂寞、生气时，把它贴在脸上或闻它的味道，还能使宝宝的情绪稳定。如果父母漠视孩子这种慰藉要求，从她的手中夺走布娃娃，可能会使宝宝养成咬指甲或玩性器官的不良习惯，同时还可能导致孩子依赖性较强。布娃娃可由宝宝自己挑。宝宝当做慰藉的娃娃，大都是她自己从身边众多的娃娃中挑选出来的，因此，不妨多放一些布娃娃。

08 亲子互动游戏

根据9～10个月婴儿心智发育特点，可以和婴儿做游戏：

娃娃多可爱：培养孩子对东西的爱心。一开始，妈妈当着婴儿的面爱抚娃娃、小花猫之类的小玩具，然后说："宝宝也来抱一抱，看看娃娃多可爱，多听话。"通过这种行动，培养孩子的爱心。

跟妈妈做：妈妈和宝宝面对面坐着，妈妈双手举起，口喊"万岁"或"高高"，让宝宝看，然后妈妈抓着宝宝的手模仿，宝宝一定会很高兴。如果孩子有了模仿的举动，要表扬鼓励说："宝宝做得真好，宝宝真聪明。"

给你、谢谢：对婴儿来说，把自己的东西给别人，就好像东西被抢走一样，会很不高兴。妈妈可以和孩子做拿东西、给东西或想要东西的游戏。婴儿知道别人接到自己的东西会很高兴，而交出去的东西还会回到自己的手中，会很乐意玩。

给爸爸送去：请家里的亲人一起参加，让宝宝把手里的物品送给某某人。妈妈可以说："把这个苹果给爸爸。"如果孩子照做了，一定要说"谢谢。"

找一找：这时候的婴儿已经有了记忆力，如果当着孩子的面藏玩具，宝宝会很快找到。大的东西或藏得比较近的玩具容易找到，小的东西或藏得较远的玩具孩子找起来就会困难一些。玩这个游戏要逐渐增加困难度，孩子如果找到了一定要夸奖。

投入练习：当宝宝能抓握、放开以后，家长可以教给孩子玩一些大、小不同的玩具，然后，教孩子把小一些玩具放到大一点的容器里。例如，把积木块放进盒子里，反复练习，进一步巩固协调能力。

站立和坐下：让宝宝从躺卧位置扶持栏杆或者拉着一只手能站立起来，在站立状态玩几分钟后，扶着双手慢慢地坐下。一般扶持站立要比扶持坐下容易，做站立和坐下练习和时间不宜太久，以免过于疲劳。

坐起和迈步：让宝宝仰卧或俯卧，用语言和动作指令示意宝宝坐起来，扶持着双手鼓励孩子迈步，或者用玩具、食物鼓励孩子坐起来。如果孩子听懂了并且完成，要给予表扬和鼓励，让孩子高兴。能自己坐起和迈步，能使孩子的身体平衡和协调能力进一步发展。

花样爬行：经过前几个月的爬行练习，孩子已经能由原先的手—膝爬行，过渡到熟练的手—足式爬行，并且会由不熟练、不协调而变得很熟练和协调。这时候，可以进一步进行花样爬行练习，用孩子喜欢的玩具或食物引导，孩子能够完成向前、向后、向左、向右的各个方向爬行，还能进一步完成急转弯和有障碍物越过的复杂爬行。

玩滚筒：用圆柱形的滚筒玩具，或者饮料瓶子放在地上，让孩子用双手推动圆筒向前滚动。等到孩子做熟练以后，在让孩子改用单手推动滚筒，滚到指定的地方。孩子做正确了以后，要很高兴地给予鼓励。这种练习，不仅能让孩子手上动作协调、听得懂指令，还有益于宝宝认识物体的形状和特性，知道圆形物体能滚动，怎样让圆柱体滚动。

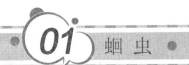

01　蛔 虫

蛔虫是婴幼儿儿最常见的寄生虫病之一。蛔虫寄生在人体内并引起的疾病称蛔虫病。若没有任何症状，则称蛔虫感染。蛔虫长期在肠道寄生，吸取了人体大量营养，影响了宝宝的生长发育。蛔虫的排泄物被吸收后，宝宝就会出现食欲不振、情绪不稳定、爱发脾气、睡觉时磨牙等症状。

由于宝宝语言表达能力差，父母要通过多观察来判断宝宝是否有蛔虫。宝宝生蛔虫后一般表现为：

① 宝宝吃得多，但很容易饥饿，而且长不胖。有些宝宝有偏食甚至异食的表现，如爱吃墙上的石灰、泥土或报纸等。

② 出现不明原因的腹痛。一般是脐周出现阵发性疼痛，用手揉后，疼痛会缓解。这是因为寄生在肠道里的蛔虫刺激肠黏膜，促使肠蠕动，使宝宝出现脐孔周围腹部隐痛或阵痛。

③ 宝宝大便不正常，经常腹泻，并逐渐消瘦。因为蛔虫靠吸取人体的营养而生存，每26条蛔虫一天就可使人体丧失4克蛋白质。

④ 宝宝夜间睡眠不好，会出现哭闹、磨牙、流口水等症状。受蛔虫毒素的影响，宝宝脾气会变坏，甚至烦躁不安。

⑤ 过敏反应。有的宝宝的皮肤会起荨麻疹等。

⑥ 其他症状：宝宝手指甲有白斑，似点状或线条状；宝宝下唇出现单个或多个灰白色颗粒，少许发亮，略高于正常嘴唇；舌头上的斑点格外突起发红，又称"红花舌"。

一、病因

多因吃进蛔虫卵而感染，如吃生瓜果，饭前便后洗手不干净，吃不洁的凉拌菜或泡菜，喝不清洁的水等。宝宝吮吸手指、啃玩具等也会引起蛔虫感染。

二、预防措施

防止蛔虫卵"病从口入"，要做到以下几点：

① 宝宝饭前便后要认真洗手。肥皂虽有去污作用，在短时间内很难消灭蛔虫卵。用盆洗手的时候水不宜太少，最好用自来水直接冲洗。

② 避免生吃瓜果。生拌菜对于保证蔬菜内的营养成分有着独到的长处，但一定要注意食用卫生。应尽力冲洗干净，最好能用开水烫一下。

③ 若宝宝处在长牙期，喜欢把玩具、手等放到嘴里吮吸，要注意这些物品的卫生。

④ 消灭苍蝇、蟑螂，不吃被它们爬过的食物。

⑤ 不要让宝宝随地大小便。

三、护理与治疗

宝宝患有蛔虫后，驱虫处理是最有效的治疗手段。驱虫应选择宝宝健康状态下进行。一般情况下，一个疗程的驱虫药即可见效。宝宝常用的驱虫药有：枸橼酸哌嗪（驱蛔灵），有片剂和糖两种剂型，每日0.1～0.15g/kg，睡前顿服，连服2日，每日剂量不得超过3g；左旋咪唑，2～3mg/kg，一次顿服。阿苯达唑（肠虫清），200mg，一次顿服，2岁以下剂量减半；甲苯咪唑（安乐士），每次200mg（两片）顿服或早晚各服100mg（1片）连服3日。

给宝宝服用药物要遵从医嘱，两岁以下儿童禁用驱虫药。

四、饮食调理

◆因蛔虫引起的剧烈腹痛发作时，即刻口服米醋20至30毫升，1小时1次，连续3～5次。适用范围：幼儿宝宝

◆乌梅肉◆

适用范围：幼儿宝宝

材　料：乌梅25克，冰糖250克，白糖适量。

做　法：乌梅放水中浸泡发透，煎煮至五成熟时捞出，去核，将果肉切成丁，放入原液中加冰糖继续煮，至七成熟烂，出汁即可。待冷后，外部蘸上一层白糖，装在瓶子里备用。

02 肺炎

一、病因

新生儿期的宝宝易患肺炎，婴幼儿期的宝宝依然很容易受到肺炎的侵害，不过和新生儿期有所不同。新生儿期宝宝易患肺炎主要是由于特殊的生理特征所致，婴幼儿期宝宝患肺炎通常是由细菌感染或病毒感染所致。婴幼儿期的肺炎也常是普通感冒等上呼吸道感染或水痘等传染病的并发症。患有囊性纤维性变的宝宝也很容易发生肺炎。

肺炎的典型症状有：

① 咳嗽，较大的宝宝可能会排出黄、绿色，带有血斑的浓痰。

② 呼吸急促、困难。

③ 发烧。宝宝会出现高热，且会持续2～3天。

④ 头痛。较大的宝宝会表述出来，较小的宝宝则表现出不安的症状。

⑤ 严重的时候，宝宝可能会出现嗜睡、口唇和舌头发青、拒绝饮食等症状。

二、预防措施

① 远离感染源，要想宝宝不得肺炎，首先要回避传染源。家里有人感冒的，要回避宝宝，妈妈喂奶时最好戴上口罩，防止呼吸道传染。

② 给宝宝一个清新的呼吸环境。清新的呼吸环境需要三个条件：温度、湿度和空气质量。家长应该把钱花在宝宝的取暖、保湿上，不应该花在吃药上。家长一定不要在家中吸烟。宝宝被动吸烟，也会引发肺炎、气管炎。

③ 均衡饮食。对宝宝要做到：药物少、营养全。合理的营养可以提高宝宝的身体素质。0 ~ 4个月的婴儿，需要纯母乳喂养，除母乳外不再添加别的食物。4个月的婴儿可以添加少量辅食，6个月的婴儿必须添加辅食。9个月的宝宝母乳喂养要越来越少。到1岁左右，要给宝宝断奶。1岁的宝宝可以喝牛奶，但要考虑到宝宝是否牛奶过敏和乳糖不耐受。

④ 让宝宝适当锻炼身体。锻炼能增强宝宝的体质，家长要帮孩子选择适合他们体质的锻炼方式。比如：带宝宝进行日光浴、空气浴、水浴锻炼。1岁以内的宝宝，每次日光浴以5 ~ 20分钟为宜，不要超过半个小时。1岁以上的宝宝不要超过1小时。给宝宝洗澡时，室内温度要在26℃以上，要给宝宝洗到微微出汗为止。

⑤ 提高宝宝呼吸道感染的免疫力。经常呼吸道感染的宝宝，可以服用一些黄芪、转移因子口服液等提高免疫力的药，但是一定要在医生的指导下进行。

三、护理与治疗

宝宝患肺炎后，要尽早就医治疗。在家时，也要对宝宝做好护理工作。

① 遵医嘱用药，千万不要给宝宝滥用药物。虽然多数肺炎是由细菌引起的，但也有不少肺炎是由病毒、支原体等病原体引起的，滥用抗生素类药物，不但达不到治疗效果，反而会引起种种不良反应。

② 让宝宝休息好，并注意减轻宝宝的呼吸困难。每隔2 ~ 3小时帮宝宝翻一次身，使仰卧、左右侧卧交替进行，并轻轻拍打宝宝背部，以免肺部的某个部位长时间受压，有利于排痰及炎症的吸收。

③ 保证室内空气流通。阳光充足，可减少空气中的致病细菌，阳光中的紫外线有杀菌作用。同时，保持室内适宜的温度和湿度，室温以18℃ ~ 20℃为宜，相对湿度以50% ~ 60% 为好。

④ 宝宝衣被要合适。不要给宝宝穿、盖太多的衣物。过热会使宝宝烦躁，诱发呼吸急促，加重呼吸困难。

⑤ 注意宝宝的饮食。哺乳期的宝宝应以乳类为主，最好是母乳，并适当地喂宝宝喝水。牛奶可适当加水兑稀，每次减少喂食量，并增加喂的次数。能吃饭的宝宝可以吃清淡、营养丰富、容易消化食物，多吃水果、蔬菜，多饮水。

⑥ 一旦宝宝出现呼吸急促，可用枕头将背部垫高，以利于呼吸畅通。要及时清除宝宝鼻痂及鼻腔内的分泌物，有痰液妨碍宝

宝呼吸时要让宝宝咳出痰液。

⑦ 密切注意观察宝宝的精神、面色、呼吸、体温及咳喘等症状体征的变化。如果出现严重喘憋或突然呼吸困难加重、烦躁不安，常是痰液阻塞呼吸道的表现，需要立即请医生采取救治措施。

四、学会区分轻度肺炎和感冒

重度肺炎与感冒比较容易区别，但轻度肺炎与感冒区分起来就较为困难。下面介绍几种简单的区分方法：

① 看宝宝体温的高低。

肺炎大多会发烧，而且一般都在38℃以上，并持续2～3天以上，即使使用退烧药也只能暂时退一会儿。若是一般感冒，虽然也会发烧，但以38℃以下为多，持续时间也较短暂，使用退烧药效果明显。

② 看宝宝的咳嗽及呼吸。

肺炎大多伴有咳嗽或喘憋等症状，且程度较重，常有呼吸困难。而感冒引起的咳嗽一般较轻，不会引起呼吸困难。

③ 看宝宝的精神状态。

宝宝感冒后一般精神状态没有多大改变，照常玩耍；而患肺炎后大多精神状态不佳，常有烦躁、哭闹不安或者昏睡等现象。

④ 看宝宝的饮食。

宝宝感冒后饮食较正常，即使进食量减少，也不会少很多。一旦了患肺炎，食欲会明显下降，不吃东西，不吃奶，或者一喂奶就因憋气而哭闹。

⑤ 看宝宝的睡眠。

宝宝感冒后睡眠没多大变化，患肺炎后往往睡不熟、易醒、爱哭闹，尤其在夜间有呼吸困难加重的趋势。

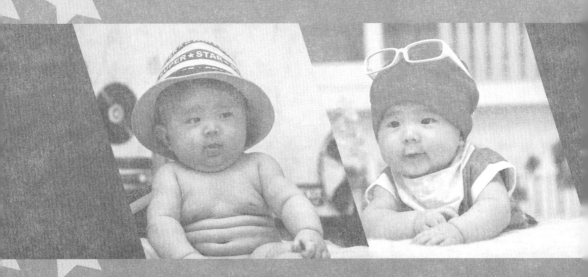

chapter

第十六章
10 到 11 个月的宝宝

16

Part ① 这个月的婴儿状况

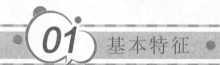

01 基本特征

此阶段的宝宝，有以下特点：

① 宝宝满11个月时，男婴体重7.9～12.0千克，身长69.6～80.2厘米，女婴体重达7.2～11.3千克，身长67.5～78.7厘米。牙4～6颗。

② 大人牵一只手就能走了。

③ 能模仿大人说出一些简单的词，并能准确理解简单词语的意思。

④ 会叫奶奶、姑、姨等。

⑤ 能够指出身体的一些部位。

⑥ 会竖起手指表示自己一岁。

⑦ 不愿意妈妈抱别人。

⑧ 有初步的自我意识。

⑨ 能扶着东西站得很稳。

⑩ 拇指和食指能协调配合，拿起小的东西，会做招手和摆手等动作。

⑪ 喜欢与大人交流，并模仿大人的言行举止，当他不愉快时，会表现出不满意的表情。

⑫ 已经开始学走路了，喜欢东瞧瞧，西看看，有探索的热情。

⑬ 在玩玩具时，喜欢把一件玩具装在另一件玩具中。

⑭ 体格生长上，可能会稍慢一些，这是正常现象，父母不必担心。

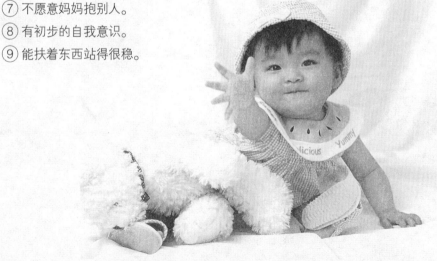

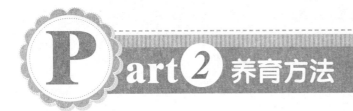

 宝宝的科学喂养

宝宝长到 10 个月以后，乳牙已经萌出 4 ~ 6 颗，有了一定的咀嚼能力，消化功能也有所增强，此时可以断掉母乳，用代乳食品和牛奶喂养。

断母乳，用主食代替母乳。除了一日三餐可以用代乳食品外，上、下午还应给孩子安排一次牛奶和点心，用以弥补代乳食品中蛋白质和无机盐的不足。

用牛奶喂养的宝宝，此时要减少牛奶的量，最好把喂牛奶的时间安排在上、下午，每天牛奶量不超过 500 毫升。

增加辅食：宝宝已有了一定的消化能力，可以吃一点软米饭之类的食物，辅食的量也应比上个月略有增加。如果以往辅食一直以粥为主，而且宝宝能吃完一小碗，本月可以加一顿米饭试试。开始时，可以在吃粥前喂 2 ~ 3 勺软米饭，让宝宝逐渐适应。如果宝宝爱吃，而且消化良好，可以逐渐增加。

这段时间的孩子，除了吃奶还要吃辅食，需要注意良好进食习惯的培养。

喂孩子吃饭首先要固定地方，不要轻易变动。

7 ~ 12 个月的婴儿还比较小，最好放在童车内喂饭，比坐在成年人用的椅子上安全，坐位高低也要适合婴儿的身材。妈妈坐在旁边小凳子上喂也很方便。喂孩子吃饭的时候，常常会把食物漏在嘴外或掉到身上，要及时用毛巾擦干净，培养婴儿爱清洁的好习惯。

10 个月以后的婴儿以辅食为主，最好把粥或烂面条作为正餐，接近成年人的午餐与晚餐的时候喂，到 1 岁左右饮食时间就可同家人统一起来。母乳或牛奶安排在点心的时间吃，或早晚各一次，每天三餐两点。喂婴儿吃饭的时候，一边喂饭一边与孩子说话，如 "饭真好吃啊"、"宝宝嘴巴张得大"。

婴儿食品要多样化，要清淡可口，不要太油腻或过甜。吃什么、吃多少，应当根据婴儿的月龄和食量决定。要知道，婴儿胃口有相当大的差别，不能以填鸭式的方法喂饭或勉强喂食，既影响婴儿的食欲及消化能力，还会引起呕吐，有害而无益。

训练婴儿用杯子喝水，可以从 10 个月

开始。由于起初孩子仍然在吸吮，常常会漏到衣服上，要先戴上围嘴或垫上一块毛巾。开始时少喝一点，等咽下一口后再喝第二口，逐步使婴儿口唇、舌、咽吞咽动作协调。动作熟练了再用杯子喝牛奶，这样在喝牛奶时不会漏。

10个月的宝宝参考食谱：

早上7：00牛奶180毫升，面包两块（大小约10平方厘米）。

上午9：00白开水100毫升，饼干两块。

中午11：00米饭半小碗，鸡蛋1个，蔬菜适量。

下午15：00牛奶180毫升，小点心1个，水果适量。

下午18：00稀粥一小碗，鱼、肉末、蔬菜各适量。

晚上21：00鲜牛奶100毫升。

中午吃的蔬菜可选择菠菜、大白菜、胡萝卜等，切碎与鸡蛋搅拌后制成蛋卷给宝宝吃。下午加餐点心吃的水果可以选择橘子、香蕉、番茄、草莓、葡萄等时鲜水果。

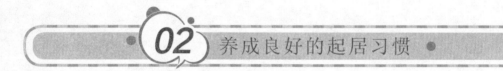

02 养成良好的起居习惯

养成良好的日常生活和起居习惯，能使宝宝的大脑更健康。

睡足睡好：如果缺少充足的睡眠，大脑的记忆系统对新技能或新信息的接收会发生障碍。此外，睡眠对于各种记忆的形成也有重要的作用。每晚睡眠10小时的孩子，成绩优于每晚睡眠少于8小时的孩子。让孩子的大脑充分休息，才能提高智力水平。因此，培养宝宝良好的睡眠习惯，保证睡眠质量是很重要的。

重视早餐：不吃早餐，会使机体和大脑得不到正常的血糖供给，大脑的营养供应不足，时间长了会对大脑有害。在条件相同的情况下，吃高蛋白质早餐的孩子成绩优于吃素食早餐者，而不吃早餐孩子的学习成绩更差。

多听音乐：音乐旋律中所含的一些适宜音频的刺激，能促进相关的大脑锥体细胞增长树突和树突棘，建立起更多的联系，促进大脑更好地发育。适量的选择一些柔和的音乐给孩子听，有益于孩子的智力发展。

多吃糙食：现代人们越来越讲究"食不厌精"。食物一精，变得细腻、柔软、口感好，便于咀嚼和吞咽。然而，专门吃柔软的食物对孩子的大脑发育没有好处。大脑的发育需要各种各样的刺激，较糙硬的食物能促进咀嚼，咀嚼运动能使面部血液循环加速，流向大脑的血液量明显增多，促进大脑发育。

防止肥胖：人的智力情况，与大脑沟回皱褶多少有关，大脑的沟、回越明显，皱褶越多，智力水平越高。但食物中如果摄入脂肪过多，会使沟回紧紧靠在一起、皱褶消失、大脑皮质呈平滑样，而且神经网络的发育也差，智力水平就会降低。

避免噪声：嘈杂的家庭环境，有害婴儿的大脑发育。持续的嘈杂声会对婴幼儿的大脑造成压力，影响到婴幼儿的听力和语言能力的发育。

防治便秘：发生便秘时，代谢产物久久滞积在消化道，经肠道细菌作用后会产生大量有害物质，如吲哚、甲烷、酚、氨、硫化氢、组胺等。这些有害物质容易经肠道吸收，进入血液循环，刺激大脑，使脑神经细胞慢性中毒，影响大脑的正常发育，妨碍大脑的正常功能，影响孩子的记忆力、逻辑思维和创造思维能力。

多吃鱼虾：鱼虾中有丰富的蛋白质、锌、铁等微量元素，也有"脑黄金"之称的二十二碳六烯酸（DHA）。鳝鱼、鳗鱼、红鳟鱼、沙丁鱼等都是DHA的"富矿"，不妨多给孩子吃一些。

运动手指：人的大脑中，与手指相连的神经所占的面积较大，平时如果经常刺激这些神经细胞，大脑会日益发达，达到心灵手巧，有助于大脑的积极思维，手指运动能激发大脑右半球的细胞活动，开发人的智力。

芳香居室：生活在芳香环境的人，视觉、知觉、接受能力等方面拥有明显的优势。柠檬、茉莉和桉树香味能消除人无精打采的状态，使用脑效率提高；巧克力香味能使人的记忆力增强。

赤脚行走：现代人普遍穿着化学成分的衣服面料，好像一层绝缘体把人包裹住，如果再穿上胶底鞋，人体积存的静电就无法传导到大地，积存过多后会影响人体内分泌的平衡，干扰到人们的情绪，造成失眠、烦恼症状。如果常常赤脚行走，不仅能刺激足底穴位，还能驱除体内积存过多的静电，是一种很好的健脑方法。

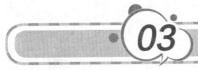

03　需要注意的生活细节

1. 进食习惯

婴儿喜欢摆弄食具，可以给一个小勺、一个盘子或碗，放一点食物让孩子自己吃，以引发宝宝自己吃饭的乐趣。

2. 防止消化不良

家庭防止婴幼儿消化不良，要做到规律进食，多食少餐。

不要让孩子暴饮暴食，注意食物营养成分的合理搭配。

要让孩子多多锻炼身体，增强体质和抵抗力。

发生消化不良时，可以吃一些煮胡萝卜汤、苹果泥、脱脂酸奶等，新鲜水果和蔬菜的搭配食用也有辅助消化作用。

3．少看电视

婴幼儿的视觉能力，处在正在发育的过程中，看电视图像是看不清楚的，必须在一定的距离外。

电视机图像不清晰，有颤动，这么大的孩子也看不懂，不如让孩子看图画片。

不要以为孩子偶尔"冒话"，学会了说一两句电视广告词，就误认为让孩子看电视有益于学习说话。

孩子学习语言，最主要的要靠和父母日益渐进的语言交流活动，与掌握日常生活中所需要的词汇量相比，偶尔学的那一两句话，真是太少了。

让婴儿看电视，会使孩子眼睛疲劳，视力发育受损，降低视力，最好不要看。即使让孩子看，也只能看几分钟。

4．学洗手

应当让这个月龄的孩子懂得，吃饭前要洗手，可以训练宝宝自己学会饭前洗手。

让孩子洗手，宝宝会很感兴趣，因为孩子一般天生爱玩水。当然，刚开始学自己洗手时，会弄湿衣服袖子。这不要紧，不要斥责孩子，要更加耐心地教宝宝怎么样正确洗手，怎么样把手洗干净。

教宝宝洗手的时候，可以配合语言训练，比如一边教孩子洗手，一边说"一二三、搓手心，三二一，搓手背"，让宝宝把洗手当做游戏，很高兴地学会自己洗手的动作。

5．大小便习惯的培养

10个月的孩子大便次数较多，每天一两次。训练孩子养成良好的大小便习惯，完全是一种条件反射的形成，因此，必须要准时和有耐心。

从孩子6个月起，就可以开始训练坐盆大便。如果训练正确和有耐心，在周岁左右就可以训练成功。开始训练时，要注意观察婴儿每天大概在什么时候大便，大便前的神态。孩子要大便前，总会表现出特殊的神态，比如凝神、用力、脸发红，出现类似神态，及时让孩子坐便盆，同时发出条件反射信号，类似"嗯嗯"的声音，以加强大便的感觉。如果坚持训练，不久就能有效果。

小便的习惯养成比大便困难，可以从10个月开始训练。每天在一定的时间里，睡前、睡后、饭前、饭后、去户外活动前，从户外回来后，让孩子坐盆。开始可以每过1小时一次，每次三四分钟，渐渐地延长间隔时间。每次让孩子坐盆排便时，还可以采用小一些时候给孩子把尿时养成的习惯，给予一种条件反射信号，如吹口哨或发出"嘘嘘"声。

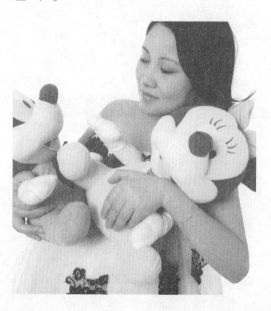

04 添加辅食

1. 鸡蛋豆腐饼

取豆腐20克，鸡蛋1个，番茄50克，柿子椒50克。将豆腐除去水分并捣碎，放适量精盐调味；鸡蛋打入碗中加适量精盐搅匀。将番茄和柿子椒切成小碎块。将鸡蛋糊倒入煎锅煎成蛋饼，半熟时将其余材料放在上面，煎熟即可。

鸡蛋中所含的卵磷脂是脑细胞的重要原料之一，因此对宝宝的智力发育也是大有裨益的。

2. 肉松软米饭

取大米75克，鸡胸肉20克，胡萝卜1片。将大米淘洗干净，加入150毫升水，放入锅中焖成比较软的米饭。将鸡胸肉洗净，剁成极细的末，加入盐、白糖、料酒拌匀，放到锅里蒸熟。把炒锅烧热，不加油，把鸡肉倒入锅里炒干，再放到搅拌机里打成鸡肉松。把制好的鸡肉松放在米饭上，加入少量的水，用小火再焖3~5分钟。盛到小碗里，把胡萝卜切成花形，放在碗边上作装饰即可。

鸡肉鲜香，米饭软烂，既能锻炼宝宝的咀嚼能力，又能为宝宝补充营养，促进宝宝的生长发育。

3. 豌豆肉丁软饭

取糯米50克，猪五花肉20克，新鲜豌豆20克。将糯米淘洗干净，用冷水泡2小时左右。将猪五花肉洗干净，切成小丁，用盐腌2~3分钟；将豌豆洗干净，剁成碎末备用。锅内加入植物油，待油八成热时把肉下进去煸炒出香味。锅内加入150毫升水，加入泡好的糯米、肉丁和豌豆，先用旺火煮开，再用小火焖半个小时即可（也可以用电饭锅来焖，只要把准备好的米、肉丁、豌豆和水放到锅里，按下"煮饭"键就不用管了。饭好了电饭锅会自动跳开，然后在保温状态下再焖10分钟就可以了）。

糯米软滑香浓，且含有蛋白质、脂肪、糖类、钙、磷、铁、维生素 B_1、维生素 B_2、烟酸及淀粉等营养物质，具有补中益气、健脾养胃的功效，是极佳的强壮食品。豌豆含丰富的蛋白质、脂肪、糖类、纤维素、胡萝卜素、维生素 C、维生素 B_1、维生素 B_2 和钙、磷、铁等矿物质，具有益气、止血、清肠、助消化及治疗由胃虚所引起的呕吐的作用。豌豆里所含的止杈酸、赤霉素和植物凝素等物质还具有抗菌消炎、促进新陈代谢的作用。

4. 猪肝茄子

取猪肝50克，茄子150克，面粉50克，番茄1个。将猪肝洗净，放在生抽、精盐、糖制成的腌料中腌10分钟，去水后切成碎粒。茄子连皮洗干净，放在水中煮软，捞起剥皮，压成泥状，加入猪肝粒、面粉搅拌成糊状，用手捏成厚块，放进油锅中煎至两面呈金黄色。番茄洗净，用开水烫一下，剥去外皮，切块，放进锅中略炒，用水淀粉勾芡，淋在肝上即成。

茄子含有蛋白质、脂肪、碳水化合物、维生素及钙、磷、铁等多种营养成分，特别是维生素 P 的含量很高，能够帮助宝宝增强对传染病的抵抗力。茄子里还含有比较丰富的维生素 E，对宝宝的生长发育具有很好的促进作用。另外，茄子和富含维生素 C 的番茄一起烹煮，可以大大提高维生素 C 在人体内的消化吸收率。

5. 红枣花生粥

取花生米 20 克，红枣 5 枚，大米 30 克。将花生米洗净去皮放锅中加清水煮至六成熟，再加入红枣继续煮烂，将煮熟的红枣去皮核后和花生米一同研成泥备用。将米淘干净放入锅中，加清水煮成稀粥。粥熟后，混入红枣花生泥，加白糖，搅拌均匀即可出锅。

花生含有人体所必需的氨基酸，促进脑细胞的新陈代谢，提高智力。

05 宝宝头发的护理

家庭护理孩子，最令人头痛的事就是小家伙不愿意洗头。从 8 个月大小开始，孩子多数不愿意洗头。

每次洗头，都会让妈妈大伤脑筋。但常常洗头，有利于儿童头发的生长和保养，不洗是不行的。

其实，造成孩子害怕、不愿意洗头的原因，多数是因为曾经在洗头时，被洗涤剂或水误入眼、耳、鼻、口刺激，弄得孩子很难受，留下了坏印象，孩子才会抗拒洗头。

因为宝宝从小一般都喜欢洗澡，并且乐于在洗澡时玩水，玩得很开心，而往往在洗澡过程中洗头时，因为不能很好地配合闭眼、屏气、抿嘴，被带有洗涤剂的水呛入五官。这些不适在洗头过程中形成条件反射，习惯成自然，宝宝会养成抗拒习惯。

此外，婴儿非常讨厌水进入眼睛，洗头的时候，孩子一哭，妈妈就以为洗涤剂进了眼睛，立刻会往孩子脸上淋水，结果更让孩子不高兴。往往孩子开始的哭闹，是不愿意头发被弄湿。越给孩子淋水，越发让孩子认为母亲有意让自己难受。

要想让孩子的头发长得好，保持宝宝头发清洁很重要，通常 2 ~ 3 天就应给宝宝清洗一次头发，使头皮得到良性刺激，促进头发的生发和生长，还能避免头皮上的油脂、汗液以及污染物刺激头皮，引起头皮发痒、起疱甚至发生感染，导致头发脱落。

给宝宝洗头发时，要选用无刺激、易起泡沫的儿童专用洗发液，洗头发时要轻轻用手指肚按摩宝宝的头皮。不可用力揉洗头皮和头发，以免头发缠成一团不容易梳理，使头皮受损致使头发脱落。

每次清洗头发以后，最好用柔软而有弹性的儿童专用发梳为宝宝梳理头发，这样可以刺激头皮，促进局部血液循环，促使头发生长。

孩子如果有一头秀发，不仅是健康的标

志，对于成年后的健美影响也极其重要。常常洗头，保养好头发，当然是秀发的基本保证。因此，给孩子洗头不仅重要，找到和排除孩子抗拒洗头的原因，想办法得到小家伙的配合，就能消除这件令人头痛的事情中的难点。

当然，保护孩子的秀发，还要注意别的因素。

要想让宝宝的头发长得好一些，就要注意让宝宝均衡摄取营养，这对头发生长极为重要。要保证肉类、鱼、蛋、水果和各种蔬菜的摄入和搭配，含碘丰富的紫菜、海带类海产品食物要经常给宝宝食用。如果宝宝有挑食、偏食的不良饮食习惯，应该赶快纠正，以保证丰富、充足的营养通过血液循环供给毛根，促进头发生发。

充足的睡眠对宝宝的头发生长也很重要，睡眠不足容易导致宝宝食欲不佳、经常哭闹、生病，间接地影响头发生长。此外，适当地接受阳光照射对宝宝头发生长也非常

有益，紫外线可促进头皮的血液循环，改善头发质量。需要提醒的是，在阳光强烈时不可让宝宝的头皮暴晒，最好戴上一顶遮阳帽，以防晒伤头皮。

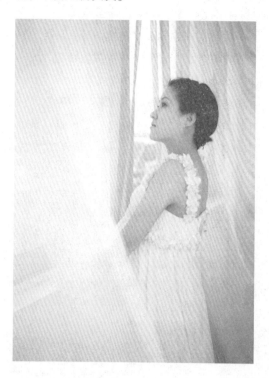

06 早教与启蒙

在这一阶段，继续鼓励宝宝走路，锻炼其腿部动作，手部动作，可以教宝宝画画了；同时开始语言训练，比如发音，学说话。

扶行和独行：宝宝能站立行走后，对环境的探索活动大大增加，所以，要为宝宝准备一个安全的活动空间。家长用玩具逗引，或在不同的方向呼唤宝宝的名字，让宝宝自己扶走、或推着椅子走，逐渐减少帮助和依靠，让小儿练习独行。最好在稍软的地面练习，走稳之前要给予保护，不安全感会给婴儿带来恶性刺激，注意在愉快气氛中练习。

踢球：婴儿能稳定迈步，手能灵巧的去抓玩具，为了增加身体活动的协调灵活性，可学艺踢球，开始需要扶着，家长先坐示范，逐渐做好独自、主动、准确的踢球。

婴儿操：主要练习上下肢、站立、行走、拾取、蹲的动作。

让宝宝模仿着玩：缺乏经验的宝宝有较强的模仿能力，经常模仿家长的无意识动作，为了让小儿有更多的本领，家长要有意识的和宝宝一起玩，不断增加游戏复杂性、多样性、趣味性，如玩叠木块、打开和盖好盒盖、互相滚球、扔球、够玩具等。宝宝手的动作更加灵活，并观察到事物之间的联系。

画图：让宝宝学画的本领，主要是通过模仿大人拿笔和作画的动作，开始最好用画棒，家长可以扶着宝宝手画，以后让宝宝自己乱画，每次都要及时鼓励。

主动发字音：宝宝进入初学说话的阶段，除模仿大人说话，开始有自己的字音，但这仍然不是正式说话，只是用一种声音表达一定的意义，此时要多与宝宝进行语言交流，耐心教宝宝正确发音，生活中的每一个活动尽量都用词语来表达，使宝宝逐步学会理解和应用更多词语。

认识五官：婴儿已经能区分生人和熟人的脸，对五官的观察更加仔细，此时应让小儿掌握五官的名称，先认娃娃的五官，在镜子里认自己的五官，并能正确指出五官的位置。

主动配合：婴儿有了一定的活动基础，需要学习生活自理，家长先引导小儿配合家长给他穿脱衣服，主动伸手、伸腿、伸脚，或用游戏的方式学习给娃娃穿脱衣服。

前进摸球：先用球吸引宝宝的注意，然后将球滚动。如果宝宝的目光跟着球，那就成功了一半了。接下来，爸爸或妈妈走到球前，引导宝宝过去摸球。如果不行，就先给宝宝做个示范。如果宝宝能够成功走到球跟前去触摸，就表示宝宝对距离的判断已经相当出色了。此游戏训练宝宝的距离感，以及运动能力，还可以锻炼宝宝的专注力和感知能力。

加油前进：爸爸妈妈相对蹲下，相隔一段距离，让宝宝在中间独立行走。反复练习独立走多次以后，将宝宝背朝爸爸，面对妈妈，妈妈手中拿着玩具引逗他去拿。当宝宝独自向妈妈走来时，妈妈向后慢慢退，直到宝宝走不稳时，再将他抱起，将玩具递给他，并表扬他："宝贝，你真棒！妈妈的小甜心。"

07 亲子互动游戏

1. 唱儿歌，听音乐

一般来说，智力发育比同龄的孩子健全、领悟力强、知识面宽的宝宝，多数是因为当还在襁褓期的时候，父母就尽可能多地跟宝宝讲话，多为宝宝讲故事或朗读幼儿读物。

孩子要学会或听懂某个单词或词组，就要反复地听，反复地模仿。所以，对这个月龄的孩子，父母需要有意识地和孩子多说话，并逐渐过渡到讲故事或朗读，即使孩子暂时听不懂也没关系，要持之以恒。父母抑扬顿挫、悦耳动听的朗读声，会有助于孩子集中注意力，扩大词汇量，积累知识，丰富

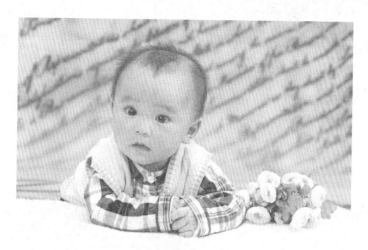

想象力，对孩子智力的开发、性格的塑造、爱好的养成、感情的丰富、情操的陶冶，都具有潜移默化的影响。

有人说，成年人中也有许多人听不懂音乐，宝宝那么小，又怎么可能知道音乐在传达什么呢？其实，让宝宝听音乐，不存在"听懂"或"理解"的问题，目的只是让宝宝感受，着眼于"熏陶"和"感染"，所谓耳濡目染，就是这个意思。

听音乐的时间，可以安排在孩子吃饱或睡醒以后，情绪稳定的时候。每次听音乐的时间不要过长，以十几分钟为宜。乐曲以选择一些旋律优美、节奏舒缓的，或节奏明快的轻音乐为宜。最好不要让宝宝听摇滚音乐，那样孩子会变成"摇滚宝宝"。此外，在每天晚上临睡前放音乐陪伴宝宝入眠也是一个很好的做法。

2. 常用"妈妈语"与宝宝交流

日常生活中，妈妈和宝宝说话时，常常会不自觉地放慢语速、提高声调，并会采用夸张的语气和比较简短的句子，这种特殊语言被称为"妈妈语"。

相对而言，孩子更喜欢这种"妈妈语"。

因为缓慢的语速、夸张的语气和高扬的声调，可以帮助宝宝从一连串连续的语句中，识别某些重要的词语，使孩子能更好地理解和学习这些词语。使用"妈妈语"，可以吸引宝宝的注意力，一旦宝宝被吸引，就能逐渐地安静下来，注视着妈妈，通过"咿咿呀呀"的声音、微笑的表情或肢体语言来回应。这种交流和互动，有助于加强母子之间的情感连接，促进亲子关系发展；也可以帮助宝宝日后成为一个乐于与人交往的人。

3. 用表情引导宝宝

接近1周岁的孩子，观察能力和感知力丰富得多了。家庭教育中，父母应当注意利用自己的表情正确地引导宝宝，使宝宝不仅健康、聪明，能根据父母表达出的感情和态度，修正自己的行为，不断提高辨别是非的能力。比如，父母用微笑、夸奖、亲吻等愉快的表情称赞宝宝做对的事，而用严肃的表情制止宝宝的错误行为（如咬人、摸热水瓶等），往往会比语言更有说服力。而这时的宝宝，正是一位"察颜观色"的"高手"。父母注意从小培养孩子注意和顾及到别人的感觉与表现，对提高宝宝的情商大有益处。

Part3 异常情况

01 腹泻

婴幼儿消化功能不成熟，发育又比较快，所需热量和营养物质多，在家庭日常大量的喂养和护理过程中，稍有不当，就容易发生腹泻。因此，婴幼儿发生腹泻的情况极常见。

常见引起腹泻的原因有：进食量过多或过次数过多，加重胃肠道负担。喂养的食物质量不当，难消化吸收。喂养不定时，使得肠道不能形成定时分泌消化液的条件反射功能，机体消化功能降低等。总之，不合理的喂养是导致婴幼儿腹泻的主要原因。另外，因为食物或者餐饮用具污染，给孩子喂养过程中吃进了带细菌的食物，引起胃肠道感染，也会引起腹泻。还有就是孩子受凉、患

感冒、肺炎等疾病时，也会引起消化系统功能紊乱而发生腹泻。

如果孩子腹泻严重，伴有呕吐发热、眼窝凹陷、口渴、口唇发干、尿少，就说明已经因腹泻引起脱水，应去医院输液补充体液。为防止孩子脱水，应当在腹泻次数较多时，适量减少饮食甚至禁食，让肠胃休息。同时，口服补液或自行配制糖盐水喂服，少量多次，以防止脱水。

家庭护理腹泻的孩子，要注意腹部保暖，以减少肠胃蠕动。可以用毛巾裹腹部或拿热水袋热敷腹部，让孩子充分休息。排便后，可以用温水清洗臀部和肛部，防止局部皮肤炎症。

02 总是眨眼

细心的妈妈发现，宝宝怎么总是在眨眼睛？通常而言，在排除眼睑和结膜患炎症因素之外，最容易被忽视的原因是倒睫。

正常情况下，人的睑缘的后缘贴附于眼球，上下睑睫毛分别向外上及外下方向呈微弯形生长，无论睁眼或闭眼，睫毛从不触及

眼球。如果睫毛改变方向，倒向内侧并且接触眼球、刺激角膜，称为倒睫。

出现倒睫的情况多少不一，有时是一两根睫毛，有时是部分或全部睫毛都倒转向眼球。凡能引起眼睑内翻的各种原因都能造成倒睫。例如，沙眼是导致成年人倒睫的主要原因，婴幼儿则多见于内眦赘皮、小眼球、无眼球等先天性异常。东方人的孩子多数存在内眦赘皮，鼻梁较宽，婴幼儿内眦赘皮常会引起下睑鼻侧倒睫。

宝宝出现倒睫后，表现出眨眼次数增多，经常用手揉眼睛，异物感、畏光、流泪，甚至眼睑痉挛，并发角膜炎，时有刺痛。检查时可见睫毛接触眼球，结膜充血，角膜表面混浊，有时可见角膜溃疡。婴儿下睑倒睫最为常见，下睑、下方结膜、角膜受累较明显。

发生倒睫后，首先要治疗原发病症。婴幼儿内眦赘皮所致的下睑鼻侧倒睫，因为睫毛较软，对眼球刺激症状相对较轻，在成长发育过程中能恢复正常，可以先做眼睑按摩。按摩不能恢复的，如果存在角膜损害的要手术矫正。少数倒睫的，可以用睫毛镊子拔除。要防止再生，可使用电解法破坏睫毛毛囊后再拔除睫毛。

另外，倒睫较多或同时存在眼睑内翻时，要施行手术矫正，使倒睫离开眼球。

02 肥胖

小儿肥胖症是由于宝宝的能量摄入长期超过自身的消耗，体内脂肪过度积聚，使体重超过一定范围的营养障碍性疾病。肥胖不仅影响宝宝的健康，还会成为高血压、糖尿病等疾病和猝死的诱因，一定要予以重视。有肥胖症的宝宝皮下脂肪丰满，分布均匀，腹部下垂，常有疲劳感，用力时经常会出现气短或腿痛症状。肥胖宝宝的性发育也通常较早，并会影响最终的身高。

一、病因

单纯肥胖症：

绝大多数肥胖症宝宝不伴有明显的内分泌、代谢性疾病，肥胖主要是由以下几种因素造成的：

① 营养素摄入过多。人体脂肪细胞数量的增多主要在婴儿出生前 3 个月和出生后第一年内完成，若在这两个时期内摄入营养过多，就可引起脂肪细胞数目增多并且体积增大。摄入的营养如果超过了肌体代谢的需要，多余的能量便转化为脂肪贮存体内，导致肥胖。

② 活动量过少。即使摄入不多但如活动过少，也可引起肥胖。

③ 遗传因素。肥胖有高度的遗传性，父母皆肥胖的后代肥胖率高达 70%～80%；双亲之一肥胖者，后代肥胖发生率 40%～50%；双亲正常的后代发生肥胖者仅 10%～14%。

内分泌疾病造成的肥胖：

约有3%～5%的肥胖症宝宝是由于各种内分泌代谢病。这些宝宝一般体脂分布特殊，常伴有肢体或智能异常。

二、预防措施

① 宝宝出生后要坚持母乳喂养，4～5月前不要喂半固体或固体淀粉类辅食。

② 应定时带宝宝做生长发育监测，可以尽早发现宝宝过度的肥胖倾向，及时加以纠正。

③ 帮宝宝养成良好的饮食习惯。宝宝饮食要遵循少糖、少油、保证蛋白质和多食水果蔬菜的原则，要少吃甜食。

④ 增加宝宝的运动量，并要持之以恒。

⑤ 多带宝宝晒太阳，以促进钙质吸收和宝宝的生长发育。

三、护理与治疗

① 饮食管理：对于任何原因引起的小儿肥胖症，都要以饮食管理为主。哺乳期宝宝要坚持母乳喂养，添加辅食的宝宝的食品应以蔬菜、水果、麦食、米饭为主，外加适量的蛋白质食物如瘦肉、鱼、鸡蛋、豆及其制品。限制食量时必须照顾宝宝的基本营养及生长发育所需。

② 解除精神负担：有些家长为宝宝的肥胖过分忧虑，对宝宝进食习惯多方指责，过分干预，都可能引起宝宝精神紧张，或使宝宝产生对抗心理，对宝宝的健康不利，平时生活中应注意避免。

③ 增加体格锻炼：想办法提高宝宝对运动的兴趣，带宝宝参加多样化的运动。

④ 采用药物疗法：在遵从医嘱的前提下给宝宝进行药物治疗，切勿乱给宝宝用药或偏方。

四、饮食调理

◆冬瓜茶◆

适用范围	幼儿时期的宝宝
材料	冬瓜肉30克、冬瓜皮30克
做法	将冬瓜肉、冬瓜皮煮汤，待温度合适后给宝宝饮用。天天饮服，可治疗肥胖症。

◆荷叶山楂茶◆

适用范围	幼儿时期的宝宝
材料	干荷叶30克、干山楂15克
做法	将荷叶、山楂一起水煮，熟后待温度合适给宝宝饮用。此茶有减肥功效，3个月为一个疗程。

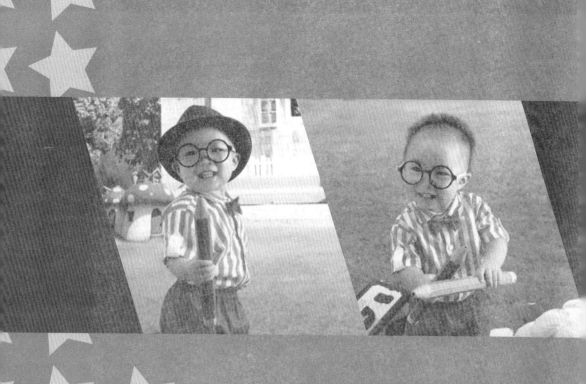

chapter
第十七章
11 到 12 个月的宝宝
17

Part 1 这个月的婴儿状况

01 基本特征

宝宝要满一岁了，成长迅速，主要有以下特点：

① 宝宝满 12 个月时，男婴体重达 8.1 ~ 12.4 千克，身长 70.7 ~ 81.5 厘米，女婴体重达 7.4 ~ 11.6 千克，身长 68.6 ~ 80.0 厘米。头围约 46 厘米，胸围约 46 厘米，出牙 6 ~ 8 颗。

② 不必扶，自己站稳，能摇摇摆摆地独自走几步。

③ 能够认识身体部位三到四处。

④ 能认识两三种动物。

⑤ 会随着儿歌做一些表演动作。

⑥ 能完成大人提出的简单要求。

⑦ 不做成人不喜欢或禁止的事。

⑧ 开始对小朋友感兴趣，愿意与小朋友接近、游戏。

⑨ 能用手捏起扣子、花生米等小东西，并会试探着往瓶子里装，能从盒子里拿出东西然后再放回去，双手摆弄玩具很灵活。

⑩ 喜欢"嘟嘟囔囔"地自己跟自己说话，尤其在玩玩具时。

⑪ 不仅能理解父母的话，而且能理解其语调，不会全部说出自己的意思，但会用简单的词表达自己的意思，比如，他想出去了，就说："外"，要妈妈或家人带他去玩。

⑫ 喜欢和爸爸妈妈一起玩游戏，要大人陪他，比如，玩游戏、看书画、听故事等，还喜欢缠着大人跟他玩捉迷藏之类的游戏。

⑬ 自己喜欢按照自己的意思摆弄玩具，边玩边自言自语地说话，大人不知道他在说些什么。

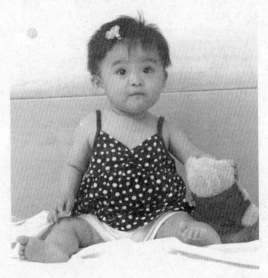

 添加辅食

1. 胡萝卜牛肉粥

取大米 50 克，牛肉汤 100 克，胡萝卜 20 克。将大米淘洗干净，用冷水泡 2 个小时左右。将胡萝卜洗干净，切成小块，放到锅里煮熟或蒸熟，用小勺捣成胡萝卜泥。用勺子撇去牛肉汤上面的油后，加入锅里煮开，加入大米及水，用小火煮至米熟。加入胡萝卜泥，再煮 1 ~ 2 分钟，边煮边搅拌，最后加少量盐调味即可。

该粥含有丰富的蛋白质及各种维生素，还具有补中益气、滋养脾胃的作用。

注意，牛肉不宜常吃，一周吃一次就已经足够了；不要和栗子、红糖、鲇鱼、土豆等食物一起食用。

2. 鲜肉馄饨

取新鲜猪肉 50 克，嫩葱叶 5 克，馄饨皮 10 张，高汤适量。将紫菜用温水泡发，洗干净泥沙，切成碎末备用。将猪肉洗净，剁成极细的肉蓉；将葱叶洗净，剁成极细的末。在肉蓉里加入葱末、香油和盐拌匀。用小勺挑起肉馅，放到馄饨皮内包好。锅内加入高汤，煮开，下入馄饨煮熟，然后撒入准备好的紫菜末，煮 1 分钟左右，盛出即可。

味香汤鲜，口感软滑柔嫩，很能激起宝宝的食欲。

注意葱不要加得太多，有一点味道就可以。另外，鲜肉馄饨不要和鹌鹑肉、鸽肉、牛肉、动物肝、鲫鱼、黄豆、百合等食物一起食用。

3. 银鱼蒸蛋

取新鲜鸡蛋 1 个，银鱼 50 克，胡萝卜 15 克左右。将胡萝卜洗净，去皮，切成极小的丁，放到开水锅中煮软。将银鱼洗干净，捞出来沥干水，去除皮、骨，剁成碎末待用。将鸡蛋洗干净，打到碗里，用筷子搅散。将银鱼末加到鸡蛋里，搅拌均匀，放到蒸锅里用小火蒸 10 分钟左右，加入胡萝卜丁拌匀即可。

银鱼肉质柔嫩、味道鲜美，营养丰富，鸡蛋羹口感嫩滑，蛋香浓郁，含有丰富的蛋白质、脂肪、钙、铁、钾等营养物质。两者搭配，堪称美味和营养的完美结合。

注意一定要挑干净鱼刺，另外，不要与含鞣酸较多的水果（如柿子、葡萄、石榴、山楂、青果等）同吃。

4. 肉末卷心菜

取猪瘦肉15克，嫩卷心菜叶15克，白洋葱5克，高汤适量。将卷心菜叶洗干净，放到开水锅里汆烫一下，切成碎末。将洋葱洗干净，切成碎末备用；猪瘦肉洗干净，剁成肉末。锅内加入植物油，待油八分热时下入肉末煸炒至断生，加入高汤和洋葱末，用中火煮至洋葱熟软。加入卷心菜，煮2～3分钟。加入盐调味，再用水淀粉勾上

一层薄芡，出锅即可。

卷心菜含有多种人体必需的氨基酸，还含有维生素 B_1、维生素 B_2、维生素 C、维生素 U 及胡萝卜素、叶酸、尼克酸和钾、钠、钙等营养物质，具有预防巨幼细胞贫血、杀菌、消炎、增强人体免疫力的作用。猪肉含有丰富的铁、优质蛋白质和人体必需的脂肪酸，还能提供促进本身所含的有机铁吸收的半胱氨酸，对改善和预防缺铁性贫血特别有好处。

注意，卷心菜一定要先用开水汆烫，不要生着下锅，否则影响菜的味道。另外，一定要等洋葱熟软后再下卷心菜，且卷心菜不要与海带等含碘的食物同食，以免产生胀气。

02 教宝宝学走路

接近1周岁的宝宝，多数自己能独立行走，孩子一心想到外面走，几乎一刻也不想停下来。为此，家长会担心孩子骨骼发育不完善，走得多了会不会腿变弯呢？尤其是看到一些因为患上佝偻病而下肢出现的"O"型腿或"X"型腿的孩子时，就会更加忧虑。开始限制孩子下地走路，整天抱着孩子。这种担心完全多余，对孩子的健康发育也不利。

宝宝能走路以后，就想要多走，这十分正常，孩子的肌肉已经发育到能走路的程度。学会走路和站立以后，下肢承受身体的重量，只要骨骼能正常钙化，就不会变得弯曲。

要使孩子骨骼正常钙化，需要及时补充维生素 D 和钙质，预防佝偻病。除了有意

识地调整孩子的饮食结构，增加牛奶、肉、蛋、鱼、豆制品类食物外，还要多晒太阳，利用阳光中紫外线照射皮肤而产生维生素D。另外，还要适量给孩子喂食维生素 D 和钙片，只要及时补充维生素 D 和钙质，宝宝身体里有足够的钙能满足骨骼钙化的需要，下肢骨骼就能有效地承受身体的重量，多走路也不会使下肢弯曲变形。与此相反，如果孩子患上佝偻病，即使走路不多，也会令下肢弯曲变形。

所以说，并不在于孩子走路的多少，导致腿形不正的关键，是有没有缺钙问题。如果不让学会走路的宝宝放开手脚走，会影响到孩子正常的动作发育和心理需要，反而让孩子因为无故受到限制而精神不振，影响到

发育。

刚刚学会走路时，宝宝总是走得摇摇晃晃，随时都像要摔倒，这很正常。从形体特点上来看，宝宝的头大、躯干长、四肢短。因此，走起来会头重脚轻，重心不稳。加上神经系统发育尚且不够完善，支配动作能力也比较差。迈步时，不能及时调整身体姿势以保持平衡。从动作的协调性上看，行走，需要下肢、腰部等部位的协调，而宝宝此时的脑发育不够完善，动作协调能力差，常常会出现多余的动作。为了使身体平衡，宝宝走时会两脚间距分开比较宽，用以加大脚的支撑面积。所以，走起路来摇摇晃晃，欲倒不倒，像个"小醉汉"，对于孩子走不稳地晃悠不必担心，只要在孩子旁边保护好就行了。学习走路以后，身体各部位的肌肉能力、协调能力、脑功能和神经系统都会相应发育，跟上成长所需，渐渐地就能走好。

正常情况下，孩子在1岁左右都能蹒跚学迈步。当然，因为个体的差异，有一些孩子到1岁半还不会走，父母不必因此着急。

要知道，宝宝学走路与各自身体、神经、精神状态的发育都有关系。如果具备了身体基础，精神状态又好，孩子就会主动地学走路，自然就会很快学会走。如果孩子在刚学步时，就重重地摔了一跤，那么必然会影响到学走的积极性。可能会一连好几天甚至于几个星期内都不敢再去练习走，一旦站在地上，会紧紧地抓住家长不放手。此外，生病也会使宝宝无意再练习走路。

所以，要保证孩子身体的健康发育，更要让孩子保持良好的精神状态，这些因素对孩子学习行走等大动作的发展都很关键。对于孩子迟迟不愿意学走或者不会走，大可不必着急。训练宝宝走路是一个循序渐进、润物无声的过程，功到自然成。

03 教宝宝学说话

一般来说，11～12个月龄的婴儿进入了语言—动作的条件反射形成快速时期。孩子开始渐渐懂得一些词义，会按照妈妈的指示去做一些事情，开始模仿成年人说话的发音，用一定的声音来表达一定的意思，进入了开始学说话的萌芽期。

1岁左右的孩子，学习语言的能力很强，能大量运用合乎语法习惯的简单句子。到1岁左右，就能逐渐辨别个别语言词义，为深度语言学习打基础。

孩子学说话，必须经历发音到理解，从理解再到表达三个过程。开始模仿成年人语言，是一个复杂的过程。孩子只能通过视觉看口型，听觉听发音和自身的言语震动感受器官，包括自己的声带、口唇、舌头等发音器官的协调活动来发音。

训练发音，从9个月开始，教孩子发出单个元音、单个辅音的发声练习，利用孩子爱模仿的特点，一边示范，一边鼓励孩子做。练习"a""m""p""h"等，发音的同时，要注意纠正口型。

从11～12个月龄以后，可以从训练

孩子认识人的称呼开始教话，先从家庭成员做起，妈妈、爸爸、奶奶、爷爷、姥姥、姥爷等，还可以用照片引导孩子认识和发音结合起来。

认识五官和自己的身体，一边指着器官或肢体，一边教孩子说鼻子、眼睛、嘴巴、耳朵、手、脚丫等。

结合具体场合，一边做手势，一边教孩子说"是"、"不"、"拿"、"要"等词汇，反复练习以达到熟悉程度。

婴儿真正能发好语音，要到1岁左右，因为孩子与成年人的语言交流频繁，外界环境刺激大脑，促进相关区域迅速发展，从而整体上提高对语言的理解力和表达能力。

在日常生活中，应当经常对孩子在生活环境中能接触到的事物进行语言描述。穿衣服时，可以说上衣、裤子、鞋，到户外活动，让孩子知道开过去的汽车，跑过去的小狗。平常在看图片时，也经常强化语言，对图片上的苹果说"这是苹果"，还可以接合实物，对孩子吃苹果前，说"苹果"。让具体的事物与声音经常联系在一起，时间长了，孩子大脑中就建立起条件反射，说到苹果，孩子的视线会投向苹果；说到汽车，就会转向汽车。这样，渐渐地孩子就能懂得一些语言和词汇。

训练说话，还可以经常把声音和动作结合起来，说到"我不吃"的同时，伴以摇头动作；说"我要吃"的同时，做点头动作。通过用语言和动作结合的练习，孩子的理解能力会有很大的进步，学会用摇头表示"不"，用点头表示"是"或者"同意"，逐渐能懂得10个以上词语的意思。只要一提到爷爷、奶奶、姥姥、姥爷等人，孩子就会找到本人或者看向全家福照片。

为了让孩子能懂得更多的词汇，还应当经常把语言特指的事物和实际的事物展现给孩子看，有意识地让孩子的听觉、视觉、触觉等多种感官信息建立联系，经过这样反复的训练，孩子不仅理解了语言，同时还学习到更多的知识，促进语言能力和思维能力的发展。

04 早教与启蒙

此阶段的宝宝，除了动作训练，主要应加强语言能力地提高了。

电话游戏：准备一台玩具电话或真电话把电线拔掉。让宝宝坐在爸爸的膝上，把电话放在你的耳边，并同他讲话："喂，XX（宝宝的小名）在吗？"然后把电话放到他的耳边，重复同样的句子。这样重复几次后，爸爸可以用两三句较长的句子同宝宝交谈。在谈话中，要使用宝宝的名字和他能听懂的其他单词，如"爸爸"，"再见（拜拜）"等。而后把电话放到他的耳旁，看他是否对着电话说话。此游戏可锻炼宝宝的语言、听觉和自立能力。

讲故事：妈妈让宝宝坐在自己的膝盖上，给宝宝讲图画书上的故事。你可以这样开头："从前，有一个……"然后你等着看他的反应。故事中的事情或人物应该是宝宝熟悉的。注意句子应简短，并适当停顿。妈妈注意轻松和幽默，最好能使宝宝发笑，不时表示出对宝宝的赞赏，游戏和故事中加入欢笑和笑话，会使他以后在社交场合中增加幽默感。

睡眠故事：给宝宝讲一个用他的名字编的故事。故事应描述他白天做的事情，例如："很久以前，有一个可爱的小孩子（或宝宝的名字），他白天玩玩具，有时候他会到外面看看小鸟和绿草。晚饭的时候，他喝牛奶、吃饭菜。每天晚上，爸爸妈妈给他洗澡，然后给他好多好多的吻。妈妈（或爸爸）把他放上小床后，他就闭上眼睛很快睡着了。"在故事中，应尽可能经常地用宝宝的名字。以此培养宝宝的自尊和自我意识，并培养其理解和自立能力。

大胆向前走：如果宝宝因为胆怯，不肯向前走。这时，爸爸妈妈可以用看图片或是唱歌的方法，如儿歌："小袋鼠，不怕羞，每天妈妈抱着走，小宝宝，真是乖，自己走路好勇敢……"鼓励宝宝自己走。如果宝宝当时实在不想自己走，就等他有兴致时再鼓励他走，总之，要鼓励他自己往前走，多表扬他。此游戏锻炼宝宝的勇敢和自立能力。

引导宝宝主动说话：日常生活中，可引导宝宝主动与人说话和模仿发音，积极为之创造良好的交际环境。比如，见到人时，让宝宝主动问好："您好！"，分开时，主动说："再见了。让宝宝学习用"叔叔"，"阿姨"等称呼周围的人，见到就让宝宝叫人。还要鼓励宝宝模仿大人的表情和声音，并多给予鼓励，亲亲他，他会特别开心。

早期阅读开发：此时，可以有意识地

培养宝宝阅读的习惯了。当然，宝宝还不会真正阅读，往往会把书本当成了玩具，喜欢撕书，咬书，玩书，但这不要紧，目的是让宝宝熟悉书本。当看到宝宝看书上的某一个图片时，爸爸或妈妈可及时给予引导，给宝宝讲解。当然，他也许能听进去，也许不耐烦，但这不要紧，关键是让宝宝喜欢书，对书产生兴趣。不要操之过急，也不要以大人的要求去约束宝宝。只要宝宝能专注一两分钟，说明还不错。为了吸引宝宝的注意力，要选择图书多而且鲜艳的儿童画册，有玩具性质更好。时间长了，宝宝玩书的次数多了，自然对书就因习惯而日渐产生兴趣了。平时就注意给他这种潜移默化的影响，随着宝宝的成长，他自然会喜欢上阅读的。

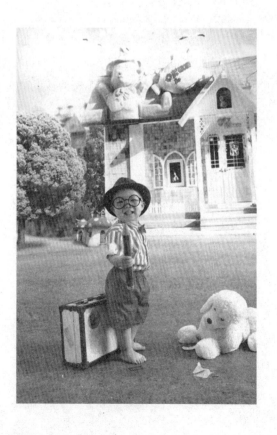

05 自己玩

这个年龄的宝宝，已经具备了一些自己玩的基本能力。如果在一个安全的空间内，孩子能爬能坐甚至能扶着墙壁走几步，孩子的视力已经基本和成年人一样，听力早已洞察细微、小脑袋瓜越来越聪明。宝宝对自己能力的进步也会很得意，开始越来越喜欢自己尝试。

1岁的孩子，最多能自己玩5分钟。如果有一个小伙伴，也最多能再多玩5~10分钟。对此一定要有正确的认识和心理准备，宝宝毕竟还是一个时刻需要宠爱的"小家伙"。

能学习着自己玩一会儿，也是宝宝成长发育过程中重要的一步。这种独自玩耍，能培养孩子的独立能力，让孩子有这样一段时间"依靠自己"，哪怕只是把滚跑的球追回来，只是自己打开盒子把玩具拿出，宝宝的自信心会增加，个性也会受到影响。自己玩耍，宝宝会动脑筋想怎么玩、怎么好玩，孩子的创造性有了自由发挥的空间。手指的精细动作以及大动作能力得到锻炼。偶尔还可以听到的自己玩儿的时候自言自语，又为宝宝语言能力的发育提供了很好的练习机会。当然，这样做还有一个好处就是，能给繁忙的父母留出片刻闲暇。

如果宝宝一时难以自己玩，或者一时还无法自己玩儿，那一定有自己的原因。每个孩子的个性不一样，有的孩子独立性出现得更早一些，有些孩子则娇弱、依赖性强一些。成长的过程不必催促，依照孩子的自然进程发展并加以适当的引导则最好。有时候也取决于孩子临时的情绪，比如在饿了或困了的时候，累了或生病的时候，就不能期望孩子自己玩。同时还要知道，并不是更大一点儿的孩子就能自己玩的时间更长。近2岁的孩子的认知和语言能力都加强，这时的独立性的表现，更多倾向于尝试一些禁忌，由此来引起妈妈的注意。

怎样培养孩子自己玩的能力呢？

宝宝正在一大堆玩具的包围中玩得起劲儿的时候，妈妈蹑手蹑脚地悄悄走开，想训练孩子单独玩儿一会儿。可是这不仅达不到预期的效果，宝宝一旦察觉到妈妈"开溜"，会用哭闹来回报妈妈的尝试。因此，用科学的方式来教孩子学会自己玩，是一个重要环节。

兴趣。首先要做的是从孩子兴趣开始。让孩子做想做的事情，玩孩子最想玩的东西。这样能使孩子安静和感到满意。只要孩子喜欢、妈妈又能允许的活动，都可以用来尝试。

停下来。然后逐渐地淡化出这一个游戏的空间。这个过程需要一定的时间。妈妈先和孩子一起玩一会儿，然后停下来，看着孩子玩，偶尔插话告诉孩子怎么玩。

试当观众。这样做过两天之后，可以试着坐在一旁看着孩子玩儿或者拿本杂志看，但绝对不要让孩子觉得妈妈完全不关注自己。开始试着和孩子保持一定的距离，让孩子开始有自己的空间。这样做需要保持和适应几天或者几周。孩子玩的时候，可以试着到有一定距离的桌子上拿个东西，或到阳台上去开窗户，一点一点拉大距离，要保证孩子能看见妈妈，听得见妈妈说话，不要一下子破坏孩子"妈妈存在"的安全感。

离开一会儿。如果觉得孩子已经能接受妈妈偶尔的短距离的离开，可以开始尝试到另一个房间去取东西或去卫生间，然后尽快回到孩子的视线之内。一方面遵循渐进的原则，另一方面为安全考虑。毕竟1岁的孩子不宜完全单独自己待着，容易出危险。当孩子刚开始意识到妈妈离开的时候，会有些不安。不要立即放下手里的事情就冲回来，给孩子一两分钟适应，就能自己安静下来。如果孩子叫妈妈或者哭闹，可以立即回应："妈妈就在厨房，马上就过来！"几次之后，孩子就会适应这种"单独玩"，学着怎样能让自己舒服，不再总是哭。

一段时间之后，孩子就能在单独玩的过程中，找到安全感，找到自己的乐趣和成就感。

训练1岁的宝宝自己玩，还需要注意：

把"自己玩的时间"提上日程。每天安排一个半小时作为"自己玩"的训练时间。让宝宝懂得，每天都需要"自己单独待一会儿"。

选择孩子最舒服、最有满足感的时间作为训练时间。舒舒服服地洗了个澡后，或者睡午觉起来。当然要避开父母自己感觉不好的时间，因为家长的情绪会影响孩子。

训练的同时，要弹性对待。孩子当然也像成年人一样会有各种情绪和感受，如果孩子某一天就是不愿意自己玩，不要由此懊恼或者生气，孩子并不是不争气，只是感觉到很需要妈妈。训练孩子自己单独玩，也应当循序渐进，逐渐加强这种新能力。

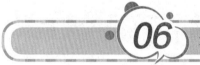

06 注意宝宝的心理卫生

婴幼儿时期的心理卫生，对于孩子长大后成为一个精神正常、品行良好的成年人十分重要。绝大多数家庭的父母对孩子在身体的发育上倾注极大的关注，而在子女心理的发育方面却普遍不知如何做。

婴儿在6个月就学会了有选择性地微笑。8个月时会害怕陌生人，与母亲的短暂分离会引起焦躁不安，表示孩子在这一时期已经具有一定的心理活动能力。

婴幼儿对父母在感情上的依赖，贯穿于早期的全部生活，父母的一言一行对孩子有潜在的影响。

1周岁的孩子与妈妈建立了紧密而牢固的联系。记忆力、想象力、思考能力逐步形成雏形，对事物好奇心增强，模仿能力迅速增长，已经初步具备喜怒哀乐的情感活动。然而，在此期间孩子的情绪很不稳定，对事物也没有正确与错误的是非辨别能力。这个时期，是个人各种心理特征形成雏形的阶段，从小能得到正确的引导孩子，会对从小开始形成良好的心理素质有极大帮助。而引导不当，则有可能发展成一个有各种心理问题的人。因此，关注幼儿时期心理活动的发展，十分重要。

父母是孩子的第一任老师。良好的教育方法，良好和谐的家庭气氛，对孩子的心理成长十分重要。1～2周岁的孩子，没有辨别事物正确与错误的能力。因此，父母需要逐一地告诉孩子什么是对的，什么是错的；什么事情能做，什么事情不该做。要鼓励孩子探索，做对的要鼓励，做错的要讲明道理。让孩子知道错在哪里，然后从头再来，直到把事情做好为止。

对于孩子合理的要求，要尽量满足，不合理的要求要讲明道理，坚决拒绝。一切顺从孩子的意愿、溺爱或粗暴苛求都会对孩子的心理发育产生不良影响。

对孩子耐心地讲道理，是一件十分有意义的事，孩子虽然可能对父母讲的道理不甚了了，但在长期家庭氛围中耳濡目染，孩子就会逐步明白道理。

遇事给孩子讲道理，对培养孩子养成一种平和的心态很有好处。在孩子长大以后，也会以讲道理的方式去处理问题。

父母要做好孩子的榜样，孩子通常会不自觉地效仿父母的言行。要求孩子不做的事，父母首先不能做。

此外，对孩子从小就要讲信用，答应了的事一定要兑现，不答应的事就一定不做。这样在孩子的心目中才能有威信，在培养孩子的过程中，才能进行有效的、有说服力的教育。

幼儿期的心理发展，会决定一个人一生的心理素质。具有良好心理素质的人，在社会中会有更好地发展。因此，关注孩子的心理发育，对一生都有重要意义。

07 引导宝宝喜欢看书和自己管理玩具

一、让宝宝喜欢看书

很多家长认为，1岁的孩子刚学说话根本不会看书。所以，他们只给孩子买玩具，而忽略了书对孩子的重要性。

其实，一岁的孩子已经具备看书的能力，可以认识图画、颜色、指出图中所要找的动物、人物。当然，这需要妈妈的指导和协助。比如妈妈问孩子："小花猫在哪儿？"孩子就可以从画中指出。18个月的孩子会随妈妈一起翻阅图书，找自己喜爱的画，21个月的孩子能念念有词地说出图中几种动物的名称。

可以说，1岁的孩子不仅能看书，而且太需要学习，因为这个年龄段正是幼儿语言飞速发育的时期，孩子能从图画中知道许多的动物、植物、工具及日用品的名称，从而积累大量词汇，为以后顺利说话打下基础。另外，看书识图也能培养孩子较强的注意力、观察力和辨别力，促进智力发育。

教1岁的孩子看书，首先要做到会为孩子买书。12个月左右的孩子，可以买一些

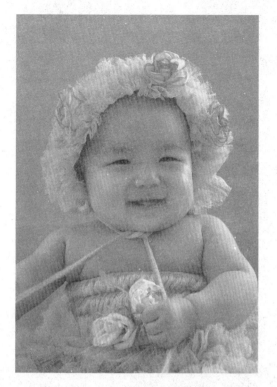

画有动物、水果、日用品等方面的图画书，每页最好不要超过 4 幅画，带孩子认图。到孩子快一岁半时，可以买一本硬纸壳做的书，或找一本刊物，教孩子学习自己翻书页或找喜欢的画。以后，可以买几本色彩鲜艳、内容简单，带有一定故事性的图画书，每天带孩子看书讲故事。

通过循序渐进的诱导，孩子一定会喜欢看书，并受益终身。

二、让宝宝自己管理玩具

训练孩子自己管理玩具，是让宝宝从小养成规律有序地生活、做事习惯的开始，也是对孩子一生都能有重要影响的早期教育重点内容。

孩子越小，注意力集中的时间越短。不论玩什么，往往玩一会儿就烦了，实际上。

孩子是累了，需要休息更换一个兴奋点。

此时，家长一定要坚持一点，就是让孩子不论做什么，都一定要有始有终。在孩子玩得开始显出厌倦时，妈妈要请孩子来一起收拾玩具。家里要给孩子准备一个较大的筐来专门装孩子的玩具，收拾玩具时，就让孩子把玩具放进筐里。如果孩子不肯做，就耐心地告诉孩子："小猫要回家，小狗要回家，我们把它们送回家去吧。"孩子会乐意地抱起玩具小狗或小猫放进筐里。还可以哄着宝宝说："妈妈放一个，宝宝也放一个，比一比好不好？"这样，把收拾玩具的过程也变成游戏过程，孩子就会愉快地参加。开始，可能孩子只收拾一两样就不干了，也可能会放进这样，又拿出那样来。但只要孩子参与收拾，就要表扬和鼓励。做不好没关系，只要宝宝做。做完后，帮助孩子把玩具收拾得整整齐齐，放在一个固定的地方。

收拢玩具，可以培养孩子从小爱护物品和管理自己东西的能力，使孩子习惯于在整洁的环境中，有秩序地生活和工作，处理好自己的事情，对于一生都是十分有用的好习惯。

收拢玩具的过程，可以培养孩子手和全身的协调动作，增强体力和提高行动的效率。和妈妈一起收拢玩具，孩子会渐渐地动脑子想先拿哪个，后拿哪个，怎么能比妈妈收拾得更好。逐渐培养孩子独立思考和独立工作的能力，慢慢地学会由近及远，有条有理地处理事情。

需要注意三点：玩过玩具后，要让孩子及时洗手；不要借别人的玩具玩；玩具要每周清洗、消毒。可以先刷洗，然后再用消毒剂浸泡，或放在阳光下暴晒。

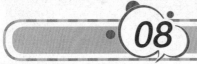

08　常见疾病预防及护理

虽然宝宝出生之后，父母都是用一万分的精力和细心来照顾，但是病菌却总是能够找到各种各样的机会危害宝宝，所以父母对于一些宝宝常见疾病应该有所了解，并且懂得如何进行护理，而不至于在这些常见疾病面前因为过于关心宝宝而手忙脚乱、不知所措，以至耽误了最好的治疗时机，使宝宝病情加重。

1. 急性上呼吸道感染

急性上呼吸道感染是宝宝的常见多发病，主要症状是发烧、流涕、喷嚏、咳嗽，还可伴有腹疼、腹泻、呕吐等消化道的症状。有一些其他病也表现出上述的症状，所以应该仔细鉴别。

处理方法：应在确诊后进行对症治疗。如果是单纯的急性上呼吸道感染，应以清热解毒、止咳化痰的中药为主，如果患了细菌性肺炎，可在医生指导下服用抗生素。退热应采取物理降温的方法，比如用冷毛巾冷敷颈部两侧、大腿根部、双腋窝部，或洗温热水澡，头枕凉水袋等。

要使宝宝休息好，环境应该安静舒适，注意保持室内的通风和空气清新。冬季房间有暖气，不能太热、太干燥，一定要定时开窗通风，家长绝对不能在室内吸烟。

如果宝宝的鼻腔、气管内分泌物很多，会造成呼吸不畅时，大人可以用棉签蘸凉开水，慢慢湿润后轻轻掏出来；在护理宝宝的过程中，多注意观察他的精神、面色、呼吸次数、体温的变化，如果宝宝有高热惊厥史，体温在 38℃以上，就要服用退烧药，以免达到高热时引起抽风。

并且要注意营养，饮食以流食、半流食为好，定时多喝水，用以补充发烧消耗的体液，促进毒素的排出，稀释病液等。菜汁和蔬菜水因含维生素和矿物质，对身体恢复是有好处所以不要减少。

2. 包茎

包茎指男性阴茎包皮口狭窄或包皮与阴茎头粘连，使遮盖阴茎的包皮不能上翻，原因多是先天性包皮开口太小。这种病症是男童易发生却又易被家长忽略的缺陷。包茎严重者会出现排尿困难，并可因逆行压力造成肾脏的损害。有时由于尿道口存积尿碱，导致尿道口发炎，更可加重排尿困难。

处理方法：治疗包茎的最好方法就是做包皮环切术，将过长的包皮切除。

3. 隐睾

正常的男孩出生后，阴囊内有两个睾丸。有的男孩只有一个睾丸或两侧全无，医学上称其为隐睾。单侧隐睾，另一侧睾丸正常，对其将来的生长发育、生育能力均无影响；双侧隐睾对其生长发育和生育能力均有影响。

处理方法：当男孩 1 岁左右的时候，如果阴囊仍然摸不到睾丸，就应该请医生检查，以便早日进行手术治疗。手术前为了使宝宝精索伸长，睾丸增大，以利睾丸下降，可考虑用激素如绒毛膜促性腺激素治疗一个疗程。但切忌长期使用激素，以免使宝宝发生性早熟。还有极少数宝宝为睾丸异位，睾丸长在大腿根部、鼠蹊部附近，这种情况需动手术治疗。

09　爱扔东西不是宝宝故意搞破坏

1岁左右的孩子，不约而同地出现"爱扔"东西的现象，会惹得爸爸妈妈非常生气，往往给一件玩具只玩一会儿，孩子就往地上扔。开始，父母以为宝宝不小心掉下地，给拾起来，但宝宝很快又往地上扔，反复多次，把父母惹生气了，干脆不去理睬他。

孩子喜欢扔东西，并不是存心调皮捣乱，也不是坏习惯，而是这一时期宝宝的特征之一。孩子在反复扔东西的过程中，不仅得到情绪上的极大满足和愉悦，还能积累认知能力和经验。

孩子在不断地、反复地扔东西的活动中，能慢慢意识到自己的动作（扔）和动作对象（物体）的区别，探索自己动作的后果——会出现什么效果和变化。

例如，宝宝每次扔球，都能使球滚动，起初这种现象偶然发生，并没有引起孩子的注意，宝宝也没有意识到自己的力量。以后，经过多次重复这一动作，相同的现象（球会滚动）再次发生。宝宝逐渐开始认识到自己扔的动作，能使球发生变化，出现滚动的效果。从而使孩子意识到自己的力量、自己的存在和客观物体之间的关系。

这种扔东西的动作，显示出的力量和事物发生的变化，开始促使宝宝再次进行尝试，用扔的动作去作用于物体，观察是否能发生变化。扔出响铃棒，响铃棒掉下去能发出声响，但不会滚动；扔下毛巾，毛巾既没有声响又不滚动。

由此，孩子逐渐认识到，扔不同的东西会产生不同的效果，逐渐发现了物体更多属性，对各种事物获得更多认识。

有时孩子扔东西，是想要家长和自己玩，以扔东西来引起父母的注意。在孩子扔下和父母拾起的过程中，建立"授受关系"，发展人与人之间的社会交际关系，在动作与语言的交往中，使孩子的认知能力不断地发展。

对待"爱扔"阶段的孩子，应当注意：

如果父母不能花许多时间，专门为孩子拾东西，可以让孩子坐在铺有席子或垫子的地板上，让孩子自己扔东西玩；教会孩子先扔出东西，自己爬过去或走过去拾起来。

逐步教给孩子知道，什么东西可以扔，什么东西不能扔。可以做沙袋、豆袋，准备一些带响铃的橡塑玩具等，用来给宝宝扔。

要制止孩子乱扔食物、扔易碎的玩具和易损坏的东西。但不要用采用训斥方式，以免反倒会强化孩子类似的不良动作。

孩子喜欢扔东西，父母不必紧张、烦心，这个过程只是一个很短暂的时期，孩子慢慢学会了正确地玩玩具和使用工具后，兴趣及注意力会逐渐转移到其他更有趣的活动上，"爱扔"的现象会自然消失。

10 亲子互动游戏

1. 爬"隧洞"

找一只大纸箱，用胶布把纸箱两边开口的翻盖黏成"隧洞"状，最好在箱子中铺一点质地柔软的铺垫。把一个玩具放在"隧洞"的另一头，让孩子爬过去拿到。

对于孩子来说，爬着通过"隧洞"是一个令人激动的游戏，爬着过"隧洞"也是捉迷藏的一种方式。人忽然不见了，又忽然出现了，像变魔术一样。

2. 爬越障碍

在地毯上设置简单的障碍物，如较大的枕头、沙发垫、大的绒布玩具、纸箱隧洞、可以从下面钻过去的椅子等。鼓励孩子沿着设置好的障碍，一个一个地翻越、爬过这个枕头，绕过那个玩具动物，从这把椅子下面钻过去，再通过那个隧洞。当孩子全部完成后，要给以鼓励。

妈妈在前面引路，通过障碍，让孩子跟随在后面，这个游戏会使孩子感到很高兴，能感觉到自己的本领。也可以用一个孩子喜爱的玩具引路，在每一个障碍物前晃动这个玩具，让孩子努力追上、抓到。

3. 学翻书

在宝宝情绪愉快时，坐到妈妈的怀里，打开一本常常看的图书。先打开书中孩子认识的一种小动物图画，引起他的兴趣，再当着孩子的面合上，说"小猫藏起来了，我们把小猫找出来吧！"然后示范一页一页翻书，翻到后显出兴奋的样子"找到了！"然后再合上书，让宝宝模仿妈妈的动作，打开书，找小猫。开始时孩子只能打开、合上，渐渐地能学会一次翻好几页。这项游戏要求孩子食指、拇指配合较熟练。可以培养孩子对图书的兴趣，训练孩子精细动作能力。

4. 打开看看

在纸盒中放进能发出声音的铃铛，摇一摇，然后让孩子猜"有声音响，是什么东西？"引导孩子把盒子中的东西拿出来，说"原来是铃铛！"再装进盒子里，让孩子自己摇一摇，再打开一次。这项游戏旨在使宝宝认识物品与行动之间的因果关系，通过观察和思考，开发孩子的智能。

5. 找窍门

准备一块台布，用绳子吊住一个玩具，让孩子能拿到绳子却拿不到玩具。示范怎么样通过拉绳子来拿到玩具。然后，把玩具放到台布上，让孩子能够拿到台布，却不能拿到玩具，看一看孩子会不会拉动台布，把玩具拿到手。

通过这项游戏，可以培养孩子专注力、观察力和探索能力，手眼协调地运用工具。

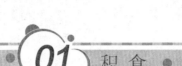

积食不是小问题，它会给宝宝的肠、胃、肾脏增加负担，引起宝宝恶心、呕吐、食欲不振、厌食、腹胀、腹痛、口臭、手足发烧、皮色发黄、精神萎靡等症状，还可能造成肠、胃、肾脏的病变，家长们要尤为注意。

宝宝积食的主要症状有：

①宝宝最近胃口变小了，食欲明显不振。

②宝宝在睡眠中身子不停翻动，有时还会咬牙。

③宝宝常说自己说肚子胀，肚子疼。

④宝宝鼻梁两侧发青，舌苔白且厚，呼出的口气中有酸腐味。

一、病因

现在生活条件好了，家长有什么好东西都给宝宝吃。可是一旦宝宝因为吃的东西太杂，就容易造成积食。如花生和红薯混合吃，红薯和鸡蛋混合吃，冷热食物混合吃（尤其是先吃热食后吃冷食），都容易造成胃内"混战"，使宝宝消化功能紊乱，出现积食。吃过多油腻的食物后腹部受凉，也容易导致胃肠功能失调，出现积食。

二、预防措施

①哺乳期的妈妈饮食要注意忌口。处在哺乳期的妈妈饮食要清淡，避免高脂肪、高蛋白饮食。妈妈饮食无度，宝宝就可能出现"奶积"。

②调整宝宝饮食结构。多让宝宝吃易消化、易吸收的食物，不要一味地给宝宝增加高热量、高脂的食物。让宝宝多吃蔬菜、水果，少吃肉，适当增加米食、面食，高蛋白饮食适量即可，以免增加宝宝的肠胃负担。

③宝宝晚上不要吃得太饱。幼儿时期的宝宝白天活动量大，吃东西能消化，但晚上胃蠕动慢了，就容易积食。因此，晚上吃饭时，别让宝宝吃得太饱。即使喝配方奶，也要多加些水，少放一点奶粉。

④让宝宝吃七分饱。食物再有营养也不能吃太多，否则不但不能强健身体，还会适得其反，伤害宝宝的身体。

⑤睡醒后的1小时内不要让宝宝进食。宝宝刚睡醒后的1小时内不要进食，因为胃肠等内脏从休息状态运转到正常状态需要一点时间，这时候最好不要给它们增加负担，否则就容易造成积食。

⑥三餐要定时定量。宝宝一日三餐要定时定量，不能饥一顿饱一顿，影响消化功能的正常运转。

三、护理与治疗

一旦宝宝出现积食了，家长需要注意以下几个方面：

①坚持户外活动，当太阳好风轻的时候，带宝宝出去活动半小时到一小时。

②饭后带宝宝温和散步半小时到一小时。

③合理饮食。宝宝的饮食要选择清淡的蔬菜、容易消化的米粥、面汤、面条等，不吃油炸、膨化食品，少吃甚至不吃肉类食物，可适当吃些鱼虾。

④如果宝宝一岁左右，还可以选择药物治疗：

小儿化食丸

当宝宝贪食受凉后，引起肚腹胀满、恶心呕吐、烦躁口渴、舌苔黄厚、大便干燥时，可服用小儿化食丸。

用法：1岁以下每次服用1丸，每天2次；大于1岁每次服用2丸，每天2次。

小提示：要用开水溶化后服用。

小儿消积止咳口服液

当宝宝因积食引起咳嗽、喉痰鸣、腹胀如鼓、不思饮食、口中有酸臭气味时，可服用小儿消积止咳口服液。

四、按摩疗法

积食还可通过按摩的方法来治疗。现在介绍几种在家父母就可完成的手法。

捏脊法：

让宝宝面孔朝下平卧。家长以两手在拇指、食指和中指捏其脊柱两侧，随捏随按，由下而上，再从上而下，捏3～5遍，每晚一次。

揉中脘法：

胸中与肚脐连线的二分之一处，即是中脘穴位。家长用手掌根旋转按揉，每天两次。

按摩涌泉穴法：

足底心即是涌泉穴。家长以拇指压按宝宝的涌泉穴，旋转按摩30～50下，每天两次。

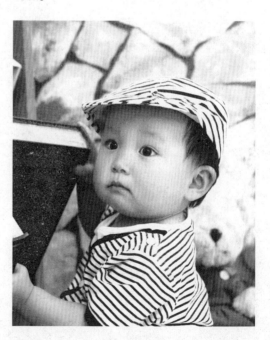

02　百日咳

百日咳是一种使肺部和呼吸道发炎的细菌感染性疾病，宝宝在婴幼儿时期很容易得。此病一般有1～3周的潜伏期。发病初期类似感冒，3天左右后感冒症状减轻，唯有咳嗽加重，渐渐转变成阵发性的痉挛性咳嗽。宝宝先是频繁短促的咳十多声以至数十声，在多次咳嗽间歇期间想努力呼吸时，会发出像鸟叫一样奇怪的声音。如此反复，直至把呼吸道积聚的黏痰咳出为止。剧烈咳嗽可使宝宝出现呕吐、大小便失禁、面红耳赤、口唇发绀、张口伸舌等痛苦症状。

一、病因

导致宝宝患百日咳的原因主要有：

传染源：患病宝宝是本病唯一的传染源，自潜伏期末至病后6周均有传染性，发病第一周（卡他期）传染性最强。

传播途径：病毒主要是通过飞沫传播。

易感人群：普遍易感，但婴幼儿的发病率最高。因为母亲没有足够的保护性抗体传给胎儿，所以6个月以下的宝宝发病较多。

二、预防措施

隔断传染源：及早发现患病宝宝并进行隔离，隔离期为自发病起40天或出现痉咳后30天。密切接触者应隔离检疫2～3周。

切断传播途径：宝宝的卧室要经常进行室内通风换气，保持空气新鲜。

主动免疫：接种常用百白破（百日咳、白喉、破伤风）三联疫苗。宝宝自出生3～6个月开始预防接种，每隔4～6周接种一次。但有过敏史、惊厥史、患急性病的宝宝禁用百日咳菌苗。

被动免疫：可给予百日咳多价免疫球蛋白作被动免疫，还可用红霉素作药物预防。

三、护理与治疗

宝宝患上了百日咳，家长应从以下几个方面予以护理：

① 宝宝卧室空气要新鲜。不要在室内吸烟、炒菜，以免引起宝宝咳嗽。

② 给宝宝穿暖和，到户外轻微活动，可以减少阵咳的发作。

③ 宝宝患上了百日咳会出现呕吐，呕吐后要补给少量食物。

④ 饮食宜少量多餐，选择有营养较黏稠的食物。患百日咳的宝宝的宜食食物：大蒜、胡萝卜、萝卜、刀豆、冬瓜、梨、金橘、罗汉果等。

⑤ 防止宝宝劳累、受凉、情绪激动以及烟熏等不良刺激，减少阵咳的发作。

⑥ 最好多抱抱宝宝，使其得到心理安慰，也可减少痉咳。

⑦ 每次宝宝咳嗽发作且伴有窒息或抽筋时，需有专人守护，必要时可做人工呼吸，如果情况不严重，可作托背呼吸。做的时候用手托在宝宝的背部，向上抬起，再放下，每分钟约30～40次。如果宝宝窒息得比较厉害，可做口对口呼吸。再严重时，应送医院就诊。

四、饮食调理

◆萝卜蜂蜜饮◆

适用范围 可以吃辅食的宝宝

材料 白萝卜1个、蜂蜜1小匙

做法 白萝卜捣烂绞汁取汁25毫升加蜂蜜调匀，1次服完，每日1～2次，可缓解宝宝咳嗽症状。

◆鱼腥草苏叶绿豆粥◆

适用范围 可以吃辅食的宝宝

材料 鱼腥草（鲜品）50克、苏叶15克、绿豆60克、粳米60克、冰糖30克。

做法 将鱼腥草、苏叶水煎20分钟取汁，再煎30分钟，共取浓汁2大匙，加适量清水和绿豆、粳米煮粥，熟时加冰糖溶化调匀，待温度合适后给宝宝服用。每日1～2次，可以缓解宝宝咳嗽症状。

◆芹菜饮◆

适用范围 新生儿不可用

材料 芹菜（连根叶）1把

做法 芹菜（连根叶）洗净捣汁1小匙，加食盐少许，隔水蒸热，早晚各服1次，连服3日。

五、按摩疗法

宝宝患百日咳后，可在家采取以下几种比较简单的常见按摩疗法。

方法一：宝宝俯卧，家长用全掌横擦宝宝肩胛骨内侧缘，以透热为度。

方法二：宝宝仰卧，家长以食、中指相叠，勾点并按揉宝宝天突穴1分钟。

方法三：宝宝仰卧，家长以食、中、拇指挤捏宝宝膻中穴处的肌肉，反复操作，以局部发红为止。

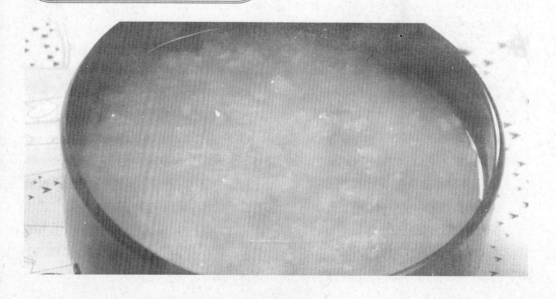

1. 人工喂养宝宝辅食添加表

月龄	新增辅食	制作、添加要点
2～3个月	菜水（菜汁）	煮成菜水或榨出菜汁用温开水稀释后给宝宝喝。补充维生素
	果水（果汁）	煮成果水或榨出果汁用温开水稀释后给宝宝喝。补充维生素
4个月	米粉（糊）	用温开水冲成稀糊给宝宝吃。锻炼宝宝的咀嚼和吞咽能力，促进消化酶的分泌
	蛋黄泥	煮好的蛋黄 1/4 个用牛奶或米汤调成糊状用小勺喂给宝宝。可补充铁，预防贫血
	菜泥	将蔬菜剁成泥后蒸熟或将蔬菜煮烂蒸熟挤压成泥后喂给宝宝
	果泥	将水果用小匙刮成泥后喂给宝宝
5个月	菜（肉）汤	用蔬菜（肉）煮成菜（肉）汤给宝宝喝。补充维生素和矿物质
	烂面条	煮时掰成小段，可加一些切碎的蔬菜、蛋黄等，煮得很烂时再给宝宝吃
6个月	鱼泥	鱼蒸熟或加水煮熟后，去净骨刺，将鱼肉挤压成泥，可以调到米糊里喂宝宝
	肉泥或肉糜	鲜瘦肉剁碎后蒸熟，可以加上蔬菜泥，拌在粥或米粉里喂宝宝
	动物血	可以煮汤，也可以煮熟后捣成泥给宝宝吃。提供铁，预防贫血
7个月	粥	用大米或小米熬成烂粥给宝宝吃，可在粥里加些菜泥
	鸡蛋	可以用全蛋蒸成鸡蛋羹给宝宝吃，但要从少量开始添加，并注意观察宝宝有没有过敏反应
	肝泥	做成肝泥，加到粥里给宝宝吃。可提供铁、蛋白质、脂肪、维生素等营养素
	豆腐	蒸熟，捣成泥或直接喂给宝宝吃。可提供丰富的蛋白质

月龄	新增辅食	制作、添加要点
8个月	稠粥	可用各种谷物熬成比较稠的粥，还可以在粥里加一些肉泥和切得比较烂的蔬菜
	鱼（肉）松	可加到粥、软饭里喂给宝宝
	磨牙食品	正餐后少量地给宝宝吃一点，帮宝宝磨牙
9～10个月	海鲜、水产品	做成泥或碎末，充分煮熟后再给宝宝吃。要注意宝宝是否有过敏反应
	小点心	白天的两餐之间，少量地给宝宝当零食吃
11个月	软饭、面条、面片	直接喂给宝宝。可锻炼宝宝的咀嚼能力
12个月	包子、饺子、馄饨等面食	直接喂给宝宝。可锻炼宝宝的咀嚼能力
	馒头	掰成小块，让宝宝用手拿着吃，可锻炼宝宝的咀嚼能力

2. 0到3岁宝宝需要做的8次体检

时间	必需项目	正常标准	可能检查项目
出生后第42天	身高（cm）	男孩：58.5±2.4 女孩：57.1±2.3	验血：测血型，评价是否贫血 微量元素：粗略检测宝宝的微量元素如铁、锌、钙的含量是否正常
	体重（kg）	男孩：5.62±0.63 女孩：5.12±0.60	
	头围（cm）	男孩：38.6±1.2 女孩：38.0±1.2	
	视力	能追随手电筒光单方向运动；会注视较大的物体	
	生殖器	男孩的睾丸应降入阴囊	

时间	必需项目	正常标准	可能检查项目
4个月	身高（cm）	男孩：64.5±2.4 女孩：63.1±2.3	验血：评价是否贫血
	体重（kg）	男孩：7.36±0.80 女孩：6.78±0.75	
	头围（cm）	男孩：42.0±1.2 女孩：40.9±1.2	
	视力	头可随着声音的方向转动；双眼追随运动物体	
	听力	会留神倾听，对人们的谈话特别感兴趣	
	动作发育	竖抱能支撑住自己的头部；俯卧时能把头抬起并和肩胛成九十度；扶立时两腿能支撑身体	
6个月	身高（cm）	男孩：68.6±2.6 女孩：67.0±2.5	验血：评价是否贫血 骨骼：是否方颅，有否肋骨外翻，这些都是缺钙的表现
	体重（kg）	男孩：8.39±0.94 女孩：7.78±0.89	
	头围（cm）	男孩：43.9±1.3 女孩：42.8±1.2	
	视力	身体能随头和眼转动；对鲜艳的物体可注视约半分钟	
	听力	能根据声音寻找发声源	
	牙齿	有些宝宝已经长了2颗牙	
	动作发育	会翻身，已经会坐，但还坐不太稳；会伸手拿自己想要的东西，并塞入自己口中	

时间	必需项目	正常标准	可能检查项目
9个月	身高（cm）	男孩：72.6±2.6 女孩：71.1±2.6	微量元素：通过采血化验，评价微量元素（钙、铁等）含量是否正常
	体重（kg）	男孩：9.22±1.01 女孩：8.58±0.95	
	头围（cm）	男孩：45.3±1.3 女孩：44.0±1.2	
	视力	视力约0.1能注视单一线条	
	牙齿	长2～4颗牙	
	动作发育	稳坐，能自由躺下坐起，能够前后爬，扶杆能站；会双手敲积木；拇指和食指能协调地拿起小东西	
1周岁	身高（cm）	男孩：76.5±2.8 女孩：75.1±2.3	血铅：评价是否铅超标
	体重（kg）	男孩：9.87±1.04 女孩：9.24±1.03	
	头围（cm）	男孩：46.3±1.3 女孩：45.2±1.3	
	视力	可注视近物；能指鼻、口等五官	
	听力	喊他时能转身或抬头	
	牙齿	应出6～8颗牙齿	
	动作发育	能自己站起来，能扶着东西行走，能手足并用爬台阶；能用蜡笔在纸上戳出点或画线	

时间	必需项目	正常标准	可能检查项目
18个月	身高（cm）	男孩：81.6±3.2 女孩：80.4±3.0	大便：是否有虫卵，是否感染蛔虫症
	体重（kg）	男孩：10.88±1.14 女孩：10.33±1.09	
	头围（cm）	男孩：47.4±1.3 女孩：46.2±1.2	
	听力	能听懂简单的话，做简单的交流	
	动作发育	独立行走，会后退，会跑；能扶着栏杆上台阶，下台阶时会往后爬或用臀部着地坐着下	
	大小便	能够控制自己的大、小便，会主动示意	
	血液	检查血红蛋白，看是否存在贫血情况	
2周岁	身高（cm）	男孩：87.9±3.5 女孩：86.6±3.5	
	体重（kg）	男孩：12.24±1.28 女孩：11.66±1.21	
	头围（cm）	男孩：48.2±1.3 女孩：47.2±1.2	
	听力	会说简单的句子	
	牙齿	乳牙20颗已出齐	
	动作发育	能走得很稳，还能跑，能够自己单独上下楼梯；能把珠子串起来，会用蜡笔在纸上画圆圈和直线	
	大小便	完全能够控制	

时间	必需项目	正常标准	可能检查项目
3周岁	身高（cm）	男孩：95.1±3.7 女孩：94.2±3.7	弱视筛查
	体重（kg）	男孩：13.95±1.21 女孩：13.44±1.42	
	头围（cm）	男孩：49.1±1.3 女孩：48.1±1.2	
	视力	到3岁时，视力可达到0.5	
	牙齿	医生会检查是否有龋齿，牙龈是否有炎症	
	动作发育	能随意控制身体的平衡，完成蹦跳、踢球、越障碍、走S线等动作；能用剪刀、筷子、勺子，会折纸、捏彩泥	

3. 各类微量元素的功能、缺乏表现及富含食品一览表

名称	功能	缺乏表现	富含食品
钙	调节人体各个系统的组织器官的正常功能。	生长发育迟缓、骨骼畸形、牙齿发育不良。	牛奶、奶酪、鸡蛋、豆制品、海带、紫菜、虾皮、芝麻、山楂、海鱼、蔬菜等。
铁	血红蛋白的主要成分，具有造血、运输氧和各种营养物质、增强免疫力。	婴幼儿智力发育迟缓，易激动、淡漠，容易发生铅中毒。儿童、青少年则会出现注意力、学习能力、记忆力异常。	人乳及动物性食物，如肝脏、血和瘦肉；豆类、绿叶蔬菜、红糖、禽蛋类。

名称	功能	缺乏表现	富含食品
锌	构成人脑海马回的重要微量元素，与记忆和智力有关。	食欲降低，生长发育迟缓，身材矮小，体重不增加，抵抗力差，容易反复感冒或腹泻，易患复发性口腔溃疡，厌食。	海产品如牡蛎、干贝、瑶柱等，坚果类如核桃、杏仁、葵花籽、芝麻等，肉类如羊肉、猪肝、牛肝等，菌类如口蘑、香菇等。
碘	用来合成甲状腺素。	体格发育迟缓、智力低下、严重的可导致呆傻等。	干海带、海鱼、海藻类及瘦肉、家禽、乳制品。

4. 各类维生素的功能、缺乏表现及富含食品一览表

名称	功能	缺乏表现	富含食品
维生素A	保持皮肤、骨骼、牙齿、毛发健康生长，促进视力和生殖机能良好的发展。	干眼症、夜盲症。	全乳制品、动物肝脏、肾脏、蛋、鱼肝油，色泽鲜艳的蔬菜和深绿色蔬菜，如芹菜、南瓜、萝卜等蔬果。
维生素B₁	维持人体的正常新陈代谢，以及神经系统的正常生理功能。	脚气病，易焦虑或记忆力减退。	酵母、谷物、肝脏、大豆、肉类。
维生素B₂	促进生长发育和细胞的再生，增进视力。	易患口腔炎、皮炎、头发大量脱落、眼睛充血、微血管增生症等。	谷物、酵母、肝脏、蔬菜、蛋类、牛乳和鱼等。
维生素B₃	也称维生素P、烟酸，维系神经系统健康和脑机能正常运作。	皮炎、腹泻、神经炎、糙皮病。	酵母、谷物、肝脏、米糠、肉类、花生。
维生素B₅	抗应激、抗寒冷、抗感染、防止某些抗生素的毒性，消除术后腹胀。	血液及皮肤异常，疲倦、忧郁、失眠，食欲不振、消化不良，易患十二指肠溃疡。	酵母、谷物、肝脏、蔬菜。

名称	功能	缺乏表现	富含食品
维生素 B_6	许多重要酶系统的辅酶，促进机体正常发育。	贫血、淋巴系统障碍、皮肤粗糙、舌炎、容易感染，以及呕吐、抽筋等。	酵母、谷物、肝脏、蛋类、乳制品。
维生素 B_7	也称维生素 H，帮助人体细胞把碳水化合物、脂肪和蛋白质转换成可以使用的能量。	忧郁、失眠、容易打瞌睡等神经症状。	酵母、肝脏、谷物、蛋黄，牛奶、蘑菇、坚果。
维生素 B_9	也称叶酸，参与细胞增生、生殖、血红素合成等。	使 DNA 合成受阻，巨幼红细胞性贫血，舌炎和腹泻，新生儿生长不良，儿童神经管畸形，发生心血管疾病和癌症。	蔬菜叶、肝脏。
维生素 B_{12}	保持健康的神经系统，用于红细胞的形成。	巨幼红细胞性贫血。	肝脏、鱼肉、肉类、蛋类、牛奶。
维生素 C	合成胶原蛋白，调节生理机能，促进铁的吸收，提高免疫力。	坏血病、骨骼生长及造血机能发生障碍，引起生长迟缓。	新鲜蔬菜、水果。
维生素 D	促进钙、磷的吸收和骨骼的正常生长。	佝偻病。	肝脏、鱼肝油、蛋黄、乳制品、酵母，以及日光照射。
维生素 E	具有抗氧化性质，能抗癌、防治心脏病、防止凝血、延缓衰老、预防白内障。	过早衰老，肌肉虚弱，走路困难，容易被传染，伤口愈合能力差，容易疲劳。	小麦胚芽、全谷或芝麻、绿色蔬菜、鸡蛋、肝脏、鱼类、植物油。
维生素 K	促进凝血。	出现凝血迟缓和出血病症。	菠菜、苜蓿、白菜、肝脏。